의료기기 인허가

Medical Device Regulatory Affairs

공학박사 나 승 권 저

감 수

·윤 형 로·
공학박사 / 연세대학교 의공학부 교수

·황 락 훈·
공학박사 / 세명대학교 전기학과 교수

·김 종 탁·
이학박사 / 상지대학교 의료시스템정보과 교수

·남 삼 극·
의학박사 / 삼육서울병원 의무원장

도서출판 상 학 당

欲爲大者 當爲人役

크고자 하거든 남을 섬기라

머리말

현대산업은 인공지능 시대의 변화가 하루가 다르게 발전하고 있으며, 컴퓨터와 정보의 발전으로 인해 IT 분야와 전자 · 전기 분야의 발전속도는 더욱 가속화되고 있다. 또한 급격한 기술의 발전은 새로운 기술인력을 요구하고 있으며, 산업계 종사자들도 기술습득을 위한 노력을 기울이고 있다. 사회적으로 고령화 시대의 의료보건산업의 보편화로 의료기기 인허가에 관심이 높아지고 있는 추세에 정부는 2008년도부터 의공기사, 의공산업기사, 의료전자기능사 등 의료기기 분야 국가자격증을 신설하여 의료기기 분야 전문인력을 양성하고 있다.

의공학은 의학 자체를 적극적으로 발전시킬 것을 목적으로 하는 학문으로서 현재 의학이 공학이나 의학의 진보에 따라 발전하고 있어 진료용 장비는 필수기기이고, 과학기술의 발전은 여러 분야(공학, 의학, 통신 등)의 과학이 서로 협력함으로써 의학에 공학 분야를 접목하지 않으면 의학의 발전은 힘들다. 의공학은 여러 과학이 이룬 성과를 집대성하여 현재까지 계속하여 발전하는 단계이다. 의료기기 제조에 혁신적인 발상이나 뛰어난 성능의 제품을 만들 수 있는 공학적 기술력이 필요하나 성능이 우수해도 규제기관의 요구사항을 만족하지 못하면 제품을 출시할 수 없다.

의료기기의 특수성은 의료기기에 대해 성능뿐만 아니라 사용자 및 환자에 대한 제품의 안전성, 위험성, 사용적합성 등 다양한 요소들을 충족할 것을 요구하고 있으며, 설계 · 개발 단계에서부터 고려되어야 한다. 규제사항을 만족하기 위해 제품의 설계를 변경해야 하는 경우도 있으며, 의료기기 규제에 대한 이해 없이 제품을 개발한다면 불필요한 추가 인력과 자원이 소모될 것이다. 특히 5장은 해외 인허가로서 한국의료기기안전정보원에서 규제과학(RA) 전문가 자격증인 과목을 추가하여 공부할 수 있게 참고로 넣었으며, 공학적 이론을 의학에 적용하려면 의학적 개념의 성립이 선행되어야만 한다.

이 책의 내용을 보면 2024년부터 시험과목이 NCS로 개편되어 의공학 전공자의 자격증 취득 위주로 교재를 집필하다 보니 중복된 내용이 있을 수 있으며, 기술지식을 바탕으로 의료기기의 원리 및 구조를 이해하여 의료기기관리, 품질관리, 인허가 및 연구개발을 하는 직무이나 의료법규를 중심으로 정리했다. 집필 중 많은 고심에도 손길이 미치지 못한 곳은 계속 보완할 것이며, 출판과정에 도움을 주신 도서출판 상학당의 남승우 사장님과 이 책에 관심과 애정을 주신 모든 분들께 감사의 말씀을 전한다.

저자 나 승 권 씀

차 례

Chapter

01

의료기기 등급분류

01 등급분류 기준 및 제품적용 등급판단
02 등급에 따른 허가 절차 파악

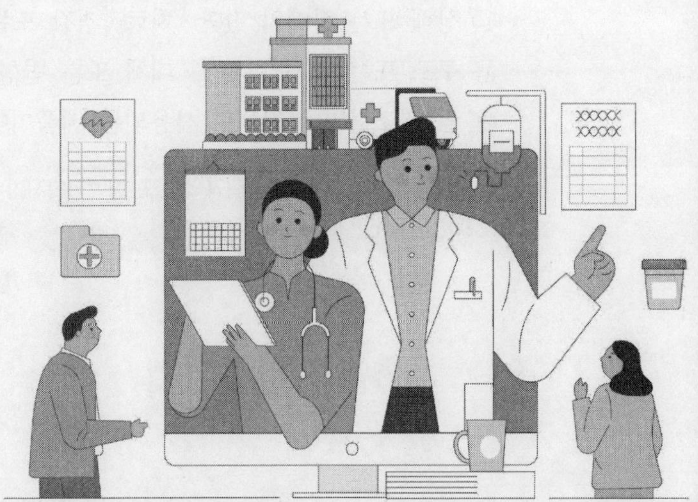

01 등급분류 기준 및 제품적용 등급판단

1. 의료기기의 정의와 등급분류

1) 의료기기의 정의

(1) 의료기기 산업의 특성

① 경제적 특성

㉠ 고부가가치 지속 성장 산업 : 인구 고령화와 건강에 대한 관심 증대로 수요가 꾸준하다.

㉡ 다품종 소량생산 : 다양한 제품군이 소량으로 생산되는 중소기업형 산업구조를 가진다.

㉢ 높은 진입장벽 : 각국의 엄격한 인허가 제도로 인해 보호무역 성격이 강하다.

㉣ 낮은 경기 민감도 : 생명 · 보건과 관련된 필수재 성격이 강해 경기변동에 덜 민감하다.

② 기술적 · 관리적 특성

㉠ 기술집약적 산업 : IT, BT, NT 등 첨단기술이 융합되어 있다.

㉡ 고비용 R&D 산업 : 연구개발에 많은 투자가 필요하다.

㉢ 고도의 안전성 · 신뢰성 요구 : 국민의 생명과 직결되므로 안전성과 유효성이 가장 중요하다.

㉣ 규제 산업 : 정부의 정책 및 관리제도에 큰 영향을 받는다.

(2) 의료기기의 정의 및 종류

① 의료기기 : 사람 또는 동물에게 단독 또는 조합하여 사용되는 기구 · 기계 · 장치 · 재료 · 소프트웨어 또는 이와 유사한 제품으로서 다음에 해당하는 제품이다.

㉠ 질병의 진단/치료/경감/처치 또는 예방의 목적으로 사용되는 제품이다.

㉡ 상해 또는 장애의 진단 · 치료 · 경감 또는 보정의 목적으로 사용되는 제품이다.

㉢ 구조 또는 기능의 검사 · 대체 또는 변형의 목적으로 사용되는 제품이다.

㉣ 임신 조절의 목적으로 사용되는 제품이다.

• 다만, 약사법에 의한 의약품과 의약외품 및 장애인복지법 제65조에 따른 장애인 보조기구 중 의지(義肢)/보조기(補助器)는 제외한다.

[참조]
- 제외 대상 : 약리적 · 면역학적 또는 신진대사적 작용을 통해 주된 기능을 발휘하는 제품(이것은 '의약품')
- 「체외진단 의료기기법」상 정의 : 인체나 동물에서 유래한 검체를 체외에서 검사하기 위한 시약, 기구, 소프트웨어 등
- 별도법률 : 일반 의료기기와 다른 특성(진단 목적, 체외 사용 등) 때문에 별도의 「체외진단 의료기기법」으로 관리

(비고)
의료기기에 해당하기 위해서는 사용 목적이 상기 항목에 해당되어야 한다. 만약 상기 항목에 부합하지 않는다면 의료기기 허가를 받을 수 없다.

진동기 제품
- → 사용 목적이 통증완화와 같은 의학적 효능 · 효과 달성일 경우 → 의료기기에 해당됨 → 의료용 진동기 (의료기기 품목허가)
- → 사용 목적이 단순 마사지일 경우 → 의료기기가 아님 → 마사지기 (KC 안전확인)

② 일회용 의료기기 : 한 환자에게 한 번 사용할 목적 또는 한 번의 시술과정에서 한 환자에게 사용할 목적인 의료기기이다.

③ 조합 의료기기 : 2가지 이상의 의료기기가 모여 하나의 의료기기가 되는 것으로서 복합적인 기능을 발휘하는 의료기기이다.

④ 한 벌 구성 의료기기 : 2가지 이상의 의료기기를 하나의 포장단위로 구성한 의료기기이다.

(3) 의료기기 용어 정의

① 삽입 의료용구 : 의료용구로서의 그 목적이 그 전체 또는 부분적으로 인체 내 또는 인체 개구부에 삽입, 피부 표면 또는 눈(Eye)의 표면을 대체한다. 이는 외과적 처치로 이루어지고, 처치 후 최소 30일간 유지되며, 오직 외과적 또는 내과적 처치에 의해 제거되는 의료용구이다.

② 멸균 의료용구 : 멸균에 대한 요구사항을 충족시키기 위한 의도된 의료용구로서 제품의 용기 또는 포장 등에 "멸균" 또는 "Sterile"의 문자, 멸균방법 또는 멸균 년월일 등 멸균제품임을 표시하는 제품이다. 멸균의료용 기기는 멸균 요구사항을 충족시킬 의도인 의료용구 종류이다.

③ 권고문 : 의료용구 인도에 수반하는 추가 정보의 제공 및 또는 다음 사항에 대하여 취해야

할 조치사항을 권고하기 위하여 조직에서 발행하는 통지서이다(의료용구 사용 → 의료용구 변형 → 의료용구를 공급한 조직에게 반송 → 의료용구의 폐기).

④ 라벨링 : 작성, 인쇄 또는 그래픽 된 형태이며, 의료용구 또는 그 용기나 포장에 부착, 또는 의료용구에 첨부하며 이것은 선적서류를 제외한 의료용구의 식별, 기술적 설명서 사용과 관련 된다.

⑤ 능동 삽입형 의료기기의 정의와 제품사례 : 외과적 또는 내과적으로 그 전체 또는 일부를 인체에 삽입하거나, 내과적 처치(intervention)로 인체 개구부에 삽입한다. 또한 처치 후에도 계속 유치되는 의료용구이며 심장박동기 Pace maker이다.

(4) 의료기기 관련 용어

① 기술문서 : 의료기기의 성능과 안전성 등 품질에 관한 자료로서 해당 품목의 원자재, 구조, 사용 목적, 사용방법, 작용원리, 사용시 주의사항, 시험규격 등이 포함된 문서이다.

② 국제표준화 기술문서 : 국제의료기기규제 당국자포럼(IMDRF)에서 국가 간 의료기기 규제 차이를 없애기 위해 개발한 표준화된 문서로 기술문서 개요(Summary Technical Documentation, STED)와 이에 대한 첨부자료로 구성되었다.

③ 의료기기 취급자 : 의료기기를 업무상 취급하는 자

- 의료기기 제조(수입)업자
- 의료기기 수리/판매/임대업자
- 「의료법」에 따른 의료기관 개설자
- 「수의사법」에 따른 동물병원 개설자

④ 의료기기 표준 코드 : 의료기기를 식별하고 체계적 · 효율적으로 관리하기 위하여 용기나 외장 등에 표준화된 체계에 따라 표기되는 숫자, 바코드[전자태크(RFID tag)를 포함] 등이다.

⑤ 부분품 : 의료기기의 본체를 구성하기 위하여 필요한 부분이다.

⑥ 동일 제품군 : 제조국, 제조사, 품목명이 동일한 의료기기 중 사용 목적, 사용방법, 제조방법 및 색소나 착향제를 제외한 원재료(기구 · 기계는 제외한다)가 동일한 것으로 색상, 치수 등의 차이가 있거나 구성부품이 변경 또는 추가되는 일련의 모델(시리즈 제품)들로 구성된 제품군이다.

⑦ 동등제품 : 이미 허가 · 인증받은 의료기기와 사용 목적, 작용원리, 원재료(의료용품에 한한다), 성능, 시험규격 및 사용방법 등이 동등한 의료기기이다.

⑧ 동등공고 제품 : 2등급 의료기기 중 동등제품으로 3회 이상 허가 · 인증받은 제품에 대하여 사용 목적, 작용원리, 원재료, 성능, 시험규격 및 사용방법 등을 식품의약품안전처 홈페이지

를 통해 공고한 의료기기이다.

⑨ 새로운 제품 : 이미 허가 · 인증받은 의료기기와 사용 목적, 작용원리 또는 원재료(의료용품에 한한다) 등이 동등하지 아니한 의료기기이다.

⑩ 개량제품 : 이미 허가 · 인증받은 의료기기와 사용 목적, 작용원리, 원재료(의료용품에 한한다)는 동등하나 성능, 시험규격, 사용방법 등이 동등하지 아니한 의료기기이다.

⑪ 시험규격 : 해당 제품의 안전성 및 성능을 검증하기 위하여 설정하는 시험항목, 시험기준 및 시험방법이다.

⑫ 사용기간 또는 유효기간 : 제조자가 의도한 의료기기의 사용 목적대로 작용할 수 있도록 성능 및 안전성(멸균 의료기기의 경우 멸균) 등이 유지되는 실제 시간이다.

⑬ 유효성 검증 : 의료기기 또는 공정이 의도한 대로 작동하고 요구사항을 충족하는지 확인하는 것이다.

⑭ 추적 관리대상 의료기기 : '인체에 1년 이상 삽입되는 의료기기' 또는 '생명 유지용 의료기기 중 의료기관 외의 장소에서 사용이 가능한 의료기기' 중에서 사용 중 부작용 또는 결함이 발생하여 인체에 치명적인 위해를 줄 수 있고, 그 소재를 파악해 둘 필요가 있어 식품의약품안전처장이 별도로 정한 의료기기이다.

⑮ GMP(Good Manufacturing Practice) : 의료기기 제조시 품질과 안전성을 보장하기 위한 표준 제조관리 기준이다.

(5) 의료기기의 등급분류

① 국내 의료기기의 등급분류

㉠ 등급의 분류 및 지정 절차 : 식품의약품안전처장은 의료기기를 다음 각 목의 구분에 따라 대분류, 중분류, 소분류를 한다. 이 경우 대분류 및 중분류 한 사항은 고시하고, 소분류를 한 의료기기는 품목별로 등급을 정하여 고시한다.

ⓐ 대분류 : 의료기기를 기구 · 기계, 장치 및 재료별로 분류(의료용품, 치과재료, 체외진단용 시약으로 분류)

ⓑ 중분류 : 각 대분류 군을 원자재, 제조공정 및 품질관리 체계가 비슷한 품목 군으로 분류

ⓒ 소분류 : 각 중분류 군을 기능이 독립적으로 발휘되는 품목별로 분류

「의료기기법 시행규칙」 제2조 별표1의 의료기기의 등급분류 및 지정에 관한 절차
3. 등급의 재분류 신청 및 지정 절차에 따라서 식품의약품안전처장은 이해 관계인 등의 신청이 있거나 재분류의 필요가 있다고 인정되는 경우에는 의료기기위원회의 심의를 거쳐 90일 이내에 심사 · 결정한 후 그 결과를 신청인에게 통보하고, 이를 고지하여야 한다.

[참고] 의료기기 해당 여부 및 의료기기 품목분류에 민원인 의료기기 질의로 이해하여 10일로 선택할 수 있다.

ⓛ 등급의 재분류 신청 및 지정 절차

ⓐ 식품의약품안전처장은 이해관계인 등의 신청이 있거나 재분류의 필요가 있다고 인정되는 경우에는 의료기기위원회의 심의를 거쳐 품목별 등급을 재분류할 수 있다.

ⓑ 재분류할 때에는 잠재적 위해성의 정도와 다음의 기준에 의한 타당성을 검토해야 한다.

- 품목별 설명 내용과 해당 의료기기의 사용 목적, 용도, 원리, 특성 및 기능 등이 유사한 동일 품목에 해당되는지 여부
- 이미 분류되어 지정 · 관리되는 품목과 비교하여 안전성 및 성능이 충분히 확보되어 있는지 여부

ⓒ 등급의 재분류를 신청하고자 하는 자는 별지 제54호 서식의 신청서에 다음의 자료를 첨부하여 식품의약품안전처장에게 제출해야 한다.

- 기술문서 등에 관한 자료
- 재분류 대상 의료기기와 유사한 다른 의료기기와의 구조 · 원리, 성능, 사용 목적, 사용방법 등 기술적 특성의 비교 · 분석에 관한 자료

ⓓ ⓒ의 규정에 따라 등급의 재분류 신청을 받은 식품의약품안전처장은 이를 90일 이내에 심사 · 결정한 후 그 결과를 신청인에게 통보하고, 이를 고지해야 한다.

② 의료기기의 등급분류 기준

㉠ 의료기기 신고, 허가, 관리에서 가장 중요한 단계는 의료기기의 등급분류이다. 2004년 5월 30일 의료기기법 시행 후 2005년 3월 23일에 제정된 '의료기기 품목 및 품목별 등급에 대한 규정'에 따라 위험도를 기준으로 위해도가 가장 낮은 1등급부터 위해도가 가장 높은 4등급까지 4단계로 구분하여 관리하고 있다.

ⓛ 의료기기는 사용 목적과 사용시 인체에 미치는 잠재적 위해성의 정도에 따라 의료기기위원회의 심의를 거쳐 4개의 등급으로 분류한다.

㉢ 이 경우 두 가지 이상의 등급에 해당하는 경우(조합의료기기, 한벌구성의료기기인 경우가 해당한다)에는 가장 높은 위해도에 따른 등급으로 분류한다.

등급	의료기기 잠재적 위해성
1등급	거의 없음(잠재적 위해성이 거의 없는 의료기기)
	• 인체에 직접 접촉되지 않거나 접촉되더라도 잠재적 위험성이 거의 없고, 고장이나 이상으로 인하여 인체에 미치는 영향이 경미한 의료기기이다.(예 의료용 칼, 가위, 영싱저장/조회용 소프트웨어 등) • 1등급 의료기기 중에서도 국내에 처음 도입되어 그 안전성과 유효성에 대한 위험성이 존재하는 경우에는 의료기기의 적합성 인정을 위한 기술문서 심사 및 시험검사가 요구된다. • 내시경 경찰 기구, 재사용 가능 안과용 칼, 의료용 절삭 기구 등
2등급	낮음(잠재적 위해성이 낮은 의료기기)
	• 사용 중 발생하는 고장이나 이상으로 인하여 인체에 위해를 가할 수 있으나 생명의 위험 또는 중대한 기능장애에 직면할 가능성 등의 잠재적 위험성이 낮은 의료기기이다(예 전동식 침대, 영상전송/출력용 소프트웨어 등). • 전동식 의료용 가위, 치과용 전동식 세정기, 수액 세트, 전동식 휠체어, 절제경 등
3등급	중등(중증도의 잠재적 위해성을 가진 의료기기)
	• 인체 내에 일정 기간 삽입되어 사용되거나 잠재적 위험성이 높은 의료기기(예 X-선 촬영장치, CT, MRI 등) • 혈액 저장용기, 이식형 보청기, 일회용 마취용 천자침, 의료용 삭피 장치 등
4등급	높음(고도의 위해성을 가진 의료기기)
	• 인체 내에 영구적으로 이식되는 의료기기, 심장 · 중추신경계 · 중앙혈관계 등에 직접 접촉되어 사용되는 의료기기, 동물의 조직 또는 추출물을 이용하거나 안전성 등의 검증을 위한 정보가 불충분한 원자재를 사용한 의료기기 새로운 목적 등에 사용되는 의료기기이다. (예 심장박동기, 흡수성 봉합사 등 심장, 중추 신경계, 중앙 혈관계 등에 작용하는 장비 또는 생명 유지용 장비) • 흡수성 수술용 클립, 뇌척수용 카테터(catheter), 시장 중추신경 자극용 프로브

③ 잠재적 위해성에 대한 판단기준

㉠ 인체와 접촉하고 있는 기간

㉡ 침습의 정도

㉢ 약품이나 에너지를 환자에게 전달하는지 여부

㉣ 환자에게 생물학적 영향을 미치는지 여부

[참고]「의료기기법 시행규칙」[별표 1] 의료기기의 등급분류 및 지정에 관한 기준과 절차

④ 의료기기 등급별 안전관리의 주기와 방법

㉠ 위해도의 판단기준은 의료기기의 인체 삽입 여부, 인체 내 삽입 · 이식 기간, 환자에게 국소적 또는 전신적인 생물학적 영향을 끼치는지 여부, 체내(구강 내를 제외)에서의 화학적 변화 유무에 따른다.

㉡ 일반적으로 고위험 의료기기는 의료기기 품목 등급상 3~4 등급의 의료기기가 해당된다.

⑤ 의료기기 등급분류 체계

한국 의료기기 등급분류	4등급
유럽연합 의료기기 등급분류	4등급
일본 의료기기등급분류	4등급
미국 의료기기 등급분류	3등급

(6) 의료기기 품목 및 품목별 등급(의료기기 품목 및 품목별 등급에 관한 규정)

대분류 기호	품목분류 명칭	대분류 기호	품목분류 명칭
A	기구 · 기계	C	치과 재료
B	의료용품	E	소프트웨어

3등급	개인용 체외 혈당 측정시스템(A22030.02)
1등급	정자 · 정액 분석장치(A22014.10)
	혈중 칼륨 분석장치(A22014.02)
	자동 헤모글로빈 측정기(A22100.01)

㉠ 의료기기 품목 및 품목별 등급에 관한 규정에서 의료기기 품목분류 기준에 대한 설명 「의료기기법」 제3조 및 같은 법 시행규칙 제2조에 따른 의료기기 품목 및 품목별 등급에 관하여 필요한 사항을 정함을 목적으로 하며, 의료기기 품목분류 기준은 다음과 같다.

ⓐ 의료기기의 성능을 발휘하고 사용 목적을 달성함을 주된 기능으로 하는 독립적으로 제조 · 판매되는 의료기기 부분품으로서 안전성 · 유효성 확보가 필요한 경우, 별도의 의료기기 품목으로 분류할 수 있다.

ⓑ 의료기기를 둘 이상 조합하여 별도의 의료기기로 사용하는 경우, 그 전체를 하나의 의료기기로 분류할 수 있다.

ⓒ 식품의약품안전처장은 이해관계인 등의 신청이 있거나 재분류의 필요가 있다고 인정되는 경우에는 의료기기위원회의 심의를 거쳐 90일 이내에 심사 · 결정한 후 그 결과를 신청인에게 통보하고, 이를 고지하여야 한다.

• 덧붙여 의료기기는 기구기계(Medical Instruments), 의료용품(Medical Supplies), 치과재료(Dental Materials)와 2020년 5월에 신규로 추가된 소프트웨어(Software as a Medical Device) 포함 등 총 4개의 대분류로 구분된다.

㉡ 품목의 재분류를 신청하고자 하는 자가 신청서와 함께 제출하는 자료이다.

ⓐ 「의료기기 품목 및 품목별 등급에 관한 규정」 제2조 3항(품목분류 기준) : 품목의 재분류를 신청하고자 하는 자는 신청서에 다음의 자료를 첨부하여 식품의약품안전처장에게 제출하여야 한다.

- 기술문서 등에 관한 자료
- 재분류 대상 의료기기와 유사한 다른 의료기기와의 구조 · 원리, 성능, 사용 목적, 사용방법 등 기술적 특성을 비교 · 분석한 자료

(7) 「의료기기 품목 및 품목별 등급에 관한 규정」에 따라 분류

① 기구기계[기구 · 기계(Medical Instruments)]

A01000 진료대와 수술대(Operating and treatment table)
A03000 의료용 조명기(Medical light and lamps)
A04000 의료용 소독기(Medical sterilizing apparatus)
A05000 의료용 무균수장치(Medical water sterilizers)
A06000 마취기(Anesthesia apparatus)
A07000 호흡 보조기(Respiratory apparatus)
A08000 의료용 챔버(Medical chamber)
A09000 내장 기능 대용기(Artificial internal organ apparatus)
A10000 보육기(Neonatal incubator)
A11000 진단용 엑스선 장치
A12000 비전리 진단 장치(Non-ionization diagnostic device)
A13000 방사선 진료 장치(Radiological device)
A14000 의료용 필름 현상기(Film developer for medical use)
A15000 방사선 장해 방어용 기구(Radiation protective device)
A15500 레이저 장해 방어용 기구(Laser protective device)
A16000 이학 진료용 기구(Physical devices for medical use)
A17000 심혈관용 기계 기구(Cardiovascular devices)
A18000 비뇨기과용 기계 기구(Urology devices)
A19000 환자 운반차(Patient transport)
A20000 청진기(Stethoscope)
A21000 체온 측정용 기구(Clinical thermometric system)
A22000 혈액 검사용 기기(Hematological testing apparatus)
A22500 유전자 분석 기구
A23000 혈압 검사 또는 맥파 검사용 기기(Sphygmomanometer and sphygmograph)
A24000 소변 또는 분변 분석 기기(Urine or excrement analyzers)

A25000 체액 분석 기기(Body fluid testing apparatus)
A26000 내장 기능 검사용 기기(Visceral function testing instruments)
A27000 호흡 기능 검사용 기기(Respiratory function testing apparatus)
A28000 검안용 기기(Eye testing instruments)
A29000 청력 검사용 기기(Hearing testing instruments)
A30000 지각 및 신체 진단용 기구(Perception and organs diagnostic devices)
A31000 의료용 경(Speculum for medical use)
A32000 의료용 원심 분리기(Centrifuge for medical use)
A33000 조직 가공기(Tissue processing device)
A34000 의료용 정온기(Thermostats for medical use)
A35000 전기 수술 장치(Electrosugical device)
A36000 냉동 수술 장치(Cryosurgery device)
A37000 레이저 진료기(Laser apparatus for medical use)
A38000 결찰기 및 봉합기(Instruments for ligature and suture)
A39000 의료용 흡인기(Aspirators for medical use)
A40000 기흉기 및 기복기(Pneumothorax and Pnemoperitoneum apparatus)
A41000 의료용 칼(Knives for medical use)
A42000 의료용 가위(Scissors for medical use)
A43000 의료용 큐렛(Curette for medical use)
A44000 의료용 클램프(Clamp for medical use)
A45000 의료용 겸자(Forceps for medical use)
A46000 의료용 톱(Saw for medical use)
A47000 의료용 끌(Chisel for medical use)
A48000 의료용 박리자(Raspatories for medical use)
A49000 의료용 망치(Mallet for medical use)
A50000 의료용 줄(File for medical use)
A51000 의료용 레버(Lever for medical use)
A52000 의료용 올가미(Snare for medical use)
A53000 주사침 및 천자 침(Needle for syringe and puncture)
A54000 주사기(Syringes)
A55000 의료용 천자기, 천착기 및 천공기(Puncturing, abrasion, perforating instrument for medical use)
A56000 개창 또는 개공용 기구(Wound retractors and speculum)
A57000 의료용 취관 및 체액 유도관(Tube and Catheter for medical use)
A58000 의료용 소식자(Probe and Sound for medical use)
A59000 의료용 확장기(Dilator and expander for medical use)
A63000 의료용 누르개(Depressors for medical use)
A64000 측정 및 유도용 기구(Measuring and introducing instrument)
A65000 의료용 세정기(Douche instruments for medical use)
A66000 채혈 또는 수혈 및 생체 검사용 기구(Blood donor or transfusion and biopsy set)

A67000 정형 및 기능 회복용 기구(Medical device for orthopedics and restoration)
A68000 치과용 진료 장치 및 의자(Dental unit and chair)
A69000 치과용 엔진(Dental engine)
A70000 치과용 브로치(Broaches for dental use)
A71000 치과용 탐침(Explorers for dental use)
A72000 치과용 방습기(Moisture-excluding instruments for dental use)
A73000 인상 채득 또는 교합용 기구(Impression taking and articulating instruments)
A74000 치과용 중합기(Vulcanizers and curing units for dental use)
A75000 치과용 주조기(Casting machine for dental use)
A76000 시력 보정용 안경(Sight corrective spectacles)
A78000 보청기(Hearing aid)
A79000 의약품 주입기(Infusion instruments)
A80000 헤르니아 치료용 기구(Hernia supporters)
A81000 의료용 흡입기(Inhalators for medical use)
A82000 의료용 진동기(Vibrators)
A83000 개인용 전기 자극기(Electric stimulator for medical use by personal)
A84000 침 또는 구용기구(Acupuncture and moxibustion apparatus)
A85000 의료용 자기 발생기(Magnetic induction apparatus for medical use)
A86000 의료용 물질 생성기(Medicinal substance-producing equipment)
A87000 의료용 필름 판독 장치(Film viewing devices for medical use)
A88000 이비인후과용 진료 장치 및 의자(Treatment table for Ear, Nose and Throat)
A89000 안과용 진료 장치 및 의자(Ophthalmic instrument table and chair)
A90000 유헬스케어 의료기기(U-healthcare medical device)

② 의료용품(Medical Supplies)

B03000 정형용품(Orthopedic materials)
B04000 인체 조직 또는 기능 대치품(Human tissue and organ substitute)
B05000 부목(Splints)
B07000 외과용품(Surgical supplies)
B08000 콘돔(Condom)
B09000 피임 용구(Contraceptive device)

③ 치과 재료(Dental Materials)

C01000 치과 가공용 합금
C02000 치과 주조용 합금
C03000 메탈 세라믹 합금
C15000 모형재 및 매몰재
C16000 예방 치과 재료
C17000 치과 교정 재료

C04000 납착용 합금
C05000 가공용 합금
C06000 직접 수복 재료
C07000 심미 치관 재료
C08000 의치 재료
C09000 의치상 재료
C10000 근관 치료재
C11000 치과 접착용 시멘트
C12000 치과용 접착제
C13000 치과용 인상 재료
C14000 치과용 왁스
C18000 악안면 성형용 재료
C19000 악골 치아 고정 장치
C20000 치과용 임플란트 시스템
C21000 치과 임플란트 시술 기구
C22000 치과용 골 이식재
C23000 치주 조직 재생 유도재
C24000 치과용 진단제
C25000 보철물 분리 재료
C26000 기타 보철 재료
C27000 기타 보존 재료

④ 소프트웨어(Software as a Medical Device)

E01000 심혈관 진료용 소프트웨어(Software for cardiovascular)
E02000 치의학 진료용 소프트웨어(Software for dental)
E03000 이비인후과학 진료용 소프트웨어(Software for otolaryngology)
E04000 위장병학 및 비뇨의학 진료용 소프트웨어(Software for gastroenterology and urology)
E05000 병원 진료용 소프트웨어(Software for general hospital)
E06000 신경 과학 진료용 소프트웨어(Software for neurology)
E07000 산부인과학 진료용 소프트웨어(Software for uterology)
E08000 안과학 진료용 소프트웨어(Software for ophthalmology)
E09000 정형외과학 진료용 소프트웨어(Software for orthopaedics)
E10000 재활 의학 진료용 소프트웨어(Software for rehabilitation)
E11000 방사선 종양학 및 영상 의학 진료용 소프트웨어(Software for radiation oncology and diagnostic radiology)
E12000 피부 과학 진료용 소프트웨어(Software for dematology)

2) 체외진단 의료기기

(1) 체외진단 의료기기의 정의 및 종류

① 사람이나 동물로부터 유래하는 검체를 체외에서 검사하기 위하여 단독 또는 조합하여 사용되는 시약, 대조·보정물질, 기구·기계·장치, 소프트웨어 등의 의료기기로서 다음에 해당하는 제품이다.

㉠ 생리학적 또는 병리학적 상태를 진단할 목적으로 사용되는 제품

㉡ 질병의 소인(素因)을 판단하거나 질병의 예후를 관찰하기 위한 목적으로 사용하는 제품

㉢ 선천적인 장애에 대한 정보제공을 목적으로 사용하는 제품

㉣ 혈액, 조직 등을 다른 사람에게 수혈하거나 이식하고자 할 때 안전성 및 적합성 판단에 필요한 정보 제공을 목적으로 사용하는 제품

㉤ 치료반응 및 치료 결과를 예측하기 위한 목적으로 사용하는 제품

㉥ 치료 방법을 결정하거나 치료 효과 또는 부작용을 모니터링하기 위한 목적으로 사용하는 제품

• 다만, 약사법에 의한 의약품과 의약외품 및 장애인복지법 제65조에 따른 장애인 보조기구 중 의지(義肢)/보조기(補助器)는 제외한다.

(비고) 체외진단 의료기기에 해당하기 위해서는 사용 목적이 상기 항목에 해당 하여야 한다. 만약 상기 항목에 부합하지 않는다면 체외진단 의료기기 허가를 받을 수 없다.

[참고] 「체외진단 의료기기법 제2조」

② 일회용 : 한 번의 검사과정에서 한 번 사용할 목적인 것이다.

③ 조합 체외진단 의료기기 : 다음 중 하나에 해당하는 것이다.

㉠ 2가지 이상의 체외진단 시약으로 구성되어 하나 이상의 검사를 할 수 있는 체외진단 시약

㉡ 2가지 이상의 체외진단 장비가 모여 하나의 체외진단 장비가 되는 것으로서 복합적인 기능을 발휘하는 체외진단 장비(제조사가 동일한 2가지 이상의 체외진단 장비가 연결된 것으로 연속하여 다른 체외진단 검사를 실시하는 것을 포함한다)

④ 한 벌구성 체외진단 의료기기 : 2가지 이상의 체외진단 의료기기 등이 하나의 포장 단위로 구성된 것이다.

⑤ 체외진단 장비제품군 : 제조자/제조국, 품목명(등급), 사용 목적, 측정원리, 검체종류, 적용 체외진단시약이 동일하고, 검사속도 및 보정 방법의 등의 기술적 사양(specification)이 다른 일련의 모델(시리즈 제품)들로 구성된 체외진단 장비이다.

⑥ 일체형 체외진단 의료기기 : 체외진단 시약과 체외진단 장비의 제조사가 동일하며, 같은 사용 목적을 가지도록 설계·제조된 체외진단 의료기기이다.

(2) 체외진단 의료기기법

① 체외진단 의료기기법 : 체외진단 의료기기에 한정하여 적용이 필요한 규정을 정하고 있으며, 그 외의 사항은 「의료기기법」에 따르는 「의료기기법」의 적용을 받는 특별법의 성격을 갖고 있다. 즉 체외진단 의료기기의 특성에 맞추어 업허가/품목허가/GMP적합 인정 등을 규정하였지만, 그 외의 허가 등의 절차나 방법 등의 기본 체계는 종전의 「의료기기법」과 동일하다.

② 체외진단 의료기기법의 성격 : 「체외진단 의료기기법」은 「의료기기법」을 따르되 체외진단

의료기기에 한정한 부분만 별도의 규정을 정하고 있다.

㉠ 「체외진단 의료기기법」에서 규정하고 있지 않은 그 밖의 허가 등의 절차나 방법 등의 사항은 「의료기기법」을 따른다.

㉡ 「체외진단 의료기기법」은 체외진단 의료기기에 한정하여 적용이 필요한 규정을 정하고 있다.

「체외진단 의료기기법 시행규칙」 제32조에 의거하여 임상검사실의 체외진단검사 인증을 받으려는 기관이 갖추어야 할 장비 또는 기구 기준

- 체외진단 의료기기의 품질관리(GMP) 검체 보관실 : 시설기준에 해당한다.
- 임상검사실의 체외진단검사 인증을 받으려는 자 : 차세대 염기서열 분석장치, 중합효소연쇄반응기, 냉장고 또는 냉동고, 이미지 기록장치 등의 장비 또는 기구 기준을 갖추어야 한다.

(3) 체외진단 의료기기의 등급분류 기준

① 체외진단 의료기기의 등급을 지정할 때에는 다음의 기준에 따른다.

- 체외진단 의료기기의 품목 또는 품목류 별로 지정
- 체외진단 의료기기의 사용 목적에 따른 안전관리의 내용 및 수준 고려
- 체외진단 의료기기의 사용에 따라 개인이나 공중보건에 미치는 잠재적 위해성 고려
- 체외진단 의료기기의 사용에 대한 사회적 영향력이나 파급효과 고려

② 항목의 잠재적 위해성을 판단하는 기준은 다음과 같다.

- 사용 목적과 사용시 주의사항
- 사용자의 임상적 경험(사용자가 의사 등 전문가인지 일반인인지 여부 등)
- 진단정보의 중요성(진단정보를 단독으로 이용할 수 있는지 다른 진단정보와 결합하여 이용할 수 있는지 여부 등)
- 진단검사 결과가 개인이나 공중보건에 미치는 영향력

③ 개인과 공중보건에 미치는 잠재적 위해성의 정도에 따라 다음 4개의 등급으로 분류한다. 이 경우 두 가지 이상의 등급에 해당하는 경우에는 가장 높은 위해도에 따른 등급으로 분류한다.

등급	개인 위해성	공중 위해성
1등급	낮음	낮음
2등급	중등	낮음
3등급	중등	중등
4등급	높음	높음

출처 : 의료기기법 시행규칙-별표1, 의료기기 등급분류 및 지정에 관한 기준과 절차(2016), 총리령 제1307호, 국가법령정보센터

(4) 체외진단 의료기기의 잠재적 위해성 판단기준

① 체외진단용 의료기기 : 개인과 공중보건에 미치는 잠재적 위해성의 정도에 따라 등급분류를 한다(이 경우 두 가지 이상의 등급에 해당하는 경우에는 가장 높은 위해도에 따른 등급으로 분류한다).

㉠ 1등급 : 개인과 공중보건에 미치는 잠재적 위해성이 낮은 경우

㉡ 2등급 : 개인에게 중증도의 잠재적 위해성을 가지며, 공중보건에 미치는 잠재적 위해성이 낮은 경우

㉢ 3등급 : 개인에게 고도의 잠재적 위해성을 가지며, 공중보건에 중증도의 잠재적 위해성을 가지는 경우

㉣ 4등급 : 개인과 공중보건에 고도의 위해성을 가지는 경우

② 체외진단 의료기기의 잠재적 위해성 판단기준은 다음과 같다.

㉠ 의료기기의 인체 삽입여부

㉡ 체내(구강 내를 제외한다)에서의 화학적 변화 유무

㉢ 의약품이나 에너지를 환자에게 전달하는지 여부

㉣ 인체 내 삽입 · 이식기간

㉤ 환자에게 국소적 또는 전신적인 생물학적 영향을 미치는지 여부

③ 체외진단용 의료기기의 잠재적 위해성에 대한 판단기준

㉠ 사용 목적과 사용시 주의사항

㉡ 사용자의 임상적 경험(사용자가 의사 등 전문가인지 일반인 인지 여부 등)

㉢ 진단정보의 중요성(진단정보를 단독으로 이용할 수 있는지 다른 진단정보와 결합하여 이용할 수 있는지 여부 등)

㉣ 진단검사 결과가 개인이나 공중보건에게 미치는 영향력

㉠~㉢까지의 규정에 따른 사용 목적과 잠재적 위해성에 관한 세부적인 기준 파악하기

출처 : 의료기기법 시행규칙-별표1, 의료기기 등급분류 및 지정에 관한 기준과 절차(2025), 총리령 제2044호 국가법령정보센터

(5) 체외진단용 의료기기 허가 신고 심사 등에 관한 규정

① 분석적 성능시험에 관한 자료

㉠ 일반사항 : 분석적 성능시험의 성능을 확인하기 위한 자료는 국내 · 외에서 허가 · 인증받은 체외진단 의료기기와 상관성을 확인할 수 있는 비교 시험성적서를 포함하여야 한다. 다만, 측정원리 및 측정 항목이 새로운 경우에는 동일 목적으로 사용되는 제품과 비교할 수 있다.

㉡ 분석적 성능시험 평가항목

분석적 민감도	판정 기준치(cut-off value), 최소검출한계, 측정범위 등을 포함한다.
분석적 특이도	교차반응 등을 포함한다.
정밀도	반복, 재현성 등을 포함한다.
정확도	바르고 확실한 정도이다.

② 의료기기 명칭(제품명, 품목명, 모델명)에 대한 설명

㉠ 의료기기 허가 신고심사 등에 관한 규정 제8조 제2항에 따라 제품명은 이미 허가 인증을 받거나 신고한 의료기기의 제품명과 동일하여서는 아니 되나, 같은 조항의 단서 제1호, 제2호는 예외 사항이다.

의료기기 허가 신고 심사 등에 관한 규정

제8조(명칭)

① 의료기기의 명칭은 다음 각 호의 어느 하나에 따라 기재하여야 한다. 다만, 품목류 인증 · 신고 시에는 신청한 대표 제품의 모델명에 덧붙여 "등 동일 제품군"이라는 문구를 기재한다.
- 제품명을 기재하는 경우에는 "제조(수입)업소명 · 제품명", "품목명", "모델명"을 각각 기재한다. 이때, 제조(수입)업소명은 생략할 수 있고 제품명은 두 개 이상 인정한다.
- 제품명을 기재하지 아니하는 경우에는 "제조(수입)업소명 · 품목명", "모델명"을 각각 기재한다.

② 제품명은 이미 허가 · 인증을 받거나 신고한 의료기기의 제품명과 동일하여서는 아니 된다. 다만, 다음 각 호의 어느 하나에 해당하는 경우에는 그러하지 아니하다.
- 허가 · 인증 · 신고가 취소된 의료기기와 사용 목적, 작용원리 및 원재료 등이 동일한 의료기기로서 취소된 날부터 1년이 지난 경우
- 동일한 제조(수입)업자가 허가 · 인증 · 신고 취하 후 동일한 제품을 허가 · 인증 · 신고하는 경우
- 서로 다른 수입업자가 제조원이 같은 동일한 제품을 수입하는 경우에 수입업소명을 병기하여 구분하는 경우

③ 제1항 각 호의 품목명은 「의료기기 품목 및 품목별 등급에 관한 규정」에 따라 분류된 품목 중 어느 하나에 해당할 경우 그 품목명에 품목분류번호 및 등급을 기재한다.

④ 조합의료기기 및 한 벌구성 의료기기의 경우에는 주된 사용 목적 및 상위등급에 따라 각각의 의료기기별로 제1항부터 제3항까지의 규정에 따라 기재한다.

⑤ 제2항의 본문에도 불구하고 이미 허가 · 인증을 받거나 신고한 그 제품과 유사한 사용 목적에 해당하는 품목의 경우에는 허가 · 인증받은 제품의 제품명에 문자, 단어 또는 숫자 등을 덧붙이거나 교체한 제품명(예 : △△-에이 디 에스 등, △△-2)을 기재할 수 있다.

⑥ 수출명을 따로 기재할 필요가 있는 경우에는 "수출명 : ○○○○"의 형식으로 괄호 안에 병기한다.

③ 의료기기 허가 · 신고 · 심사 등에 관한 규정

㉠ 제60조(의료기기 해당 여부 검토 신청 등)에 따라 아래 자료를 준비하고, 의료기기 전자민원(https://udiportal. mfds. go.kr) 웹 사이트의 전자 민원 안내 및 신청 부분 페이

지를 활용하여 문의하고 제출하면 된다.

ⓐ 제품의 사용 목적 자료

ⓑ 제품의 모양 및 구조, 원재료, 성능, 사용방법 등에 관한 자료

ⓒ 기타 제품에 대한 작용원리 및 규격 등에 관한 자료

[시행 2023.12.19.] [식품의약품안전처고시 제2023-80호, 2023.12.19., 일부개정]

④ 임상적 성능시험계획 승인 또는 변경 승인을 받아야 하는 경우

㉠ 체외진단 의료기기로 임상적 성능시험을 하려는 자는 임상적 성능시험 계획서를 작성하여 제8조 제2항에 따라 임상적 성능 시험기관에 설치된 임상적 성능시험 심사위원회의 승인을 받아야 하며, 임상적 성능시험 계획서를 변경할 때에도 또한 같다(다만, 다음 각 호의 어느 하나에 해당하는 임상적 성능시험의 경우에는 식품의약품안전처장으로부터 임상적 성능시험 계획 승인 또는 변경 승인을 받아야 한다).

ⓐ 인체로부터 검체를 채취하는 방법의 위해도가 큰 경우

ⓑ 이미 확립된 의학적 진단 방법 또는 허가·인증받은 체외진단 의료기기로는 임상적 성능시험의 결과를 확인할 수 없는 경우

ⓒ 동반진단 의료기기로 임상적 성능시험을 하려는 경우(다만, 이미 허가·인증받은 의료기기와 사용 목적, 작용원리 등이 동등하지 아니한 동반진단 의료기기에 한정)

- 이미 허가·인증받은 의료기기와 사용 목적, 작용원리 등이 동등한 동반 진단 의료기기이므로 식품의약품안전처 승인 없이 IRB 승인만 득하면 된다.
- 「의료기기법」 제13조(임상적 성능시험 계획의 승인 등)를 참고하여 임상적 성능 시험용 체외진단 의료기기가 제10조 제1항에 따른 시설과 제조 및 품질관리 체계의 기준에 적합하게 제조되고 있음을 증명하는 자료를 식품의약품안전처장 또는 임상적 성능시험 심사위원회에 제출해야 한다.

[참고] 전향적으로 설계된 임상적 성능시험을 하려는 경우에도 인체로부터 검체를 채취하는 방법의 위해도가 크지 않은 경우, 「체외진단 의료기기법」 제7조1항 1-3호를 제외하고 임상적 성능 시험기관에 설치된 임상적 성능시험 심사위원회의 승인을 받고 임상시험을 실시할 수 있다.

- 동반 진단 의료기기로 임상적 성능시험을 하려는 경우 식품의약품안전처장으로부터 임상적 성능시험 계획 승인 또는 변경 승인을 받아야 하지만, 이미 허가·인증받은 의료기기와 사용 목적, 작용원리 등이 동등한 동반 진단 의료기기의 경우에는 임상적 성능 시험기관에 설치된 임상적 성능시험 심사위원회의 승인을 받고 임상시험을 실시할 수 있다.
- 시판 중인 의료기기이나, 사용 목적 외 사용에 대한 임상적 효과 및 이상 사례를 조사하는 시험이므로 식품의약품안전처 임상시험계획승인을 받아야 한다.
- 인체로부터 검체를 채취하는 방법의 위해도가 큰 경우 체외진단 의료기기라고 하더라도 식품의약품안전처 임상시험 계획승인을 받아야 한다.

(비고) 「체외진단 의료기기법」 제7조 제1항에 따라 이미 확립된 의학적 진단 방법 또는 허가 · 인증받은 체외진단 의료기기로는 임상적 성능시험의 결과를 확인할 수 없는 경우 식품의약품안전처장으로부터 임상적 성능시험 계획 승인 또는 변경 승인을 받아야 한다.

[참고] 「체외진단 의료기기법」 제7조 제1항(임상적 성능시험 등)

⑤ 체외진단 의료기기 임상적 성능시험 : 체외진단 의료기기로 임상적 성능시험을 하려는 자 중 「체외진단 의료기기법」 제7조 제1항 1-3호와 같은 임상적 성능시험을 하려는 자는 식품의약품안전처장으로부터 임상적 성능시험계획 승인 또는 변경 승인을 받아야 한다.

「체외진단 의료기기법」

제7조 제3항③ 제1항에 따라 임상적 성능시험을 하려는 자는 다음 각 호의 사항을 지켜야 한다.

- 제8조에 따라 지정된 임상적 성능시험기관에서 임상적 성능시험을 할 것
- 제2항에 따른 기준을 갖춘 제조시설에서 제조하거나 제조되어 수입된 체외진단 의료기기를 사용할 것
- 의료기관에서 진단 · 치료 목적으로 사용하고 남은 검체를 임상적 성능시험에 사용하려는 경우에는 해당 검체 제공자로부터 총리령으로 정하는 바에 따라 서면 동의를 받을 것. 다만, 「생명윤리 및 안전에 관한 법률」에 따라 서면 동의를 면제받은 경우에는 그러하지 아니하다.
- 제4호의 검체 제공자에 대한 개인정보(「생명윤리 및 안전에 관한 법률」 제2조 제18호에 따른 개인정보이다. 이하 제8조 제2항 제3호에서 같다)를 총리령으로 정하는 바에 따라 익명화(「생명윤리 및 안전에 관한 법률」 제2조 제19호에 따른 익명화이다)하여 임상적 성능시험을 실시할 것. 다만, 검체 제공자가 개인식별정보(「생명윤리 및 안전에 관한 법률」 제2조 제17호에 따른 개인식별정보이다)를 포함하는 것에 동의한 경우에는 그러하지 아니하다.
- 그 밖에 총리령으로 정하는 임상적 성능시험 실시 · 관리기준을 준수할 것
- 임상적 성능시험은 임상적 성능시험기관으로 지정받은 기관에서만 실시할 수 있다(2020년 5월 1일 법 시행 후 2021년 4월 30일까지 의료기기 임상시험 실시기관으로 지정받은 기간에 한해 '임상적성능 시험기관'도 지정받은 것으로 보았으나 2021년 4월 30일 이후 의료기기와 체외진단 의료기기 임상시험을 실시하고자 하는 기관은 '의료기기 실시기관' 및 '임상적 성능시험기관' 모두 지정받아야 가능하다).
- 잔여 검체를 임상적 성능시험에 사용하려는 경우, 해당 검체 제공자로부터 검체 사용에 대한 서면동의를 받아야 하나「생명윤리 및 안전에 관한 법률」에 따라 서면동의를 면제 받은 경우, 서면 동의없이 임상적 성능 시험을 수행할 수 있다.

2. 신개발 의료기기 등급분류

1) 의료기기 품목분류

(1) 의료기기 품목분류 용어의 정의

① 신개발 의료기기 : 이미 허가 · 인증을 받거나 신고한 품목류 또는 품목과 작용원리, 성능 또는 사용 목적 등이 본질적으로 같지 아니한 의료기기이다.

② 첨단 의료기기 : 융·복합 의료기기를 포함하여 바이오 기술, 정보 기술, 나노 기술, 로봇 기술, 의료 기술 등 혁신적 과학기술을 기반으로 한 새로운 의료기기이다.

③ 새로운 제품 : 이미 허가·인증을 받은 의료기기와 사용 목적, 작용원리 또는 원재료(의료용품에 한한다) 등이 동등하지 아니한 의료기기이다.

④ 개량제품

㉠ 이미 허가·인증을 받은 의료기기와 사용 목적, 작용원리 또는 원재료(의료용품에 한한다)는 동등하나 성능, 시험규격, 사용방법 등이 동등하지 아니한 의료기기이다.

㉡ 체외진단 의료기기의 경우에는 이미 허가·인증 받은 체외진단 의료기기와 사용 목적과 작용원리는 동등하나 다음 각 목에 따른 사항 중 하나 이상이 동등하지 아니한 제품이다.

체외진단 시약	원재료, 성능
체외진단 장비	성능, 시험규격, 사용방법

⑤ 프로젝트 관리자(Project Manager) : 허가 도우미 지정 제품의 허가까지 필요한 지원업무를 총괄하는 품목 담당자이다.

※ 신개발 의료기기 지정 여부 등에 따라 프로젝트 관리자(PM)는 변경될 수 있다.

㉠ 신개발 의료기기 등과 같이 분류 결정 등에 장시간 소요되는 제품에 대하여는 중분류명 또는 별도로 정한 품목명과 분류번호를 사용하여 품목허가·인증을 하거나 신고를 수리할 수 있다.

㉡ 시행규칙 제2조에 따른 등급 분류기준을 적용하여 등급을 분류한다.

⑥ 혁신 의료기기 : 의료기기 기술개발을 촉진하고 치료법의 획기적인 개선, 희귀, 난치성 질환의 치료 등을 통한 국민 삶의 질을 향상시킬 수 있는 의료기기이다.

⑦ 희소 의료기기 : 희귀질환의 치료 또는 진단 목적으로 사용되고, 국내에 적절한 치료방법 또는 진단방법이 없는 질환에 사용되는 의료기기이다.

"의료기기산업 육성 및 혁신 의료기기 지원법" 제2조(정의)

4. "혁신의료기기"란 "「의료기기법」" 제2조 제1항에 따른 의료기기 중 정보통신 기술, 생명공학 기술, 로봇 기술 등 기술 집약도가 높고 혁신 속도가 빠른 분야의 첨단 기술의 적용이나 사용방법의 개선 등을 통하여 기존의 의료기기나 치료법에 비하여 안전성·유효성을 현저히 개선하였거나 개설할 것으로 예상되는 의료기기로서 제21조에 따라 식품의약품안전처장으로부터 지정을 받은 의료기기이다.

(2) 의료기기 품목분류의 구조

① 품목분류의 구조는 다음과 같다.

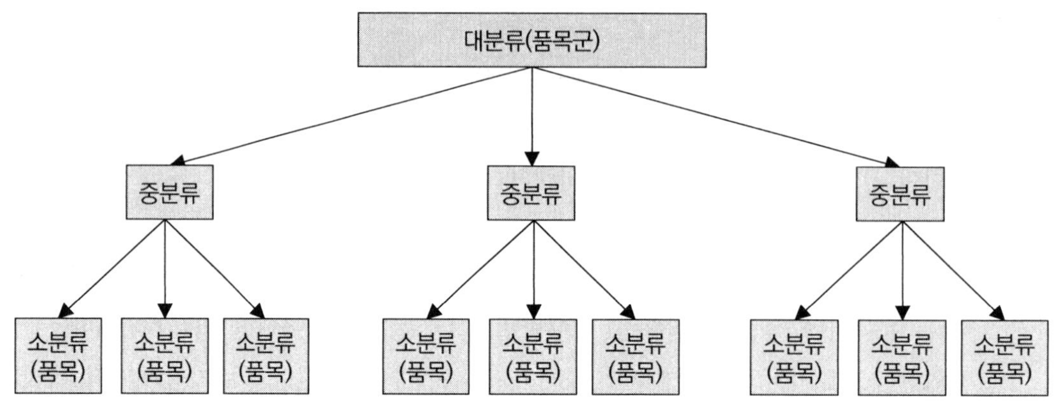

② 대분류 및 중분류 : 식품의약품안전처 고시 「의료기기 제조 및 품질관리 기준」[별표3]에서 의료기기의 대분류(품목군) 및 중분류를 규정하고 있다.

번 호	품목군(Product Group)	구 분
	System(I)	A13000 방사선 진료장치(Radiolgic device)
9	진단용 장치(II) (Diagnostic Imaging System(II))	A14000 의료용 필름 현상기(Film developer for medical use)
		A87000 의료용 필름 판독장치(Film viewing devices for medical use)
		B01000 방사선용품(Radiographic supplies)
		A15000 방사선 장해 방어용 기구(Radiation protective device)
10	이학 진료용 기구(I) (Physical devices for medical use(I))	A16000 이학 진료용 기구(Physical device for medical use)
11	이학 진료용 기구(II) (Physical devices for medical use(II))	A16000 이학 진료용 기구(3, 4등급)[Physical device for medical use(3, 4 class)]

③ 소분류 : 식품의약품안전처 고시 「의료기기 품목 및 품목별 등급에 관한 규정」[별표]에서 의료기기의 사용 목적과 수단에 따라 의료기기 소분류 품목의 등급을 지정하고 있다.

㉠ A16000 이학 진료용 기구(Physical devices for medical use)

㉡ A16010.01 저주파 자극기([2] Low frequency electric stimulator) : 근육통 완화 등의 목적으로 전극을 통하여 인체에 저주파 전류를 가하는 기구(단, 개인용은 제외한다.)

㉢ A16010.02 간섭 전류형 저주파 자극기 간섭 전류형 저주파 자극기([2] Stimulator, Microwave, Interference) : 근육통 완화 등의 목적으로 전극을 통하여 인체에 피부 저항이 거의 없을 정도의 높은 주파수 (약 4000[HZ])의 서로 다른 중주파를 가하는 기구

㉣ A16010.03 경피성 통증 완화 전기자극 장치([2] Transcutaneous electrical

modulation system, Scrambling) : 급성 통증 또는 만성의 난치성 통증 완화 등을 목적으로 전극을 통하여 인체에 저주파 전류를 가하는 기구

ⓜ A16010.04 침전기 자극기([2] Acupuncture electrical stimulator) : 멸균침 또는 비멸균침을 통하여 인체에 미세 전류 등 전기자극을 가하는 기구

ⓗ A16010.05 편두통 완화 전기자극 장치([2] Transcutaneous electrical nerve stimulator for migraine) : 편두통 발병의 빈도 등을 줄이기 위해 경피적으로 삼차신경에 저주파 전류를 가하는 기구

④ 의료기기 품목분류의 구조설명 예

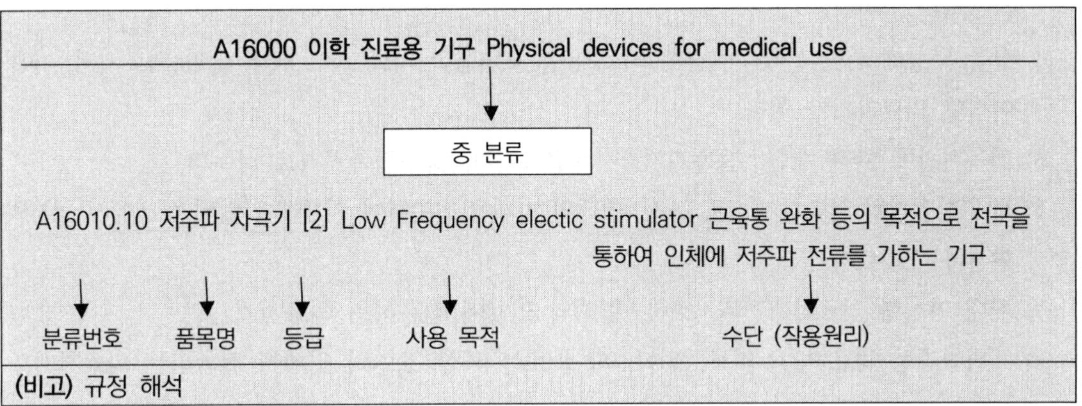

(3) 의료기기의 품목별 분류

① 체외 진단용기기 : 유전자증폭장치, 혈액검체처리기, 혈당측정기 등이 존재하고 분변분석기기, 유전자분석기구, 의료용원심분리기, 체액분석기기, 혈액검사용기기가 있다.

② 진단용 X-장치 : 진단용 X-촬영장치, 진단용 X-투시촬영장치, 이동형 X-촬영장치 등이 있다.

③ 분사식 주사기 : 의약품 주입기로 분류되며, 채혈 또는 수혈 및 생검용기구와 의료용 취관 및 체액유도관이 있다.

④ 방사선 진료장치 : 방사선진료장치, 의료용 X-선장치 등이다.

⑤ 생체현상 측정기기 : 호흡기능 검사용기기, 청력검사용기기 등이다.

⑥ 전기 수술장치 : 의료용흡인기, 기흉기 및 기복기 등이다.

⑦ 내장기능 검사용기기 : 생체현상 측정기기이다.

⑧ 비전리 진단장치 : 비전리 진단장치에 속한다.

⑨ 주사기 및 주사침류 : 주사기, 의약품 주입기 등이 포함된다.

(비고) 의료기기 품목 및 품목별 등급에 관한 규정」에 따라 구분이 가능하다(의료기기의 품목별 분류시 39가지로 분류).

(4) 의료기기의 접촉기간 및 특성에 따른 의료기기 분류

① 제한접촉형 의료기기 : 접촉기간이 24시간 내 일회 또는 수회 접촉하는 의료기기이다.

② 지속접촉형 의료기기 : 24시간 초과 30일 이내에 일회 또는 수회 접촉하는 의료기기이다.

③ 영구접촉형 의료기기 : 일회, 수회 누적되며 장기간 이용되거나 접촉기간이 30일을 초과하는 의료기기이다.

④ 접촉 특성에 의한 분류 : 비접촉 의료기기, 표면접촉 의료기기, 체내 삽입 의료기기, 체내 이식형 의료기기가 있다.

⑤ 접촉기간에 따라 제한 : 접촉기기, 지속접촉기기, 영구접촉기기로 나눈다.

⑥ 체내외 연결형 의료기기 : 뼈, 조직, 혈액의 인체에 접촉하여 인체에 삽입된 상태에서 외부와 연결하는 의료기기

⑦ 체내 이식형 의료기기 : 뼈, 조직, 혈액의 인체에 접촉하는 의료기기

⑧ 표면접촉형 의료기기 : 피부, 점막, 파열 또는 외상 표면의 인체에 접촉하는 의료기기

(5) 의료기기의 형태

① 영구설치형 기기 : 공구를 사용하지 않으면 떼어낼 수 없는 영구적인 접속방법으로 전원에 전기적으로 접속되는 기기이다.

② 휴대형 기기 : 1인 이상의 손에 의해 운반되고, 사용 중 또는 사용하고 있지 않은 기간중에 한 장소에서 다른 장소로 이동시키는 것을 의도한 가변형 기기는 전원에 접속 또는 접속하지 않은 상태에서 범위에 그다지 제한되지 않고 한 장소에서 다른 장소로 쉽게 이동하는 것을 의도한 기기이다.

③ 내부전원 기기 : 내부전원에 의해 동작시킬 수 있는 기기이다.

(6) 기기 및 장착부 분류기준

① 전기충격에 대한 보호 형식

② 전기충격에 대한 보호의 정도

③ 물의 유해한 침입에 대한 보호의 정도

④ 가동 모드에 의한 분류

⑤ 제조업자가 지정하는 멸균 또는 소독방법에 의한 분류

⑥ 공기 · 가연성 마취가스 또는 산소 / 아산화질소 · 가연성 마취가스가 있는 곳에서의 사용의 안전 정도에 의한 분류

2) 신개발 의료기기

신개발 의료기기에 대한 정의는 허가를 받고자 하는 품목이 작용원리, 성능 또는 사용 목적 등에서 이미 허가를 받거나 신고한 품목과 본질적으로 동등하지 아니한 기기이다.

(1) 신기술 의료기기의 제조 품목 허가시 재심사

식품의약품안전처장은 제6조 제2항의 규정에 의하여 허가를 받고자 하는 품목이 작용원리, 성능 또는 사용 목적 등에서 이미 허가를 받거나 신고한 품목과 본질적으로 동등하지 아니한 신개발 의료기기 또는 국내에 대상 질환 환자수가 적고 용도상 특별한 효용 가치를 갖는 의료기기로서 식품의약품 안전처장이 지정하는 희소 의료기기에 해당하여 시판 후 안전성과 유효성에 대한 조사가 필요하다고 인정하는 경우에 제조품목 허가시 재심사를 받을 것을 명할 수 있다.

(2) 재심사 신청에 관한 사항

① 의료기기법 제8조 제2항 : 제1항의 규정에 의한 재심사 대상 의료기기의 제조업자는 당해 품목의 제조품목 허가일부터 4년 내지 7년 이내의 범위에서 식품의약품안전처장이 정하는 기간 이내에 재심사를 신청하여야 한다.

㉠ 사용 성적에 관한 자료, 부작용 사례 그 밖에 보건복지부령이 정하는 자료를 첨부하여야 한다.

② 의료기기법 시행규칙 제10조 : 식품의약품안전처장은 법 제8조 제1항의 규정에 따라 제조품목 허가시 재심사를 받을 것을 명하는 경우에는 그 품목허가증에 재심사 신청 기간을 기입하여야 한다.

㉠ 법 제8조 제2항의 규정에 따라 재심사를 신청하는 자는 제1항의 규정에 의한 재심사 신청기간내에 별지 제12호서식의 신청서에 다음 각호의 자료를 첨부하여 식품의약품안전처장에게 제출하여야 한다.

ⓐ 국내 시판 후의 안전성 및 유효성에 관한 조사자료

ⓑ 부작용 및 안전성에 관한 국내, 외 자료

ⓒ 국내 · 외 판매 현황 및 외국의 허가 현황에 관한 자료

㉡ 식품의약품안전처장은 제2항의 규정에 따라 재심사 신청을 받은 경우에는 신청일부터 6월 이내에 법 제5조 제1항의 규정에 의한 의료기기위원회(이하 "의료기기위원회"라 한다)의 심의를 거쳐 당해 품목에 대한 재심사를 실시하고, 그 결과를 별지 제13호서식에 의하여 신청인에게 통지하여야 한다.

㉢ 제3항의 규정에 따라 재심사결과를 통지받은 제조업자는 통지일부터 30일 이내에 재심사결과에 따른 조치를 하여야 한다.

㉣ 재심사 신청시 첨부자료의 작성요령과 각 자료의 요건, 면제범위 및 심사의 범위 · 기준 등에 관한 세부 사항은 식품의약품안전처장이 정하여 고시한다.

③ 재심사 기간과 시판 후 조사에 필요한 증례 수 : 「의료기기법」 제8조 1항 제1호의 신개발 의료기기로서 「같은 법 시행규칙」 제2조의 규정에 따른 3등급 또는 4등급 의료기기는 4년, 「의료기기법」 제8조 제1항 제2호의 희소 의료기기

㉠ 6년의 재심사 기간을 설정하여야 하며, 시판 후 조사에 필요한 증례 수는 600명 이상으로 한다(다만, 추적관리대상 의료기기와 희소 의료기기의 조사 증례는 전수로 한다).

㉡ 식품의약품안전처장 : 의료기기의 재심사를 적정히 하기 위하여 필요하다고 인정되는 경우 의료기기위원회의 심의를 거쳐 품목류 및 품목의 허가일로부터 4년 이상 7년 이하의 범위에서 재심사 기간을 조정할 수 있다.

㉢ 시판 후 조사연구(Post-Market Surveillance Study) : 식품의약품안전처의 품목허가를 조건으로 부여하는 경우 해당된다.

ⓐ 시판 전까지 실시된 연구 결과에서 안전성 및 유효성의 확보 수준이 미흡하거나, 적절하다 하더라도 실제 임상 현장에서 추가로 안전성 및 유효성을 수집할 목적으로 실시한다.

3. 의료기기 관계 법규(의료기기관리 문제집 참고)

1) 우리나라 법률

(1) 헌법과 법령의 구조와 체계

① 법률 체계순서 : 헌법 〉 법률은 법(국회) → 시행령(대통령령) → 시행규칙(총리령, 부령) → 행정규칙(각 부처 고시, 훈령)로 이루어져 있다. 하위법령은 상위법령에 위배될 수 없다. 의료기기와 체외진단 의료기기를 구분하여 법률로 규제한다.

② 대한민국의 법령 체계

㉠ 최고 규범인 헌법과 그 헌법 이념을 구현하기 위한 법률, 그 법률의 효과적인 시행을 위한 대통령령, 총리령, 부령 등의 행정입법으로 체계화되어 있다.

㉡ 법령들은 '법률→대통령령→총리령 또는 부령'의 순서로 일정한 위계 체계를 형성한다.

㉢ 「의료기기법」과 대통령령, 총리령, 부령들을 합하여 '의료기기법령'이라고 하며, 이들은 직접 국민에 대하여 구속력을 갖는 법규의 성격을 가진다.

㉣ 세부적인 기준이나 절차 등은 고시나 훈령, 예규 등으로서 정하고 있다.

(2) 행정규칙의 분류

① 훈령 : 상급 행정기관이 하급 행정기관에 대하여 장기간에 걸쳐 그 권한 행사를 일반적으로 지시하기 위하여 발하는 명령이다.

② 예규 : 행정사무의 통일을 기하기 위하여 반복적 행정사무의 처리 기준을 제시하는 문서이다.

③ 고시 : 법령이 정하는 바에 따라 일정한 사항을 일반인에게 알리기 위한 문서이다.

④ 공고 : 일정한 사항을 일반인에게 알리기 위한 문서이다.

• 출처 : 정부입법지원센터 홈페이지(lawmaking.go.kr)

(3) 훈령, 예규, 고시의 5가지 입안 원칙

① 필요성 : 집행의 통일성 등을 확보하기 위하여 필요한 경우에만 발령한다.

② 적법성 : 법률에 대한 근거 없이 국민의 권리 의무에 관한 사항을 규정하거나 법령 내용과 다른 사항 또는 다른 중앙 행정기관의 소관 업무에 관한 사항을 규정하지 아니해야 한다.

③ 적절성 : 행정기관이 쉽게 확보할 수 있는 서류를 국민에게 제출하게 하거나 현실에 맞지 아니한 사항을 규정하여 국민에게 불편을 주지 않아야 한다.

④ 조화성 : 다른 훈령 · 예규 등과 조화와 균형이 유지되도록 하고, 중복 · 상충되는 내용이 없어야 한다.

⑤ 명확성 : 국민이 훈령 · 예규 등을 이해하기 쉽도록 누구나 알기쉬운 용어와 표현 등을 사용하며, 재량권이 남용되지 아니하도록 구체적이고 명확하게 규정해야 한다.

(4) 행정 처분의 종류

의료기기법 위반시 부과되는 다양한 형태의 제재를 이해하는 것이 중요하다.

① 벌칙(형사처벌) : 징역 또는 벌금과 같은 형사처벌이다.
  ㉠ 어떤 행위를 명하거나 또는 제한 · 금지하는 규정을 위반한 자에 대하여 벌을 과할 것을 정한 규정이다.
  ㉡ 원칙적으로는 헌법상 법률과 적법한 절차에 의하지 아니하고는 처벌받지 아니하며, 법률이 구체적으로 범위를 정하여 위임하지 않는 한 대통령령 및 기타의 명령에 벌칙 규정을 둘 수 없다.

② 과징금(업무정지) : 업무정지 처분이 이용자에게 심한 불편을 주거나 공익을 해칠 우려가 있을 때, 업무정지를 갈음하여 부과하는 금전적 제재이며 최대 10억 원까지 부과할 수 있다.
  ㉠ 주로 경제법상 의무를 위반한 자가 경제적 이익을 얻을 것이 예정되어 있을 경우 부과한다.
  ㉡ 위반행위로 얻은 경제적 이익을 박탈하고 경제적 불이익이 생기게 하려는 것이 목적이다.
  ㉢ 과태료와 다른 것은 부당이득에 대한 환수 조치의 성격이며 벌금에 더해 과징금까지 부과할 수 있다.

③ 과태료(형벌 아님) : 이물 발견 미보고, 공급 내역 미보고 등 행정 법규상 의무를 위반했을 때 부과되는 금전적 제재로 형벌은 아니다.
  ㉠ 과태료 납부 사유는 대부분 경미한 행정법상 법규 위반이므로 형벌적인 성격이 없기 때문에 전과기록이 남지 않는다.
  ㉡ 상대적으로 가벼운 벌칙을 위반한 사람에게 내리는 처벌이다.
  ㉢ 과태료는 행정적으로 제재하고 질서를 유지하도록 하기 위한 목적이다.

④ 행정처분(허가 취소, 업무정지) : 행정청이 내리는 조치로, 허가 취소, 영업소 폐쇄, 업무정지, 판매 금지 등이 포함된다.
  ㉠ 행정청이 행하는 구체적인 사실에 관한 집행으로서의 공권력의 행사 또는 그 거부와 그 밖에 이에 준하는 행정이다.
  ㉡ 위반 행위별 세부 기준은 의료기기법 시행규칙 [별표 8]과 [별표 9]에 상세히 규정되어 있다.

⑤ 경고
  ㉠ 단순한 훈계로 시말서의 제출을 요하지는 않는 징계처분이다.
  ㉡ 당장 현실적으로 근로자에게 불이익을 수반하지 않으나 그것이 몇 번인가 반복된 후에는 보다 무거운 징계처분이 행하여진다고 명시하는 경우가 많다.

⑥ 처벌
  ㉠ 일반적으로 벌을 주는 것이며, 법적으로 국가 권력에 의한 형벌권의 발동이다.

㉡ 일반적으로 처벌은 바람직하지 않은 것으로 간주 되는 특정 행동이나 행동에 대한 대응 및 억제로서 아동 징계부터 형법에 이르기까지 당국이 규정하는 바람직하지 않거나 불쾌한 결과를 집단이나 개인에게 부과하는 것이다.

⑦ 징역

㉠ 수형자를 교도소 내에 구치하여 정역(定役)에 복무하게 하는 것을 내용으로 하는 자유형 가운데 가장 무거운 죄형이다.

㉡ 징역에는 무기와 유기의 2종이 있다.

무기징역	종신형이지만 20년이 경과한 후에는 가석방이 가능하여 자유형의 사회 복귀적 기능이 유지되고 있다.
유기징역	1월 이상 30년 이하이나 형을 가중하는 때에는 50년까지로 한다.

(5) 과징금 부과 대상의 세부 기준

과징금 부과 대상의 세부 기준(「식품의약품안전처 과징금 부과처분 기준 등에 관한 규정」 제3조 제2항 관련)에 따라 무허가·신고의 경우는 제외한다.

[별표] 과징금 부과 대상의 세부 기준(제3조 제2항 관련) : 업무정치 처분으로 인해 이용자에게 심한 불편을 초래하는 경우, 그 밖의 특별한 사유가 인정되는 경우에는 업무정치 처분에 갈음한 과징금을 부과한다.
업무정지 처분에 갈음되는 과징금 부과 대상의 세부 공통기준은 다음과 같다.

- 희귀 질환 치료용, 대체 품목이 없는 등 이용자의 치료에 문제를 초래할 우려가 있는 경우
- 전염병 치료(예방), 재해 구호. 국방 조달용 등 긴급한 공급이 필요한 경우
- 제조, 수입만 하고 시중에 유통시키지 아니한 경우(무허가 · 신고의 경우는 제외)
- 행정처분의 기준에서 그 처분을 감경할 수 있는 경우
- 그 밖에 업무정지 처분을 하는 것보다 과징금을 부과하는 것이 제재의 실효성을 확보할 수 있다고 인정되는 경우

[시행 2024.12.16.] [식품의약품안전처훈령 제241호, 2024.12.16., 일부개정]

2) 의료기기 관련 법령

의료기기법의 목적(「의료기기법」 제1조)은 의료기기의 제조·수입 및 판매 등에 관한 사항을 규정함으로써 의료기기의 효율적인 관리를 도모하고 국민 보건 향상에 이바지함을 목적으로 한다.

(1) 「의료기기법」의 위계 체계

① 의료기기 법령 : 「의료기기법」을 기본으로 「의료기기법 시행령」, 「의료기기법 시행규칙」, 고시/훈령/예규로 나뉨

② 관련 고시 : '의료기기 품목 및 품목별 등급에 관한 규정', '의료기기 허가 신고심사 등에 관한 규정', '의료기기 제조 및 품질관리 규정', '의료기기 기준 규격', '의료기기 전기 · 기계적/전자파/생물학적 안전에 관한 공통기준 규격' 등

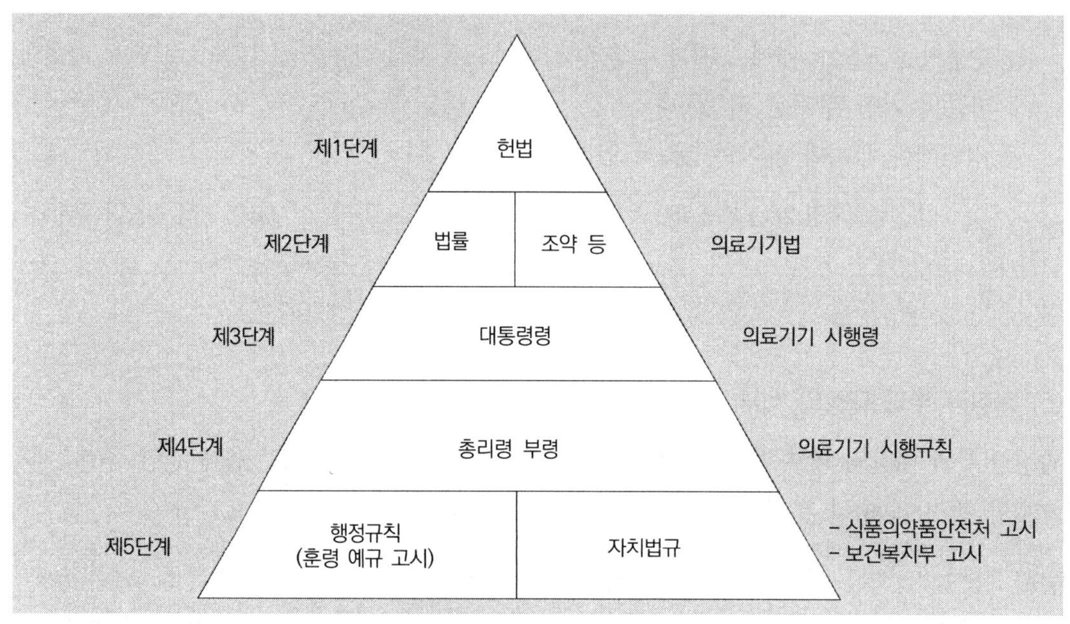

[그림 1-1] 법령의 위계

(2) 「의료기기법」의 구성

① 제1장 총칙 : 목적 및 정의, 의료기기 등급분류 기준 등

② 제2장 의료기기위원회 : 의료기기위원회 운영에 관한 사항

③ 제3장 의료기기 제조 등 : 의료기기 제조업 및 제조허가, 제조인증, 수입허가, 의료기기 등의 수리업, 판매업, 임대업 등에 관한 사항

④ 제4장 의료기기의 취급 등 : 기준 규격 및 시험검사, 기재사항, 광고 등에 관한 사항

⑤ 제5장 관리 : 추적 관리대상 의료기기, 부작용 관리, 의료기기 공급내역 보고 등에 관한 사항

⑥ 제6장 감독 : 보고와 검사, 회수 · 폐기 사용 중지명령, 허가 및 지정 취소, 의료기기 감시 등에 관한 사항

⑦ 제7장 보칙 : 의료기기 인증 · 신고의 취소, 허가 · 신고 등의 갱신, 한국의료기기안전정보원 등에 관한 사항

⑧ 제8장 벌칙 : 벌칙 및 과태료, 양벌규정 등에 관한 사항

(3) 의료기기법 법령자

• 의료기기법 : 법률 • 의료기기법 시행령 : 대통령령 • 의료기기법 시행규칙 : 총리령 • 행정규칙 : 식품의약품안전처 고시	• 의료기기 품목 및 품목별 등급에 관한 규정 • 의료기기 허가 · 신고 · 심사 등에 관한 규정 • 의료기기 제조 및 품질관리 기준 • 의료기기 제조허가 등 갱신에 관한 규정 • 의료기기 표시 · 기재 등에 관한 규정 • 의료기기 표준 코드의 표시 및 관리 요령
총리령(시행규칙)	업허가, 품목허가 신청절차 및 방법 등 구체적인 규제사항, 행정처분 등을 포함한 제출서류 등 기술적인 사항과 서식 등으로 구성되어 있다.
보건복지부령(규칙)	리베이트 허용 범위 등의 내용을 포함하여, 의료기기 유통 및 판매 질서 유지에 관한 규칙 등으로 구성되어 있다. ㉾ 보건복지부령인 「의료기기 유통 및 판매 질서 유지에 관한 규칙」은 허용되는 경제적 이익 등의 범위와 경제적 이익 등의 제공 내역에 관한 지출보고서 양식을 규정하고 있다.

(4) 의료기기 주요 법률

① 「의료기기법」 : 의료기기 관리의 기본이 되는 법률

㉠ 목적 : 의료기기의 제조 · 수입 · 판매 등을 규정하여 효율적인 관리를 도모하고 국민보건 향상에 이바지 하는 것을 목적으로 한다.

㉡ 주요 도입 제도 : 4등급 분류 체계, 제조업/수입업 허가제, GMP(제조 및 품질관리 기준), 추적관리제도 등을 도입한다.

② 「의료기기산업 육성 및 혁신의료기기 지원법」 : 혁신형 의료기기 기업을 인증 · 지원하고, 혁신의료기기로 지정된 제품에 허가 특례를 부여한다.

③ 「체외진단 의료기기법」 : 체외진단 의료기기의 특성을 반영한 별도의 안전관리 체계를 마련하기 위해 제정되었다.

(5) 의료기기 관리 감독 기관

어느 기관이 어떤 업무를 하는지 명확히 구분한다.

① 식품의약품안전처 : 의료기기 안전관리 정책 수립, 법령 제 · 개정, 허가 등 전반을 총괄하는 중앙행정기관이다.

② 지방식품의약품안전청 : 제조업 · 수입업 허가, GMP 현장 심사 등 집행 업무를 담당한다.

③ 식품의약품안전평가원 : 식품의약품안전처 소속 기관으로, 기술문서 심사 등 과학적 · 전문

적 심사업무를 담당한다.

④ 한국의료기기안전정보원(NIDS) : 식품의약품안전처 업무를 위탁받아 1등급 신고 및 2등급 인증 업무를 수행한다.

(6) 의료기기 법령 및 행정체제

① 의료기기 법령 및 행정체제의 이해 : 품질책임자 교육을 미이수하는 경우 아래와 같은 행정처분을 받게 된다.

㉠ 품질책임자

ⓐ 개인이 의무교육을 미 이수할 경우 행정제재(과태료 부과) 발생

ⓑ 1차 위반(50만원), 2차 위반(80만원), 3차 이상 위반(100만원)

㉡ 의료기기 · 체외진단 의료기기 업체

ⓐ 교육을 받지 않은 품질책임자를 그 업무에 종사하게 한 경우

ⓑ 1차 위반(업무 정지 15일), 2차 위반(업무 정지 1개월), 3차 위반(업무 정지 3개월), 4차 이상 위반(업무정지 6개월)

「의료기기법」 시행령(제 14조 관련 별표2)와 동법 시행규칙(제58조 1항 관련 별표8)

② 행정처분 기간 감경 사유 : 업무정지 또는 품목 정지 등 행정처분의 기간을 감경할 수 있는 사유이다.

㉠ 의료기기에 대한 품질 검사 결과, 성능, 안전성 등 기준에 부적합한 경우 부적합의 정도 등이 경미 하여 인체에 유해성이 없다고 인정되는 때

㉡ 해당 위반사항에 관하여 검사로부터 기소유예의 처분을 받거나 법원으로부터 선고유예의 판결을 받은 때

㉢ 의료기기를 제조 · 수입 및 수리하였으나 해당 의료기기를 시중에 유통시키지 아니한 경우

- 「의료기기법 시행규칙」 행정처분의 기준(제58조 제1항 관련)에 따라 「의료기기법」 위반에 따른 행정처분 중 행정처분 기준이 업무정지 또는 품목 정지에 해당 하는 경우 그 기간을 2분의 1로 감경할 수 있다.
- 「의료기기법 시행규칙」 [별표8] 1. 일반기준 8의 행정처분을 면제할 수 있는 경우에 해당 한다.

③ 시판 후 조사를 받지 않은 경우이다.

㉠ [의료기기법 시행규칙] 행정처분의 기준(제58조 제1항 관련) II 개별 기준 5항의 가, 시판 후 조사를 받지 않은 경우에 해당하며 1차 위반시, 근거법 제36조 제1항 제5호에 따라

해당 품목 판매업무 정지 3개월에 해당한다.

㉡ [의료기기법 시행규칙] 행정처분의 기준(제58조 제1항 관련) Ⅱ 개별기준 6항의 가, 재평가를 받지 않은 경우에 해당 하며 2차 위반시, 근거법 제36조 제1항 제6호에 따라 해당 품목 판매업무 정지 6개월에 해당한다.

(7) 의료기기 취급자 행정처분

① 「의료기기법 시행규칙」 [별표 8] 행정처분기준(제58조 제1항 관련)

위반행위	근거법 조문	행정처분 기준			
		1차 위반	2차 위반	3차 위반	4차 이상 위반
12. 수입업자가 법 제15조 제6항에 따라 준용되는 법 제13조 제1항을 위반하여 수입 및 품질관리 또는 수입관리에 관한 준수사항을 지키지 않은 경우	법 제36조 제1항 제9호				
사. 제33조 제1항 제14호를 위반하여 필요한 안전조치를 실시하지 않은 경우		전 수입업무 정지 또는 해당 품목 수입업무 정지 1개월	전 수입업무 정지 또는 해당 품목 수입업무 정지 3개월	전 수입업무 정지 또는 해당 품목 수입업무 정지 6개월	전 수입업무 정지 또는 해당 품목수입허가·인증 취소 또는수입 금지
28. 의료기기 취급자가 법 31조 제1항을 위반하여 부작용 발생 사실을 보고하지 않거나 기록을 유지하지 않은 경우	법 제36조 제1항 제16호				
나. 수리업자, 판매업자 또는 임대업자		수리·판매·임대업무 정지 15일	수리·판매·임대업무 정지 1개월	수리·판매·임대업무 정지 3개월	수리·판매·임대업무 정지 6개월
나. 별표 7 제3호, 제4호, 제6호부터 제11호까지, 제13호, 제14호, 제16부터 제18호까지의 어느 하나에 해당하는 광고를 한 경우					

위반행위	근거법 조문	행정처분 기준			
		1차 위반	2차 위반	3차 위반	4차 이상 위반
제조업자 또는 수입업자		해당 품목판매 업무정지15일	해당 품목판매 업무정지1개월	해당 품목 판매 업무정지3개월	해당 품목판매 업무정지6개월
판매업자 또는 임대업자		판매 · 임대 업무정지 7일	판매 · 임대 업무정지15일	판매 · 임대 업무정지1개월	판매 · 임대 업무정지3개월

Ⅱ개별기준 제8항 중 품질책임자의 변경에 해당하며, 1차 위반 시 근거법 제36조 제1항 제8호에 따라 1차 위반은 "경고", 2차 위반은 전 제조 · 수입업무 정지 7일이다.

② 기재 및 광고의 금지 등에 대한 위반행위 : 「의료기기법」 제24조(기재 및 광고의 금지 등)에 해당하는 광고 금지 사항에 해당한다.

제24조(기재 및 광고의 금지 등)

ⓐ 의료기기의 용기, 외장, 포장 또는 첨부문서에 해당 의료기기에 관하여 다음 각 호의 사항을 표시하거나 적어서는 아니 된다.
- 거짓이나 오해할 염려가 있는 사항
- 제6조 제2항 또는 제15조 제2항에 따른 허가 또는 인증을 받지 아니하거나 신고한 사항과 다른 성능이나 효능 및 효과를 기재한 경우
- 보건위생상 위해가 발생할 우려가 있는 사용방법이나 사용기간을 기재한 경우

ⓑ 누구든지 의료기기의 광고와 관련하여 다음 각 호의 어느 하나에 해당하는 광고를 하여서는 아니 된다.
- 의료기기의 명칭 · 제조방법 · 성능이나 효능 및 효과 또는 그 원리에 관한 거짓 또는 과대 광고
- 의사 · 치과의사 · 한의사 · 수의사 또는 그 밖의 자가 의료기기의 성능이나 효능 및 효과에 관하여 보증 · 추천 · 공인 · 지도 또는 인정하고 있거나 그러한 의료기기를 사용하고 있는 것으로 오해할 염려가 있는 기사를 사용한 광고
- 의료기기의 성능이나 효능 및 효과를 암시하는 기사 · 사진 · 도안을 사용하거나 그 밖에 암시적인 방법을 사용한 광고
- 의료기기에 관하여 낙태를 암시하거나 외설적인 문서 또는 도안을 사용한 광고
- 제6조 제2항 또는 제15조 제2항에 따라 허가 또는 인증을 받지 아니하거나 신고한 사항과 다른 의료기기의 명칭 · 제조방법 · 성능이나 효능 및 효과에 관한 광고
  다만, 제26조 제1항 단서(박람회 · 전람회 · 전시회 등에서 전시할 목적으로 총리령[전시할 목적으로 의료기기를 진열하려는 자는 미리 지방식품의약품안전청장에게 승인을 받아야 한다.]으로 정하는 절차 및 방법 등에 따라 의료기기를 제조 · 수입 · 저장 또는 진열하는 경우에는 그러하지 아니 한다.)에 해당하는 의료기기의 경우에는 식품의약품안전처장이 정하여 고시하는 절차 및 방법, 허용 범위 등에 따라 광고할 수 있음
- 제25조제1항에 따른 자율심의를 받지 아니한 광고 또는 심의받은 내용과 다른 내용의 광고

ⓒ 제1항 및 제2항에 따른 의료기기의 표시 · 기재 및 광고의 범위 등에 관하여 필요한 사항은 총리령으로 정한다.
[시행 2025.8.1.] [법률 제20753호, 2025.1.31., 일부개정]

③ 미허가 의료기기 사용에 대한 처벌

㉠ [의료기기법] 제26조 제1항을 위반하였으므로 5년 이하의 징역 또는 5천만원 이하의

벌금에 처한다.

ⓐ [의료기기법] 제26조(일반 행위의 금지)

① 누구든지 제6조 제2항 또는 제15조 제2항에 따라 허가 또는 인증을 받지 아니하거나 신고를 하지 아니한 의료기기를 수리 · 판매 · 임대 · 수여 또는 사용하여서는 아니 되며, 판매 · 임대 · 수여 또는 사용할 목적으로 제조 · 수입 · 수리 · 저장 또는 진열 하여서는 아니 된다. 다만, 박람회 · 전람회 · 전시회 등에서 전시할 목적으로 총리령으로 정하는 절차 및 방법 등에 따라 의료기기를 제조 · 수입 · 저장 또는 진열하는 경우에는 그러하지 아니하다.
[시행 2025.8.1.] [법률 제20753호, 2025.1.31., 일부개정]

ⓑ [의료기기법] 제51조(벌칙)

① 다음 각 호의 어느 하나에 해당하는 자는 5년 이하의 징역 또는 5천만원 이하의 벌금에 처한다.
1. 거짓이나 그 밖의 부정한 방법으로 제6조 제1항 · 제2항 또는 제15조 제1항 · 제2항에 따른 허가 또는 인증을 받거나 신고를 한 자
1의2. 거짓이나 그 밖의 부정한 방법으로 제8조 제4항에 따른 보고를 한 자
1의3. 거짓이나 그 밖의 부정한 방법으로 제8조의2 제1항에 따른 자료를 제출한 자
2. 제26조 제1항을 위반한 자
3. 거짓이나 그 밖의 부정한 방법으로 제49조 제3항에 따른 갱신을 받은 자
3의2. 제49조 제3항을 위반하여 제조 허가등의 갱신을 받지 아니하고 제조 허가등의 유효기간이 끝난 의료기기를 제조 또는 수입한 자
② 제1항의 징역과 벌금은 병과(倂科)할 수 있다.
[시행 2025.8.1.] [법률 제20753호, 2025.1.31., 일부개정]

ⓒ [의료기기법] 제55조(양벌규정)

법인의 대표자나 법인 또는 개인의 대리인, 사용인, 그 밖의 종업원이 그 법인 또는 개인의 업무에 관하여 제51조부터 제54조까지의 어느 하나에 해당하는 위반행위를 하면 그 행위자를 벌하는 외에 그 법인 또는 개인에게도 해당 조문의 벌금형을 과(科)한다. 다만, 법인 또는 개인이 그 위반행위를 방지하기 위하여 해당 업무에 관하여 상당한 주의와 감독을 게을리하지 아니한 경우에는 그러하지 아니하다.
[시행 2025.8.1.] [법률 제20753호, 2025.1.31., 일부개정]

3) 품질책임자(QP) 및 의료기기위원회

(1) 의료기기 품질책임자 교육

① 2020년 12월 기준 품질책임자 교육기관으로 지정된 기관은 한국의료기기안전정보원 1개소였으나 품질책임자 교육이 한 기관 내에서 운영됨에 따른 문제를 해결하기 위해 식품의약품안전처는 교육기관을 추가로 지정하여 기업들의 선택의 폭을 넓혔고, 교육기관 관리를 더욱 강화 하였다.

② 2023년 3월 기준 품질책임자 교육기관은 한국스마트헬스케어협회와 한국의료기기안전정보원 두 곳이 지정되어 있다.

㉠ 의료기기 제조(수입)업 허가를 받기 위해서는 「의료기기법」 및 「의료기기법 시행규칙」에서 정하는 기준에 따라 1인 이상 품질책임자 지정 필요

㉡ 품질책임자가 변경되는 경우, 30일 이내에 변경 신청 필요

㉢ 품질책임자는 매년 1회 8시간 이상 의무교육을 이수하여야 하며, 품질책임자로 근무를 시작한 날로부터 6개월 이내에 교육 이수 필요

※ 품질책임자는 주요 직무(제조관리, 품질관리, 안전관리 등)

- 「의료기기법」 제6조의2 제2항의 의료기기 품질책임자는 의료기기 최신 기준규격, 품질관리 및 안전관리에 관한 교육을 매년 1회 이상 정기적으로 받아야 한다.
- 품질책임자를 신규로 지정하는 1차(해당)연도의 경우, 품질책임자 지정일로부터 6개월 이내에 의무교육을 이수해야 하며, 2차연도 이후로는 연 1회(8시간 이상) 의무교육을 이수해야 한다.
- 품질책임자 교육을 미이수하는 경우 행정처분을 받게 된다.

(2) 의료기기위원회

의료기기위원회는 「의료기기법」 제2장 의료기기위원회에 따르면 보건복지부 장관 또는 식품의약품안전처장의 자문에 응하기 위하여 설치된 자문기구이다.

「의료기기법」 제2장 의료기기위원회 : 제5조(의료기기위원회)

① 보건복지부 장관 또는 식품의약품안전처장의 자문에 응하여 다음 각 호의 사항을 조사 · 심의하기 위하여 식품의약품안전처에 의료기기위원회(이하 "위원회"라 한다)를 둔다.

② 위원회 : 위원장 2명과 부위원장 2명을 포함한 100명 이상 200명 이하의 위원으로 구성한다. 이 경우 공무원이 아닌 위원이 전체 위원의 과반수가 되도록 하여야 한다.

③ 위원의 임기 : 2년으로 한다. 다만, 공무원인 위원의 임기는 해당 직(職)에 재직하는 기간으로 한다.

④ 위원회 : 위원회의 원활한 운영을 위하여 필요한 경우 20명 이내의 위원으로 구성된 분과위원회를 둘 수 있다.

02 등급에 따른 허가 절차 파악

1. 의료기기 등급별 인허가 절차

제조자가 다음의 목적으로 인간에게 사용하도록 의도하여 단독 혹은 조합으로 사용되는 기기, 장치, 설비, 소프트웨어, 재료 또는 물질들이다. 특히 제조자가 진단이나 치료의 목적으로 사용하도록 의도한 소프트웨어와 이들의 적절한 활용에 필요한 소프트웨어 포함한다.

- 질병의 진단, 예방, 감시, 치료 또는 경감
- 상해 또는 장애의 진단, 감시, 치료, 경감 또는 보정
- 해부 또는 생리적 과정의 조사, 대체 또는 개조
- 임신관리

1) 등급별 인허가 절차

(1) 의료기기 허가의 구조

의료기기 허가는 크게 제조/수입업허가와 제조/수입품목허가로 이루어져 있고, 품목허가는 받으려는 제품이 해당하는 품목의 등급에 따라 절차와 유관기관을 달리하고 있다.

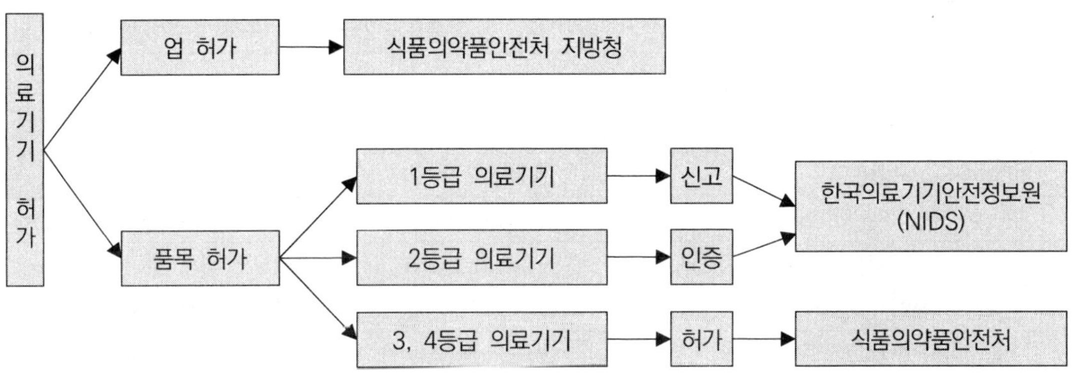

(2) 의료기기 등급별 허가 및 심사 주체

① 의료기기 등급별 신고, 인증, 허가

구분	등급	대상	처리기관	소요기간	
신고	1	1등급 의료기기	한국의료기기 안전 정보원	신고 즉시	
인증	2	2등급 의료기기 중 인증 대상 품목		5일	
기술문서 심사				불필요	필요
허가	1~4	• 3, 4등급 의료기기 • 1, 2등급 의료기기 중 본질적으로 동등 하지 않은 의료기기(새로운 제품) • 2등급 의료기기 중 기술문서심사 민간위탁 제외 대상 • 2등급 의료기기 중 식품의약품안전처 허가 대상 제품	식품의약품 안전처	10일	80/65 (임상자료 필요 유/무)

② 의료기기 등급별 심사기관

㉠ 인허가 기관

기관명	홈페이지 주소	비고
식품의약품안전처	www.mdfs.go.kr	• 1등급 허가 대상, 2등급 중 인증 제외 대상 품목의 의료기기 허가 • 3~4등급 의료기기에 한하여 기술문서 심사 및 허가 업무
한국의료기기안전정보원	www.nids.or.kr	• 1등급 신고 품목과 2등급 인증 품목 의료기기의 허가 업무

㉡ 기술 문서심사 기관(24.03 기준)

기관명	홈페이지 주소	비고
한국산업기술시험원(KTL)	www.ktl.re.kr	15개 심사 분야(전 품목)
한국기계전기전자시험연구원(KTC)	www.ktc.re.kr	15개 심사 분야(전 품목)
한국건설생활환경시험연구원(KCL)	www.kcl.re.kr	15개 심사 분야(전 품목)
한국화학융합시험연구원(KTR)	www.ktr.or.kr	15개 심사 분야(전 품목)
한국에스지에스(주)	www.sgsgroup.kr	5개 심사 분야
한국의료기기안전정보원	www.nids.or.kr	15개 심사 분야(전 품목)
대구경북첨단의료산업진흥재단	www.kmedihub.re.kr	11개 심사 분야
연세대학교의료원 치과의료기기 시험평가센터	www.ydtec.or.kr	1개 심사 분야

㉢ 의료기기품질관리(KGMP) 심사기관

기관명	홈페이지 주소
한국산업기술시험원(KTL)	www.ktl.re.kr
한국화학융합시험연구원(KTR)	www.ktr.or.kr
한국기계전기전자시험연구원(KTC)	www.ktc.re.kr
한국건설생활환경시험연구원(KCL)	www.kcl.re.kr
티유브이슈드코리아(주)	www.tuvsud.com
티유브이라인란드코리아(주)	www.tuv.com

(3) 1등급 의료기기의 제조 / 수입신고 절차

① 기술문서 작성 및 신고

② 업허가 및 품목 신고의 승인(식품의약품안전처 지방청/한국의료기기안전정보원)

③ 1등급 의료기기는 안전성 자료(시험성적서)의 제출 및 GMP 심사가 면제되나 제출 및 심사가 면제될 뿐 적용이 면제되는 것이 아님에 유의해야 한다.

④ 품목에 요구하는 1등급 의료기기 기준 규격이 있을 경우 만족해야 하고, 비정기적으로 1등급 의료기기에 대한 일반감시를 받을 수 있으며, 이때는 GMP 시스템의 요구사항을 충족하고 있는지 점검받게 된다.

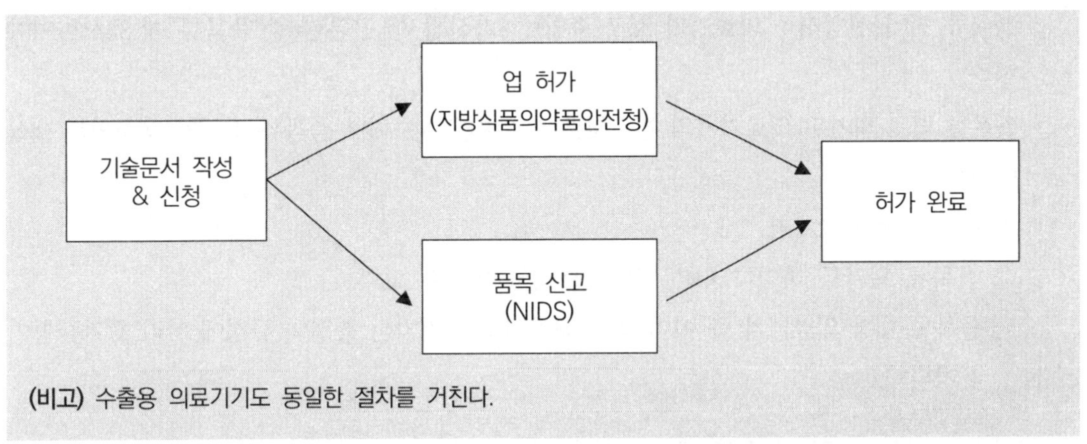

(비고) 수출용 의료기기도 동일한 절차를 거친다.

(4) 2등급 의료기기의 제조/수입 인증

① 기술문서, 설계/개발 문서 준비

② 제품 시험(안전성 시험, 필요시 임상시험)→시험성적서

③ GMP 심사 → GMP 적합 인정서
④ 기술문서심사 → 기술문서 심사결과 통보서
⑤ 업 허가 및 인증 신청
⑥ 업 허가 및 인증 승인(식품의약품안전처 지방청/한국의료기기안전정보원)

(5) 3, 4등급 의료기기의 제조/수입 허가

① 기술문서, 설계/개발문서 준비
② 제품 시험(안전성 시험 및 사용 적합성 테스트, 필요시 임상시험) → 시험성적서
③ GMP 심사 → GMP 적합 인정서
④ 기술문서 심사 → 기술문서 심사결과 통보서
⑤ 업 허가 및 품목허가 신청
⑥ 업 허가 및 품목허가 승인(식품의약품안전처 지방청/한국의료기기안전정보원)

(6) 의료기기 품목류별 제조허가

① 품목류별 제조허가 대상 : 1등급, 2등급 의료기기 중 이미 허가 또는 인증을 받거나 신고한 의료기기와 구조 · 원리 성능 · 사용 목적 · 사용방법 등이 본질적으로 동등하지 아니한 의료기기이다.
② 품목류 허가 신청시 : "의료기기 제조(수입) 허가신청서" 구분란 중"품목류"에 표시하여야 한다.
③ 품목류 별로 허가된 의료기기의 행정처분 시 : 허가받은 해당 품목류 전체가 행정처분 대상이 된다.
④ 품목류 대상 의료기기
㉠ 품목류 허가를 하여야 하며, 품목별로 허가할 수 없다.
㉡ 품목류 대상 의료기기 중 이미 품목 허가된 의료기기는 종전의 규정에 따라 허가사항이 유지된다.

• 품목류 허가대상 중 동등 공고제품으로 공고한다.

(7) 「의료기기법」 제16조, 제17조에 의하면 회사는 판매업, 수리업 신고를 하지 아니할 수 있다.

① 「의료기기법」 제6조(제조업의 허가 등)

> ① 의료기기의 제조를 업으로 하려는 자는 식품의약품안전처장의 제조업허가를 받아야 한다.
> 다만, 다음 각 호의 어느 하나에 해당하는 자는 제조업허가를 받을 수 없다.
> 1. 「정신건강증진 및 정신질환자 복지서비스 지원에 관한 법률」 제3조 제1호에 따른 정신질환자. 다만, 전문의가 제조업자로서 적합하다고 인정하는 사람은 그러하지 아니하다.
> 2. 피성년후견인 · 피한정후견인 또는 파산선고를 받은 자로서 복권되지 아니한 자
> 3. 마약 · 대마 · 향정신성의약품 중독자
> 4. 이 법을 위반하여 금고 이상의 실형을 선고받고 그 집행이 끝나거나(집행이 끝난 것으로 보는 경우를 포함한다) 집행이 면제되지 아니한 사람
>
> 4의2. 이 법을 위반하여 금고 이상의 형의 집행유예를 선고받고 그 유예기간 중에 있는 사람
> 5. 이 법을 위반하여 제조업허가가 취소(제1호부터 제3호까지의 어느 하나에 해당하여 제조업허가가 취소된 경우는 제외한다)된 날부터 1년이 지나지 아니한 자

② 「의료기기법」 제16조(수리업의 신고)

> ① 의료기기의 수리를 업으로 하려는 자(이하 "수리업자"라 한다)는 총리령으로 정하는 바에 따라 특별자치시장 · 특별자치도지사 · 시장 · 군수 · 구청장에게 수리업 신고를 하여야 한다. 다만, 제6조 제2항에 따른 제조허가 · 제조인증 · 제조 신고 또는 제15조 제2항에 따른 수입허가 · 수입인증 · 수입신고를 받은 자가 자기 회사가 제조 또는 수입한 의료기기를 수리하는 경우에는 수리업 신고를 하지 아니한다.

③ 「의료기기법」 제17조(판매업 등의 신고)

> ① 의료기기의 판매를 업으로 하려는 자(이하 "판매업자"라 한다) 또는 임대를 업으로 하려는 자(이하 "임대업자"라 한다)는 영업소마다 총리령으로 정하는 바에 따라 영업소 소재지의 특별자치시장 · 특별자치도지사시장 · 군수 · 구청장(자치구의 구청장이다. 이하 같다)에게 판매업 신고 또는 임대업 신고를 하여야 한다.
> ② 다음 각 호의 어느 하나에 해당하는 경우에는 제1항에 따른 신고를 하지 아니할 수 있다.
> 1. 의료기기의 제조업자나 수입업자가 그 제조하거나 수입한 의료기기를 의료기기 취급자에게 판매하거나 임대하는 경우
> 2. 제1항에 따른 판매업 신고를 한 자가 임대업을 하는 경우
> 3. 약국 개설자나 의약품 도매상이 의료기기를 판매하거나 임대하는 경우
> 4. 총리령으로 정하는 임신 조절용 의료기기및 의료기관 외의 장소에서 사용되는 자가진단용 의료기기를 판매하는 경우

(8) 「의료기기 제조허가 등 갱신에 관한 규정」

제2조(정의)이 규정에서 사용하는 용어의 뜻은 다음과 같다.

① 유효기간 : 허가 · 인증의 경우에는 기존 허가증 · 인증서에 기재된 유효기간이 끝나는 날의 다음 날부터 5년을 더한 날짜까지의 기간이다.

② 신고의 경우 : 한국의료기기안전정보원 전자 민원 시스템에 등록된 유효기간이 끝나는 날의 다음 날부터 5년을 더한 날짜까지의 기간이다.

(9)「의료기기 제조허가 등 갱신에 관한 규정」

법 제49조 제5항 단서에서 "총리령으로 정하는 부득이한 사유"란 다음 각 호의 어느 하나에 해당하는 사유를 말한다.

① 의료기기의 제조를 위한 원자재 공급이 이루어지지 않아 정상적인 제조작업이 진행될 수 없었다고 인정되는 경우이다.

② 수출 국가에서 의료기기 수출을 중단하거나 수출 국가의 정치 · 경제적 상황으로 인해 정상적인 수입 절차를 진행할 수 없었다고 인정되는 경우이다.

③ 소수의 환자 등에 대해 적용되는 희소 의료기기로서 해당 의료기기에 대한 수요가 없었다고 인정되는 경우이다.

④ 그 밖에 제1호부터 제3호까지의 규정에 따른 사유와 유사한 것으로서 식품의약품안전처장이 정하여 고시하는 사유이다.

(10) 이상 사례의 중대성에 따른 보고 절차

중대한 이상 사례인 경우에는 일반적으로 임상시험 계획서에 정한 기한 내에 의뢰자에게 보고하도록 요구된다. 또한 임상시험 위원에도 해당 규정에 따라 중대한 이상 사례를 보고해야 하는데, 실시기관에 따라 즉시(24시간 이내) 보고하거나 중간보고 시점에 정리하여 보고할 수 있다.

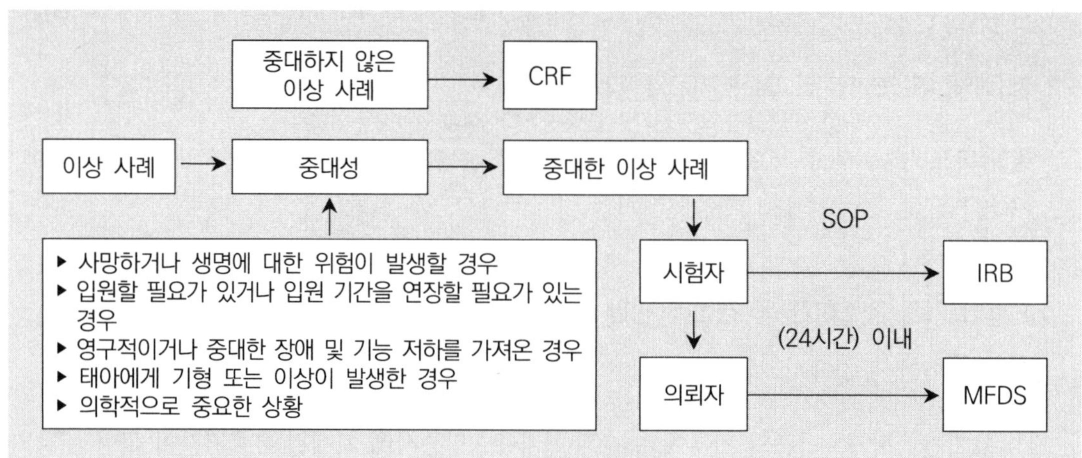

① 이상 사례(부작용) 보고 방법 : 시판 중인 의료기기의 안전성 정보를 지속적으로 수집 · 분석하여 국민 보건의 위해를 방지하기 위한 제도이다.

㉠ 최초 보고 : 이상 사례 보고는 우편 팩스 정보통신망(의료기기통합 정보시스템) 등의 방법으로 한다.

㉡ 추가 보고(필요시)

ⓐ 사망이나 생명에 위협을 주는 부작용을 초래한 경우, 최초 보고일로부터 8일 이내

ⓑ 그 외 취급자가 추가 정보를 수집한 경우

㉢ 최종 보고(필요시)

ⓐ 부작용 조사 결과 및 제조원 자체 품질조사 결과 위주로 보고서 작성

ⓑ 향후 부작용 또는 이상 사례 관련 추가 정보가 없을 것으로 판단되는 경우도 최종보고 가능 (예 원 보고자로부터 민감 정보수집 및 활용에 동의를 얻지 못하여 추가 정보를 입수할 수 없는 경우, 부작용 등과 관련된 상세정보가 충분히 입수되어 더 이상 보고할 정보가 없을 경우 등)

② 이상 사례 수집 시에 조사할 항목

㉠ 연구자가 이상 사례를 수집할 때 : 시작일, 종료일, 지속기간, 중증도, 임상시험용 의료기기와의 관련성, 중대한 이상 사례 여부, 처치나 치료 여부 등을 조사한다.

㉡ 모든 이상 사례 : 근거 문서 및 증례 기록서에 기록하며, 관련 규정 및 표준작업지침서에 따라 적절한 시기에 의뢰자 및 임상시험 심사위원회에 보고해야 한다.

③ 예상하지 못한 의료기기 이상 반응 : 임상시험자 자료집 또는 의료기기의 첨부문서 등 이용 가능한 의료기기 관련 정보에 비추어 이상의료기기반응의 양상이나 위해의 정도에서 차이가 나는 것이다.

㉠ 이상 사례(Adverse Event, AE) : 의료기기 사용 중 발생한 바람직하지 않은 결과(임상시험 중 대상자에게 발생한 의도하지 않은 증후, 증상, 질병)로 해당 의료기기 와의 인과관계가 반드시 입증되어야 하는 것은 아니다.

㉡ 중대한 이상 사례(Serious Adverse Event, SAE) : 사망, 생명의 위협, 입원(기간 연장), 심각한 불구(영구 장애) 또는 기능 저하, 선천적기형(태아 기형) 등을 초래하는 경우를 말한다. 의학적으로 중요한 상황을 포함하고, 시험자는 모든 SAE를 의뢰자 및 IRB에 보고한다.

㉢ 예상하지 못한 중대한 의료기기 이상반응(SUSADE) : 의뢰자는 식품의약품안전처 및 모든 시험자 에게 신속히 문서로 보고해야 한다.

[참고] 의료기기 임상시험 관리기준에는 이상 사례(Adverse Event : AE), 의료기기 이상 반응(Adverse Device Eilect : ADE), 중대한 이상 사례, 의료기기 임상 반응(Serious AE : ADE) 등 예상하지 못한 의료기기 이상 반응(Unexpected Adverse Device Effect) 각각에 대해 정의를 내리고 있다.

④ 이상 사례 보고에 대한 설명 : 부작용 등은 [의료기기법 시행규칙] 제51조(부작용 보고등)에 따라 보고를 진행하며, 「의료기기 부작용 등 안전성 정보를 관리에 관한 규정」 제5조(이상 사례의 보고)에 따라 이상 사례 표준 코드를 사용하여 보고할 수 있다.

㉠ 의료기기법 시행규칙 제51조(부작용 보고 등)

① 법 제31조 제1항에 따라 의료기기의 부작용에 관한 사항의 보고를 하려는 자는 다음 각 호에서 정하는 바에 따라 하여야 하고 관련 자료를 2년간 보존하여야 한다.
사망이나 생명에 위협을 주는 부작용을 초래한 경우에는 7일 이내. 이 경우 상세한 내용을 최초 보고일부터 8일 이내에 추가로 보고하여야 한다.
- 다음 각 목에서 정한 부작용을 초래하거나 이상 사례가 나타난 경우 15일 이내
  - 입원 또는 입원 기간의 연장이 필요한 경우
  - 회복이 불가능 하거나 심각한 불구 또는 기능 저하를 초래하는 경우
  - 선천적 기형 또는 이상을 초래하는 경우

② 식품의약품안전처장은 법 제31조 제4항에 따라 의료기관 개설자에게 부작용과 회수계획 등을 알릴 때에는 방문, 우편, 전화, 전자우편 또는 팩스 등의 방법으로 한다.
③ 법 제31조 제5항에 따라 환자에게 부작용과 회수계획 등을 알린 의료기관 개설자는 별지 제42호서식의 환자통보확인서를 작성하여 식품의약품안전처장에게 제출하여야 한다.
④ 제1항부터 제3항 까지에서 규정한 사항 외에 부작용 보고 및 관리에 관한 세부 사항은 식품의약품안전처장이 정하여 고시한다.

㉡ 「의료기기 부작용 또는 안전성 정보 관리에 관한 규정」

제5조(이상 사례의 보고) ① [의료기기법](이하 "법"이라 한다) 제31조 제1항 및 같은 법 시행규칙 제27조 제1항, 제33조 제1항 및 제51조 제1항에 따라 이상 사례를 보고하고자 하는 의료기기 취급자는 그 사실을 안 날부터 같은 법 시행규칙 제51조 제1항 또는 다음 각 호에서 정하는 날까지 별지 제1호서식의 보고서를 식품의약품안전처장(이하"식품의약품안전처장"이라 한다)에 제출하여야 한다. 이 경우 의료기기 취급자는 식품의약품안전처장이 공고한 이상 사례 표준 코드를 사용하여 보고할 수 있다.

⑤ 의료기기 이상 사례 보고서 : 「의료기기법」 개정에 따른 이물 발견 보고 제도 도입 이전에도 식품의약품안전처는 이물 발견시 '의료기기 이상 사례 보고서'를 통해 이물 발견을 보고하도록 안내해 왔다.

㉠ 식품의약품안전처는 '의료기기 GMP 이물관리 민원인 안내서'를 발간했으며, 이물에 대한 정의, 이물 발견 처리절차, 제조소 환경관리 참고사항 등을 정리하였다.

㉡ 이상 사례 보고서는 「의료기기법」 제31조 제1항에 따른 '부작용 보고 제도'에 근거한 서식이다.

⑥ 이상 사례 보고서 검토 처리 절차 : 의료기기 부작용 등 안전성 정보 업무처리 지침(공무원 지침서)에 따라 처리한다.

- 부작용 보고
- 부작용 보고 접수
- 부작용 보고 시점 적정성 검토
- 부작용 정보 조치방법 수립

⑦ 이상 사례 보고 기한 : 의료기기 취급자는 이상 사례를 안 날로부터 다음 기한 내에 식품의약품안전처장에게 보고해야 한다.

㉠ 사망 또는 생명에 위협을 주는 경우 : 7일 이내 보고한다(이 경우 상세 내용은 최초보고일로부터 8일 이내에 추가 보고해야 함).

㉡ 입원, 심각한 불구 등 기타 중대한 이상 사례 : 15일 이내 보고한다.

㉢ 그 외 이상 사례 및 외국 정부의 조치사항 : 30일 이내 보고한다.

2. 임상시험 인허가 문서

1) 임상시험의 개념

(1) 임상시험의 정의

임상시험에 사용되는 의료기기의 안전성과 유효성을 증명하기 위하여 사람을 대상 시험하거나 연구하는 것이며, 인간에게서 직접 얻거나(예 X-선 영상, MRI 영상 등) 인간에서 수집한 것(혈액, 소변, 조직 등)을 검체로 사용하여 얻은 자료를 활용하는 모든 연구하며 비 임상시험(Non-Clinical Study)은 사람을 대상을 하지 않는 생의학적 연구를 한다.

① 임상시험에 대한 내용

㉠ 시판 중인 의료기기의 허가사항에 대한 임상적 효과를 관찰하는 임상시험을 하려는 자는 임상시험 계획서를 작성하여 식품의약품안전청장의 승인을 받지 않아도 된다.

㉡ 의료기기 임상시험 실시기관으로 지정된 임상시험기관에서 임상시험을 수행하여야 한다.

㉢ 임상시험용 의료기기를 제조·수입하려는 자는 「의료기기법」에서 요구하는 기준을 갖춘 제조시설에서 제조하거나 제조된 의료기기를 수입하여야 한다.

- 식품의약품안전처장 : 국민 보건 위생상 큰 위해를 미치거나 미칠 우려가 있다고 인정되는 경우 임상시험의 변경 · 취소 또는 그 밖에 필요한 조치를 할 수 있다.

② 신의료 기술평가를 고려한 임상시험

㉠ 기존 기술이더라도 사용 목적, 방법, 적용 부위가 기존과 다른 경우에 신의료 기술평가에 해당 된다.

㉡ 임상연구 : 동일한 상태의 환자에 대해 가장 일반적인 방법과 비교하여 안전성 및 유효성 측면에서 우월성 또는 비열등성을 보여줄 수 있도록 설계되어야 한다.

㉢ 의료법 : 신의료 기술에 대하여 급여/비급여 결정 전에 신의료 기술평가를 거치도록 규정하고 있다.

- 신의료 기술평가를 위해 반드시 별도의 임상연구를 할 필요는 없다.
- 국내외 의학 저널에 발표된 임상논문 내용이 신의료 기술평가에 적절한 수준이면 활용이 가능하지만 자료가 적절하지 않으면 신의료 기술평가를 고려하여 임상시험을 실시할 필요가 있다.

③ 다기관 임상시험

㉠ 다양한 환자 집단이 연구에 참여할 수 있으므로 연구대상의 대표성을 보장할 수 있다.

㉡ 단일기관 임상시험에 비해 연구기간을 단축할 수 있다.

㉢ 적절한 수행을 위하여 임상시험책임자 중에서 임상시험 조정자를 선정할 수 있다.

㉣ 시험자 간의 의사소통이 원활한지에 대한 여부는 「의료기기임상시험 관리기준」 제8호(의뢰자)에 따라 의뢰자가 확인해야 한다.

「의료기기 임상시험 관리기준」 제8호(의뢰자)

저. 다기관 임상시험시 확인사항

5) 시험자 간의 의사소통이 원활한지에 대한 여부

[참고] 「의료기기 임상시험 관리기준」 제5호에 따라 다기관 임상시험을 실시하려는 경우에는 하나의 임상시험기관의 장과 총괄하여 계약할 수 있다.

「의료기기 임상시험 관리기준」 제5호(임상시험의 계약 및 임상시험 기관)

가. 임상시험 계약

1) 의뢰자는 임상시험기관의 장과 문서로써 임상시험 계약을 체결하여야 하며, 다기관 임상시험을 실시하려는 경우에는 하나의 임상시험기관의 장과 총괄하여 계약할 수 있다.

(2) 임상시험 관련 용어의 정의

① 임상시험 계획서(Protocol) : 해당 임상시험의 배경이나 근거를 제공하기 위해 임상시험의

목적, 대상, 시험(연구)방법론, 통계적 고려사항, 관련 조직 등을 기술한 문서이다.

② 임상시험 결과보고서(Clincal Trial/Study Report) : 임상시험에서 얻은 결과를 임상적 · 통계적 측면에서 통합하여 기술한 문서이다.

③ 임상시험 변경계획서(Protocol Amendment) : 임상시험 계획서의 내용을 변경하거나 임상시험 계획서의 불명료한 부분을 명료하게 다시 기술한 문서이다.

④ 증례 기록서(Case Report Form, CRF) : 개개 피험자별로 임상시험 계획서에서 요구한 정보를 기록하여 임상시험 의뢰자에게 전달할 목적으로 인쇄하거나 전자문서화한 문서이다.

⑤ 임상시험 기본문서(Essential Document) : 임상시험의 수행과 그로부터 얻은 자료의 품질에 대한 개별적 또는 전체적 평가에 사용되는 모든 문서(전자문서 포함)이다.

⑥ 임상시험 피험자(Subjet/Trial Subject) : 임상시험용 의료기기의 적용 대상이 되거나 대조군에 포함되어 임상시험에 참여하는 사람이다.

⑦ 임상시험 조정자(Coordinating Investigator) : 각 임상시험기관의 시험책임자 중에서 다기관 임상시험에 참여하는 시험자 사이의 의견을 조정할 권한과 의무를 갖는 사람이다.

⑧ 시험기기 : 임상시험용 의료기기 중 대조기기를 제외한 의료기기이다.

⑨ 대조기기(Comparator) : 시험기기와 비교할 목적을 사용되는 모의품 또는 개발 중이거나 시판 중인 의료기기이다.

⑩ 눈가림(Blinding/Msking): 임상시험에 관여하는 사람 또는 부서 등이 배정된 치료법에 대해 알지 못하도록 하는 절차이다.

⑪ 무작위 배정(Randomization): 임상시험 과정에서 발생할 수 있는 Bias를 줄이기 위해 확률의 원리에 따라 대상자를 각 치료군에 배정한다.

(3) 이상 사례(AE)/의료기기 이상 반응(ADE) 중대한 이상 사례

① 이상 사례 : 임상시험 중 피험자에서 발생한 모든 의도하지 않은 증후, 증상 또는 질병이다.
※ 해당 임상시험용 의료기기와 반드시 인과 관계를 가져야 하는 것은 아니다.

② 의료기기 이상반응 : 임상시험용 의료기기로 인하여 발생한 모든 유해하고 의도하지 않은 반응이다.

※ 임상시험용 의료기기와의 인과관계를 부정할 수 없는 경우이다.

③ 중대한 의료기기 이상 반응 : 의료기기와의 인과 관계를 부정할 수 없는 이상 사례 중 다음의 어느 하나에 해당하는 경우이다.

- 사망하거나 생명에 대한 위험이 발생한 경우

- 입원할 필요가 있거나 입원 기간을 연장할 필요가 있는 경우
- 영구적이거나 중대한 장애 및 기능 저하를 가져온 경우
- 태아에게 기형 또는 이상이 발생한 경우
- 의학적으로 중요한 상황이 발생하는 사례(계획서에 정의된 경우)

(4) 임상시험 의뢰자(Sponsor)

임상시험의 계획 · 관리 · 재정 등에 관련된 책임을 갖고 있는 개인, 회사, 실시기관, 단체 등이다.

(5) 임상시험 의뢰자의 책임과 의무

① 임상시험의 품질보증 및 임상시험 자료의 품질관리
② 모니터링
③ 의료기기 이상 반응 식품의약품안전처 보고
④ 임상시험심사위원회(IRB)에 임상시험계획 승인을 신청하고 피험자 동의를 받는 것은 시험자의 책임과 의무에 해당

[참고] 이상 사례 발생시 시험책임자는 의뢰자와 임상시험기관에, 의뢰자는 식품의약품안전처에 보고하며, 식품의약품안전처에 임상시험계획 승인을 신청하는 것은 의뢰자, 임상시험심사위원회(IRB)에 임상시험계획 승인을 신청하는 것은 시험책임자의 책임이다.

(6) 식품의약품안전처에 보고해야 하는 이상 사례

예상하지 못했고 의료기기와의 인과관계를 부정할 수 없는 이상 사례로 인해 피험자가 사망한 경우이다.

① 의뢰자 : 예상하지 못한 중대한 의료기기 이상 반응(SUSDE)에 해당 되어 식품의약품안전처에 보고해야 한다.
② 예상하지 못한 중대한 의료기기 이상 반응 : 임상시험자 자료집 또는 의료기기의 첨부문서 등 이용 가능한 의료기기 관련 정보에 비추어 의료기기 이상 반응의 양상이나 위해의 정도에서 차이가 나는 중대한 의료기기 이상 반응이다.

2) 임상시험의 목적과 종류

(1) 임상시험의 목적

① 신의료 기술평가를 위해 반드시 별도의 임상 연구를 할 필요는 없으며, 국내외 의학 저널에

발표된 임상 논문의 내용이 신의료 기술평가에 적절한 수준이면 활용 가능하다.

② 치료재료 보험 등재를 위하여 반드시 별도의 임상연구를 할 필요는 없으며, 국내외 의학저널 논문의 내용이 평가에 적절한 수준이면 별도의 임상연구 없이 관련 자료를 제출할 수 있다.

③ 국민건강보험 치료재료의 등재 대상 의료기기의 경우, 국내외 의학저널 논문의 내용이 평가에 적절한 수준이면 별도의 임상연구 없이 관련 자료를 제출할 수 있다.

(2) 임상시험의 목적에 따른 구분

① 연구자 임상시험

㉠ 허가되지 않은 의료기기 안전성 · 유효성 또는 이미 허가(신고)된 의료기기의 허가되지 않은 새로운 성능 및 사용 목적 등에 대한 안전성 · 유효성을 연구하기 위한 임상시험이다.

㉡ 의뢰자 없이 독자적으로 수행한다.

② 탐색 임상시험

㉠ 의료기기의 초기 안전성 및 유효성 정보수집, 후속 임상시험의 시험설계, 평가항목, 평가 방법의 근거 제공 등의 목적으로 실시 하는 임상시험이다.

㉡ 소수의 피험자를 대상을 비교적 단기간에 실시한다.

③ 확증 임상시험

㉠ 임상시험용 의료기기의 구체적 사용 목적에 대한 안정성 및 유효성의 확증적 근거를 수집하기 위해 설계 · 실시하는 임상시험이다.

㉡ 통계적으로 유효한 수의 피험자를 대상으로 하는 임상시험으로 통계적으로 유의한 수의 피험자를 대상으로 실시한다.

(3) 책임의 주체에 따른 구분

① 의뢰자 주도 임상시험(SIT)

㉠ 회사가 기획하여 시험자에게 의뢰하는 임상시험이다.

- 의뢰자 : 임상시험계획과 품질관리 등에 관한 전반적인 책임을 지며, 모니터링, 임상자료관리, 분석 및 보고서 작성 등의 역할 수행
- 시험자 : 임상시험에 필요한 적절한 자원을 확보하며, 임상시험심사위원회(IRB) 승인 및 임상시험실시 등의 역할 수행

㉡ 시험을 통해 얻어진 결과는 품목허가, 보험, 신의료 기술평가 등의 행정 절차상 요구 조건의 판단자료로 사용한다.

② 연구자 주도 임상시험(IIT)

㉠ 의료기기 임상시험 관리기준(KGCP)에 명시된 시험자의 책임 사항 및 의뢰자의 책임 사항 모두 시험자의 책임이다.

㉡ 연구자 주도 임상시험에서도 시험자 : 의뢰자 상호 간 계약을 통해 회사가 연구자에게 의료기기를 비롯한 적절한 지원 가능, 단 지원 범위 등 문서화가 필요하다.

㉢ 시험을 통해 얻어진 결과 : 품목허가 등의 행정 절차상 요구 조건의 판단자료로는 사용이 불가하다(단, 보험 · 신의료 기술평가 · 마케팅 목적 등의 자료로 사용 가능하다).

(4) 임상시험의 종류

① 시험연구 또는 탐색 시험 : 시험연구 또는 탐색 시험에서 나온 안전성 유효성 결과를 제품의 추가 개발에 반영하고, 품목허가용 임상시험 설계에 반영할 확률적 근거를 찾을 목적으로 실시 한다.

② 확증시험

㉠ 개발 제품의 안전성 및 유효성에 대한 입증자료를 얻은 후 국내의 식품의약품안전처 또는 외국의 허가기관으로부터 품목허가를 얻기 위해 실시한다.

㉡ 임상시험용 의료기기의 구체적인 사용 목적에 대한 안전성 및 유효성의 확증적 근거를 수집하기 위해 설계 및 실시하는 임상시험이다.

(5) 의뢰자 주도 임상시험과 연구자 주도 임상시험

① 연구자 주도 임상시험 : 회사가 임상시험용 의료기기 공급 또는 재정적 지원 등을 할 수 있다.

② 의뢰자 주도 임상시험에서 시험자 : 임상시험 실시에 필요한 교육 · 훈련 및 경험을 갖추고, 연구에 필요한 적절한 자원을 확보한다.

③ 연구자 주도 임상시험의 경우 「의료기기 임상시험 관리기준」(KGCP)에 명시된 의뢰자의 책임과 역할은 임상시험을 주도하는 연구자가 시험자의 책임과 역할과 함께 갖게 된다.

연구자 주도 임상시험으로 얻어진 정보나 학술적인 논문 : 품목허가를 위한 요구 조건의 충족 여부를 판단하는 핵심 자료로 사용될 수 없다. 반면 허가 외 보험, 신의료 기술평가, 마케팅 목적 등의 임상시험에서는 연구자 주도 임상시험 결과를 핵심 자료로 사용할 수 있다.

[참고] 제조사 또는 수입사가 연구자 주도 임상시험을 위해 임상시험에 대한 지원을 할 수도 있다.
단, 임상시험에 대한 지원은 임상시험계획을 근거로 상호 간 계약에 의해 이루어져야 하며, 결과자료에 대한 접근성 등에 관한 조건과 임상 연구에 대한 계약으로 지원 범위 등을 문서화할 필요가 있다.

(6) 임상시험 의뢰자의 책임과 의무

① 임상시험용 의료기기 관리 : 시험자(Investigator)의 책임과 의무에 해당한다.

② 임상시험 의뢰자(Sponsor) : 다음과 같은 책임과 의무가 있다.

㉠ 임상시험의 품질보증 및 임상시험자료의 품질관리에 대한 표준작업지침서를 마련해야 한다.

㉡ 임상시험용 의료기기의 공급 및 취급

ⓐ 임상시험용 의료기기 : 임상시험 실사 기관의 의료기기 관리자에게 공급되어야 하고, 임상시험 계획서가 식품의약품안전처 혹은 IRB를 승인받기 전 임상시험용 의료기기 관리자에게 공급되어서는 안된다.

㉢ 임상시험용 의료기기의 제조, 포장, 표시 기재 등

ⓐ 관련 법령의 시설과 제조 품질관리 기준 : 임상시험용 의료기기를 제조해야 하고, 임상시험용 의료기기의 적절한 사용방법, 적용기간, 유효기간 등을 정하여 임상시험과 관련된 모든 자에게 알려야 한다.

㉣ 피험자에 대한 보상 : 임상시험과 관련하여 발생한 손상에 대한 보상 절차를 마련해야 한다.

㉤ 시험자(Investigator)의 책임과 의무

ⓐ 임상시험용 의료기기 관리 : 관리자의 임상시험용 의료기기 인수, 재고 관리, 피험자별 투약, 반납 등의 업무 수행 관련 사항 기록 등에 대한 업무를 점검한다.

(7) 임상시험 모집단

① 모집단 : 관찰의 대상이 되는 집단 전체이다.

② 선정 및 제외기준 : 처치의 잠재적 효과를 최대화하고, 위험을 최소화하도록 설정한다.

③ 결정된 연구 모집단 : 미래의 의료기기 사용자 집단과 특징이 비슷해야 한다.

④ 선정 및 제외기준 : 처치의 잠재적 효과는 크게 하고 위험군은 최소화하도록 설정한다.

㉠ 의약품 개발의 초기단계 : 연구대상이 되는 임상효과의 발견 가능성을 극대화하려는 목적에 따라 임상시험대상자 선정은 큰 영향을 받을 수 있다.

㉡ 초기 단계 임상시험 : 시험 대상자는 의약품이 궁극적으로 적용될 전체 환자 집단 중에서 아주 좁은 범위의 하위 집단이 될 수 있지만, 확증 시험에서의 시험대상자는 목표집단(target population)을 보다 더 잘 반영한다.

㉢ 확증 시험 : 치료 효과를 정확히 추정할 수 있을 정도로 충분한 동질성을 유지할 수 있으면, 목표 집단 내에서 선정/제외기준을 적절히 완화 시키는 것이 임상시험의 유용성을 증가시킬 수 있다.

(8) 품목허가 후 시행될 수 있는 연구

① 마케팅용 임상시험
② 관찰연구
③ 신의료기술 평가를 고려한 임상시험
④ 국민건강보험의 치료재료 등재를 고려한 임상시험

3) 임상시험절차

(1) 의료기기 임상시험절차

① 동의서 및 증례 기록서 작성
② 임상시험계획 승인신청
③ 임상시험계획 승인
④ 모니터링
⑤ 임상시험 종료보고

• 동의서와 증례 기록서 : 임상시험계획서와 함께 임상시험계획 승인신청 전 개발되어 함께 제출되어야 하는 문서들이며, 모니터링은 임상시험 승인 후 실시단계에 이루어지는 중요한 품질관리 절차이다.

(2) 임상시험 승인 절차

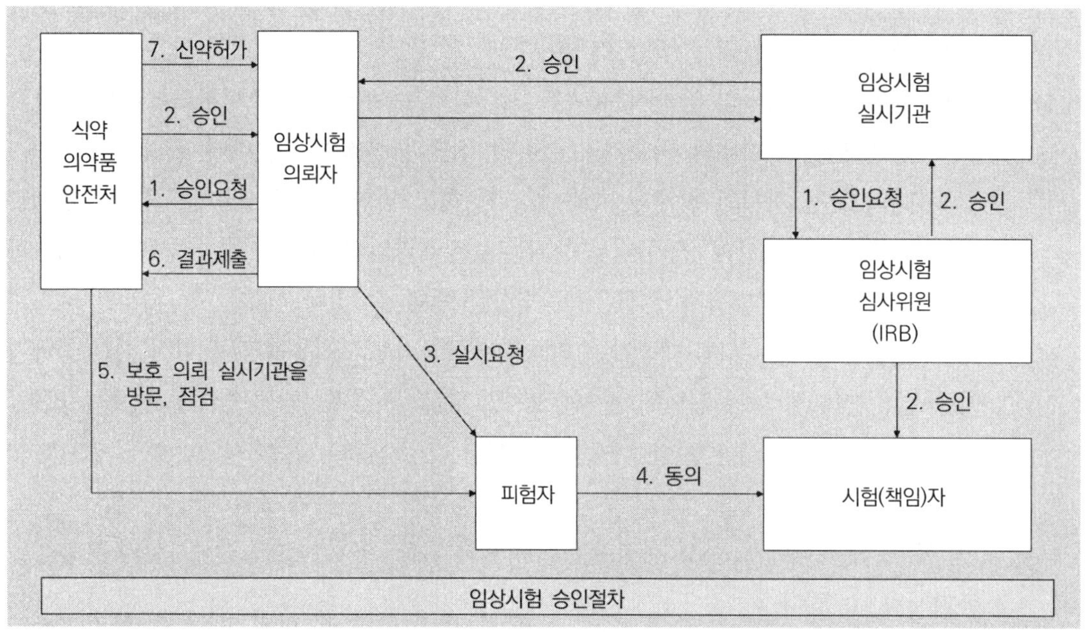

임상시험 승인절차

(3) 임상시험 진행순서

① 임상시험 기관 및 시험책임자 선정 후 해당 기관의 임상시험심사위원회로부터 임상시험계획 승인을 받아야만 임상시험 개시모임 및 피험자 등록이 가능하며, 피험자 등록은 개시모임 이후에 시행된다.

② 피험자 등록 후 피험자에 대한 데이터가 수집되면 의뢰자(또는 임상시험수탁기관)는 수집된 데이터에 대한 모니터링을 실시한다.

4) 의료기기 임상시험 윤리의 이해(Clinical Trial Fundamentals)와 IRB 심의

(1) 임상시험 윤리

임상연구 관련 역사적 사건은 뉘렘버그 강령, 탈리도마이드 사건, 헬싱키 선언, 벨몬트 원칙, 터스키기 매독 연구 사건 등이 있다.

① 뉘렘버그 강령(1947) : 시험 대상이 되는 사람의 자발적인 동의가 절대 필수적임을 강조했다.

② 탈리도마이드 사건(1960년대) : 의약품에 대해 안전성뿐 아니라 유효성 입증이 요구되는 규제 강화의 계기가 되었다.

㉠ 1950년대 후반, 임상시험에 참여하여 시험약을 복용하였던 임산부에게서 태어난 대 다수의 어린이들 에게 사지가 짧아지는 해표지증(phocomella)이라는 심각한 부작용이 발생했던 (탈리도마이드)사건이 있었다. 이 비극으로 대중은 의약품의 더 강력한 규제를 원하였고, 덕분에 케파우버-해리스 수정안[Kefauver-Haris Amendments(Drug Amendments of 1962)]이 통과되었으며, 이것은 현재의IND(Investigational New Drug) 신청 규정의 기초가 되었다.

③ 헬싱키 선언(1964) : 연구 윤리 기준을 제시하며 각 연구 기관에 IRB(임상시험 심사위원회) 설치의 기반을 마련했다.

④ 벨몬트 원칙 : 세 가지 원칙이 서로 상충 될 경우, 각각의 상황들을 개별적으로 숙고해야 하며, 동시에 모든 원칙들의 장점들을 짐작하여 검토해야 한다.

⑤ 벨몬트 보고서 : 1979년 열린 '국가위원회'는 벨몬트보고서를 발간하였다.

㉠ 피험자를 대상으로 하는 연구를 수행하는 사람이라면 모두 읽어야 하는 필수 지침서이고, 모든 임상연구의 기초가 되는 세 가지 기본 윤리원칙이 균형을 이루고 각각 동등한 도덕적 영향력을 갖는 것이 위원회가 의도했던 것이다. 인간 존중(정보에 기초한 동의), 선행(Beneficence, 위험 최소화, 이득 최대화), 정의(Justice, 공정한 분배)를 제시했고 항상 다른 원칙에 우선하는 것이 아니라고 기술하고 있으며 정보에 기초한 동의서가 요구된다.

(2) 임상시험심사위원회(IRB)

① 역할 및 구성, 권한

㉠ 역할 : 임상 연구 수행시 피험자의 권리 · 안전 · 복지를 보호

㉡ 구성 : 임상시험기관의 장은 자격을 갖춘 5인 이상으로 심사위원회를 구성

ⓐ 의학, 간호학, 의공학 등 관련된 비전공 변호사 또는 종교인 등 1인 이상, 해당 임상시험기관과 관련 없는 1인 이상 포함

㉢ 권한

ⓐ 연구 승인/불승인, 연구계획의 수정, 지속 심의

ⓑ 변경에 대한 확인 및 관리, 승인 보류 또는 중지

ⓒ 피험자로부터 받는 절차와 연구 과정에 대한 감독

② 심의 종류

㉠ 정식 심의 : 법에서 규정하는 가장 표준적인 심의 형태로 모든 연구과제의 초기 심의에 적용(신속심사 또는 면제 대상 제외)

ⓐ 과반수 이상의 임상시험 심사 위원회(IRB)위원 심의

㉡ 신속 심의 : 피험자에게 예상되는 위험이 최소 위험 이하이며 지정된 범주에 해당하는 경우에 적용

ⓐ 임상시험심사위원회(IRB) 위원장 또는 1~2명의 위원 심의

③ 연구진행에 따른 IRB 심의 대상의 종류

연구수행 전	연구수행 중	연구수행 후
신규 심의	계획 변경	종료보고
심의결과에 대한 답변	이상 사례, 예상치 못한 문제보고	결과보고
계획 취소	지속 심의(중간보고)	-
-	기타 보고	-

④ 피험자 동의의 기본 요소

㉠ 공개, 이해, 자발성, 동의

⑤ 피험자 동의서 구성요건

㉠ 동의서의 기본적인 기능은 법률적인 서류 절차가 아니라 피험자에 대한 교육과 이해를 위한 도구로 작용이 가능하도록 작성한다.

㉡ 피험자가 연구에 참여함으로써 겪게 될 일련의 과정을 경험적으로 기술하고, 연구의 개요나 목적, 그리고 예상 가능한 이득과 위해요소 등에 대해 설명한다.

㉢ 피험자가 연구에 참여하지 않았을 경우 선택할 수 있는 진료의 절차나 방법들에 대하여 설명한다.

㉣ 연구와 관련하여 취득하게 되는 피험자의 개인정보보호에 대하여 비밀로써 관리 · 유지된다는 사실을 설명한다.

㉤ 임상시험에 참여하면서 발생하는 신체적 피해에 대한 보상과 그 절차에 대하여 설명한다.

㉥ 연구가 진행되면서 궁금한 사항이나 의학적 도움이 필요할 때 연락이 가능한 사람의 연락처를 명기한다.

㉦ 연구는 피험자의 자발적 동의에 의해 참여하고, 언제든지 참여 동의를 철회할 수 있으며, 피험자가 이로 인한 어떠한 불이익도 받지 않는다는 사실에 관해 설명한다.

⑥ 피험자 동의 과정 : 피험자를 보호할 수 있는 가장 중요한 절차 중 하나이므로 최대한의 자발성과 공정성을 유지해야 한다. 피험자의 연령 또는 정신적 · 신체적 상태 등 피험자의 상황에 따라 법적대리인, 공정한 입회자 등이 함께 참여할 수도 있다.

(3) 임상시험 심사위원회의 역할

① 임상시험이 피험자의 권리 · 안전 · 복지를 보호하고 취약한 환경에 있는 피험자의 임상시험 참여 사유가 타당한지 검토한다.

② 피험자에게 예상하지 못한 중대한 위험이 발생한 경우, 해당 임상시험을 중지하도록 임상시험기관의 장 또는 시험책임자에게 요구한다.

③ 임상시험과 관련하여 제출한 문서를 심사하여 최종 심사결과를 통보한다.

㉠ 임상시험용 의료기기 관리는 의료기기 관리자의 역할이다.

㉡ 의료기기 임상시험 관리기준 및 관련 규정에 따라 임상시험이 실시되었는지 확인할 목적으로 시험기관에 방문하여 현장조사를 실시하는 것은 실태 조사자의 역할이다.

(4) 임상시험 심사위원회의 권한

① 연구 승인

② 연구 불승인

③ 연구계획의 수정

④ 지속 심사

⑤ 변경에 대한 확인 및 관리

⑥ 승인 보류 또는 중지

⑦ 피험자로부터 동의를 받는 절차와 연구과정에 대한 감독
　㉠ 임상시험계획의 윤리적·타당성 검토
　㉡ 피험자의 안전보호 대책 검토
　㉢ 연구과제의 수행 중 진행 과정 및 결과에 대하여 조사·감독

• 실태 조사 : 식품의약품안전처장이 「의료기기 임상시험 관리기준」 및 관련 규정에 따라 임상시험이 실시되었는지를 확인할 목적으로 시험기관, 의뢰자, 임상시험수탁기관 등의 모든 시설, 문서, 기록 등을 현장에서 공식적으로 조사하는 것이다.

(5) 임상시험 심사위원회(IRB)에 반드시 보고해야 하는 사항

① 피험자의 권리, 안전, 복지에 영향을 미칠 수 있는 예상치 못한 사건이 발생한 경우이다.
② 신규 심의를 받은 후 시험 대상자 모집이 이루어지지 않고 연구계획을 취소하는 경우이다.
③ 예상치 못한 중대한 이상반응(SAE, SUSAR)이 발생한 경우이다.
④ 기 승인된 연구계획서 등을 위반(violation) 또는 이탈(devialtion)한 경우이다.

(6) 임상시험 심사위원회(IRB) 위원이 임상시험 연구계획 심의시 고려사항

① 의뢰자 주도 임상연구, 연구자 주도 임상 연구의 차이점
② 식품의약품안전처 승인이 필요한 연구의 종류
③ 의료기기 임상시험시 고려해야 할 사항
④ 관찰연구 계획시 고려해야 할 윤리원칙
⑤ 조사, 설문, 인터뷰 연구계획시 고려해야 할 윤리원칙
⑥ 인체 유래물 연구계획시 고려해야 할 윤리원칙
⑦ 의무기록을 이용한 후향적 연구계획시 고려해야 할 윤리원칙
⑧ 개인정보 보호의 원칙

(7) 정규심의에 대한 설명

정규심의는 신속 심의 또는 심의면제 대상이 되는 과제가 아닌 모든 연구과제의 초기 심의에 적용된다.

① 정규심의 회의에는 최소 한 명 이상의 과학 전공자가 아닌 사람이 참여해야 한다.
② 회의에 참석한 위원의 과반수가 연구과제를 승인해야 한다.

(8) 임상시험 전문인력의 역할

① 의뢰자 : 식품의약품안전처에 의료기기 이상 반응을 보고한다.

② 시험담당자(Subinvestigator) : 시험책임자의 위임 및 감독하에 임상시험과 관련된 업무를 담당하거나 필요한 사항을 결정하는 의사 · 치과의사 · 한의사 및 기타 임상시험에 관여하는 사람이다.

③ 시험책임자(Principal Investigator) : 시험기관에서 임상시험의 수행에 대한 책임을 갖고 있으며, 임상 심사위원회에 임상시험 완료 사실을 보고한다.

④ 간호학 전공의 연구 코디네이터 : 시험책임자 또는 시험책임자의 위임을 받은 의사, 치과의사, 한의사 등이다.

[참고] 동의서 취득 절차는 시험책임자의 위임을 받은 자가 수행할 수 있으나, 의사, 치과의사, 한의사의 자격을 갖추어야 한다.

⑤ 모니터 요원(CRA) : 임상시험수행을 전반적으로 감독하고 해당 임상시험이 시험계획서, 표준작업지침서(SOP), 「의료기기 임상시험 관리기준(KGCP)」, 및 관련 규정에 따라 실시되고 기록 되는지의 여부를 검토하고 확인하기 위하여 의뢰자가 지정한 자이다.(근거 문서와 증례 기록서의 상호 일치 여부를 확인한다)

⑥ 모니터링(Monitoring) : 의뢰자가 지정한 모니터요원(CRA)이 진행하며, 자료의 신뢰성 을 보증하기 위한 필수적인 활동이다. 대상자 권리/복지 보호, 자료의 정확성/완전성 (근거 문서 대조), 규정 준수 확인.

(9) 임상시험 과정에서 시험참가 동의서를 적절하게 얻지 않았고 중대한 이상 사례가 반복적으로 일어나는 것을 확인하였을 때, IRB가 취할 수 있는 조치

① 임무를 수행할 때 피험자의 시험참가 동의를 적절하게 얻지 않았거나 임상시험이 임상시험계획서에 따라 진행되지 않은 경우 또는 중대한 이상 사례, 의료기기 이상 반응이 나타난 경우에는 임상시험의 일부 또는 전부에 대하여 중지 명령 등 필요한 조치를 시험책임자에게 해야 한다.

② 동의서가 적절히 확보되지 않았음을 확인하였거나 계획서 위반 또는 중대한 이상 사례의 발생이 계속된다면 피험자의 안전을 보장할 수 없으므로 연구를 중지하고 원인을 파악한 후 연구의 지속 여부를 결정해야 한다.

5) 의료기기 임상시험 규정의 이해

(1) 의료기기 임상시험계획 승인

① 임상시험계획 승인신청 제출 서류

㉠ 임상시험계획서 또는 임상시험 변경계획서

㉡ 임상시험용 의료기기가 「의료기기법 시행규칙」 별표 2에 따른 시설과 제조 및 품질관리 체계의 기준에 적합하게 제조되고 있음을 증명하는 자료

「의료기기법 시행규칙」 제9조 제2항 제2호부터 제5호까지의 자료

- 사용 목적 및 작용원리에 관한 자료
- 제품의 성능 및 안전을 확인하기 위한 시험규격 및 설정 근거와 실측치에 관한 자료(시험규격이 없는 경우, 자가 시험규격 및 그 근거와 실측치에 관한 자료) 다만, 국내 또는 국외에 시험규격이 없는 경우에는 기술문서 등의 심사를 받으려는 자가 제품의 성능 및 안전을 확인하기 위하여 설정한 시험규격 및 그 설정 근거와 실측값에 관한 자료

가. 전기 · 기계적 안전에 관한 자료
나. 생물학적 안전에 관한 자료
다. 방사선에 관한 안전성 자료
라. 전자파 안전에 관한 자료
마. 성능에 관한 자료
바. 물리 · 화학적 특성에 관한 자료
사. 안정성에 관한 자료
아. 기원 또는 발견 및 개발 경위에 관한 자료

[시행 2025.8.1.] [총리령 제2044호, 2025.8.1., 일부개정]

② 임상시험계획 승인 제외 대상 : 시판 중인 의료기기의 허가사항에 대한 임상적 효과 관찰 및 이상 사례 조사를 위하여 실시하는 시험

㉠ 시판 중인 의료기기의 허가된 성능 및 사용 목적 등에 대한 안전성 · 유효성 자료의 수집을 목적으로 하는 시험

㉡ 체외진단용 의료기기에 대한 시험으로서 식품의약품안전처장이 정하는 시험

㉢ 그밖에 시판 중인 의료기기를 사용하는 시험으로서 안전성과 직접적으로 관련되지 아니하거나 윤리적인 문제가 발생할 우려가 없다고 식품의약품안전처장이 정하는 시험

③ 식품의약품안전처 의료기기 임상시험계획 승인 신청시 : 임상시험용 의료기기의 기술문서 관련 서류, 임상시험용 의료기기에 따른 시설과 제조 및 품질관리 체계의 기준에 적합하게 제조되고 있음을 증명하는 자료, 임상시험계획서를 제출해야 한다.

④ 식품의약품안전처 임상시험계획 승인 대상 : 이미 허가 · 인증 받은 의료기기와 사용 목적, 작용원리 등이 동등하지 아니한 동반진단 의료기기를 임상시험하는 경우

㉠ 허가 · 인증 받은 체외진단 의료기기로는 임상적 성능 결과를 확인 할 수 없는 경우

㉡ 인체로부터 검체를 채취하는 방법의 위해도가 큰 체외진단 의료기기의 임상적 성능시험을 하는 경우

• 의료기기 임상시험 : 시판 중인 의료기기의 허가된 성능 및 사용 목적 등에 대한 임상적 효과관찰 · 이상 사례 조사 또는 안전성 · 유효성 자료의 수집을 목적으로 하는 시험, 그리고 체외진단 의료기기로 임상적 성능시험을 하려는 경우를 제외한 특별한 사유가 없으면 식품의약품안전처 임상시험계획 승인을 받고 실시해야 한다. 다만, 「체외진단 의료기기법」 제7조 제1항에서 식품의약품안전처장의 승인을 받아야 하는 경우로 지정된 경우는 식품의약품안전처장으로부터 임상적 성능시험 계획승인을 받아야 한다.

⑤ 식품의약품안전처 의료기기 임상시험계획 승인 신청시 필수로 제출하는 문서

㉠ 임상시험용 의료기기의 기술문서 관련 서류

㉡ 임상시험계획서와 연구비 소요내역서

• 연구비 산정 : 의뢰자 주도 임상시험은 임상시험 관련 모든 비용을 의뢰자가 부담하는 것이 원칙이다. 연구비는 인건비, 대상자 직접비(검사비, 교통비, 사례비), 기타 경비로 구성한다.

㉢ 임상시험용 의료기기에 따른 시설과 제조 및 품질관리 체계의 기준에 적합하게 제조되고 있음을 증명하는 자료

• 식품의약품안전처 의료기기 임상시험계획 승인 신청시 : 임상시험용 의료기기의 기술문서 관련 서류, 임상시험용 의료기기에 따른 시설과 제조 및 품질관리 체계의 기준에 적합하게 제조되고 있음을 증명하는 자료, 임상시험계획서를 제출해야 한다.

(2) 의료기기 임상시험 관리기준

제 목	내 용
제1호 목적 제2호 용어의 정의 제3호 임상시험의 기본 원칙 제4호 적용 범위	• 목적 및 용어의 정의 • 기본 원칙, 적용 범위 등
제5호 임상시험의 계약 및 임상시험 기관	• 임상시험 계약에 관한 사항 • 임상시험 기관장의 역할 등
제6호 임상시험심사위원회	심사위원회의 의무, 구성, 기능 및 운영방법
제7호 시험자	시험자의 자격요건, 역할, 준수사항 등
제8호 의뢰자	의뢰자의 자격요건, 역할, 준수사항 등
제9호 기본문서	임상시험 기본문서의 보관 및 열람 등

「의료기기 시행규칙」 [별표 3] 의료기기 임상시험 관리기준(점검)

의뢰자는 임상시험이 임상시험계획서, 의뢰자 표준작업지침서, 임상시험기관 표준작업지침서, 이 기준, 의료기기법 제24조 및 관계 법령에 따라 이루어지는지에 대한 여부 및 임상시험이 그 목적에 맞게 수행되는지에 대한 여부를 점검하여야 한다. 이 경우 의뢰자의 점검은 일상적인 모니터링이나 품질관리와는 별도로 실시되어야 한다.	
점검자의 선정기준 및 자격요건	• 의뢰자는 해당 임상시험과 이해관계가 없는 자를 점검자로 선정하여야 한다. • 점검자는 해당 임상시험의 점검에 필요한 지식을 가져야 하며, 점검에 필요한 훈련을 받아야 하고, 의뢰자는 점검자의 명단과 자격에 관한 문서를 갖추어 두어야 한다.
점검절차	• 의뢰자는 점검대상, 점검방법, 점검빈도, 점검보고서의 서식 및 점검보고서에 적어야 하는 내용 등에 관한 점검지침을 마련하여야 한다. • 의뢰자는 임상시험의 중요도, 피험자 수, 임상시험의 종류와 복잡성, 피험자에 대한 위험성 및 임상시험의 실시와 관련하여 이미 확인된 문제점을 고려하여 점검계획과 점검절차를 정하여야 한다. • 의뢰자는 점검결과를 기록하여 보존하여야 한다. • 식품의약품안전처장은 점검이 독립적이며 자율적으로 이루어질 수 있도록 임상시험이 제24조 및 이 기준을 심각하게 위반하였다는 증거가 있거나 또는 임상시험과 관련한 법적 분쟁이 발생한 경우에만 의뢰자에게 점검보고서의 제출을 요구하여야 한다. • 식품의약품안전처장은 의뢰자에게 점검확인서의 제출을 요구할 수 있다. 〈개정 2024.1.16.〉

[참고] 모니터링, 점검, 실태 조사 등은 임상시험의 품질관리, 관련 규정 준수 등의 여부를 관리, 보증하기 위한 절차들로 업무 내용적으로 매우 유사하여 혼돈의 여지가 있으니 품질보증과 품질관리의 차이, 모니터링, 점검, 실태 조사 각각의 정의와 실시 주체를 구분하여 이해하는 것이 필요하다.

① 의료기기 임상시험 관리기준 중 점검자의 역할

㉠ 점검시 규정 및 기준에 적합하지 않은 주요 위반사항 발견

㉡ 위반사항에 대해 적절한 대처 방법 제시

㉢ 사후관리 및 교육에 관여

㉣ 점검자 : 위반 사항에 대한 수정 및 재발 방지계획(CAPA : Corective & Preventive Action Plan) 수립에 도움을 줄 수 있지만, CAPA는 점검을 받는 자가 수립해야 한다.

㉤ 점검 : 품질보증(QA) 절차에 해당하며, 모니터 요원(CRA)이 시행하는 모니터링은 품질관리(QC)에 해당하므로 구분되어야 한다.

② 의료기기 임상시험 관리기준(KGCP)에서 피험자설명서 및 그 밖의 문서화된 정보에 기재사항

㉠ 임상시험은 연구 목적으로 수행된다는 사실

㉡ 피험자에게 미칠 것으로 예상되는 위험이나 불편

㉢ 피험자의 임상시험 예상 참여기간

• 임상시험을 하려는 자의 성명 및 주소는 임상시험계획서에 포함되어야 하는 정보로, KGCP에 피험자설명서 및 그 밖의 문서화된 정보에 제시해야 하는 정보로 기재되어 있지 않다.

③ 의료기기 임상시험 관리기준

㉠ 임상시험용 의료기기 관리자는 임상시험기관에서 의료기기 관리자로 지정된 자 중 선정해야 하나, 시험책임자의 요청이 있는 경우 시험책임자 또는 시험담당자가 의료기기를 관리할 수 있다.

㉡ 의뢰자 또는 심사위원회가 임상시험을 조기 종료하거나 중지시켰을 경우 시험책임자는 피험자에게 이 사실을 즉시 알려야 한다.

㉢ 의뢰자의 점검은 일상적인 모니터링이나 품질관리와는 별도로 실시되어야 한다. 시험대상자 동의 취득절차는 「의료기기 임상시험 관리기준(KGCP)」의 원칙에 따라 시험책임자 또는 시험책임자의 위임을 받은 의사, 치과의사, 한의사가 수행하도록 한다.

「의료기기 임상시험 관리기준」 제7호(시험자)

아. 피험자 의동의

7) 피험자의 동의를 얻기 전에 시험책임자 또는 시험책임자의 위임을 받은 의사, 치과의사, 한의사는 피험자 또는 피험자의 대리인이 임상시험의 세부 사항에 대해 질문하고 해당 임상시험의 참여 여부를 결정할 수 있도록 충분한 시간과 기회를 주어야 하며, 임상시험과 관련한 모든 질문에 대하여 피험자 또는 피험자의 대리인에게 성실하게 답변하여야 한다.

[참고] 식품의약품안전처장은 의뢰자에게 점검확인서의 제출을 요구할 수 있으나, 점검보고서는 임상시험이 제24조 및 이 기준을 심각하게 위반하였다는 증거가 있거나 임상시험과 관련한 법적 분쟁이 발생한 경우에만 요구할 수 있다.

④ 관련 규정에 따라 행정처분 등 조치 : 임상시험에 대한 실태 조사 결과 임상시험 관리기준의 심각한 미준수 및 임상시험 결과 품질에 심각한 부정적인 영향을 미친 사안으로 식품의약품안전처의 후속 조치에 대한 설명

㉠ 실태 조사의 평가 기준 : 위반사항(Critical findings), 시정 사항(Major findings), 주의(Minor findings), 권고(Recommendation)로 구분되며 이 중 '위반 사항'은 가장 강력한 조치를 받게 되는 평가이다.

㉡ 위반사항으로 확인되는 경우 「의료기기법 시행규칙」 제58조 제2항에 따른 별표의 기준에 따라 행정처분을 받을 수 있고, 결과보고서의 신뢰성에 대해 인정하지 않을 수 있다.

「의료기기법」 제37조(지정의 취소 등) 제1항

식품의약품안전처장은 제6조의2 제5항, 제6조의4 제1항, 제10조 제3항, 제10조의2 제1항 또는 제28조 제2항

에 따라 지정을 받은 교육 실시기관, 기술문서 심사기관, 임상시험기관, 비임상시험 실시기관 또는 품질관리 심사기관이 다음 각 호의 어느 하나에 해당하면 그 지정을 취소하거나 6개월 이내의 기간을 정하여 그 업무의 정지를 명할 수 있다. 다만, 제1호. 제2호 또는 제5호에 해당하면 그 지정을 취소하여야 한다. 〈개정 2013.3.23., 2013.7.30., 2015.12.29., 2021.7.20.〉

⑤ 「의료기기 임상시험 관리기준」 용어의 정의에서는 취약한 피험자를 아래와 같이 정의하고 있다.

㉠ 취약한 환경에 있는 피험자(Vulnerable Subjects) : 임상시험 참여와 관련한 이익에 대한 기대 또는 참여를 거부하는 경우 조직 위계상 상급자로부터 받게 될 불이익에 대한 우려가 자발적인 참여 결정에 영향을 줄 가능성이 있는 피험자(의과대학 · 한의과대학 · 약학대학 · 치과대학 · 간호대학의 학생, 의료기관 · 연구소의 근무자, 제조업소의 직원, 군인 또는 수감자 등이다).

㉡ 불치병에 걸린 사람, 제22조에 따른 집단 시설에 수용되어 있는 사람, 실업자, 빈곤자, 응급상황에 처한 환자, 소수 인종, 부랑인, 노숙자, 난민, 미성년자 및 자유의지에 따른 동의를 할 수 없는 피험자이다. 다만, 언급된 대상자로만 한정되는 것은 아니다(㉮ '70세 이상' 등과 같이 연령이 높아 합리적인 판단이나 자발적 결정에 어려움이 있을 것으로 예상되는 경우는 각 기관별 또는 연구의 특성에 따라 취약한 피험자에 해당하는 군을 별도로 지정할 수 있다).

일반적으로 60세의 기준은 사회적으로 자발적 결정에 어려움이 예상되는 정도의 고연령층으로는 구분되지 않으므로 취약한 피험자로 보기 어렵다.

[참고] 미국의 연방 규정에서는 "임산부를 비롯한, 소아, 수감자, 정신 지체자, 경제적 또는 교육적 혜택을 받지 못한 자 등과 같이 강압적 환경에 처해 있거나 부당한 영향을 받을 수 있는 환경에 처한 피험자가 있을 경우 이러한 피험자의 권리와 복지를 보호할 수 있도록 해당 연구계획에 부가적인 보호수단을 포함하여야 한다."라고 포괄적 적용을 규정하고 있어 양국의 기준에 다소 차이가 있다.

⑥ 회사가 인지해야 하는 사항에 대한 설명

- 회사가 개발한 의료기기로 임상시험을 진행하고, 해당 임상시험에 회사 연구소 근무자들도 포함하여 진행할 예정이며, 같은 피험자를 대상으로 임상시험을 하고자 할 때, 회사가 인지해야 하는 사항

㉠ 회사 직원들은 회사에서 진행하고자 하는 임상시험에 참여할 수 없다.

㉡ 회사 연구소 근무자들은 식품의약품안전처「의료기기 임상시험 관리기준」에서 정의하고 있는 취약한 환경에 있는 피험자들이다.

㉢ '취약한 환경에 있는 피험자'는 연구에 포함하는 것이 가능하다. 단지 부가적인 안전장치를 시험자가 강구하도록 정하고 있다. 취약성은 해당 연구집단 안에서도 동일하게 적용되지 않는다.

취약성의 변수들은 다음과 같다.
1. 취약한 환경에 있는 피험자 집단에서도 각 개인마다 취약성의 정도는 다를 수 있다.
2. 개인의 취약성 정도는 자발성에 영향을 미치는 지적 능력이나 조건의 변화에 따라 다르다.
3. IRB는 가상적인 피험자들을 고려하는 반면, 시험자들은 실제 피험자들을 상대한다. 따라서 시험자들은 피험자의 실제 취약성을 참작해야 하며, 연구 수행 및 동의 과정에서 적절하게 조치해야 한다.
   ㉠ 임상시험 참여와 연관된 이익에 대한 기대 또는 참여를 거부하는 경우 조직 위계의 상급자로부터 받게 될 불이익을 우려하여 자발적인 참여 결정에 영향을 받을 가능성이 있는 피험자를 취약한 환경에 있는 피험자라고 한다.

(3) 임상시험의 필요 여부 확인

첨단 의료기기나 신개발 의료기기와 같이 신의료기술이나 새로운 소재를 사용한 경우, 또는 일정 기간 혹은 영구적으로 신체에 삽입하는 품목과 같이 식품의약품안전처에서 임상이 필요한 품목으로 정해놓은 경우가 아니라면 식품의약품안전처 고시 「의료기기 허가·신고·심사 등에 관한 규정」 [별표7]에서 임상시험 결과서의 제출이 필요한 경우를 확인할 수 있다.

① 기 허가 제품과 사용 목적이 다른 경우 : 사용 목적은 의료기기의 사용으로 달성하고자 하는 목적으로 대표적으로 의학적 효능·효과를 들 수 있다.

㉮

구분	품목	수단	사용 목적
기 허가 제품	저출력 광선조사기	LED 광선	통증 완화
허가 신청제품	저출력 광선조사기	LED 광선	탈모 개선

② 기 허가 제품과 작용원리가 다른 경우 : 작용원리는 의료기기가 사용 목적을 달성하는 원리(기전)이다.

㉮

구분	품목	수단	사용 목적	작용원리
기 허가 제품	저출력 광선조사기	LED 광선	통증 완화	XXX[nm] 파장의 광선이 광화학작용으로 세포의 신진대사를 촉진시켜 혈액순환을 개선함으로써 진통을 억제
허가 신청제품	저출력 광선조사기	LED 광선	통증 완화	XXX[nm] 파장의 광선으로 인해 신경전달물질의 증가로 비 수초성 섬유의 억제로 진통 효과를 유발

③ 기 허가 제품과 사용방법이 다른 경우 : 적용부위나 적용방법이 다른 경우이다.

예

구분	품목	사용 목적	사용방법
기 허가 제품	저주파 자극기	통증 완화	전극 패드를 피부에 부착하여 자극을 가한다.
허가 신청제품	저주파 자극기	통증 완화	침 형태의 프로브를 신체에 삽입하여 자극을 가한다.

④ 등급별 품목 신고 및 품목인증, 품목허가

㉠ 1등급 : 품목 신고(의료기기 정보 기술 지원센터에서 즉시 처리)

ⓐ 품목 신고 신청서 [의료기기 전자 민원창구] 등록 → 등록 완료와 동시에 즉시 신고 수리

ⓑ 기술문서 포함 내용 : 명칭(제품명, 품목명, 모델명) / 분류번호(등급) / 모양 및 구조 / 사용 목적 / 사용방법 / 사용시 주의사항 / 제조원 (수입 또는 제조공정 위탁의 경우) / 비고

㉡ 2등급 : 품목인증(임상시험의 필요 여부에 따라, 의료기기안전정보원 또는 식품의약품안전처에서 진행)

품목 분류 기준	동등제품 분류기준	사용 목적, 작용원리, 원재료, 성능, 시험규격, 사용방법(전기 분야에서 원재료는 판단 기준 제외)
	새로운 제품	이미 허가를 받은 의료기기와 사용 목적, 작용원리 또는 원재료(의료 용품에 한해서) 등이 동등하지 아니한 의료기기
	개량제품	이미 허가를 받은 의료기기와 시용목적, 작용원리, 원재료(의료용품에 한해서)는 동등하나, 성능, 시험규격, 사용방법 등이 동등하지 아니한 의료기기
	동등제품	이미 허가를 받은 의료기기와 사용 목적, 작용원리, 원재료(의료용품에 한해서), 성능, 시험규격 및 사용방법 등이 동등한 의료기기

㉢ 3~4등급 : 품목허가(식품의약품안전처 본부에서 일괄검토 및 진행)

ⓐ 2등급과 흐름은 동일하고, 기술문서 검토기간이 55일, 허가 일괄 신청시 65일이다.

(4) 의료기기 임상시험 절차

① 의료기기 임상시험 프로세스(승인 전/승인 후)에 대한 도표는 다음과 같다.

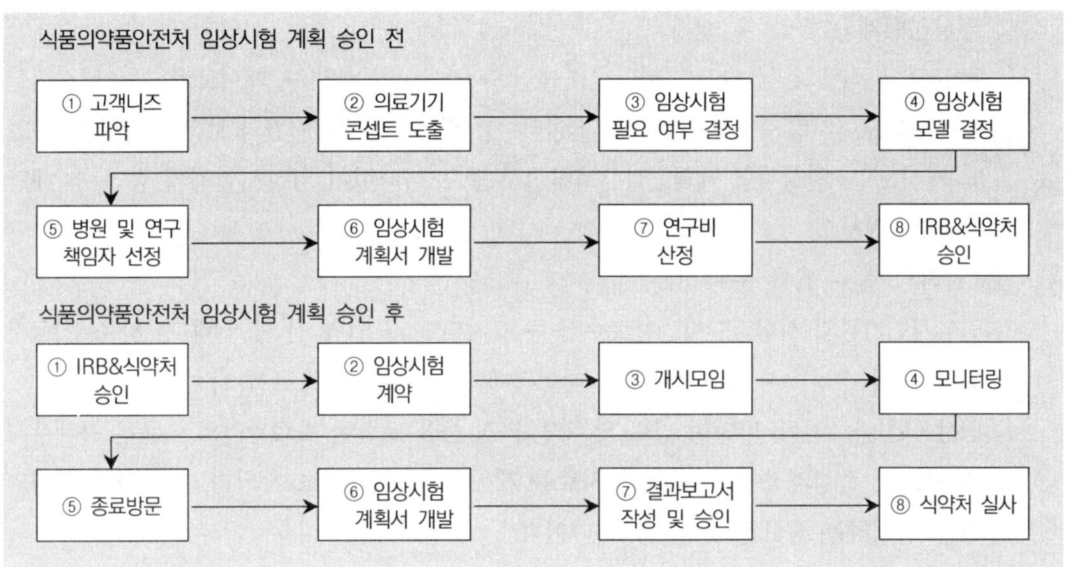

② 의료기기 임상시험 수행단계 업무

㉠ 개시모임 : 기관의 시험책임자, 시험담당자, 임상시험 코디네이터, 의료기기 관리자를 포함하여 임상시험에 참여하는 모든 연구진과 의뢰자, 그리고 임상시험 일부 또는 전체 업무를 수탁하는 CRO의 담당자들도 참여하여 임상시험계획서에 대한 논의, 이상 사례 보고, 증례 기록서 작성 지침 등에 대해 논의한다.

㉡ 서면동의 취득 : 개시모임 후 임상시험을 위한 제반 사항이 모두 준비된 후에 임상시험 참여가 가능한 잠재적 피험자가 있는 경우, 우선적으로 서면동의 과정을 거쳐야 한다.

㉢ 스크리닝 및 피험자 등록 : 일반적으로 의무기록 검토 등을 통해 그 가능성을 확인하고 동의 절차를 거친 후 정식 스크리닝 절차를 진행한다.

㉣ 근거 문서와 증례 기록서(CRF) 작성 : 임상시험계획서에 따라 임상시험을 수행하는 동안 발생하여 수집한 정보는 근거 문서와 증례 기록서를 통해 수집된다.

ⓐ 임상시험계획서에 요구하는 자료들은 증례 기록서를 통해 수집되는데, 관련 자료들이 처음으로 기록된 문서가 근거 문서이다.

③ 임상시험계획 승인 후 절차

㉠ 임상시험계획 승인 전 절차

ⓐ 의료기기 컨셉 도출 → 임상시험 필요 여부 결정 → 임상시험 모델 결정 → 병원 및 연구 책임자 선정 → 임상시험계획서 개발 → 연구비 산정 → IRB 및 식품의약품안전처(해당시) 승인

㉡ 임상시험계획 승인 후 절차

ⓐ IRB 및 식품의약품안전처(해당 시) 승인 → 임상시험 계약 → 개시모임 → 임상시험실시 및 모니터링 → 종료 방문 → 데이터수집 및 통계분석 → 결과 보고서 작성 및 승인

ⓑ 개시모임, 임상시험 계약, 임상시험실시 및 모니터링이 임상시험계획 승인 후 해당되는 절차

④ 자료관리의 업무 흐름 순서

㉠ 임상시험기관의 시험담당자 : 자료수집 → 모니터링 → 입력 전 및 입력 후 자료 검토(자료입력 및 수정) → 자료관리자가 데이터베이스 잠금 → 보고서 작성

㉡ 임상시험 자료입력, 타당성 검토 및 확인 과정 등을 포함한 자료관리의 수준은 통계분석과 보고서 작성과정에서 질 높은 자료를 제공하기 위한 기초가 되며, 임상시험 전체의 질을 결정하는 중요한 요소 중 하나이다.

- 소아 : 법적으로 동의를 제공할 수 없으므로 소아나 미성년자가 연구에 참여할 때는 피험자의 동의 대신 소아의 승낙과 부모(또는 법적대리인)의 허가가 필요하나 소아가 법적으로 충분한 설명에 의한 동의를 할 수 없을지라도 연구참여에 대한 동의나 이의를 제기할 능력이 있을 수 있으므로 피험자가 이해할 수 있는 수준으로 연구에 관한 정보를 제공해야 하고, 연령에 따른 다양한 방법으로 최대한 참여 의사를 확인해야 한다.
- 소아 피험자 승낙의 연령별 구분
  - 6세 이하 소아의 경우 : 이해할 수 있는 수준으로 구두 승낙을 얻도록 노력해야 하며 문서화된 승낙은 면제가 가능하다.
  - 7세부터 12세 소아의 경우 : 쉬운 언어로 기술된 승낙을 문서로 받도록 한다.
  - 13세 이상 소아 : 연구자는 문서화 된 동의 양식을 제공하여 승낙을 구해야 한다.

⑤ 제조사의 이상 사례의 구분 또는 의뢰자의 보고 절차에 대한 설명

- 60세 피험자는 간암 치료를 위해 '혈관내 색전용 보철재' 시술을 받던 중 색전으로 인한 호흡부전이 발생하여 응급치료를 받고, 한 달째 중환자실에 입원 중으로 이상 사례가 발생하였을 때 이를 인지한 의료기기 제조사의 이상 사례의 구분 또는 의뢰자의 보고 절차

㉠ 중대한 이상 사례(Serious Adverse Event)로 IRB뿐만 아니라 식품의약품안전처에도 보고를 한다.

㉡ 의료기기 임상시험 관리기준의 보고기준에 따라 사망을 초래하거나 생명을 위협하는 경우에 해당하지는 않는 '그 밖의 중대하고 예상하지 못한 의료기기 이상 반응에 해당하므로 의뢰자가 해당 사실을 인지한 날로부터 15일 이내 보고하면 된다.

(5) 체외진단 의료기기 임상적 성능시험

체외진단 의료기기의 성능을 증명하기 위하여 검체를 분석하여 임상적 · 생리적 · 병리학적 상태와 관련된 결과를 확인하는 시험이며, 체외진단 의료기기로 임상적 성능시험을 하려는 자는 임상적 성능시험 계획서를 작성하여 임상한다.

① 임상적 성능시험기관('24.7월 기준 109개)

㉠ 「의료법」 제3조에 따른 의료기관

㉡ 「혈액관리법」 제6조 제3항에 따라 허가받은 혈액원(검체로 혈액을 사용하는 임상적 성능시험을 실시하는 경우로 한정)

㉢ 그 밖에 대통령령으로 정하는 기관(「체외진단 의료기기법」시행령 제2조)

연번	기관명	지정 일자	기관 구분
1	의료법인 녹십자의료재단	20200525	의료기관, 검체 분체 · 검사 위탁기관
2	의료법인 심광의료재단	20200601	검체 분체 · 검사 위탁기관
3	재단법인 씨젠의료재단	20200610	검체 분체 · 검사 위탁기관
66	연세대학교 원주세브란스기독병원	20210618	의료기관
74	경희대학교 병원	20210624	의료기관
91	삼성서울병원	20210721	의료기관
104	단국대학교 의과대학부속병원	20230320	의료기관,혈액원
109	중앙대학교 광명병원	20240313	의료기관
110	지엠씨 의원	20240722	의료기관
111	의료법인 석경의료재단 센트럴병원	20240726	의료기관

② 「체외진단 의료기기법」 시행령 : 제2조 (임상적 성능시험기관)

「체외진단 의료기기법」 (이하 "법"이라 한다) 제8조 제1항 제3호에서 "대통령령으로 정하는 기관"이란 다음 각 호의 기관이다.

㉠ 「보건환경연구법」에 따른 보건환경연구원

㉡ 진단검사의학 또는 병리학 분야의 과목이 개설된 의과대학

㉢ 국가, 지방자치단체 또는 의료기관 등으로부터 검체의 분석 · 검사 등을 위탁받아 처리하는 기관 중 진단검사의학과 또는 병리과 전문의가 상근하는 기관

③ 체외진단 의료기기 임상적 성능시험 : 「체외진단 의료기기법」 제8조

㉠ 식품의약품안전처장은 다음 각 호의 기관 중 총리령으로 정하는 시설, 전문인력 및 기구(機構)를 갖춘 기관을 임상적 성능시험기관으로 지정할 수 있다.

㉡ 「의료법」 제3조에 따른 의료기관

㉢ 「혈액관리법」, 제6조 제3항에 따라 허가받은 혈액원(검체로 혈액을 사용하는 임상적 성능시험을 실시하는 경우로 한정한다)

㉣ 그 밖에 대통령령으로 정하는 기관

[참고] 「체외진단 의료기기법」, 제7조 제3항 4호에 따라 잔여 검체라도 서면동의를 받는 것이 원칙이며(「생명윤리 및 안전에 관한 법률」에 따라 서면동의를 면제 받은 경우에 한하여 서면 동의 면제 가능함), 1호에 따라 임상적 성능 시험기관에서 임상적 성능시험을 실시하여야 한다.

㉤ 임상적 성능시험의 경우라도 식품의약품안전처장으로부터 임상적 성능시험 계획 또는 변경 승인을 받아야 할 수 있다(자세한 사항은 「체외진단 의료기기법」 제7조 제1항 참조).

「체외진단 의료기기법」 제7조 제3항③

제1항에 따라 임상적 성능시험을 하려는 자는 다음 각 호의 사항을 지켜야 한다.

- 제8조에 따라 지정된 임상적 성능시험 기관에서 임상적 성능시험을 할 것
  다만, 임상적 성능시험의 특성상 임상적 성능시험기관이 아닌 기관의 참여가 필요한 임상적 성능시험으로서 총리령으로 정하는 임상적 성능시험은 임상적 성능시험기관의 관리하에 임상적 성능시험기관이 아닌 기관에서도 할 수 있다.
- 사회복지시설 등 총리령으로 정하는 집단 시설에 수용 중인 사람(이하 이 호에서 "수용자"라 한다)을 임상적 성능시험의 대상자로 선정하지 아니할 것
  다만, 임상적 성능시험의 특성상 불가피하게 수용자를 그 대상자로 할 수밖에 없는 경우로서 총리령으로 정하는 기준에 해당하는 경우에는 임상적 성능시험의 대상자로 선정할 수 있다.
- 제2항에 따른 기준을 갖춘 제조시설에서 제조하거나 제조되어 수입된 체외진단 의료기기를 사용할 것
- 의료기관에서 진단·치료 목적으로 사용하고 남은 검체를 임상적 성능시험에 사용하려는 경우에는 해당 검체 제공자로부터 총리령으로 정하는 바에 따라 서면동의를 받을 것
  다만, 「생명윤리 및 안전에 관한 법률」에 따라 서면동의를 면제 받은 경우에는 그러하지 아니하다.
- 제4호의 검체 제공자에 대한 개인정보(「생명윤리 및 안전에 관한 법률」 제2조 제18호에 따른 개인정보이다. 이하 제8조 제2항 제3호에서 같다)를 총리령으로 정하는 바에 따라 익명화(「생명윤리 및 안전에 관한 법률」 제2조 제19호에 따른 익명화이다)하여 임상적 성능시험을 실시할 것
  다만, 검체 제공자가 개인식별정보 「생명윤리 및 안전에 관한 법률」 제2조 제17호에 따른 개인식별정보이다)를 포함하는 것에 동의한 경우에는 그러하지 아니하다.
- 그 밖에 총리령으로 정하는 임상적 성능시험 실시·관리기준을 준수할 것 〈개정 2024.1.2.〉

④ 체외진단 의료기기 임상적 성능시험 첨부자료 : 체외진단용 임상적 시험에 관한 자료는 식품의약품안전처장이 지정한 성능시험 기관에서 시험한 자료를 제출할 수 있다. 체외진단용 의료기기 이외의 의료기기는 「의료기기 허가·신고·심사 등에 관한 규정」 제29조 첨부자료의 요건에 따라서 식품의약품안전처장이 지정한 임상시험기관에서 실시한 자료를 임상시험에 관한 자료로 제출할 수 있다.

「체외진단용 의료기기 허가 · 신고 · 심사 등에 관한 규정」 (27조 첨부자료의 요건)

나. 임상적 성능시험에 관한 자료

2) 법 제7조 제1항 각호 어느 하나에 해당하는 임상적 성능시험의 첨부자료의 요건은 다음에 해당하는 자료이어야 한다.

- 식품의약품안전처장이 지정한 임상적 성능시험 기관에서 시험한 자료
- 외국 자료로서 그 내용을 검토하여 실시기관의 신뢰성이 인정되고 시행규칙 제17조 제1항의 임상적 성능시험 실시 · 관리 기준에 의하여 실시한 시험자료 또는 이에 준하는 것으로 인정되는 시험자료
- 해당 체외진단 시약에 대하여 경제협력개발기구(OECD) 회원국에 허가 당시 제출되어 평가된 임상적 성능시험 자료로서 해당 정부 또는 정부가 허가 업무를 위임한 등록기관이 제출받아 승인하였음을 확인한 자료 또는 이를 공증한 자료
- 과학논문 인용 색인(Science Cilation Index) 또는 과학논문 추가 인용 색인(Science Citation Index Expanded)에 등재된 전문학회지에 게재된 자료

⑤ 체외진단 의료기기의 품질관리(GMP) : 의료기관 및 유전자 검사기관에서 그 기관의 임상검사실 내에서만 사용하기 위하여 자체 설계, 구성한 체외진단검사체계를 갖추고 총리령으로 정하는 검사를 실시하는 경우, 해당 임상검사실의 품질관리 체계, 전문인력의 숙련도 및 체외진단 의료기기의 성능 등을 평가하여 이를 식품의약품안전처장에게 인증받는 것이다.

㉠ 법적 근거 및 성격 : 「체외진단 의료기기법」을 따르며, 이는 「의료기기법」에서 규정하는 사항 외의 경우에 적용되는 특별법의 성격이다.

ⓐ 체외진단 의료기기의 정의 및 일반 의료기기와 구분되는 사용 목적(인체 밖에서 검체 검사)

㉡ 체외진단 GMP 기준 : 「체외진단 의료기기 제조 및 품질관리 기준」(고시)에 따르며, 일반 의료기기 GMP와 동일하게 ISO 13485:2016 국제규격을 준용함

ⓐ 체외진단 의료기기 GMP 심사 기준은 일반 의료기기와 동일함

㉢ GMP 기준 및 품목군 : 체외진단 의료기기의 GMP 기준은 별도의 고시(「체외진단 의료기기 제조 및 품질관리 기준」)에 따르며, 일반 의료기기와 동일하게 ISO 13485:2016 국제규격을 준용한다.

ⓐ 체외진단 의료기기 GMP 품목군은 8가지로 분류된다.

ⓑ 체외진단 의료기기 GMP 기준이 ISO 13485:2016을 준용한다.

㉣ 임상검사실 체외진단검사 인증 : 의료기관/유전자검사기관이 자체 설계/구성한 체외진단검사체계를 해당 임상검사실 내에서만 사용하는 경우 인증을 받는다.

ⓐ 인증의 목적 : 해당 체외진단 의료기기는 품목허가/인증/신고를 받은 것으로 간주한다.

ⓑ 인증 대상[㉔ : 차세대 염기서열분석(NGS)]의 검사에 사용되는 기기이다.

㉤ 인증 유효기간 및 관리 : 임상검사실 체외진단검사 인증의 유효기간은 3년이다.

ⓐ 인증을 받은 자는 연간 검사실적 보고, 검사 관계 문서 3년간 보관등의 준수사항을 지켜야 한다.

ⓑ 인증 유효기간(3년) 및 재인증 신청 시기(만료 3개월 전)이다.

ⓑ 인증 대상 : "총리령으로 정하는 검사"로 인증 받아야 하는 대상은 다음과 같다.

ⓐ 차세대 염기서열분석(Next Generation Sequencing) 검사

ⓑ 혈청, 혈장, 염색체, DNA(Deoxyribonucleic acid), RNA(Ribonucleic acid) 및 단백질 등에 대한 체외진단검사 중 식품의약품안전처장이 정하여 고시하는 검사

ⓢ 체외진단 의료기기 (IVD) 및 임상검사실 인증 : 사람이나 동물 유래 검체를 체외에서 검사하여 생리학적/병리학적 상태 진단, 질병 예후 관찰, 수혈/이식 안전성 판단 등을 목적으로 사용되는 제품이다.

ⓐ 법적 관계 : 「체외진단 의료기기법」에서 규정한 것을 제외하고는 「의료기기법」을 따른다.

ⓑ 임상검사실 인증 (LDT) : 「의료법」에 따른 의료기관 등이 임상검사실 내에서만 사용하기 위해 자체적으로 설계·구성한 IVD 검사 체계를 갖추고 검사를 실시 하려는 경우, 품목허가 면제를 위한 조건으로 인증을 받아야 한다.

ⓒ 평가 기준 : 임상검사실의 품질관리체계, 전문 인력의 숙련도, 체외진단 의료기기의 성능 등을 평가한다.

ⓓ 검사기록 보관 : 인증받은 기관은 검사 관계 문서 및 기록을 해당 검사가 끝난 날부터 3년 동안 보관해야 한다.

ⓔ 검사 능력 평가 : 식품의약품안전처장은 인증받은 기관의 검사 능력 및 신뢰성 확보를 위하여 1년마다 측정하고 평가할 수 있다.

ⓞ 인증기준 및 기간 : "임상검사실의 품질관리체계 및 검사성능"을 인정받은 기관은 「체외진단 의료기기법」에 따른 임상검사실 체외진단검사 체계를 갖추어야 함

인증기준			처리기간	유효기간
임상검사실의 품질관리 체계	전문 인력의 숙련도	체외진단 의료기기의 성능평가		
식품의약품안전처장이 지정한 기관에서 적합하다고 발급한 서류		성능평가 자료	45일	3년

ⓩ 「체외진단 의료기기법」의 성격 및 품질책임자

ⓐ 체외진단 의료기기에 한정하여 적용이 필요한 규정을 정하고 있으며, 그 외의 사항은 「의료기기법」에 따르는 의료기기법의 적용을 받는 특별법의 성격을 갖고 있다.

ⓑ 의료기기법과 동일하게 자격을 갖춘 품질책임자를 1인 이상 지정하도록 하고 있으며,

단지 경력의 경우 체외진단 의료기기 제조 및 수입업체 경력뿐만 아니라 일반 의료기기 제조 및 수입업체의 경력도 인정 가능하다.

※ 다만 면허 또는 자격소지자의 경우 「국가기술자격법」에 따른 의공기사 또는 품질경영 기사 자격소지자와 「자격기본법」에 따라 식품의약품안전처가 공인한 의료기기 RA 전문가 자격소지자는 공통으로 인정을 받지만 「의료기사 등에 관한 법률」에 따른 면허의 경우 이 법의 특성상 체외진단 의료기기와 관련된 임상병리사면허 소지자만 인정이 된다는 것을 유의한다.

㉧ 제조 및 품질관리체계(GMP) 심사 품목군

- 검체 전처리 기기
- 임상화학 검사기기
- 면역 검사기기
- 수혈의학 검사기기
- 임상미생물 검사기기
- 분단진단기기
- 조직병리 검사기기
- 체외진단 소프트웨어

⑥ 임상검사실의 체외진단검사 인증을 받은 기관의 임상검사실 체외진단검사 인증의 유지 및 관리사항

㉠ 체외진단 검사의 실시 중 중대한 이상 사례가 발생한 경우에는 식품의약품안전처장에게 보고해야 한다.

㉡ 임상검사실의 체외진단검사 인증을 받은 기관은 체외진단검사와 관련된 문서 및 기록을 해당 체외진단검사가 끝난 날부터 3년 동안 보관해야 한다.

㉢ 전년도 실적을 매년 1월 31일까지 식품의약품안전처장에게 제출해야 한다.

- 체외진단 의료기기의 품질관리(GMP) : 임상검사실의 체외진단검사 인증의 유효기간은 3년으로 하며, 그 유효기간은 인증을 받은 날부터 시작한다.

6) 의료기기 임상시험계획 절차 및 임상시험계획서 포함사항

(1) 임상시험의 개념 및 필수 요소

임상시험은 의료기기의 안전성과 유효성(효과 또는 효능)을 증명하기 위해 사람을 대상으로 시험하거나 연구하는 과정이며, 이는 반드시 과학적 · 윤리적 · 의학적으로 수행되어야 한다.

① 임상시험이 갖춰야 할 필수 요소 : 임상시험의 필수 3요소는 과학성(선행 연구자료를 통한

타당성 확보), 윤리성(대상자의 인권 보호 및 IRB 심의), 신뢰성(KGCP 준수 및 품질관리)이다.

㉠ 신뢰성 측면에서는 KGCP(의료기기 임상시험관리기준)를 준수하고 연구의 품질관리를 통해 자료의 객관적 신뢰성을 보증해야 한다.

② 의뢰자의 주요 책임(KGCP) : 임상시험의 품질 보증 및 자료 품질관리, 시험자 선정, 보상 절차 마련, 중대하고 예상하지 못한 모든 의료기기 이상 반응(SUSADE)을 시험자 및 식품의약품안전처에 보고한다.

㉠ 기록 보존 기간 (총리령) : 허가 자료는 허가일로부터 3년, 그 밖의 자료는 종료일로부터 5년

③ 시험자의 주요책임(KGCP) : IRB 승인받은 계획서 및 동의서 준수, 대상자 보호 의무(적절한 의학적 처치), 모든 중대한 이상 사례(SAE)를 의뢰자 및 IRB에 보고해야 한다.

(2) 임상시험의 유형 및 단계(개발 목적별)

① 임상시험은 의뢰자 주도와 시험자 주도로 구분될 수 있다.

㉠ 의뢰자 주도 임상시험(Sponsor-Initiated Trial, SIT) : 의뢰자(회사)가 임상시험의 계획과 품질관리에 관한 전반적인 책임을 진다.

㉡ 시험자 주도 임상시험(Investigator-Initiated Trial, IIT) : 공식적인 의뢰자 없이 임상시험자가 독자적으로 수행하며, 이 경우 시험자가 의뢰자 로서의 책임과 역할을 함께 갖게 된다.

② 의료기기 개발 단계에 따른 임상 연구는 다음과 같이 구분된다.

㉠ 탐색 임상시험(Feasibility Study) : 초기 안전성 및 유효성 정보를 수집하고 후속 확증 임상시험 설계의 근거를 제공할 목적으로 실시한다.

ⓐ 소수의 대상자를 대상으로 비교적 단기간에 실시하며, 통계적 유의성이 요구되지 않는다.

㉡ 확증 임상시험(Pivotal Study) : 품목허가를 얻기 위해 안전성 및 유효성의 확증적 근거를 수집하는 것이 목적이다.

ⓐ 통계적으로 유의한 수의 대상자가 필요하며, 과학적 타당성 · 신뢰성 · 윤리성 측면에서 가장 높은 수준의 근거와 논리가 요구된다.

㉢ 시판 후 조사 (Post-Market Surveillance Study, PMS) : 식품의약품안전처의 품목 허가 조건으로 부여되며, 실제 임상현장에서 추가 안전성 및 유효성 자료를 수집한다.

ⓐ 3등급 또는 4등급 신개발 의료기기는 4년, 희소 의료기기는 6년의 재심사 기간을 설정해야 한다.

(3) 임상시험 전문 인력 및 책임

① 임상시험의뢰자(Sponsor)의 주요 책임

㉠ 임상시험의 품질보증 및 자료의 품질관리에 관한 표준작업지침서를 마련해야 한다.

㉡ 중대하고 예상하지 못한 모든 의료기기 이상 반응(SUSADE)을 시험자 및 식품의약품안전처에 신속히 문서로 보고해야 한다.

㉢ 임상시험 관련 자료의 문서 보존 기간은 제조·수입 허가를 위한 자료의 경우 허가일로부터 3년, 그밖의 자료는 임상시험이 끝난 날부터 5년이다.

② 시험자(Investigator)의 주요 책임

㉠ 승인된 임상시험계획서를 준수하여 임상시험을 실시해야 한다.

㉡ 대상자에 대한 적절한 의학적 처치를 제공해야 하며, 모든 중대한 이상 사례 (SAE)를 의뢰자 및 IRB에 보고해야 한다.

㉢ 임상시험 시작 전 동의서 서식 등에 대해 IRB의 승인을 받아야 한다.

③ 연구코디네이터(CRC) : 시험책임자의 책임하에 법령에 맞게 위임된 업무를 수행하며, 임상시험 지원 및 운영을 담당한다.

㉠ 대상자 동의 취득 절차 : 시험책임자 또는 위임을 받은 의사, 치과의사, 한의사가 수행하도록 한다.

④ 임상시험용 의료기기 관리자 : 임상시험기관의 장이 지정한 자로, 임상시험용 의료기기의 인수, 재고 관리, 대상자별 투약, 반납 등의 업무를 수행한다.

(4) 임상시험에 관한 자료

인체를 대상으로 직접 시험하여 의료기기의 임상적 유효성(치료·진단 효과)과 안전성을 최종적으로 증명하는 것이 목적이다.

① 적용 대상 : 기존에 없던 새로운 제품이나, 동물 실험등 비임상 자료만으로는 안전성·유효성 입증이 불충분한 3, 4등급 의료기기에 주로 요구된다.

㉠ 1, 2등급 기기는 동등제품에 대한 학술 논문 등으로 갈음할 수 있다.

② 핵심 내용

㉠ 임상시험 결과보고서 : 식품의약품안전처장이 지정한 임상시험기관에서 수행한 시험 결과여야 한다.

㉡ 포함 내용 : 임상시험 계획, 시험 목적, 피험자 선정/제외기준, 유효성 평가변수, 통계분석방법 등 과학적이고 윤리적인 계획을 포함해야 한다.

③ 임상시험 결과 : 모든 피험자의 데이터, 유효성 평가 결과, 이상반응 발생 현황 등을 상세히 기술해야 한다.

[결론] 시험 결과를 종합하여 해당 의료기기가 임상적으로 유의한 효과와 수용 가능한 안전성을 가졌음을 결론 내려야 한다.

④ 외국 자료 : OECD 회원국 등에서 허가시 제출된 자료나 SCI급 학술지에 게재된 자료도 인정될 수 있으나, 민족적 요인(㉠ 신체 구조 차이)의 차이가 있는 경우 국내 임상자료를 추가로 요구할 수 있다

(5) 의료기기 임상시험 윤리의 이해와 IRB 심의(Ethics and IRB)

① IRB(임상시험심사위원회)의 구성과 심의 : IRB는 임상연구 수행시 대상자의 권리와 복지를 보호하기 위해 설립된 독립된 상설위원회이다.

② IRB(임상시험심사위원회)의 역할 : 대상자의 권리 및 복지 보호, 모든 인간 대상 연구는 시행 전 IRB 심사/사전 승인 필수이다.

③ 구성 요건 : 위원장 1명을 포함하여 5명 이상으로 구성되어야 하며, 하나의 성으로만 구성할 수 없다.

㉠ 의학/과학 비전공자가 1인 이상 있어야 한다.

㉡ 해당 기관과 관련 없는 자 1인 이상이 포함되어야 한다.

④ IRB 심의 종류

㉠ 정규심의 : 신속심의나 면제 대상이 아닌 모든 연구의 초기 심의에 적용되며, 과반수의 위원이 심의에 참여해야 한다. 비전공자 1인 이상 포함이 필수이다.

㉡ 신속심의 : 대상자에게 예상되는 위험이 최소 위험 이하이거나 지정된 범주에 해당하는 경우, 1~2명의 경험 있는 위원에게 권한이 위임되어 심의된다.

㉢ 지속 심의 의무 : IRB는 실시 중인 임상시험에 대해 1년에 1회 이상 검토를 수행해야 한다.

⑤ 대상자 동의(Informed Consent, IC) : 동의는 충분한 정보를 근거로 한 자율적 행위를 의미하며, 동의를 얻을 수 없는 경우 친권자 또는 후견인 등의 대리인의 동의를 받을 수 있다(KGCP 필수 포함).

㉠ 동의서 필수 구성 요건(KGCP) : 동의서에는 임상시험이 연구 목적으로 수행된다는 사실, 무작위배정될 확률, 예상되는 위험/불편, 피해 보상이나 치료방법, 그리고 모니터요원 /점검자/IRB/ 식품의약품안전처장이 대상자의 의무기록을 열람할 수 있다는 사실

등이 포함되어야 한다.

㉡ 내용 : 연구목적, 무작위배정 확률, 예상 위험/불편, 피해보상/치료 방법, 참여 거부/포기 가능 사실 등이 포함되어야 한다.

㉢ 동의 주체 : 동의서에는 대상자 또는 대리인과 동의를 받은 시험책임자 또는 그 위임을 받은 의사, 치과의사, 한의사가 서명하고 날짜를 기재해야 한다.

㉣ 재동의 : 대상자의 동의에 영향을 줄 수 있는 새로운 정보가 수집된 경우, 개정된 동의서를 사용해서 IRB 승인 후 재동의를 받아야 한다.

⑥ 취약한 대상자 및 이해 상충

㉠ 취약한 대상자 : 연구 참여 이익 기대나 불참 시 불이익 우려로 자발적 결정에 영향을 받을 가능성이 있는자(㉮ 학생, 직원, 군인, 수감자, 미성년자)를 이며, 이들의 권리와 복지를 보호하기 위해 특별 보호수단을 마련해야 한다.

㉡ 이해 상충(Conflict Of Interest, COI) : 개인의 이익과 윤리적 의무가 충돌하는 상황으로 연구의 과학적 객관성에 영향을 미쳐 진실성을 훼손할 수 있다. 미국 FDA 규정에 따르면, 의뢰자는 시험자에게 연구 기간 중 또는 종료 후 1년 이내에 시가 25,000달러 이상의 금품을 제공하는 경우 이를 신고해야 한다.

(6) 의료기기 임상시험 규정의 이해 (Regulations & KGCP)

법적 체계는 의료기기법 (법) 의료기기법 시행령, 의료기기법 시행규칙(총리령, KGCP 포함) 의료기기법 고시(체외진단 의료기기는 별도의 체외진단 의료기기법을 따른다.) 등이 있다.

① 식품의약품안전처 임상시험계획 승인

㉠ 승인 의무 : [식품의약품안전처 승인 대상(원칙)]임상시험을 하려는 자는 임상시험 계획서를 작성하여 식품의약품안전처장의 승인을 받아야 한다(변경 시에도 동일).

ⓐ 승인신청 방법 : 식품의약품안전처 의료기기 전자민원시스템을 통해 신청한다.

㉡ 식품의약품안전처 승인 제외 대상(시행규칙 §20.3)

1. 시판 중인 의료기기의 허가사항에 대한 효과 관찰/이상 사례 조사를 목적으로 하는 시험이나, 임상시험대상자에게 위해를 끼칠 우려가 적은 임상시험(㉮ 위해 우려가 적다고 인정된 기준규격에 따라 실시 연구자 독자 수행 임상시험, 체외 또는 체 표면에서 생체신호 등을 측정하는 시험)의 경우 승인대상에서 제외될 수 있다.

㉢ 임상시험계획 승인제출 필수 자료 : 식품의약품안전처 승인 신청 시 임상시험계획서/변경계획서, GMP 적합 증명 자료(제조소의 시설 및 품질관리체계 기준 적합 증명), 그리

고 기술문서에 관한 자료(사용목적, 작용원리, 성능및 안전 시험규격 및 실측치 등)를 제출해야 한다.

ⓐ IRB승인 vs. 식품의약품안전처 승인 : 식품의약품안전처 승인 면제 대상이더 라도(예 위해 우려 적은 IIT) IRB 심의는 면제되는 경우가 없다.

㉣ 체외진단 의료기기(IVD)특례(식품의약품안전처 승인 필수3가지) : 체외진단 의료기기(IVD)의 임상적 성능시험은 IRB 승인이 원칙이나, 다음 세 가지 경우에는 식품의약품안전처 승인을 받아야 한다.

- 인체로부터 검체를 채취하는 방법의 위해도가 큰 경우
- 이미 확립된 방법으로 결과를 확인할 수 없는 경우(기존 방법/기허가 IVD로 결과 확인 불가한 경우)
- 동반진단의료기기로 성능시험을 하려는 경우(단, 기허가 제품과 사용 목적/원리가 동등하지 않은 경우에 한함)

② 임상시험 실시 기준 및 보고

㉠ 개시 기한 : 임상시험은 승인 또는 변경 승인을 받은 날부터 2년 이내에 개시해야 한다.

㉡ 보고 의무

ⓐ 실시상황 보고서 : 매년 2월 말까지 식품의약품안전처장에게 제출해야 한다.

ⓑ 종료 보고서 : 임상시험 종료일로부터 20일 이내에 식품의약품안전처장에게 제출해야 한다.

㉢ KGCP기본 원칙

ⓐ 대상자의 권리 · 안전 · 복지는 과학과 사회의 이익보다 우선, 이익이 위험을 상회 또는 정당화할 수 있어야 한다.

ⓑ 모든 대상자로부터 자발적인 참가 동의를 받아야 한다.

㉣ 문서 보존기간(KGCP)

ⓐ 제조/수입 허가 목적 자료 : 허가일로부터 3년

ⓑ 그 밖의 임상시험 관련 자료 : 임상시험이 끝난 날부터 5년

㉤ 자료 보존기간

ⓐ 제조 · 수입 허가를 위한 자료 : 허가일로부터 3년

ⓑ 그 밖의 임상시험 관련 자료 : 임상시험이 끝난 날부터 5년

(7) 의료기기 임상시험의 실시(Execution Procedures)

임상시험 실시기관은 식품의약품안전처로부터 임상시험기관으로 지정받은 기관에서만 실시 가능하고 참여기관이 있을 경우 임상시험기관이 관리/감독해야 한다.

① 실시 전 준비 및 승인

㉠ 승인 절차 : 임상시험은 IRB 승인과 식품의약품안전처 승인(승인 대상인 경우)을 모두 받아야 비로소 수행할 수 있다.

ⓐ 식품의약품안전처 승인시 검토기간은 근무일 기준으로 30일이다.

㉡ 임상시험계획서(Protocol) : 임상시험의 청사진으로 임상시험 전반에 걸친(목적, 방법, 디자인, 통계적 분석방법, 안전 대책, 피해자 보상 규약 등) 20가지 구체적인 내용을 기술해야 한다.

② 임상시험용 의료기기 관리 : 임상시험용 의료기기는 임상시험 외의 목적으로 사용해서는 안 된다.

㉠ 임상시험기관의 장이 관리자를 지정해야 한다(IRB 승인시 시험책임자/담당자 가능).

ⓐ 표시사항 : 기기에는 "임상시험용"이라는 표시와 "임상시험용 외의 목적으로 사용할 수 없음"이라는 표시가 필수이다.

ⓑ 의뢰자 : IRB 및 식품의약품안전처의 승인을 얻기 이전에는 의료기기 관리자에게 기기를 공급해서는 안된다.

(8) 의료기기 임상시험계획 절차 및 임상시험계획서

① 임상시험계획서

㉠ 임상시험의 청사진에 해당하는 문서로 임상시험의 목적, 대상 질환, 연구방법 및 절차, 통계적 분석방법, 피험자에 대한 안전대책 및 보상 등 임상시험 전반에 걸친 구체적인 내용을 기술해야 하며, 임상시험을 올바르게 시행하기 위하여 반드시 준수해야 하는 내용들을 포함하여 기술한 문서이다.

- 의료기기 임상시험 관리기준에서 '임상시험계획서(Protocol)'는 임상시험의 배경이나 근거를 제공하기 위해 임상시험의 목적, 대상시험(연구) 방법론, 통계적 고려사항, 관련 조직 등을 기술한 문서이다.
- 임상시험계획서에서 정한 방법, 절차 및 기준 등은 임상시험시 관련 규정과 함께 반드시 준수해야 하는 사항들이다.

㉡ 임상시험 심사위원회 및 식품의약품안전처장으로부터 승인받은 후, 시험절차가 광범위해 지거나 위험도가 높아지는 경우 및 피험자 선정기준에 변화가 있거나 추가적인 안전성 정보가 있는 경우 임상시험계획서 변경이 필요하며, 수정시 개정일자, 이유, 내용 등을 기록하여 보관해야 한다.

② 임상시험계획서에 대한 논의 : 선정/제외기준, 시험절차, 시험기기 사용방법, 무작위배정 및 눈가림 방법, 유효성 평가변수 등이 필요하다.

※ 의료기기의 경우 새로운 기술의 제품 또는 사용이 복잡한 장비의 경우 Simulation 또는 Demonstaion 등을 통해 연구진이 제품에 익숙해지도록 하는 Training 절차가 포함될 수 있다.
- 이상 사례 보고
- 증례 기록서 작성지침
- 각 담당자의 법적 요건 : 임상시험 관리기준, 보고절차 등
- 기타 특이사항

③ 임상시험계획서 작성 절차 : 관련 자료 검토 → 임상시험 디자인 설계 → 초안 작성 → 검토 및 수정 → 최종본 작성

④ 임상시험 과정별 주요 활동

임상시험 실시 전	임상시험 실시 중	임상시험 종료 후
• 실시기관 및 시험책임자 선정 • 예산 선정 • 임상시험계획서 작성 • 동의서 작성 • 증례 기록서(CRF)작성 • 임상시험자 자료집 준비 • 시험자 모임 • 임상시험심사위원회(IRB)승인	• 임상시험용 의료기기 입고 절차 • 개시모임 • 동의서 취득 • 피험자 등록 • 연구자료 수집 • 증례 기록서 작성 • 이상 사례 관리 및 중대한 이상 사례 보고 • 임상시험용 의료기기 관리	• 증례 기록서 작성 완료 • 종료보고 • 자료처리 및 통계분석 • 결과보고서(CSR)작성 • 점검 실시(해당 되는 경우에 한함) • 임상시험용 의료기기 반납, 폐기 등 최종 처리 • 연구비 정산 및 종료

⑤ 임상시험계획서에 포함 되어야 하는 사항

㉠ 일반사항

ⓐ 임상시험의 제목

ⓑ 임상시험기관의 명칭 및 소재지

ⓒ 임상시험의 책임자·담당자 및 공동 연구자의 성명 및 직명

ⓓ 임상시험용 의료기기를 관리하는 관리자의 성명 및 직명

ⓔ 임상시험을 하려는 자의 성명 및 주소

㉡ 시험 디자인

ⓐ 임상시험의 목적 및 배경

ⓑ 임상시험용 의료기기의 개요(사용 목적, 대상 질환 또는 적응증을 포함)

ⓒ 피험자 선정기준/제외기준/인원 및 근거

ⓓ 임상시험기간

ⓔ 임상시험방법(사용량, 사용기간, 병용요법 등 포함)

ⓕ 관찰항목, 임상검사 항목 및 관찰 검사방법

ⓖ 예측되는 부작용 및 사용시 주의사항

ⓗ 중지·탈락 기준

ⓘ 유효성의 평가기준, 평가방법 및 해석방법(통계분석방법에 의함)

㉢ 피험자 보호

ⓐ 부작용을 포함한 안전성의 평가기준, 평가방법 및 보고방법

ⓑ 피험자 동의서 서식

ⓒ 피해자 보상에 대한 규약

ⓓ 임상시험 후 피험자의 진료에 관한 사항

ⓔ 피험자의 안전보호에 관한 대책

ⓕ 그 밖에 임상시험을 안전하고 과학적으로 실시하기 위하여 필요한 사항

⑥ 임상시험계획서 설계시 고려되는 배정방법 : 처리나 의료기기 등을 연구 피험자에게 할당할 때, 선택 편향(selection bias)을 최소화하기 위하여 가장 흔히 사용하는 방법이 무작위 배정(randomization) 방법이며 크게 3가지가 있다.

㉠ 단순 배정방법 : 무작위 번호 또는 난수표를 이용하여 시험 피험자를 시험군, 대조군에 무작위로 배정하는 방법이다.

㉡ 블록 무작위 배정방법 : 처리집단(대조군과 시험군) 간에 할당되는 시험 피험자 수를 같거나 또는 거의 비슷하게 만들어주는 방법으로 시험군과 대조군이 나열될 수 있는 모든 배열 중에서 무작위로 하나의 배열 선택하여 시험 피험자를 선택된 배열에 따라서 배열한다.

㉢ 층화 무작위 배정방법 : 시험 피험자들을 여러 개의 층으로 분할한 후 각 층별로 무작위 할당하는 방법으로, 예를 들어 성별 등 조건에 따라 층화 할 수 있다.

⑦ 임상시험계획서의 치료 부분에 기술되어야 할 내용

㉠ 용량 및 용량 범위 기술이 필요하다.

㉡ 구체적으로 의료기기 포장에 라벨을 부착하는 방법, 눈가림이 깨졌음을 폭로하는 라벨, 봉함된 배정군 목록, 이 중 의료기기의 눈가림 방법을 사용했는지에 대한 상세한 기술이 필요하다.

㉢ 병용요법을 허용하였다면 그 사유에 대해서 기술해야 한다.

• 검사 시기, 빈도, 측정방법에 관한 기술과 사용한 방법의 신뢰도와 타당도, 적절성 등을 검증한 방법에 대해 반드시 기술은 유효성 및 안전성 관련 변수에 기재될 내용이다.

⑧ 임상시험계획서 작성과 관련 내용

㉠ 임상시험 설계와 계획서 작성에는 과학적 방법과 지식, 관련 규정에 관한 이해가 필요하다.

㉡ 관련 자료로는 해당 제품의 동물시험 자료, 성능시험 자료, 선행연구 자료, 유사 제품의 연구논문 등이 있다.

㉢ 품목허가를 위한 임상적 유효성에 대한 통계적 입증이 중요하다.

⑨ 임상시험 계획서 승인 필수 문서

- 이미 허가받은 제품과 비교한 자료
- 사용 목적에 관한 자료
- 작용 원리에 관한 자료
- 제품의 성능 및 안전을 확인하기 위한 다음 각목의 자료
  - 기원 또는 발견 및 개발 경위에 관한 자료
  - 임상시험 관한 자료
  - 외국의 사용현황 등에 관한 자료

(9) 임상시험계획 승인신청서류 및 제출서류 임상시험계획 승인 제외 대상

① 임상시험계획 승인 제출서류

㉠ 다음과 같이 각 실시기관에서 요구하는 제출서류를 준비하여 심의 일에 맞추어 제출해야 한다.

- 연구과제 신청서
- 임상시험계획서
- 계획서 요약
- 증례 기록서
- 피험자 설명문 및 동의서(동의서 불 필요시 동의서 면제 사유서)
- 피험자에게 제공되는 서면 정보
- 임상시험자 자료집
- 안전성 정보
- 연구비 내역서
- 피험자에게 제공되는 보상/배상(보험 등)에 대한 정보 등

㉡ 의료기기 임상시험이 식품의약품안전처 의료기기 임상시험계획 승인 대상인 경우 의료기기 품목허가 제출시 동일한 자료의 기술문서 관련 서류를 제출하여야 한다.

㉢ 제출해야 하는 서류는 다음과 같다.

- 이미 허가받은 제품과 비교한 자료
- 사용 목적에 관한 자료
- 작용 원리에 관한 자료 등
- 일반적으로 임상시험계획서에 기술하지 않으며, 연구비 내역서를 별도의 문서로 준비하여 임상시험심사위원회 임상시험 계획승인신청시 임상시험심사위원회에 제출한다.

[참고] 임상시험계획서 : 해당 임상시험의 배경이나 근거를 제공하기 위해 임상시험의 목적, 연구방법론, 통계학적 측면, 관련 조직 등이 기술된 문서이고 임상연구의 조직, 연구의 목적, 디자인 설계, 임상시험 방법, 통계적 방법 등 임상시험의 전 과정이 상세히 기술되어 있는 방법서이며, 임상시험 종료 후 결과 분석방법까지도 임상시험계획서에 기술한다.

② 임상시험계획 승인 신청시 반드시 제출해야 하는 서류

㉠ 「의료기기법 시행규칙」 제20조 1항에 따라 임상시험계획서, 제조 품질 적합인증서, 기술 문서 등을 제출해야 한다.

㉡ IRB 심의는 별도로 받아야 하나 식품의약품안전처에 승인서를 제출할 요건은 없다.

「의료기기법 시행규칙」 제20조(임상시험계획의 승인 등) 제1항

법 제10조 제1항에 따라 임상시험계획의 승인을 받으려는 자는 별지 제19호 서식의 임상시험계획 승인신청서(전자문서로 된 신청서를 포함한다)에 승인을 받은 임상시험계획을 변경하려는 자는 별지 제20호 서식의 임상시험계획 변경 승인신청서(전자문서로 된 신청서를 포함한다)에 다음 각 호의 서류(전자문서를 포함한다) 및 자료(전자문서로 된 자료를 포함한다)를 첨부하여 식품의약품안전처장에게 제출하여야 한다.

다만, 임상시험계획 변경의 승인을 신청하는 경우에는 식품의약품안전처장이 정하여 고시하는 바에 따라 제2호 및 제3호의 자료를 제출하지 아니할 수 있다.

- 임상시험계획서 또는 임상시험 변경계획서
- 임상시험용 의료기기가 별표 2에 따른 시설과 제조 및 품질관리 체계의 기준에 적합하게 제조되고 있음을 증명하는 자료
- 제9조 제2항 제2호부터 제5호까지의 자료

㉢ 임상시험계획서 : 최종본으로 승인 절차를 거쳐 임상시험에 사용될 수 있다. 이후에도 임상시험계획서는 식품의약품안전처나 임상시험심사위원회(IRB)의 요청 또는 연구 진행 도중의 필요에 따라 변경될 수 있기 때문에 각 문서는 일련의 문서번호(버전)를 사용하여 관리해야 한다.

ⓐ 탐색 임상시험계획서 : 임상시험의 목적에 타당하게 작성하되 안전성에 관한 사항이 상세히 포함될 것이다. 다만, '피험자의 선정기준 · 제외기준 · 인원및 그 근거'에서 시험 참여자 인원수에 대한 통계 근거 자료 및 '유효성의 평가 기준, 평가방법 및 해석 방법'에서 임상 유효성의 통계분석 적용은 제외할 수 있다.

ⓑ 확증 임상시험계획서 : 의료기기 허가 기준에 적합한 임상시험에 관한 자료의 생성이 가능하도록 임상시험의 목적에 타당하고 안전성 · 유효성에 관한 사항이 상세하게 작성될 것이다.

ⓒ 연구자 임상시험계획서 : 탐색 또는 확증 임상시험의 목적에 따라 적합하게 작성 될 것이다.

㉣ GMP 인정서

ⓐ 해당 임상시험용 의료기기에 대한 임상시험용 GMP 인정서

ⓑ 해당 임상시험용 의료기기와 동일한 품목군의 GMP 인정서

ⓒ 임상시험용 수입 의료기기의 경우 ISO13485등의 증명문서

㉤ 기술문서에 관한 자료
ⓐ 사용 목적에 관한 자료
ⓑ 작용원리에 관한 자료
ⓒ 기원 또는 발견 및 개발 경위에 관한 자료
ⓓ 제품의 성능 및 안전을 확인하기 위한 자료(시험성적서 등)
ⓔ 안정성에 관한 자료
ⓕ 임상시험실시상황보고서(서식 제25호) : 임상시험 실시 중 매년 2월 말에 제출하는 상황보고 자료

③ 임상시험계획 승인 제외 대상
㉠ 시판 전 의료기기 또는 시판 중인 의료기기나 허가된 성능 및 사용 목적 외의 이상 사례 조사가 필요한 경우 임상시험계획 승인을 득한 후 임상시험을 실시해야 한다.

「의료기기법 시행규칙」 제20조(임상시험계획의 승인 등)
④ 다음 각 호의 어느 하나에 해당하는 경우에는 법 제10조 제1항 단서에 따라 같은 항 본문에 따른 식품의약품안전처장의 승인대상에서 제외한다.
1. 시판 중인 의료기기를 사용하는 다음 각 목의 어느 하나에 해당하는 임상시험
가. 시판 중인 의료기기의 허가 사항에 대한 임상적 효과 관찰 및 이상 사례 조사를 위하여 하는 임상시험
나. 시판 중인 의료기기의 허가된 성능 및 사용 목적 등에 대한 안전성 · 유효성 자료의 수집을 목적으로 하는 임상시험
다. 그 밖에 시판 중인 의료기기를 사용하는 시험으로서 안전성과 직접적으로 관련되지 아니하거나 윤리적인 문제가 발생할 우려가 없다고 식품의약품안전처장이 정하는 임상시험
2. 임상시험 대상자에게 위해를 끼칠 우려가 적은 다음 각 목의 어느 하나에 해당하는 임상시험
가. 법 제19조에 따른 기준규격에서 정한 임상시험 방법에 따라 실시하는 임상시험
나. 체외 또는 체표면에서 생체신호 등을 측정하여 표시하는 의료기기를 대상으로 하는 임상시험
다. 의뢰자 없이 연구자가 독자적으로 수행하는 임상시험 중 대상자에게 위해를 끼칠 우려가 적다고 식품의약품안전처장이 인정하는 임상시험
〈개정 2024.1.16., 2024.8.7.〉

④ 의료기기 임상시험계획 수립시 고려할 사항
㉠ 성능평가 기준이 되는 일차/이차효과 변수
㉡ 임상시험 실시기관 및 연구자
㉢ 과학적으로 타당한 피험자 수 산출 근거 및 통계적 검정력
㉣ 의료기기 임상시험계획 수립시 고려사항은 다음과 같다.
ⓐ 안전성 및 유효성을 밝히기 위해 구체화 된 연구목표
ⓑ 예비 임상(Piot or teasibilty)연구 필요 여부 또는 그 결과
ⓒ 변수의 정의 및 선택

ⓓ 연구 대상이 되는 모집단(Inclusion/Exclusion Criteria)

ⓔ 타당한 대조군 설정 및 정의

ⓕ 무작위 배정방법

ⓖ 가설에 따른 임상시험 디자인 종류

ⓗ 눈가림의 방법 선택

ⓘ 임상시험 실시기관 및 연구자

ⓙ 과학적으로 타당한 피험자 수 산출 근거 및 통계적 검정력

ⓚ 성능평가 기준이 되는 일차/이차 효과 변수

ⓛ 안전성 평가 대상 변수

㉤ MFDS/GRP 2204.4 임상시험계획(변경) 승인심사에 관한 업무

7.4. 식품의약품안전처 변경 승인 및 제외 대상

7.4.1. 식품의약품안전처 변경 승인 대상(「의료기기 임상시험계획 승인에 관한 규정」 제5조 제1항)

- 임상시험용 의료기기의 구조 · 원리 등 기술적 특성의 변경으로 인해 새로운 안전성 · 유효성의 문제를 야기할 우려가 있는 경우
- 사용 목적의 변경 또는 추가를 위해 개발계획을 변경하고자 하는 경우
- 사용하고자 하는 임상시험용 의료기기의 제조소가 변경된 경우
- 임상시험 실시기관을 변경하고자 하는 경우
- 임상시험에 참여하는 피험자의 수, 피험자의 선정 · 제외기준 등
- 임상시험용 의료기기의 안전성 · 유효성 평가 또는 피험자의 안전과 직접적으로 관련이 있는 관찰항목, 관찰기간 등
- 기타 식품의약품안전처장이 필요하다고 인정한 경우

7.4.2 식품의약품안전처 변경 승인 제외 대상[「의료기기법 시행규칙」 별표 제5호 나목 3)아) 제6호 가목 10) 라)]

- 피험자에게 발생한 즉각적 위험 요소의 제거가 필요한 경우
- 모니터 요원의 변경, 시험담당자의 변경, 응급 연락 전화번호의 변경 등 행정 절차 관련 사항의 변경
- 임상시험의 유효성 및 안전성에 영향을 미치지 않은 검사 사항의 추가 및 삭제 등과 같이 임상시험계획서의 사소한 변경에 대한 승인(의료기기 임상시험계획 승인에 관한 규정

[시행 2023.2.14.] [식품의약품안전처고시 제2023-12호, 2023.2.14., 일부개정])

(10) 의료기기 임상시험계획서에 통계적 고려사항

피험자, 시험자, 시험 결과 측정자들이 어떤 피험자가 어떤 처리를 받았는지 알게 됨으로써 발생할 수 있는 비뚤림을 미리 제거하고 객관성을 유지하는 방법이다. 시험 결과와 연관성이 높은 예후 인자를 가진 연구대상자들이 어느 한 처리군에 속하게 되는 경우 그 결과에서 실제보다 더 크거나 적은 효과가 나타나는 비뚤림이 발생할 수 있으므로 처리군이나 대조군에 피험자를 활당할 때는 선택에 대한 비뚤림을 최소화해야 한다.

① 의료기기 임상시험계획서에 통계적 고려사항 중 눈가림(Binding. Masking)과 단순 배정에 관련된 내용이다.

㉠ 눈가림(Binding. Masking)

ⓐ 시험대상자, 연구자(시험진행자), 시험결과 측정자, 제3의 평가자 등에 의해 발생하는 편향(bias)을 배제하거나 줄이기 위하여 사용하는 방법으로 한쪽 눈가림, 양쪽 눈가림, 제3자눈가림, 삼중 눈가림 등의 방법이 있다.

ⓑ 시험 대상자에게 처리에 관한 정보를 제공하지 않는 눈가림은 반응변수가 주관적으로 측정될 때 특히 중요하며, 이는 자료분석의 객관성을 증대시킬 수 있다.

㉡ 의료기기 임상시험 설계의 눈가림 방법

ⓐ 단일 눈가림 : 시험자가 시험의 처리에 관한 정보를 제공 받지만 피험자는 처리에 관한 정보를 제공 받지 못하는 방법이다.

ⓑ 이중 눈가림 : 시험자와 피험자 모두가 정보를 제공 받지 못하는 방법이다.

ⓒ 삼중 눈가림 : 시험자와 피험자, 의뢰자까지 시험에 관계된 모든 사람이 정보를 받지 못하는 방법이다.

ⓓ 제삼자 눈가림 : 시험자와 피험자는 어떠한 처리를 받는지 알지만 측정자에게는 모르게 하는 방법이다.

※ 의료기기 임상시험의 경우 처치 방법을 피험자나 시험자에게 눈가림하는 것이 현실적으로 매우 어려운 경우가 많으며, 이 경우 제3자 눈가림법을 사용할 수 있다.

② 이익과 의무가 충돌하는 상황 : 이익과 의무가 충돌하는 상황이며, 이해 상충관계는 과학자들이 자신의 전문 분야에서 책무를 수행하는데 방해가 되는 중요한 윤리적 문제이나 이해상충관계가 존재하는 것만으로 연구의 부정행위가 될 수는 없다. 다만, (이해 상충)상황에 처하게 되거나 잠재적 가능성이 있다고 판단이 되는 경우 이를 공개하고 객관적인 검증과 평가의 절차를 거쳐야 하는 상황이다.

㉠ 무작위 배정 : 임상시험 과정에서 발생할 수 있는 삐뚤림(bias)을 줄이기 위해 확률의 원리에 따라 피험자를 각 치료군에 배정하는 것이다.

㉡ 단순 배정 : 피험자를 할당할 때 비뚤림을 최소화 하는 방법이다. 피험자 할당시 각 군의 확률은 동일하며, 처치를 제외한 다른 변수에 영향을 받지 않게 된다.

㉢ 비무작위 배정 : 상대적으로 상태가 좋지 않은 피험자에게 조금 더 강한 시험기기를 적용하는 경우이다.

㉣ 이상 사례 : 의약품 등의 투여 · 사용 중 발생한 바람직하지 않고 의도되지 아니한 징후

(예) 실험실적 검사치의 이상), 증상(symptom) 또는 질병이다.

ⓜ 눈가림 : 임상시험에 관여하는 사람 또는 부서 등이 배정된 치료법에 대해 알지 못하도록 하는 절차이다.

ⓑ 이해 상충 문제 : 이해 상충이 되더라도 해당 연구가 부정행위가 되지 않고, 이해 상충을 적절히 관리하는 것이 중요하다.

> 예 특정 회사가 임상시험을 하기 위해 연구비를 시험자에게 후원하고, 시험자가 연구를 수행하며, 학술지에 발표한 경우이다. 다만, 윤리 규정을 준수하고, 데이터 분석을 철저하게 하면서, 연구비를 투명하게 공개함으로써 이해 상충을 적절히 관리하는 것이 중요하다.

③ 중지 및 탈락의 이유 : 임상시험은 피험자를 연구로부터 중지시키거나 탈락시킬 수 있으며 중지, 탈락 기준 및 처리 방법은 임상시험계획서에 기술되어야 한다.

- 심각한 부작용이 발생한 경우
- 피험자의 불참으로 인하여 지속적으로 관찰할 수 없는 경우
- 안전성, 유효성 평가에 영향을 줄 수 있는 치료 방법을 병행한 경우

㉠ 피험자의 등록 또는 탈락이 연구 결과에 긍정적 영향을 미칠지 부정적 영향을 미칠지를 고려하여 결정하는 것은 연구의 비뚤림(Bias)을 초래할 수 있어 매우 위험하다.

㉡ 중대한 계획서 위반 등 사전에 정한 기준에 해당하거나 피험자의 안전에 우려가 있는 경우를 제외하고 임의로 탈락시키는 일은 없도록 해야 한다.

ⓐ 이유와 상관없이 피험자의 요청에 의한 경우는 피험자에 대한 불이익 없이 탈락할 수 있다.

(11) 임상시험용 의료기기의 공급과 취급에 관한 사항

① 의뢰자는 관리자 등이 임상시험용 의료기기를 취급하고 보관하는 방법에 대해 문서화된 절차를 가지고 있어야 한다.

② 임상시험용 의료기기는 적시에 공급되어야 한다.

③ 의뢰자는 임상시험용 의료기기의 회수 체계를 확립하고 문서화 해야 한다.

- 임상시험용 의료기기 : 안전성과 유효성이 입증되지 않은 허가 전의 제품이므로 식품의약품안전처와 심사위원회로부터 임상시험계획 승인을 통한 사용허가 전에는 절대로 기관에 공급 되어서는 안되며, 기기의 공급부터 임상 종료 후 폐기 또는 회수까지의 임상시험용 의료기기에 대한 전반적인 관리계획(Device Management Plan, DMP)이 문서로 준비되어 있어야 한다.

(12) 식품의약품안전처장의 변경 승인 이전에 임상시험을 실시하는 것이 가능한 임상시험 계획서의 변경사항

- 피험자에게 발생한 즉각적 위험 요소의 제거가 필요한 경우
- 모니터 요원의 변경, 응급 연락 전화번호의 변경 등 행정 절차 관련 사항의 변경
- 임상시험의 유효성 및 안전성에 영향을 미치지 않는 검사사항의 추가 및 삭제 등과 같은 변경

① 임상시험계획서 변경 승인 이전에 변경 사항에 대한 실시가 가능하다는 것은 피험자 안전과 관련한 응급상황이거나 또는 변경 사항의 내용이 임상시험의 안전성이나 유효성에 영향을 미치지 않는 주요하지 않은 변경 사항인 경우에 해당한다.

② 유효성 평가 변수 및 평가 시점에 대한 변경은 유효성에 대한 평가결과에 영향을 미치는 주요 변경에 해당하므로 이와 같은 주요 변경에 대한 내용은 반드시 식품의약품안전처와 IRB로부터 임상시험계획서 변경에 대한 승인을 득한 후 실시를 해야 한다.

(13) 의료기기 임상시험계획 승인 신청시 제출자료의 요건 및 면제 범위

「의료기기 임상시험계획 승인에 관한 규정」 제4조 2항 3호에 따라, GMP 관련 자료제출을 면제받을 수 있다.

①「의료기기 임상시험계획 승인에 관한 규정」

제4조(임상시험계획 승인 신청시 제출자료의 요건 및 면제범위)

② 제1항에도 불구하고 다음 각 호에 해당하는 경우에는 제1항의 일부 자료를 제출하지 아니할 수 있다.

1. 「시행규칙」 제9조 제2항 제5호의 자료 : 임상시험용 의료기기와 본질적으로 동등한 의료기기가 국내외에서 이미 사용되고 있으며 안전성·유효성에 특별한 문제가 없다고 식품의약품안전처장이 인정하는 경우
2. 제1항 제2호 및 제3호의 자료 : 이미 허가(신고)된 의료기기의 허가(신고)되지 않은 새로운 성능 및 사용 목적 등에 대한 안정성·유효성을 연구하기 위하여 의뢰자 없이 독자적으로 수행하는 연구자 임상시험계획 승인을 신청하는 경우로서 해당 임상시험이 안전성과 직접적으로 관련되거나 윤리적인 문제가 발생할 우려가 없음을 심사위원회에서 승인하고 식품의약품안전처장이 인정하는 경우
3. 제1항 제2호의 자료 : 인체에 접촉하지 않거나 에너지를 가하지 않는 의료기기에 대한 탐색 임상시험계획 승인을 신청하는 경우(연구자 임상시험에 한함)

제4조(제출자료의 범위), 제5조(제출자료의 요건) 내용 삭제 및 변경
제8조(제출자료의 면제등)로 변경

② 제출자료 면제범위에 해당하는 경우와 이때의 제출 면제 자료

	제출자료 면제범위에 해당하는 경우	제출 면제 자료
1	임상시험용 의료기기와 본질적으로 동등한 의료기기가 국내외에서 이미 사용되고 있으며 안전성 · 유효성에 특별한 문제가 없다고 식품의약품안전처장이 인정하는 경우	기술문서 중 기원 또는 발견 및 개발 경위에 관한 자료
2	이미 허가(신고)된 의료기기의 허가(신고)되지 않은 새로운 성능 및 사용목적 등에 대한 안정성 · 유효성을 연구하기 위하여 의뢰자 없이 독자적으로 수행하는 연구자 임상시험계획 승인을 신청하는 경우로서 해당 임상시험이 안전성과 직접적으로 관련되거나 윤리적인 문제가 발생할 우려가 없음을 심사위원회에서 승인하고 식품의약품안전처장이 인정하는 경우	• GMP 관련자료 • 기술문서에 관한 자료

(14) 의료기기 전자 민원창구를 통한 의료기기 임상시험계획 승인신청

- 로그인 후 '전자 민원안내 및 신청'에서 검색하여 수행하고자 하는 민원사무 선택
- 기본정보 입력
- 신청정보 입력
- 신청 파일 업로드
- 기술문서 제출자료 여부 확인
- 상세정보 입력

(15) DVS(Data Validaton Specification)

임상시험계획서 또는 증례 기록서 작성지침에 따라 수집되어야 할 자료의 누락 또는 수집된 자료 간에 일치하지 않는 항목에 대해 질의(Query)를 발행하기 위해 사전에 정의하여 미리 목록화하는 과정이다.

(16) FAS(Full Analysis) 분석군과 대조군의 의미와 종류에 대한 설명

① FAS(FulI Analysis) 분석군

㉠ ITT(Intention To Treat) 원칙을 가장 근접하면서 이상적인 연구 대상 집단으로 무작위 배정된 대상자 중 제외 사유가 정당한 최소한의 대상자들을 제외한 분석군이다.

ⓐ 정당한 제외 사유에는 다음과 같은 사유가 있다.

- 주요한 선정기준을 위반한 경우
- 등록 후 임상시험용 의약품을 단 한번도 투여받지 못한 경우
- 무작위 배정 이후의 자료가 전무한 경우

㉡ 'ITT 분석군' 원칙 : 무작위 배정된 모든 연구대상자를 처음에 무작위 배정된 군으로 포함시켜야 한다는 원칙이다.

ⓐ 실제 어떤 처리를 받았는지에 상관없이 처음에 무작위 배정된 그대로 분석군에 넣어 분석을 하겠다는 원칙이다.

ⓑ 분석에서 최초의 무작위 배정 상태를 그대로 유지하는 것은 표본의 편향 발생을 최소화할 수 있다.

- FA(Full Analysis) 군 : ITT 원칙을 가장 근접하게 적용한 집단으로, 우월성 시험의 주 분석군으로 주로 사용된다.
- PP(Per Protocol) 군 : 주요 임상시험계획서 위반 없이 시험을 완료한 대상자만 분석하며, FA 분석과 비교 분석결과를 제시해야 한다.
- 결측 자료 처리 : 결측값은 비뚤림을 발생시키므로 최소화해야 하며, LOCF(Last Observation Carried Forward, 바로 앞 방문 자료로 대체)가 임상시험에서 흔히 사용된다(처리방법은 계획서에 사전 명시).

㉢ FAS 분석군 : 결측치가 발생할 수 있으므로 결측치 처리를 어떻게 진행할지 임상시험계획서에 기술되어 있어야 한다.

ⓐ FAS군 분석시 일부의 시험 대상자를 제외시키는 경우가 있을 수 있으며, ICH E9에는 선정기준이 무작위 배정 이전에 측정된 경우와 적절한 선정기준 위반에 대한 발견이 완벽하게 객관적으로 이루어진 경우가 있다.

ⓑ 객관적으로 이루어진 경우는 이유가 분명해야 하며, 특정 경우에만 선정기준을 만족시키지 못하는 시험 대상자를 비뜰림이 발생하지 않게 하면서도 분석에서 제외시킬 수 있다.

㉣ ICH E9에서는 아래와 같은 기준을 언급한다.

ⓐ 선정기준이 무작위 배정 이전에 배정된 경우

ⓑ 적절한 선정기준 위반에 대한 발견이 완벽하게 객관적으로 이루어지는 경우

ⓒ 모든 피험자가 선정기준 위반에 대한 검토를 동등하게 받는 경우(자료에 대한 맹검 상태에서의 검토 필요)

ⓓ 특정한 선정기준을 위배한 것으로 밝혀진 모든 시험대상자를 제외한 경우

② 대조군의 의미와 종류에 대한 설명

㉠ 기본적으로 시험군과 성격이 동일한 환자군을 선택해야 한다.

㉡ 윤리적인 문제로 대조군을 설정하기 어려운 경우를 제외하면 일반적으로 대조군을 설정하고 무작위 배정방법을 통해 동질성을 확보할 수 있다.

㉢ 임상시험에 사용하는 대조군은 다음과 같다.

- 샴(sham)기기 : 처치의 효과가 없는 기기를 사용한 군
- 활성 대조군 : 이미 사용되고 있는 표준기기 또는 처치를 사용하는 군
- 자기 또는 교차 대조군 : 동일 피험자에게 시험기기(또는 대조기기)를 적용하고 일정한 시차를 두고 대조기기(또는 시험기기)를 적용하는 군
- 무처리 대조군 : 처리(처치)하지 않은 대조군, 처치의 효과가 없을 것으로 예상되는 기기 사용
- 과거 대조군 : 이전의 임상시험의 자료나 결과를 이용
- 시차 대조군 : 같은 조건을 만족하지만 시간 또는 장소의 차이를 두고 적용

(17) 임상시험시 중도 탈락 등으로 인해 결측값이 발생할 수 있으며, 이는 비뚤림을 유발할 수 있어 결측을 최소화할 수 있도록 자료수집 및 관리에 노력해야 한다

① 결측값을 포함한 자료를 분석하는 합리적인 방법을 임상시험계획서에 제시해야 하며, 이때 사용되는 결측치 대체법이다.

㉠ LOCF(Last Observation Caried Foward) : 결측된 방문의 자료를 바로 앞 방문의 자료로 대체 하는 방법으로 임상시험에서 가장 흔히 사용하는 결측치 대체법이다.

ⓐ 보수적으로 추정을 하여 투여 기간이 길어질수록 효과가 증가한다는 특징이 있다.

ⓑ 기저 시점에서 한번 시술하여 최초 투약 장시에 효과가 가장 높을 수도 있기 때문에 항상 보수적이지는 않을 수 있다.

㉡ BOCF(Baseline Observation Caried Fonward) : 결측된 방문의 자료를 치료 시작하기 전인 기저 시점의 자료로 대체하는 방법이다.

㉢ WOCF(Worst Observation Carried Forward) : 결측된 방문의 자료를 가장 안 좋았던 방문의 자료로 대체하는 방법이다.

㉣ OC(Observed Cases) : 결측치를 다른 자료로 대체하지 않고, 관측된 자료만을 사용하는 방법이다.

(18) 시험책임자 선정시 고려해야 할 사항

① 관련 분야에 대한 전문성과 연구 경험

② 연구 간호사를 포함한 협조가 원활한 연구팀 구성

③ 적절한 시간 할애와 연구에 대한 관심과 책임감

(19) 환자등록 기준(선정/제외기준)

반드시 준수해야 할 내용으로, 일반 진료에서와 같이 진료의 경험을 바탕으로 의사의 주관적인 판단하에 기준을 준수하지 않으면 'Protocol deviation 또는 violation'이 발생하여 환자의 기저치(Baseline) 차이가 발생하여 연구결과의 해석에 영향을 미칠 수 있으므로 임상시험에서는 시험자 개인의 판단에 따른 '융통성'을 발휘해서는 안된다.

7) 의료기기 임상시험의 통계적 원칙 및 관련 문서

(1) 의료기기 임상시험의 통계적 원칙

① 임상시험설계 유형

㉠ 평행설계(Parallel Design) : 의료기기 임상시험뿐만 아니라 대부분의 확증적 비교 임상연구에서 사용되는 가장 일반적인 설계방법이다.

㉡ 교차설계(Crossover Design) : 임상시험에서 사용되는 의료기기를 동일한 피험자에게 시차를 두어 적용한 후 결과를 측정하는 방법(잔류효과 방지를 위해 휴약기 (Wash-Out Period)가 필요)이다.

㉢ 대응짝 설계 : 한 명의 피험자에게 서로 다른종류의 의료기기를 시간적 차이 없이 동시에 적용하거나 쌍을 이루어 적용하는 설계방법(예 : 좌/우 뺨)이다.

② 임상시험계획서 작성시 통계적 고려사항 : 모집단, 평가변수, 피험자 수, 대조군, 눈가림, 무작위배정, 비교 검정, 우월성 검정, 비열등성 또는 동등성 비교 검정 등이 있다.

㉠ 눈가림(Blinding, Masking) : 피험자, 시험자, 시험결과 측정지들이 측정자들이 어떤 피험자 어떤 처리를 받았는지 알게 됨으로써 발생할 수 있는 비뚤림(Bias)을 미리 제거하고 객관성을 유지하는 방법(시험대상자, 시험자, 평가자 등에 의해 발생하는 편향(Bias)을 배제하거나 줄이기 위해 사용된다. 의료기기 특성상 눈가림이 어려운 경우를 공개시험이라고 한다)이다.

ⓐ 단일 눈가림, 이중 눈가림, 제3자 눈가림, 삼중 눈가림 등

㉡ 1차 평가변수 : 의료기기의 효과를 명확히 반영하는 가장 중요한 변수이며, 대상자 수 산출의 기준이 된다.

㉢ 무작위배정(Randomization) : 선택 편향을 최소화하기 위해 사용하며, 시험대상자가 각 군에 할당될 확률이 동일하다(단순, 블록, 층화 배정 등).

㉣ 대조군 : 윤리적 문제 제외 시 설정 필수(Sham, 활성, 과거 대조군 등)이다.

㉤ 피험자 수 결정을 위한 정보 : 연구가설, 유의수준, 통계적 검정력, 사용될 통계적 방법,

선행 연구 또는 참고문헌 검토를 통해 예상되는 효과 차이(차별성) 및 표준편차이다.

③ 의료기기 임상시험계획서 통계적 고려사항

㉠ 확증 임상시험 : 1차 유효성 목표 실패(가설 검정 실패)하면 2차 유효성 평가 결과 시험군의 유효성이 확인되더라도 시험기기가 임상적으로 유효하다고 할 수 없다.

㉡ 시험군과 대조군 간 할당되는 피험자의 수를 같거나 또는 거의 비슷하게 만들어 주는 무작위 배정 방법은 블록 무작위 배정이다.

㉢ 위약효과(Placebo effiect)를 배제하기 위해서는 피험자 눈가림이 되어야 한다.

ⓐ 임상시험의 모집단

ⓑ 1차 평가변수 및 2차 평가변수

ⓒ 대조군

ⓓ 눈가림

ⓔ 무작위 배정

ⓕ 비교검정

ⓖ 우월성(Superiority) 검정

ⓗ 비열등성 또는 동등성 비교 검정

ⓘ 피험자 수의 결정

④ 임상시험계획서 통계적 고려사항의 평가변수

㉠ 1차 목적 및 1차 변수 : 임상시험의 핵심적인 목적 및 1차 목적을 대표할 수 있는 평가변수로 일반적으로 단일 목적 및 단일 평가변수로 설정한다.

㉡ 2차 목적 및 2차 변수 : 임상시험 평가를 보조적으로 확인 할 수 있는 목적 및 평가변수로 다양한 목적 및 평가변수로 설정한다.

⑤ 의료기기 임상시험계획서의 통계적 고려사항 중 1차 평가변수와 관련된 내용 : 임상시험에서 평가하고자 하는 의료기기의 효과를 명확히 반영할 수 있는 가장 중요한 결과 변수를 1차 평가변수라고 한다.

㉠ 확증 시험의 주요 목적 : 유효성에 대한 과학적 증거를 제시하는 것이기 때문에 1차 평가변수는 대부분 유효성 평가변수이다.

ⓐ 때때로 안전성 평가가 1차 평가변수가 될 수 있고, 삶의 질을 나타내는 척도나 의료비용의 측정도 1차 평가변수가 될 수 있다.

㉡ 일반적으로 1차 유효성 평가변수 : 의학적 중요도, 객관적 측정 기능 등에 근거하여 기존의 비슷한 임상시험이나 의학 연구에서 이미 사용되어 검증을 거친 변수를 선택한다.

ⓐ 1차 평가변수에 근거하여 피험자 수를 계산하게 되고, 1차 유효성 목표가 성공하면 임상시험의 결과가 성공하는 것이다.

(2) 의료기기 임상시험 결과보고서

임상시험 결과보고서는 누구나 이해할 수 있게 임상시험의 과정을 기술해야 하며, 결과를 정확히 기술해야 한다.

<table>
<tr><th>번호</th><th colspan="2">내용</th></tr>
<tr><td>1</td><td colspan="2">표지</td></tr>
<tr><td>2</td><td colspan="2">요약</td></tr>
<tr><td>3</td><td colspan="2">결과보고서 목차</td></tr>
<tr><td>4</td><td colspan="2">약어나 용어 정리</td></tr>
<tr><td>5</td><td colspan="2">윤리적 고려에 대한 기술</td></tr>
<tr><td>6</td><td colspan="2">시험자 및 연구지원 조직</td></tr>
<tr><td>7</td><td colspan="2">서론</td></tr>
<tr><td>8</td><td colspan="2">연구 목적</td></tr>
<tr><td rowspan="9">9</td><td colspan="2">임상시험계획</td></tr>
<tr><td>9.1</td><td>전반적인 임상시험 방법에 대한 기술</td></tr>
<tr><td>9.2</td><td>임상시험 방법 및 대조군(대조기기) 선정의 근거</td></tr>
<tr><td>9.3</td><td>피험자 선정</td></tr>
<tr><td>9.4</td><td>치료</td></tr>
<tr><td>9.5</td><td>유효성 및 안전성 관련 변수</td></tr>
<tr><td>9.6</td><td>자료의 질 보증</td></tr>
<tr><td>9.7</td><td>임상시험계획서의 통계적 분석방법 및 피험자 수</td></tr>
<tr><td>9.8</td><td>임상시험 수행 및 분석방법의 변경</td></tr>
<tr><td rowspan="3">10</td><td colspan="2">피험자</td></tr>
<tr><td>10.1</td><td>피험자의 임상시험 참여 상태</td></tr>
<tr><td>10.2</td><td>임상시험계획서 위반</td></tr>
<tr><td rowspan="4">11</td><td colspan="2">유효성 평가</td></tr>
<tr><td>11.1</td><td>분석에 포함할 피험자군의 선정</td></tr>
<tr><td>11.2</td><td>피험자의 인구학적 정보 및 기타 치료적 특성에 대한 비교</td></tr>
<tr><td>11.3</td><td>유효성 평가결과의 제시 및 분석</td></tr>
<tr><td>12</td><td colspan="2">안전성 평가</td></tr>
</table>

번호	내용	
	12.1	폭로의 정도
	12.2	유해사례
	12.3	중대한 유해사례 및 기타 중요한 유해사례
	12.4	실험실적 유해사례의 평가
	12.5	활력징후, 신체검사, 기타 안전성에 관해 관찰한 결과들
	12.6	안전성에 대한 결론
13	고찰 및 전반적인 결론	
14	참고문헌	
15	부록	

(3) 의료기기 임상시험 결과보고서 작성

① 피험자 참여 현황 작성시 스크리닝 탈락 사유를 제시하는 것이 실제 임상시험용 의료기기 적용이 적절한 적용군이 었는지를 명확하게 하는데 도움이 될 수 있으므로 스크리닝 과정에서 탈락된 사유를 제시하는 것이 좋다.

② 눈가림이 해제되지 않은 상태에서 중간 분석을 시행하더라도 임상시험 결과보고서에 그 내용을 상세히 기술해야 한다.

임상시험 결과보고서 내에 윤리적 고려에 대한 기술이 기재되어야 하며, 상세 내용은 다음과 같다.

- 임상시험의 윤리적인 측면을 충분히 고려하였음을 보증할 수 있도록 임상시험 실시기관에서 발행한 임상시험심사위원회(IRB)의 심사기록, 피험자 동의를 얻은 방법에 관해 기술한다.
- 임상시험에서 사용한 동의서 또는 설명문은 부록에 반드시 첨부해야 한다.

③ 결과보고서 작성시 전반적인 임상시험 방법에 대해 기술

㉠ 임상시험에서 사용한 시험 의료기기 및 대조 의료기기의 종류, 용량, 투여기간

㉡ 대상 피험자군 및 수

㉢ 눈가림의 정도

㉣ 무작위 배정의 방법

㉤ 부작용

㉥ 자료의 모니터링

㉦ 자료평가위원회가 있는 경우 위원회의 평가

㉧ 중간분석

(4) 시험자 및 연구지원 조직

- 시험책임자
- 시험담당자
- 의료기기 관리자
- 연구 간호사
- 모니터링 담당자
- 공동연구자(임상시험 조정자, 통계학자, 임상약리학자, 임상역학자 등)
- 자료평가위원회가 설치되어 있는 경우 이에 대한 내용

(5) 가설 및 통계분석 내용과 카이제곱검정

① 우월성 검정 및 비열등성 검정

㉠ 우월성 검정 (Superiority) : 시험기기가 대조군보다 더 뛰어남을 입증하려는 경우로 임상적으로 우월하다고 인정할 만한 우월성 한계점을 미리 결정해야 한다.

㉡ 비열등성/동등성 검정(Non-inferiority/Equivalence) : 시험기기가 대조군보다 열등하지 않음을 입증하려는 경우로 임상적으로 무시할 만한 차이인 비열등성 한계점을 미리 결정해야 한다.

㉢ 검정력(Power) : 실제로 존재하는 효과를 입증하는 힘(확률)이며, 일반적으로 80~90[%] 이상으로 설정하는 것이 중요하다.

가 설	우월성 시험	비열등성 시험
귀무가설 채택	새로운 치료법이 기존 치료법보다 우월하지 않다.	기존 치료법이 새로운 치료법보다 우월하다.
대립가설 채택	새로운 치료법이 기존 치료법보다 우월하다.	기존 치료법이 새로운 치료법보다 우월하지 않다.

② 통계분석 내용

〈상관된 수치형 반응변수〉

상 황	통계분석법
짝진자료	모수적 방법 : Paired T-test
	비모수적 방법 : 차이에 관한 윌콕슨 부호 순위 검정

③ 카이제곱검정 : 관측된 범주형 데이터의 빈도가 기대되는 빈도와 유의하게 다른지 검증

적합도 검정	관측된 데이터의 비율이 각각의 해당 집단에서의 비율과 같은지 검증
동질성 검정	모집단의 표본이 그 모집단을 대표할 수 있는지 검증
독립성 검정	두 범주형 변수가 독립적으로 분포되는지 검증

8) 피험자에 관한 내용

(1) 피험자 동의서

① 동의서의 기본적인 기능은 법률적인 서류 절차가 아닌 피험자에 대한 교육 및 이해를 위한 도구로 작용하도록 작성해야 한다.

② 피험자가 임상 연구에 자발적 동의에 의해 참여하고, 언제든지 참여 동의를 철회할 수 있으며, 피험자가 이로 인해 어떠한 불이익도 받지 않는다는 사실을 설명해야 한다.

③ 임상시험에서 동의를 구하는 과정은 충분한 설명을 근거로 하는 동의이다.

(2) 피험자 설명문 및 동의서에 기재해야 활 사항

① 임상시험자료의 통계분석 방법 : 계획서에 기재되는 사항으로 피험자 설명문 및 동의서에 기재하지 않는다.

② 피험자 설명문 및 동의서에 기재 : 임상시험의 목적, 임상시험에 참여함으로써 피험자에게 예상되는 비용, 피험자의 임상시험 예상 참여기간, 임상시험에 참여하는 대략의 피험자 수는 의료기기 임상시험 관리기준에 따라 기재한다.

(3) 피험자 동의 절차

시험책임자는 피험자에게 임상시험에서 기대되는 이익과 위험을 충분히 설명하고 질문에 모두 답하였어도 임상시험 참여 여부를 즉시 결정하도록 재촉해서는 안되며, 충분히 생각하고 필요하면 가족과 상의 후 결정할 수 있도록 충분한 시간을 제공해야 한다.

① 시험책임자는 IRB 승인을 받은 서면 정보와 임상시험의 모든 측면에 대한 정보를 피험자에게 충분히 제공해야 한다. 법적으로 필요한 경우 대리인이나 공정한 입회자가 동의 과정에 참가해야 하며, 이럴 경우 각자 동의서에 직접 이름과 날짜를 기재하도록 한다.

② 피험자설명서를 포함한 동의서 1부를 복사하여 원본은 시험담당자가 시험자 파일에 보관하고 사본은 피험자에게 전달하도록 한다.

③ 피험자가 자발적으로 임상시험 참여에 동의하는 경우 피험자 스스로 동의서에 이름/서명과 동의한 날짜를 기재하도록 한다.

(4) 피험자 동의 서식에 반드시 포함할 내용

- 임상시험에 참여하는 대략의 피험자 수
- 임상시험은 연구목적으로 수행된다는 사실
- 피험자가 준수해야 할 사항

「의료기기 임상시험 관리기준」 제7조 시험자 아목(피험자 동의) 10항

- 피험자의 신상을 파악할 수 있는 기록은 비밀로 보호될 것이며, 임상시험의 결과가 출판될 경우 피험자의 신상은 비밀로 보호될 것이라는 사실 또한 피험자 동의서 서식에 포함되어야 한다.
- 모니터요원, 점검을 실시하는 자, 심사위원회 및 식품의약품안전처장이 관계 법령에 따라 임상시험의 실시 절차와 자료의 품질을 검증하기 위해 피험자의 의무기록을 열람할 수 있으나 이때에도 피험자의 신상에 관한 비밀이 보호되는 범위에서 이루어진다.

(5) 피험자 선정/제외기준의 적합 여부

① 피험자의 특성을 문진으로 확인하거나 각 임상시험과 관련된 검사들을 통해 확인할 수 있는데, 선정/제외기준이 너무 까다로운 경우 피험자 등록이 어려워질 수 있다.

② 선정/제외기준이 너무 광범위하거나 모호한 경우 등록된 피험자들의 균질성(homogeneity)이 떨어져 연구 결과에 비뚤림이 발생할 수 있으므로 균질성은 유지하되 너무 까다롭지 않게 기준이 설정되어야 한다.

(6) 임상시험에서 일반적으로 제외해야 할 대상

- 취약한 환경에 노출되어 있는 자
- 임상시험 참여시 거부반응이 발생할 것으로 예상되는 자
- 유효성이나 전염성에 영향을 주는 약물이나 치료를 받은자

임상시험 기관이 아닌 타 병원에서 임상시험 대상 질환을 진단받았다고 하더라도 임상시험 계획서에서 제시한 진단기준에 따라 대상 질환을 진단받은 것이 확인되면 임상시험의 대상이 될 수 있다.

(7) 피험자의 안전보호에 관한 대책으로서 시험자가 해야 할 역할과 책임

- 「의료기기법 시행규칙」 제24조 제1항
- 시험자는 의뢰자와 합의되고 임상시험심사위원회 및 식품의약품안전처의 승인을 득한 후 임상시험을 실시할 수 있다.
- 시험자가 알게 된 피험자의 발병 질환에 대해 의학적 처치가 필요한 경우 이를 피험자에게 알려야 한다.
- 시험자는 임상시험 중 또는 임상시험 이후라도 임상시험에서 발생한 모든 이상 사례에 대해 적절한 의약적 처치를 받을 수 있어야 한다.

9) 임상시험 관련 자료

(1) 임상시험 관련 자료

개인의 비밀 정보 등을 포함한 연구자료이므로 자료의 접근 권한은 제한되어야 하고, 열람 등은 로그를 통해 철저히 관리되어야 하며, 식품의약품안전처의 실태 조사 등을 제외하고 임의로 공개 되어서는 안된다.

① 보관 장소는 잠금장치가 되어 있어 안전하게 출입 관리가 되어야 한다.
② 문서보관 책임자는 문서보관 장소의 문서 입출고 기록을 작성해야 한다.
③ 기본문서 파일은 임상실시 관련 다른 자료 및 기록과 함께 별도의 장소에 보관해야 한다.

(2) 임상시험자료의 품질관리

임상시험은 임상시험계획서, 임상시험 실시기준 및 관련 규정에 따라 실시해야 하며, 임상시험과 관련된 자료의 수집 · 기록 · 문서 · 보고 등에 관한 제반사황이 임상시험 실시 기준과 관련 규정을 준수하였음을 확인하기 위해 임상시험의 품질 보증을 실시해야 한다. 또한 신뢰성 보증체계에 따라 임상시험자료의 (품질관리) 실시한다.

(3) 임상시험자 자료집(Investigator's Brochure)

① 기기에 관한 가장 기본적이고 중요한 자료이므로 임상시험 시작시 연구 관련 인력 모두에게 제공되어야 한다.
② 임상시험 수행중 기기 관련 정보가 변경되거나 새로운 사항이 발생한 경우 관련 내용을 갱신해야 한다.
③ 임상시험에 사용되는 의료기기의 개발과정에서 수집된 임상 및 비임상 등의 관련 정보를 정리하여 시험자에게 제공하는 자료이다.

④ 임상시험 수행과정에서 얻은 자료의 품질에 대한 개별적 · 전체적 평가에 사용되는 문서는 임상시험 기본문서(Essential document)이다.

※ 임상시험자 자료집
- 시험자 자료집 : 제품개발 경위부터 개발과정에서 수행한 기기 관련 사항에 대한 정보를 가장 잘 알 수 있는 문서로 개발과정에서 수집된 전임상, 임상자료가 모두 정리되어 있기 때문에 개발 History를 알 수 있는 문서이다.
- 의뢰자 : 임상시험에 사용되는 개발 의료기기의 특성을 이해하고 적절하게 사용할 수 있도록 해당 식품의약품안전처, 임상시험심사위원회, 시험자에게 임상시험자 자료집을 제공해야 하고 이 자료에는 거짓이 없어야 한다.

(4) 임상시험 기본 문서파일(Trial Master File)

「의료기기 임상시험 기본 문서관리에 관한 규정」 및 ICH-GCP에서는 시험책임자/시험기관 및 의뢰자 측이 준비하여야 하는 임상시험 기본문서 파일을 TMF로 정의하고 있으나 IS014155에서와 실제 임상 현장에서는 시험책임자 · 시험기관이 준비해야 하는 기본문서 파일을 ISF(Investigaltion Site File)로도 사용하고 있다.

의료기기 임상시험 기본문서관리에 관한 규정」에 따라 임상시험 실시 전, 임상시험실시 중 및 임상시험 완료 또는 종료 후로 나뉘어 지며, 사전에 이를 정리 · 보존할 수 있도록 해당 임상시험이 실시되기 이전에 시험책임자/시험 기관및 의뢰자 측에 준비되어 있어야 하는 문서 파일이다.

(5) 문서관리 및 수정(CRF, 근거 문서)

① 근거 문서(Source Document) : 임상시험 자료가 처음으로 기록된 문서이며, 의무기록지, 검사결과지 등이 해당 된다.

② 증례기록서 (CRF) : 임상시험계획서에서 요구하는 자료를 기록하는 도구로, 근거 문서와 일치해야 한다.

③ 문서 수정방법 : 잘못 기재된 부분은 한 줄을 긋고, 정확한 자료 입력 후 날짜, 서명(이니셜), 수정 사유를 기록해야 하며, 수정액 사용이나 겹쳐 쓰는 것은 허용되지 않는다.

④ 수정방법 : 한 줄을 긋고, 정확한 자료 입력 후 날짜, 서명(이니셜), 수정 사유를 기록(수정액 사용 불가)한다.

(6) 임상시험 기본문서 파일 보관기간

의뢰자 임상시험인 경우는 의뢰자가 정한 기간을 따를 수 있으나, 의뢰자가 정한 기간이 「의료기기법 시행규칙」 제24조에서 정한 기간보다 짧은 경우에는 「의료기기법 시행규칙」에 따른다.

「의료기기법 시행규칙」 제24조
③ 임상시험 의뢰자 및 임상시험기관의 장은 임상시험계획서와 임상시험실시에 관한 기록 및 자료(전자문서를 포함한다)를 다음 각 호의 구분에 따른 기간 동안 보존하여야 한다.
1. 제조허가 · 수입허가 또는 그 변경허가를 위한 임상시험 관련 자료 : 허가일로부터 3년
2. 그 밖의 임상시험 관련 자료 : 임상시험이 끝난 날로부터 3년

(7) 임상시험결과보고서(CSR)

① 작성원칙 : 임상시험의 모든 과정을 분석한 최종 보고서로, 임상적 및 통계적 기술 및 분석이 포함되어야 한다. 안전성 및 유효성 결과와 '위험 및 이익(risk and benefit)' 간 상관관계를 논의하고 결론을 제시해야 한다.

② 결과보고서 필수항목 : 표지, 개요, 본문(윤리, 계획, 대상자, 유효성/안전성 평가, 고찰 및 결론), 참고문헌, 부록 등으로 구성된다.

㉠ 부록 : 프로토콜, IRB/시험자 명단, 동의서 서식, 무작위배정표 등이 포함된다.

③ 안전성 평가 : 사망, 중대한 이상 사례, 기타 유의한 이상 사례 등은 특히 주의를 기울여 개별적으로 상세히 설명하고 분석해야 한다.

(8) 종이 증례기록서 작성지침에 대한 설명

① 근거 문서와 증례기록서를 기록하면서 오류가 발생할 수 있는데 수정은 잘못 기재된 곳에 한 줄을 긋고 정확한 자료를 입력한 후 날짜와 서명(이니셜), 수정 사유를 기록하며, 이때 수정하기 전 자료가 보여야 하므로 수정액을 사용하거나 겹쳐 쓰지 않도록 한다.

② 자료를 기록할 수 없는 경우 빈칸으로 남기지 말고 실시하지 않음(not done : ND), 또는 알 수 없음(unknown : UK)과 같이 분명한 이유를 기록해야 한다.

(9) 종이 증례기록서를 통해 수집된 자료를 관리하는 과정에 대한 목록으로 자료관리 순서

① DMP 개발 → ② 이중자료 입력 및 불일치 자료 확인 → ③ DCF 작성 및 DCF resolution → ④ Medical Coding → ⑤ DB Locking

※ DMP에 대한 설명
- 임상시험을 시작할 때 임상 자료관리 실무와 규정에 적합하도록 개발되어야 하며, 종이 증례 기록서가 수거되면 수집된 자료를 전자자료로 변환하여 데이터베이스에 저장하기 위해 자료 입력하는데, 이때 오류를 피하기

위하여 이중자료 입력방법을 사용한다.
- 이중자료 입력이 완료되면 불일치 자료를 확인하여 올바른 자료로 데이터베이스를 수정한다.
- Medical Coding은 자료입력 완료 후 DB Locking 전 수행된다.

(10) 의료기기 제조 및 품질관리 적합 인정서

임상시험용 의료기기에 따른 시설과 제조 및 품질관리 체계의 기준에 적합하게 제조되고 있음을 증명하는 자료로 해당 서류는 시설과 제조 및 품질관리 체계의 기준에 따른 의료기기 제조 및 임상시험용 의료기기 제조에 함께 제출해야 하는 서류이다.

(11) 의뢰자의 점검과 식품의약품안전처장의 (실태 조사)시 제공하는 것

① 기본문서는 임상시험이 타당하게 수행되었고 수집된 자료가 정확함을 확인하기 위하여 의뢰자가 독립적으로 실시하는 점검 및 식품의약품안전처장이 실시하는 실태 조사의 검토 대상으로서 기본문서는 의뢰자의 점검과 식품의약품안전처장의 (실태 조사) 제공이다.

②「의료기기 임상시험 기본문서관리에 관한 규정」 별표에서는 기본문서의 개요 및 기본문서의 중요 기능들에 대해 다음과 같이 설명하고 있다.

「의료기기 임상시험 기본문서관리에 관한 규정」
임상시험 기본문서의 종류, 목적 및 문서별 보관책임자
- 임상시험 기본문서(이하 "기본문서"라 한다) : 임상시험의 수행과 그로부터 얻어진 자료의 질에 대하여 개별적 또는 전체적인 평가가 가능하도록 해주는 문서이다.
- 이 문서들은 시험자, 의뢰자 및 모니터 요원이 「의료기기법 시행규칙」, 제24조 및 별표3 의료기기 임상시험 관리기준을 준수하였음을 입증하는 역할을 한다.
- 기본문서는 다음과 같은 중요한 기능을 갖는다.

  첫째, 시험책임자 · 시험 기관및 의뢰자가 기본문서를 적절하게 정리 · 보존함으로써 시험책임자, 의뢰자 및 모니터 요원이 임상시험을 성공적으로 관리하는 데 많은 도움이 된다.

  둘째, 기본문서들은 임상시험이 타당하게 수행되었고 수집된 자료가 정확함을 확인하기 위하여 의뢰자가 독립적으로 실시하는 점검 및 식품의약품 안전처장이 실시하는 실태 조사의 검토대상이 된다.

(12) 실태조사(inspection)와 평가기준

정부기관(식품의약품안전처장)이 수행의 주체가 되어 임상시험 관련 모든 시설, 문서, 기록 등을 현장에서 공식적으로 조사하는 행위이다. 위반 정도에 따라 행정처분이 따를 수 있다.

① 실태 조사

㉠ 점검시 임상시험의 중요도, 피험자의 수, 임상시험의 복잡성, 등을 고려하여 점검을 계획

할 수 있다.

㉡ 의료기기 임상시험 관리기준에 따라 의뢰자 : 임상시험 자료의 품질관리 체계를 확립하고 유지해야 한다.

㉢ 점검은 임상시험 중 일상적으로 실시하는 모니터링이나 품질관리 수행과는 구분하여 독립적으로 실시되어야 한다.

㉣ 정부기관(식품의약품안전처)이 수행의 주체가 되어 시험기관, 의뢰자, CRO 등 모든 시설, 문서, 기록 등을 현장에서 공식적으로 조사하는 행위는 실태 조사이다. 실태 조사는 수행목적 및 수행 방법이 점검과 유사 하지만 수행 주체가 다르다.

[참고] 일반적으로 점검은 의뢰자 내부의 신뢰성 보증부서에서 적절한 자격을 갖춘 점검자가 실시하며, CRO나 별도의 전문가에게 의뢰될 수 있다.

② 실태조사의 평가기준 : 위반사항(Critical findings), 시정사항(Major findings), 주의(Minor findings), 권고(Recommendation)로 구분된다. 이 중 '위반사항'은 가장 강력한 조치를 받게 되는 평가이며 위반사항으로 확인되는 경우 「의료기기법 시행규칙」 제58조 제2항에 따른 별표의 기준에 따라 행정처분을 받을 수 있고, 결과보고서의 신뢰성에 대해 인정하지 않을 수 있다.

「의료기기법」 제37조(지정의 취소 등) 제1항

식품의약품안전처장은 제6조의4 제1항, 제10조 제3항, 제10조의2 제1항 또는 제28조 제2항에 따라 지정을 받은 기술문서 심사기관, 임상시험기관, 비임상시험 실시기관 또는 품질관리 심사기관이 다음 각 호의 어느 하나에 해당하면 그 지정을 취소하거나 6개월 이내의 기간을 정하여 그 업무의 정지를 명할 수 있다. 다만, 제1호, 제2호 또는 제5호에 해당하면 그 지정을 취소하여야 한다.

(13) 임상시험 자료를 전자적으로 처리하거나 원거리 전자 시스템을 이용하려는 의뢰자가 준수해야 하는 사항

① 시스템의 안전성 · 정확성 · 신뢰성 및 일관성이 의뢰자가 설정한 요구사항에 맞는지 확인하고, 확인 사항을 기록하여야 한다.

② 인가되지 않은 자에 의한 자료의 접근을 막을 수 있는 보완 체계를 마련하여야 한다.

③ 해당 임상시험과 관련하여 눈가림이 필요한 경우, 자료입력 및 처리 과정에서 눈가림 상태를 유지하여야 한다.

④ 의료기기 임상시험의 실시 : 시스템에 입력된 자료를 수정될 수 있으나, 기존에 입력한 자료가 삭제하지 않도록 설계되어야 하며, 의뢰자는 이를 확인하여야 한다.

(14) 제조허가 · 수입허가 또는 변경 허가를 위한 임상실험 관련 자료 보관

① 의뢰자가 제조허가 · 수입허가 또는 그 변경 허가를 위한 임상시험 관련 자료 보관인 경우 허가일로부터 3년, 그 밖의 임상시험 관련 자료인 경우 임상시험이 끝난 날로부터 3년 보관해야 한다.

② 점검 : 해당 임상시험에서 수집된 자료의 신뢰성을 확보하기 위해 해당 임상시험이 임상시험계획서, 의뢰자의 표준작업 지침, 임상시험실시 기준, 관련 규정에 따라 수행되고 있는지를 의뢰자 등이 체계적 독립적으로 실시하는 조사이다. 의뢰자 내부의 신뢰성 보증부서에 적절한 자격을 갖춘 점검자(Auditor) 가 실시하며, CRO나 별도의 전문가에게 의뢰할 수 있다.

③ 점검자의 역할은 다음과 같다.

㉠ 규정 및 기준에 적합하지 않은 주요 위반사항 발견

㉡ 발견된 위반사항에 대해 적절한 대처 방법 제시

㉢ 위반사항에 대한 수정 및 재발 방지계획 수립에 도움

㉣ 사후관리 및 관련된 교육에 관여

Chapter

02

인허가 심사

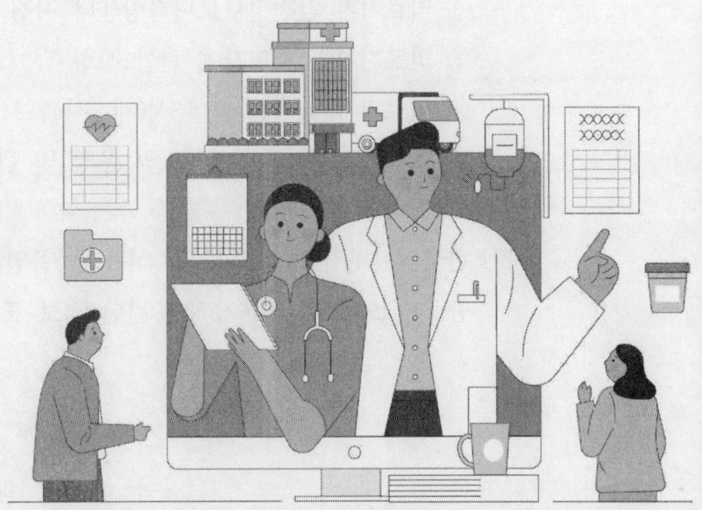

01 인허가 심사

1. 인허가 문서 작성 및 신청

1) 의료기기 행정체제의 이해

① 의료기기 행정체제

㉠ 소관 부처 : 식품의약품안전처

㉡ 식품의약품안전처 본부 : 의료기기 정책 수립, 허가 및 사후관리 등

㉢ 식품의약품안전 평가원 : 허가 대상 의료기기의 기술문서 검토 등

㉣ 지방식품의약품안전청 : 의료기기 GMP 서류 · 현장 심사 및 사후감시 등

㉤ 관할지방식품의약품안전처 : 제조업 허가신청

㉥ 한국의료기기안전정보원이 담당 : 1등급 의료기기 신고, 2등급 의료기기 인증

㉦ 식품의약품안전처 : 3등급, 4등급 의료기기 인허가

㉧ 의료기기안전정보원의 주요 사업 : 희소 · 긴급 도입 필요 의료기기 공급

ⓐ 의료기기 인증 및 신고 업무 처리

ⓑ 신개발 의료기기를 제품화하기 위한 임상시험 지원

㉨ 의료기기안전평가과의 주요 업무 및 민원 업무

ⓐ 의료기기의 부작용에 관한 관리

ⓑ 의료기기 부작용 정보의 환자 통보에 관한 사항

ⓒ 의료기기의 안전성 정보에 관한 관리

ⓓ 추적관리대상 의료기기의 지정 및 관리

ⓔ 의료기기 안전정보모니터링센터 지정 및 운영관리

ⓕ 의료기기의 재평가에 관한 사항

ⓖ 의료기기의 시판 후 조사(재심사를 포함한다)에 관한 사항

ⓗ 의료기기 품목 갱신제도의 운영 및 관리 총괄

② 주요 관련 기관

㉠ 한국의료기기 안전 정보원 : 식품의약품안전처 산하기관으로, 주요 사업은 의료기기 인증 · 신고 업무, 의료기기에 관한 정보 또는 기술지원 등이 있다.

㉡ 의료기기 시험 검사기관 : 「식품 · 의약품 분야 시험 · 검사 등에 관한 법률」 제6조 제2항 제4호에 따라 지정된 기관으로, 의료기기 제조 · 수입허가, 인증, 품질검사 등에 필요한 시험검사 성적서를 발급한다.

〈의료기기 시험 검사기관 지정 현황〉

('24.10월 기준 15개)

연번	기관명
1	(재)한국기계전기전자시험연구원
2	한국산업기술시험원
3	(재)한국화학융합시험연구원
4	서울대학교병원 의생명연구원
⋮	
14	주식회사 아이씨알
15	주식회사 에이치시티

㉢ 식품의약품안전 평가원(의료기기 심사부)

- 첨단의료기기과
- 체외진단기기과
- 심혈영상기기과
- 정형재활기기과
- 구강소화기기과
- 디지털헬스규제지원과

㉣ 의료기기 관련 기관 : 각 역할에 따라 다음과 같이 구분할 수 있다.

구분	역할
허가기관	• 제조/수입업체에 대한 업허가(식품의약품안전처 지방청) • 품목에 대한 신고, 인증(한국의료기기안전정보원) • 품목에 대한 허가 및 심사(식품의약품안전처) • 제조소의 품질시스템(GMP)에 대한 심사 및 감시 업무(식품의약품안전처 지방청)
시험기관	• 인증 및 허가에 필요한 제품시험을 실시하고 시험성적서를 발행한다.
GMP 심사기관	• 제조소의 품질시스템(GMP)에 대한 심사를 실시하고 GMP 적합 인정서 발행한다.
기술문서 심사기관	• 품목에 대한 인증 심사업무를 수행히고 기술문서 결괴통지서를 발행한다.
임상시험기관	• 의료기기의 임상시험을 실시하고 결과보고서를 발행한다.

③ 의료기기 품질관리 심사기관 : 「의료기기법」 제28조에 따라 지정된 기관으로, 의료기기의 제조 및 품질관리에 관한 심사업무를 수행한다.

〈의료기기 품질관리 심사기관 지정 현황〉

'23.10월 기준

연번	기관명
1	한국산업기술시험원
2	(재) 한국기계전기전자시험연구원
3	(재) 한국건설생활환경시험연구원
4	(재) 한국화학융합시험연구원
5	티유브이슈드코리아(주)*
6	티유브이라인란드코리아(주)*

※ (조건부 지정) 해당 기관의 품질 심사원은 식품의약품안전처장이 정하는 의료기기 제조 및 품질관리 기준 품질 심사원 교육과정을 이수하여야 하며, 식품의약품안전처장으로부터 품질관리 심사기관의 세부 운영 규정(심사수수료 등 포함) 승인을 받은 이후 심사업무 실시

④ 의료기기 기술문서 심사기관 : 「의료기기법 제6조의 4에 따라 지정된 기관으로, 이미 인증을 받은 의료기기와 본질적으로 동등한 2등급 의료기기에 대한 기술문서 등의 적합성 심사업무를 수행한다.

〈의료기기 기술문서 심사기관 지정 현황〉

('24.3월 기준)

연번	기관명
1	한국산업기술시험원
2	(재) 한국기계전기전자시험연구원
3	(재) 한국건설생활환경시험연구원
4	(재) 한국화학융합시험연구원
5	한국에스지에스(주)
6	한국의료기기안전정보원
7	대구경북 첨단의료산업진흥재단
8	연세대학교 의료원 치과 의료기기 시험 평가센터

⑤ 의료기기 임상시험 실시기관 : 「의료법」에 따른 의료기관 중 「의료기기법」 제10조 제3항, 「의료기기법 시행규칙」 제21조에 따라 지정된 기관으로, 임상시험에 필요한 시설, 인력 및 기구를 갖추고 의료기기 임상시험 업무를 수행한다('24.2월 기준 192개).

⑥ 의료기기 비임상시험 실시기관 : 「의료기기법」 제10조의2, 「의료기기법 시행규칙」 제24조

의2, 제24조의3 등에 따라 지정된 기관으로, 의료기기의 제품 검증 및 유효성 확인에 관하여 사람 외의 것을 대상으로 비임상시험 업무를 수행한다('24.2월 기준 16개).

⑦ 의료기기 재심사 신청서 제출

㉠ 2등급 의료기기 : 제조소의 소재지를 관할하는 지방식품의약품안전청장에게 제출해야 한다.

제3조(분류 번호, 품목명, 등급 및 품목 정의의 변경에 대한 경과 조치)

- 종전의 규정에 따라 이미 허가를 받거나 신고한 품목 중 개정 규정의 별표에 따라 분류번호, 품목명, 등급 및 품목 정의가 변경된 경우에는 별도의 변경 절차 없이 허가 사항이 변경된 것으로 본다.
- 종전의 규정에 따라 이미 의료기기 제조(수입) 허가를 받은 자 중 부칙 제3조 제1항에 따른 변경이 있는 경우 이 고시 시행 후 6개월 이내에 의료기기 허가증 원본을 식품의약품안전처장(3, 4등급) 또는 지방식품의약품안전청장(2등급)에게 제출하고 변경된 내용으로 의료기기 허가증을 교부받아야 한다.

⑧ 심사의 원칙 및 절차 및 방법

㉠ 심사의 원칙

ⓐ 성실성

ⓑ 공정한 보고

ⓒ 증거에 근거한 접근

㉡ 절차 및 방법

ⓐ 업무를 효과적으로 계획하고 준비

ⓑ 수집된 정보의 관련성 및 정확성 검증

ⓒ 심사활동을 기록하기 위한 작업문서를 활용

⑨ 원격 또는 가상심사에서 발생할 수 있는 리스크에 대한 사전검토

㉠ 주변의 소음으로 인한 의사소통의 어려움

㉡ 원격장치 상 에러가 발생했을시 해결할 수 있는 기술적인 능력여부

㉢ 피 심사조직에 확인시켜주는 문서의 신뢰성

⑩ 심사계획서에 포함되는 것

㉠ 샘플링 정도를 포함하는 심사방법

㉡ 심사기준 및 문서화된 정보

㉢ 리스크와 기회

⑪ 심사할 공장 방문시 현장활동에 대하여 고려되는 것

㉠ 가동 중인 프로세스를 불필요하게 교란하는 것을 피한다.

㉡ 혼란을 최소화하기 위한 스케줄을 협의한다.

㉢ 비록 명확하게 허락을 받았더라도, 심지어 자격이 있거나 면허증이 있다고 할지라도 어떠한 설비라도 만지거나 조작하지 않아야 한다.

⑫ 심사업무문서를 준비할 때 포함되는 것
㉠ 체크리스트
㉡ 심사 샘플링 계획
㉢ 입증자료, 심사발견사항 및 회의록과 같은 정보를 기록하는 서식

⑬ 피심사자 관련 문서는 심사 활동에 관한 정보의 수집 목적으로 검토된다.

⑭ 심사 중에 데이터를 수집하는 심사대상 품목에 대한 정확한 결론을 도출하기 위한 근거의 제공이 목적이다.

⑮ 심사프로그램 관리자에 대한 설명 : 적격한 심사팀 배정을 위해 산업별로 부여된 코드를 파악하고 코드를 가지고 있는 심사원을 배정한다. 또한 적격한 인원이 없는 경우 기술전문가와 함께 심사할 수 있고, 심사프로그램 관리에 대한 프로세스 흐름에서 DO는심사방법의 선택이다.

⑯ 심사프로그램 수립시 고려해야 되는 것
㉠ 심사프로그램 관리의 개별 권한과 책임
㉡ 심사프로그램 관리 인원의 적격성
㉢ 심사프로그램의 정도(content)설정

⑰ 심사프로그램의 정도를 설정할 때 영향을 미치는 요인
㉠ 심사의 목표 및 범위
㉡ 심사대상의 활동의 중요도
㉢ 심사대상의 활동의 복잡성

⑱ 심사종류에 대한 설명
㉠ 1자심사(내부심사)
ⓐ 자격받은 직원 또는 외부 컨설턴트가 심사를 수행할 수 있다.
ⓑ 심사원은 심사한 부분에 대해 직접적인 책임이 없다.
ⓒ 품질시스템의 모든 요소들은 매년 심사되어야 한다.
㉡ 2자심사 : 고객 또는 고객과 같이 조직에 이해관계를 갖는 당사자 또는 위임받은 대리자의 의한 심사
㉢ 3자심사 : 등록 또는 인증을 제공하는 기관과 같이 독립적인 심사조직으로부터 받는 심사
㉣ 결합심사 : 2개이상의 경영시스템을 함께심사하는 경우

ⓜ 합동심사 : 두 개 또는 그이상의 심사 조직이 협력하여 공동으로 심사하는 경우

⑲ 심사원칙 중 리스크 기반 접근법 : 심사시 심사에 실질적인 영향을 줄 수 있는 심사의 계획, 수행 및 보고와 심사로 인해 영향을 받을 수 있는 여러 가지 측면에서의 위협과 기회를 고려하여 심사에 임하고 준비하여야 한다.

⑳ 경영시스템 및 참조문서에서 포함해야 할 것 : 경영시스템 및 참조문서의 지식 및 스킬은 심사원이 심사 범위를 이해하고 심사 기준을 적용할 수 있게 한다.

ⓖ 심사기준으로 사용되는 경영시스템 표준 또는 기타문서

ⓝ 해당되는 경우 피심사 조직 및 조직에 의한 경영시스템 표준의 적용

ⓓ 경영시스템 구성 요소간의 상호작용

ⓡ 참조문서의 체계를 인식

ⓜ 상이한 심사 상황에 대한 참조문서의 적용

㉑ 심사결과 발견된 지적 사항 중 "부적합 사항"과 "관찰 사항"의 일반적인 구분 기준

ⓖ 부적합사항 : 표준 또는 조직의 문서화된 절차서와 관련된 요구사항이 실행과 불일치하거나 실행이 적절치 않은 경우

ⓝ 관찰 사항 : 경영시스템 혹은 운영실행에 대하여 개선의 여지가 필요하며, 향후 부적합사항으로 발전할 가능성이 있는 경우

㉒ 심사점검표(심사 체크리스트) 활용 시의 장점

ⓖ 전회심사 결과 반영 가능

ⓝ 누락이나 중복 방지

ⓓ 심사결과의 기록 가능

ⓡ 일관성 유지 가능(심사원 간의 편차 해소)

ⓜ 부적합/개선사항 추적 가능

ⓑ 효율적인 시간관리

ⓢ 막혔을 때 도움

ⓞ 전문가 다움(심사원의 신뢰성) 보장

㉓ 심사보고서에 포함되어야 할 사항

ⓖ 심사목적

ⓝ 심사범위

ⓓ 심사대상 프로세스와 소요시간의 식별

ⓡ 심사의뢰자 식별

ⓜ 심사 팀장 및 심사팀원 식별

ⓗ 현장심사가 수행된 일자 및 장소

ⓢ 심사기준

ⓞ 심사발견사항

ⓙ 심사결론

㉔ 심사원이 되기 위하여 개인적 적격성

㉠ 학력

㉡ 업무경험

㉢ 심사원 훈련

㉣ 심사 경험

㉕ 심사원이 갖춰야 할 행동 특성

㉠ 윤리적

㉡ 개방적

㉢ 외교적

㉣ 관찰력

㉤ 통찰력

㉥ 적응성

㉦ 끈기

㉧ 결단력

㉨ 의연하게(행동함)

㉩ 개선 수용력 문화적 민감성 협력적

㉖ 심사보고서에 반드시 포함되어야 할 사항 : 심사 팀장 또는 개별 심사원은 심사보고서 작성 시 완전, 정확, 간결, 명료한 기록을 제시하여야 한다.

㉠ 심사목표

㉡ 심사범위

㉢ 조직인원의식별

㉣ 심사일자

㉤ 장소

㉥ 심사기준

㉦ 심사발결사항 및 관련근거

ⓞ 심사결론

ⓩ 심사기준의 충족

ⓒ 의견차이

ⓚ 샘플링심사

㉗ 선임 심사원은 심사가 시작되기 전 회사 대표 및 관계자들과 함께 시작 회의를 한다. 시작 회의 활동에는 프로그램 개요 및 인증범위의 확인, 팀 소개와 가이드 역할에 대한 논의가 포함된다.

2) 의료기기 인허가 제도의 이해

(1) 의료기기 인허가

① 제조(수입)업 허가 : 식품의약품안전처장 허가

㉠ 제조(수입)업 허가를 신청할 때에는 1개 이상의 제조(수입)허가 또는 제조(수입)인증을 함께 신청하거나 1개 이상의 제조(수입)신고 필요

㉡ 제조(수입)허가 또는 제조(수입)인증을 받거나 제조(수입)신고를 하려는 자는 총리령으로 정하는 바에 따라 필요한 시설과 제조 및 품질관리 체계를 미리 갖춘 뒤 진행

(인허가를 받을 수 없는 경우)

- 「정신건강증진 및 정신질환자 복지서비스 지원에 관한 법률」 제3조 제1호에 따른 정신질환자(전문의가 제조업자로서 적합하다고 인정하는 사람 제외)
- 피성년 후견인 · 피한정 후견인 또는 파산선고를 받은 자로서 복권되지 아니한 자
- 마약 · 대마 · 향정신성의약품 중독자
- 「의료기기법」을 위반하여 금고 이상의 형을 선고받고 그 집행이 끝나지 아니하거나 그 집행을 받지 아니하기로 확정되지 아니한 자
- 「의료기기법」을 위반하여 제조업 허가가 취소(제1호부터 제3호까지의 어느 하나에 해당하여 제조업허가가 취소된 경우는 제외한다)된 날부터 1년이 지나지 아니한 자

② 수리업 신고

㉠ 특별자치시장 · 특별자치도지사 · 시장 · 군수 · 구청장에게 수리업을 신고한다.

㉡ 제조(수입)허가/인증/신고를 받은 자가 자기 회사가 제조(수입)한 의료기기를 수리하는 경우에는 신고 대상에서 제외한다.

③ 판매/임대업 신고

㉠ 「특별자치시장 · 특별자치도지사 · 시장 · 군수 · 구청장에게 판매업 신고 또는 임대업을 신고한다.

(판매 또는 임대업 신고 제외 대상)

- 의료기기의 제조업자나 수입업자가 그 제조하거나 수입한 의료기기를 의료기기 취급자에게 판매하거나 임대하는 경우
- 위의 내용에 따른 판매업 신고를 한 자가 임대업을 하는 경우
- 약국 개설자나 의약품 도매상이 의료기기를 판매하거나 임대하는 경우
- 총리령으로 정하는 임신 조절용 의료기기 및 의료 기관 외의 장소에서 사용되는 자가진단용 의료기기를 판매하는 경우
- 콘돔, 휴대전화 및 가전제품 등에 혈당 측정의 기능이 포함되어 있거나 결합 되어 사용되는 혈당측정기
- 전자 체온계, 귀적외선체온계, 피부 적외선 체온계, 색조표시식체온계, 자동전자 혈압계, 자가진단용모바일 의료용 애플리케이션 및 이를 탑재한 제품

④ 인증제도의 정의 : 해당 제품이 일정한 표준 또는 기술 규정 등에 적합 한지 여부를 평가하여 안정성 및 신뢰성을 인정해 주는 절차이다.

㉠ 판단 흐름도에 따라, 의료기기 자체는 변경되지 않아 기기의 안전성 및 유효성에 영향을 미치지 않으므로 기술문서 심사가 불필요한 민원에 해당한다.

㉡ 변경 사실을 확인할 수 있는 서류의 제출이 필요하며, [별표3]에 해당하는 경미한 변경사항에 해당되지 않으므로 기술문서심사가 불필요한 의료기기 변경허가 심사를 받아야 한다.

㉢ 양도·양수, 제조소 소재지 등의 변경사항이 이에 해당한다.

⑤ 국내 의료기기 인허가(관련법 및 제도)

㉠ 「의료기기법」 제6조(제조업의 허가 등), 제15조(수입업 허가 등)

㉡ 「체외진단 의료기기법」 제5조(제조업의 허가 등), 제11조(수입업 허가 등)

㉢ 「의료기기법 시행규칙」 제5조(제조 허가의 절차), 제9조(기술문서 등의 심사), 제30조(수입허가 신청 등)

㉣ 「체외진단 의료기기법 시행규칙」 제6조(제조 허가의 절차 및 방법 등), 제26조(수입 허가등의 절차 및 방법 등)

㉤ 의료기기 허가·신고·심사 등에 관한 규정(식품의약품안전처 고시 제2023-39호)

㉥ 의료기기 품목 및 품목별 등급에 관한 규정(식품의약품안전처 고시 제2023-41호)

㉦ 체외진단 의료기기 품목 및 품목별 등급에 관한 규정(식품의약품안전처 고시 제2021-11호)

㉧ 체외진단 의료기기 허가·신고·심사 등에 관한 규정(식품의약품안전처 고시 제2023-49호)인증 제도는 안정성과 신뢰성을 인정해 주는 절차이다.

⑥ 의료기기 등급분류

㉠ 1등급 : 인체에 직접 닿지 않거나 접촉시 또는 고장시 위험성이 경미한 의료기기

㉡ 2등급 : 잠재적 위험성이 낮은 의료기기

㉢ 3등급 : 인체 내에 일정 기간 삽입 사용되거나 잠재적 위험성이 높은 의료기기

㉣ 4등급 : 인체 내에 영구적으로 이식되는 의료기기의 안전성, 유효성 정보가 미흡하거나 심장, 중추 신경계, 중앙 혈관계 등에 작용하는 장비 또는 생명 유지용 장비 인증제도는 안정성과 신뢰성을 인정해주는 절차이다.

⑦ 체외진단 의료기기 등급분류 : 안전관리의 수준에 따라 4개 등급으로 분류하되, 안전관리의 수준이 높은 순서에 따라 4등급, 3등급, 2등급 및 1등급으로 구분한다.

⑧ 인허가 정보 보고서 작성 항목 : 품목명, 국가명, 인증마크, 제도명, 인증구분, 인증유형, 근거규정, 제도내용, 품목정의, 적용대상품목, 인증절차, 시험기관, 인증기관이다.

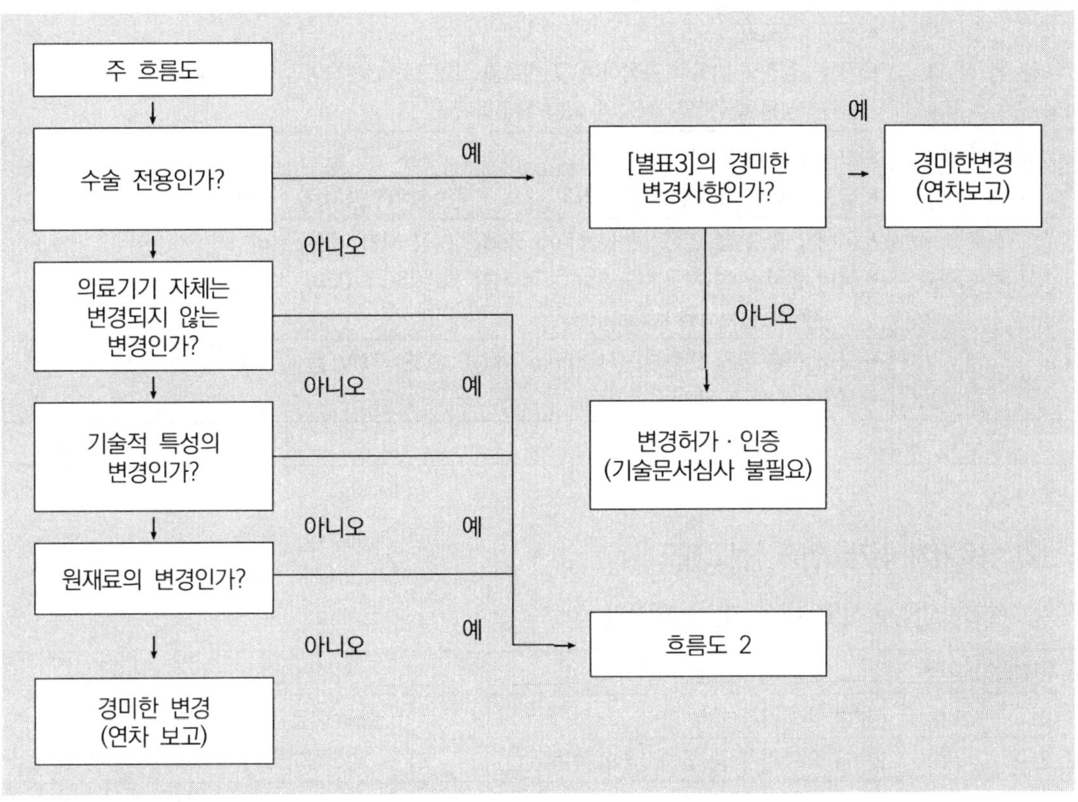

⑨ 인허가 정보 보고서

인허가 정보 보고서			
작성일자 : 2026년 06월 **일			작성자 : 승 권 나 (서명)
품 목 명	주사기 (HS CODE : 901831)	국 가 명	
인 증 마 크		인 증 제 도	CE (Communaute Europenine)
인 증 구 분	강제 인증	인 증 유 형	현형
관 련 규 정	▸ 의료기기에 관한 규정 93/42/EEC 지침		
제 도 내 용	▸ 환자와 사용자의 생명과 직결되는 품목 대상 ▸ 환자와 사용자의 안전, 위생, 건강 보호가 최우선 ▸ 환자와 사용자를 위한 최고 수준의 지침으로 인증취득 필수 요구 ▸ 취득시 EU 회원국 내에서 유효		
품 목 정 의	▸ 용도 : 의료용 ▸ 기능 : 심장의 박동을 측정하여 그 신호를 그래프로 변환하여 나타내는 기능과 연속성, 고저, 불규칙성을 측정하여 심장의 이상 유무를 진단		
적용대상 품목	심전계 (Class IIa)		
인 증 절 차	▸ 유형 : 제품시험(시험기관) : 국내　　　　인증취득(인증기관) : 국내		
시 험 기 관	▸ 국내 진출 유럽 인증기관(Notified Body) 지정 시험 기관 ▸ 국내 한국 인정 기구(KOLAS) 등재 시험 기관(ISO17025) - 홈페이지 : www.kolas.go.kr		
인 증 기 관	▸ 국내 진출 유럽 인증기관(Notified Body) : SGS, TUV 등 ▸ 프랑스 LNE/G-Med		
비 고			

(2) 의료기기 허가 · 인증 · 신고제도

① 허가 · 인증 · 신고 대상 및 소요기간

구분	등급	대상	처리기관	소요기간	
신고	1	1등급 의료기기	한국 의료기기 안전정보원	신고 즉시	
인증	2	2등급 의료기기 중 인증 대상 품목		5일	
		기술문서 심사		불필요	필요
허가	1~4	▸ 3, 4등급 의료기기 ▸ 1, 2등급 의료기기 중 본질적으로 동등하지 않은 의료기기(새로운 제품) ▸ 2등급 의료기기 중 기술문서 심사 민간 위탁 제외 대상 ▸ 2등급 의료기기 중 식품의약품안전처 허가 대상 제품	식품의약품 안전처	10일	70/55일 (임상자료 필요 유/무)

② 허가 · 인증 · 신고 제한 대상

㉠ 허가가 취소된 의료기기와 사용 목적, 작용원리 및 원재료 등이 동일한 의료기기로서 취소된 날부터 1년이 지나지 아니한 의료기기이다.

㉡ 안전성 · 유효성에 문제가 있다고 식품의약품안전처장이 정하는 원자재를 사용하거나 함유한 의료기기로서 인체에 직 · 간접적으로 접촉하는 의료기기로 다음과 같은 의료기기가 이에 해당한다.

- 국제 수은 협약 적용 의료기기(치과용 아말감 캡슐 제외), 석면 사용 또는 함유 의료기기, 프탈레이트류 함유 수액세트, 분말 처리된 수술용 및 진료용 장갑

㉢ 소해면상뇌증 등 국민 보건에 위해가 우려되는 질병의 감염 가능성이 있는 원자재를 사용하거나 함유하고, 인체에 직 · 간접적으로 접촉하는 의료기기로서 식품의약품안전처장이 정하는 의료기기이다.

㉣ 그 밖에 식품의약품안전처장이 정하여 고시하는 의료기기 허가, 인증 또는 신고의 기준에 적합하지 아니한 의료기기이다.

③ 허가 · 인증 · 신고절차

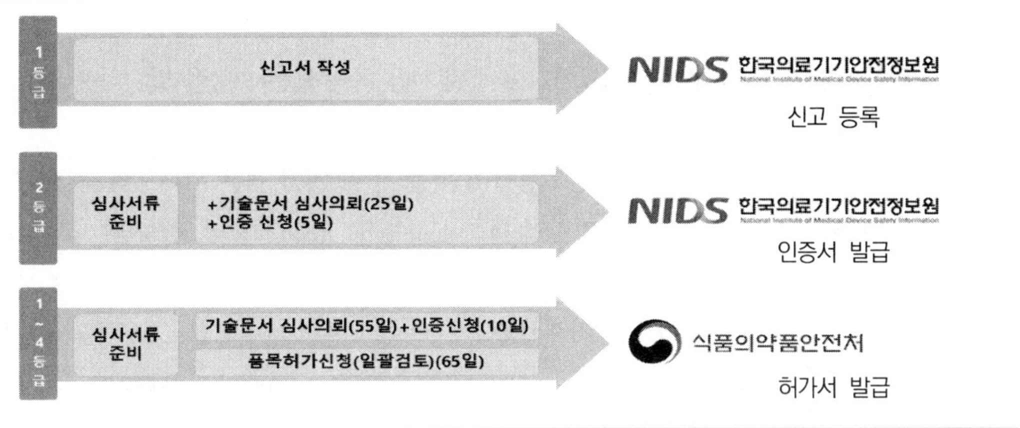

㉠ 2등급 의료기기중 인증 제외 대상

ⓐ 이미 허가 또는 인증을 받은 의료기기와 구조 · 원리 · 성능 · 사용 목적 및 사용방법 등이 본질적으로 동등하지 않거나 임상시험에 관한 자료 제출이 필요한 경우

ⓑ 의약품 또는 의약외품과 조합되거나 복합 구성된 의료기기

ⓒ 「의료기기 품목 및 품목별 등급에 관한 규정」에 따른 유헬스케어 의료기기

ⓓ 신규 품목 지정이 필요한 의료기기

ⓔ 추적 관리 대상 의료기기 중 상시 착용하는 호흡 감시기

ⓕ 매일 착용하는 하드/소프트콘택트렌즈

ⓖ 의료기기 허가·신의료 기술평가 통합 운영 대상 의료기기

㉡ 허가·인증·신고 신청시 주의사항

ⓐ 품목별로 허가·인증을 받거나 신고하려는 자는 신청하고자 하는 제품이 동일 제품군에 해당하는 경우에 하나의 품목허가·인증 또는 품목 신고로 신청

ⓑ 품목류 제조·수입 인증 또는 신고 대상에 해당하는경우, 동일 제품군에 해당하는 대표 제품 하나 이상을 대상으로 신청

• 신청하고자 하는 제품 중 구조·원리·성능·사용 목적 및 사용방법 등이 본질적으로 동등하지 아니하여 임상시험에 관한 자료를 제출하여야 하는 경우, 별도의 품목허가로 신청

ⓒ 조합 의료기기의 품목명은 주된 기능을 발휘하는 의료기기로 기재하며, 조합된 각 의료기기의 등급이 다를경우에는 그 의료기기 중 가장 높은 위해도의 등급으로 기재

• 조합된 각 의료기기를 분리할 경우, 각각의 의료기기에 대해 품목허가·인증·신고필요

㉢ 한벌 구성 의료기기의 경우

ⓐ 품목명은 한 벌 구성된 의료기기의 주된 사용 목적 또는 기능을 발휘하는 의료기기로 기재

ⓑ 한 벌 구성된 각각의 의료기기 등급이 다를 경우, 가장 높은 위해도의 등급으로 기재

ⓒ 한 벌 구성된 각각의 의료기기에 대한 분류번호, 명칭(제품명, 품목명, 모델명), 등급을 모두 기재

㉣ 허가·인증·신고 서비고란 기재사항

구 분	비고란 기재사항
중고 의료기기	중고 의료기기
수출만을 목적으로 하는 의료기기	수출용에 한함
동등 제품	동등 제품(동등비교 제품 허가번호)
동등공고 제품	동등공고 제품(공고번호, 품목명, 분류번호)
인체이식형 의료기기	인체이식형 의료기기
의약품 또는 의약외품과 의료기기가 조합되거나 복합 구성된 의료기기	의약품(의약외품)·의료기기 복합·조합품목
신개발 의료기기	신개발 의료기기

④ 혁신 의료기기 지정 절차

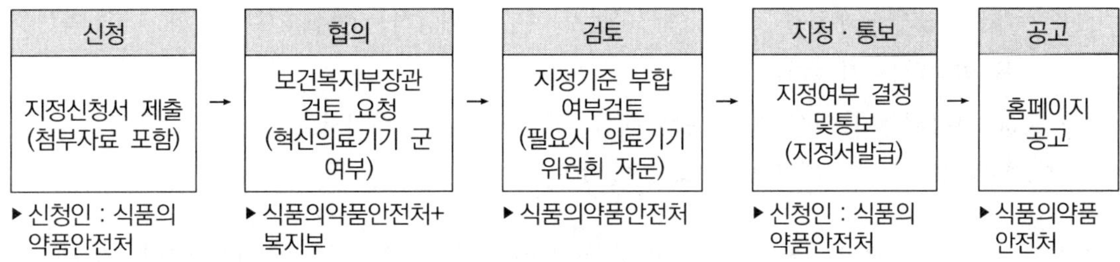

※ 출처 : 의료기기 정책설명회 혁신 체외진단의료기기 TF 발표자료, 2021.

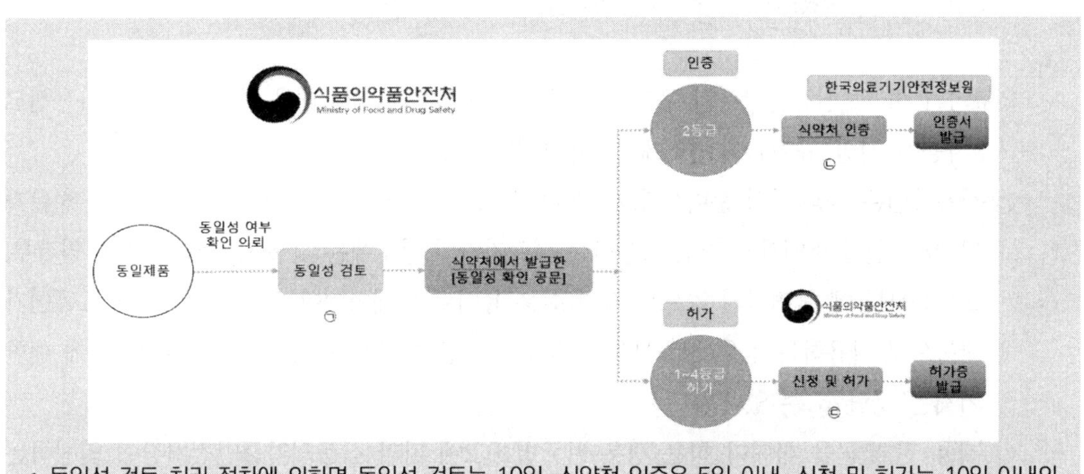

• 동일성 검토 처리 절차에 의하면 동일성 검토는 10일, 식약청 인증은 5일 이내, 신청 및 허가는 10일 이내의 처리 기간이 요구된다.

㉠ 정책 목적과 혁신 의료기기군 지정 대상 분야를 연결한 것

ⓐ 공익적 가치 실현 : 희귀 · 난치성 질환 진단 및 치료 등에 있어 대체 의료기기가 부재하거나 국내 수급이 어려운 분야

ⓑ 정책 목적과 혁신 의료기기군 지정 대상 분야

정책 목적	혁신 의료기기군 지정 대상 분야
혁신기술 개발 촉진	기술 집약도가 높고 혁신 속도가 빠른 첨단기술 적용 분야
의료기술의 혁신	기존 의료기술의 획기적인 개선 또는 개선이 예상되는 분야
기술경쟁력 고도화	의료기기에 적용되는 핵심기술의 개발이 시급한 분야
공익적 가치 실현	희귀 · 난치성 질환 진단 및 치료 등에 있어 대체 의료기기가 부재하거나 국내 수급이 어려운 분야

㉡ 신청한 제품이 기존의 의료기기나 치료법과 비교하여 안전성 · 유효성(성능)이 현저히 개선되었거나 개선될 것으로 예상되는지 여부에 해당하는 혁신 의료기기의 기술 혁신성을 입증하는 자료이다.

ⓐ 신청제품의 핵심 기술 또는 핵심 기능과 관련된 특허자료

ⓑ 제품이 기존의 의료기기나 치료법과 비교

- 신청제품의 핵심 기술 또는 핵심 기능과 관련된 특허자료는 기술 혁신성을 입증하기 위한 자료에 해당한다.
- 국민 보건 혜택 등 기타 공익적 가치를 설명할 수 있는 자료는 공익적 · 산업적 가치를 입증하기 위한 자료에 해당한다.
- 신청제품의 안전성 · 유효성(성능) 개선 가능성을 검토할 수 있는 자료이다.

⑤ 의료기기 허가 · 인증신청서의 구성 요소에서 사용방법의 기재 내용 : 「의료기기 허가 · 신고 · 심사등에 관한 규정」 제13조에 "사용방법"이 정의되어 있다.

㉠ 사용방법은 사용 전의 준비사항, 사용 후의 보관 및 관리방법을 상세히 기재하되, 전문가가 아닌 일반 소비자가 직접 사용하는 의료기기의 경우에는 사용 대상별(장애인, 임산부, 소아등)사용에 불편하지 않도록 알기 쉬운 용어로 기재하여야 한다. 다만, 소프트웨어가 단독으로 사용하는 경우에는 사용 전의 준비사항과 사용 후의 보관 및 관리방법에 대한 기재는 생략할 수 있다.

㉡ 사용 전 멸균을 하여야 하는 경우에는 별표 2에 따라 식품의약품안전처장이 인정하는 멸균방법을 정확히 기재한다.

㉢ 의료기기에 소프트웨어가 내장되거나 단독으로 사용하는 경우에는 프로그램의 기능들을 확인할 수 있는 화면 사진과 함께 그 기능에 대한 사용방법을 정확하게 기재한다.

㉣ 일회용 의료기기의 경우 "재사용 금지"를 명확하게 기재한다.

⑥ 「의료기기 허가 · 신고 · 심사등에 관한 규정」 제23조 제2항 및 (별표 5)에 '동등제품 판단기준'이 정의되어 있다.

「의료기기 허가 · 신고 · 심사등에 관한 규정」

제23조(심사 대상 등) ① 기술문서 등의 심사는 제조 · 수입허가 · 인증(변경허가 · 인증을 포함한다)을 받고자 하는 의료기기를 대상으로 한다.

② 2등급 의료기기의 경우에는 별지 제3호 서식의 본질적 동등품목 비교표를 사용하여 별표 5의 동등 제품 판단기준에 따라 새로운 제품, 개량제품, 동등제품으로 구분하여 심사한다.

㉠ 2등급 의료기기의 인증 처리기간

ⓐ 동일 제품 : 이미 허가 · 인증받은 의료기기와 사용 목적, 작용원리, 원재료, 성능, 시

험규격 및 사용방법 등이 동일한 의료기기이다.

ⓑ 동등공고 제품 : 2등급 의료기기 중 동등 제품으로 3회이상 허가 · 인증받은 제품에 대하여 사용 목적, 작용원리, 원재료, 성능, 시험규격 및 사용방법 등을 식품의약품안전처 홈페이지에 공고한 의료기기이다.

ⓒ 2등급 의료기기 : 동일 제품, 동등공고 제품 모두 인증 처리기간이 5일이다.

㉡ 2등급 의료기기의 인증 처리에 대한 설명

ⓐ 품목별 인증의 처리기간은 10일이다.

ⓑ 동등공고 제품 허가 · 인증 신청시 안정성 및 성능에 관한 시험성적서는 「식품 · 의약품 분야 시험검사 등에 관한 법률」에 따라 식품의약품안전처장이 지정한 의료기기 시험 · 검사기관에서 발행한 성적서를 제출하여야 한다.

ⓒ 2등급 품목류/품목별(개별제품) 인증의 처리기간은 5일이다.

㉢ 2등급 의료기기나 인증 대상에서 제외되는 의료기기

ⓐ 진단용 콘택트렌즈(A77050.02,[2]) : 전방 우각검사, 안전 검사, 전방 우각 수술용, 망막 전도 기록 등을 위하여 안구에 직접 접촉하면서 단기간 사용하는 렌즈에 해당하므로 인증 제외 대상에 해당하지 않는다.

「의료기기 위탁인증 · 신고의 대상 및 범위 등에 관한 지침」

제2조(의료기기 인증 대상) ① 의료기기법 제44조 제2항, 같은 법 시행규칙 제4조 및 제34조에 따른 제조 · 수입 품목류별 및 품목별 인증 대상 의료기기는 위해도가 낮은 2등급 의료기기로 한다.

다만, 다음 각 호의 어느 하나에 해당하는 의료기기는 인증 대상에서 제외 한다.

- 의약품 또는 의약외품과 조합되거나 복합 구성된 의료기기
- 식품의약품안전처장(이하"식품의약품안전처장"이라 한다)이 「의료기기 품목 및 품목별 등급에 관한 규정」에 따라 고시한 중분류 품목 중 유헬스케어 의료기기
- 의료기기법 제29조에 따른 추적관리대상 의료기기 중 상시 착용하는 호흡 감시기
- 지속적인 사용으로 인체에 생물학적 영향을 미칠 수 있는 다음 각 목의 의료기기
  - 매일 착용 하드 콘택트렌즈
  - 매일 착용 소프트 콘택트렌즈
- 의료기기 허가 · 신의료 기술평가 통합 운영 대상 의료기기

㉣ 의료기기 제조 : 수입 품목 변경, 허가인증도

ⓐ 형상 : 경미한 변경사항에 해당하지 않으나, 안전성 및 유효성에 영향을 주지 않는 변경이다.

㉮ 국제표준화기술문서(STED) 심사가 불필요한 의료기기 제조변경허가로 판단하였다.

ⓑ 사용시 주의사항 : 경미한 변경사항에 해당되지 않고, 안전성 및 유효성에 영향을 끼

치는 변경이다.

㉮ 국제표준화기술문서(STED) 심사가 필요한 의료기기 제조 변경 허가로 판단하였다.

ⓒ 작용원리 : 안전성 및 유효성에 영향을 끼치는 변경이다.

㉮ 국제표준화기술문서(STED) 심사가 필요한 의료기기는 신규로 허가를 받아야 한다.

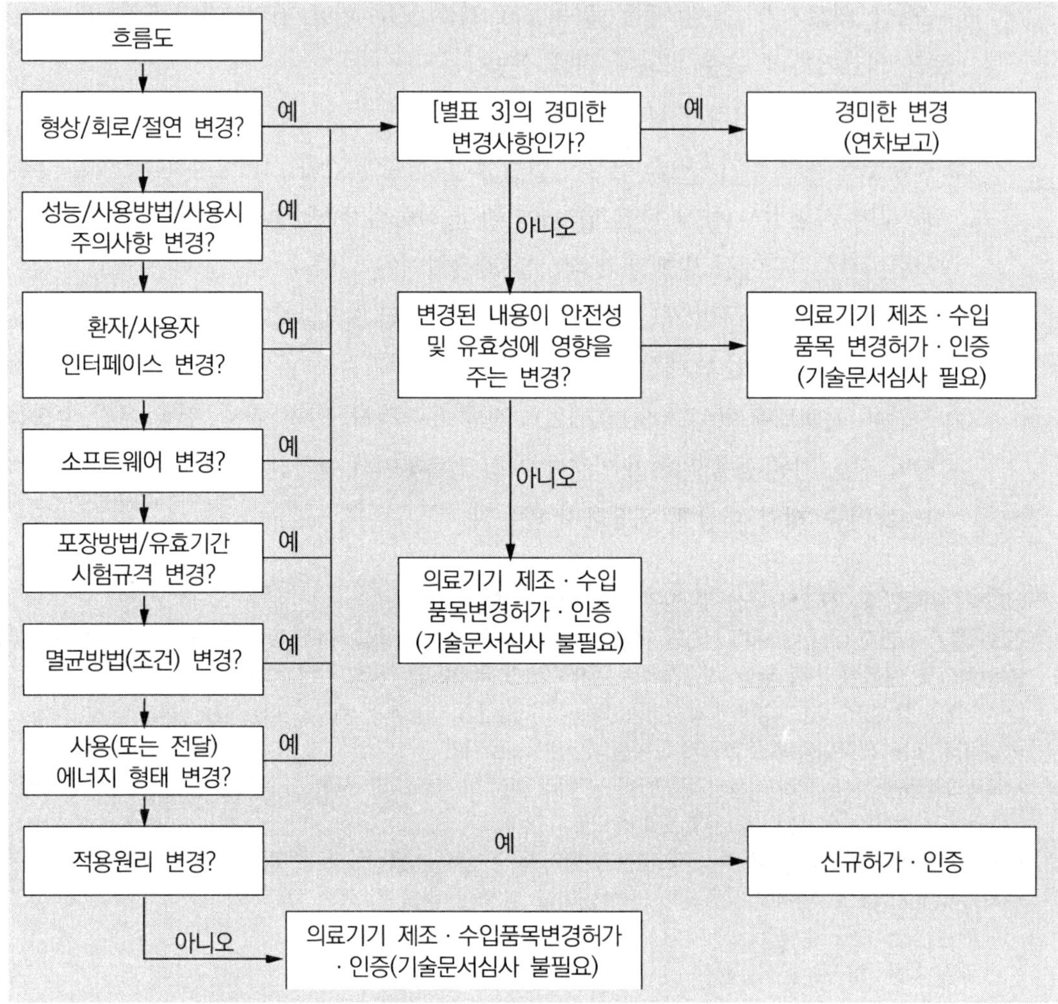

ⓓ 「의료기기 허가 · 신고 · 심사 등에 관한 규정」 : 제19조(의료기기의 허가 · 인증 · 신고의 변경 처리) 제조(수입)허가 · 인증을 받거나 신고한 제품의 허가 · 인증 · 신고된 항목 중 변경이 있는 경우에는 변경 허가 · 인증을 받거나 변경 신고를 하여야 한다.

ⓐ 다음 각 호의 어느 하나에 해당하는 변경의 경우에는 신규로 허가 · 인증을 받거나 신고를 하여야 한다.

「의료기기 허가 · 신고 · 심사 등에 관한 규정」 제19조에 따라 제조허가를 받은 항목 중 변경이 있는 경우에는 변경허가를 받아야 한다.

• 작용원리의 변경이나 국내 최초로 사용하는 원재료의 변경(의료용품인 경우)은 신규로 허가를 받아야 한다.
  1. 작용원리의 변경으로 인한 기 허가 · 인증 · 신고사항의 변경
  2. 해당 품목에 대하여 국내에 최초로 사용하는 원재료의 변경(의료용품에 한한다)

ⓑ [별표 4] 변경 대상 판단 흐름도(제19조 관련)

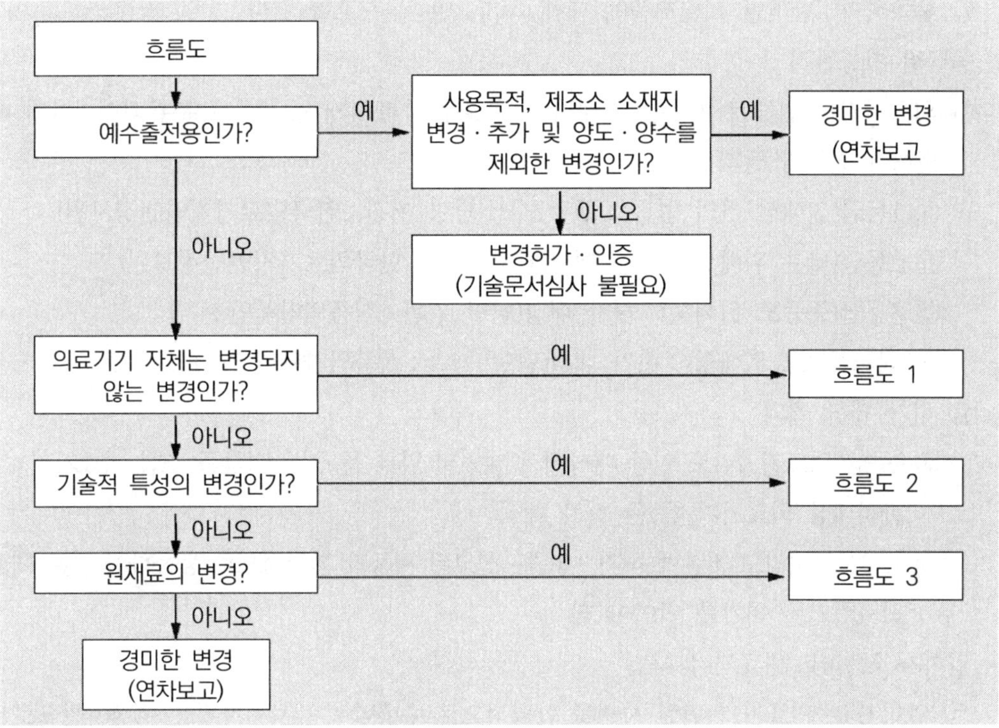

ⓗ 1등급 의료기기 품목 신고 절차

ⓐ 1등급 의료기기의 품목 신고의 경우 「의료기기법 시행규칙」 제7조 제1항에 따라 신고에 관한 업무를 위탁받은 한국의료기기안전정보원에 신청한다.

ⓑ 제조업허가를 신청할 때에는 1개 이상의 제조허가 또는 제조인증을 함께 신청하거나 1개 이상의 제조 신고를 함께 하여야 하므로 동시 민원처리가 가능하다.

ⓒ 품목류 신고 대상의 경우, 동일 제품군에 해당하는 대표 제품 하나 이상을 대상으로 신청한다.

ⓓ 기신고한 품목과 본질적으로 동등하지 않은 의료기기의 경우, 식품의약품안전처에 허가를 신청한다.

(3) 의료기기 인허가 제도의 핵심 체계

① 업(業)허가와 품목(品目)허가의 구분 : 의료기기 사업의 기본 2단계 절차이다.

㉠ 업 허가 : 의료기기 사업(제조, 수입, 수리, 판매 등)을 할 수 있는 자격을 얻는 것이다.

ⓐ 제조업/수입업 : 식품의약품안전처장의 허가를 한다.

ⓑ 수리업 : 시 · 도지사에게 신고를 한다.

ⓒ 판매업/임대업 : 시 · 군 · 구청장에게 신고를 한다.

㉡ 품목허가 : 판매할 개별제품에 대해 허가, 인증, 신고를 한다.

② 등급별 차등관리

㉠ 의료기기는 인체에 미치는 잠재적 위해성에 따라 4개 등급으로 분류되며, 이에 따라 인허가 절차가 달라진다.

ⓐ 1등급(위해성 거의 없음) : 신고 대상(담당 기관 : 한국의료기기안전정보원)

ⓑ 2등급(낮은 위해성) : 인증 대상(담당 기관 : 한국의료기기안전정보원)

ⓒ 3등급(중증도 위해성) : 허가 대상(담당 기관 : 식품의약품안전처)

ⓓ 4등급(고도 위해성) : 허가 대상(담당 기관 : 식품의약품안전처)

㉡ 허가 대상 예외

ⓐ 2등급 의료기기라도 인증 대상에서 제외된 일부 품목(㉎ 의약품 조합 의료기기, 추적관리대상 의료기기 등)은 허가 대상

ⓑ 1, 2등급이라도 기존에 허가 · 인증 · 신고된 제품과 본질적으로 동등하지 않은 새로운 의료기기는 허가를 받아야 함

③ 업허가(業許可) : 의료기기 사업

㉠ '업허가'는 의료기기 관련 사업을 합법적으로 수행할 수 있는 자격을 행정기관으로부터 부여받는 절차이다.

㉡ 취급하는 업종에 따라 허가 또는 신고 주체와 절차가 달라진다.

ⓐ 제조업 및 수입업 : 의료기기를 직접 만들거나(제조) 외국에서 들여와(수입)판매하려는 사업자는 식품의약품안전처 소속기관인 지방식약청장의 허가를 받아야 한다.

- 절차 : 허가(許)
- 담당 기관 : 지방식품의약품안전청장

ⓑ 수리업 : 의료기기의 수리를 전문으로 하는 사업자는 관할 시 · 도지사에게 신고해야 한다.

- 절차 : 신고(申)
- 담당 기관 : 특별시장, 광역시장, 도지사, 특별자치도지사

ⓒ 판매업 및 임대업 : 의료기기를 판매하거나 빌려주는(임대) 사업자는 관할시 · 군 · 구청장에게 신고해야 한다.

㉮ 약국 개설자, 자가진단용 의료기기 판매자 등 일부는 신고 의무가 면제된다.

㉯ 업허가의 핵심 요건업허가를 받기 위해서는 법에서 정한 시설 요건과 인적 요건을 모두 충족해야 한다.

- 절차 : 신고(申)
- 담당 기관 : 특별자치시장, 특별자치도지사, 시장, 군수, 구청장

㉢ 시설 요건 : 제조업자와 수입업자는 각각 「의료기기 제조 및 품질관리 기준」(GMP)에 적합한 제조소(작업소, 시험실, 보관소 등) 또는 영업소(시험실, 창고 등)를 갖추어야 한다.

㉣ 인적 요건 : 대표자 결격 사유중 다음 중 하나에 해당하는 사람은 의료기기 제조업 · 수입업 허가를 받을 수 없다.

- 정신질환자 (단, 전문의가 적합하다고 인정하는 경우는 제외)
- 피성년후견인 · 피한정후견인 또는 파산선고를 받고 복권되지 않은 자
- 마약 · 대마 · 향정신성의약품 중독자
- 의료기기법」 위반으로 금고 이상의 형을 선고받고 집행이 끝나지 않았거나, 집행을 받지 않기로 확정되지 않은 자
- 의료기기법」위반으로 업 허가가 취소된 날부터 1년이 지나지 않은 자

㉤ 품질책임자 : 제조업자 및 수입업자는 제조소마다 1명 이상의 품질책임자를 의무적으로 두어야 하며 제조 · 품질 · 안전관리 업무를 지도 · 감독하는 중요한 역할을 수행한다.

④ 품목허가 · 인증 · 신고 : 등급별 차등관리 체계

㉠ '품목허가'는 판매하려는 개별 의료기기 제품에 대해 안전성과 유효성을 심사받는 절차이다. 우리나라는 의료기기가 인체에 미치는 잠재적 위해성(Potential Risk)의 정도에 따라 4개 등급으로 나누어 차등적으로 관리함. 등급이 높을수록 규제가 엄격하다.

㉡ 1등급 : 잠재적 위해성이 거의 없는 의료기기

ⓐ 위해성이 매우 낮아, 정해진 양식에 따라 제품 정보를 제출하면 별도의 심사 없이 수리된다.

- 절차 : 신고(Notification)
- 담당 기관 : 한국의료기기안전정보원(NIDS)

㉢ 2등급 : 잠재적 위해성이 낮은 의료기기

ⓐ 식품의약품안전처가 지정한 민간기관(NIDS)에서 기술문서 심사를 통해 안전성과 성능의 기본 요건을 충족하는지 확인하는 절차이다.

- 절차 : 인증(Certification)
- 담당 기관 : 한국의료기기안전정보원(NIDS)

㉣ 3등급 : 중증도의 잠재적 위해성을 가진 의료기기

ⓐ 위해성이 높아 식품의약품안전처(식품의약품안전평가원)의 엄격한 기술문서 및 임상자료심사를 통과해야 한다.

- 절차 : 허가(Approval)
- 담당 기관 : 식품의약품안전처(MFDS)장

㉤ 4등급 : 고도의 위해성을 가진 의료기기

ⓐ 인체에 미치는 영향이 가장 크므로 가장 엄격한 수준의 안전성 · 유효성 심사를 거쳐야 한다.

- 절차 : 허가 (Approval)
- 담당 기관 : 식품의약품안전처(MFDS)

㉥ 다음의 예외적인 허가 대상

ⓐ 새로운 제품 : 1등급이나 2등급이라도, 기존에 허가 · 인증 · 신고된 의료기기와 사용목적, 작용원리, 성능 등이 본질적으로 동등하지 않은 새로운 의료기기는 등급과 상관없이 식품의약품안전처의 허가를 받아야 한다.

ⓑ 2등급 인증 제외 대상 : 2등급 의료기기 중에서도 다음과 같이 위해도 관리가 특별히 필요한 일부 품목은 인증이 아닌 식품의약품안전처의 허가 대상이다.

- 의약품 또는 의약외품과 조합되거나 복합 구성된 의료기기
- 추적관리대상 의료기기(㉑ 상시 착용하는 호흡감시기)
- 인체에 생물학적 영향을 미칠 수 있는 일부 콘택트렌즈
- 유헬스케어 의료기기

⑤ 세계 각국의 인허가 제도 : 인증 취득 절차 유형은 다음과 같이 세 가지 형태로 분류할 수 있다.

㉠ TYPE A (선진국형) : 국내에서 제품 시험(시험기관) ⇒ 국내에서 인증 획득(인증기관)이

가능한 경우

ⓐ 해외 인증기관이 국내에 진출하고 있어 제품 테스트(test report)와 인증서(certification) 발급이 국내에서 가능한 경우 ㉮ CE(유럽), UL(북미)

㉡ TYPE B(혼합형) : 국내에서 제품 시험(시험기관) ⇒ 해외에서 인증 획득(인증기관)이 가능한 경우

ⓐ 국내 시험소 발행 성적서를 해외 인증기관이 인정하여 해외에서 해당 제품 시험없이 해외 인증기관을 통해 인증서 발급이 가능한 경우 ㉮ FCC(미국)

㉢ TYPE C(신흥국형) : 해외에서 제품 시험(시험기관) ⇒ 해외에서 인증 획득(인증기관)을 해야 하는 경우

ⓐ 해외 인증기관이 국내에 별도로 진출해 있지 않고 우리나라의 시험성적서도 인정되지 않아, 해당국의 시험소와 인증기관을 통해 인증을 획득해야 하는 경우 ㉮ NOM(멕시코)

(4) 의료기기 허가 · 인증 · 신고의 신청에 관한 법규

① 제3조(의료기기 허가 · 인증 · 신고의 신청 등)

- 품목류 제조 · 수입 인증을 받거나 신고를 하여야 하는 의료기기는 별표 1과 같으며, 이 경우 동일 제품군에 해당하는 대표 제품 하나 이상을 대상으로 신청하여야 한다.
- 신청하고자 하는 제품 중 구조 · 원리 · 성능 · 사용 목적 및 사용방법 등이 본질적으로 동등하지 아니하여 시행규칙 제9조 제2항 제6호에 따른 임상시험에 관한 자료를 제출하여야 하는 경우에는 별도의 품목 허가로 신청하여야 한다.
- 품목별로 허가 · 인증을 받거나 신고하려는 자는 신청하고자 하는 제품이 동일제품군에 해당하는 경우에 하나의 품목허가 · 인증 또는 품목 신고로 신청하여야 한다.
- 조합 의료기기의 품목명은 주된 기능을 발휘하는 의료기기로 기재하며, 조합된 각 의료기기의 등급이 다를 경우에는 그 의료기기 중 가장 높은 위해도의 등급으로 기재한다. 다만, 조합된 각 의료기기를 분리할 경우에는 각각의 의료기기에 대해 품목허가 · 인증을 받거나 신고를 하여야 한다.
  - 품목명은 한벌 구성된 의료기기의 주된 사용 목적 또는 기능을 발휘하는 의료기기로 기재한다.
  - 한벌 구성된 각각의 의료기기 등급이 다를 경우에는 그 의료기기 중 가장 높은 위해도의 등급으로 기재한다.
  - 품목허가 · 인증을 받거나 신고 시에는 한벌 구성된 각각의 의료기기에 대한 분류번호, 명칭(제품명, 품목명, 모델명), 등급을 모두 기재하여야 한다.
- 한벌 구성 의료기기는 다음 각 호에 따라 품목허가 · 인증을 받거나 신고를 하여야 한다.
  - 제4항에 따라 이미 허가 · 인증을 받은 한 벌 구성의료기기를 각각의 의료기기로 품목허가 · 인증을 받고자 하는 경우에는 기술문서와 임상시험자료 등(이하 "기술문서 등"이라 한다) 또는 기술문서 등의 심사결과통지서를 제출하지 아니할 수 있다.
  - 수출만을 목적으로 하는 수출용 의료기기로 품목허가 · 인증을 받거나 품목신고를 하려는 경우에는 시행규칙 제5조 제1항 각 호의 서류(품목신고의 경우에는 제5조 제1항 제3호의 서류)를 제출하지 아니할 수 있다.
  - 제6항에 따라 허가 · 인증을 받거나 품목 신고를 한 품목을 국내에 판매하고자 할 경우에는 별도의 제조 · 수

입허가 · 인증을 받거나 제조 · 수입 신고를 하여야 한다.
다만, 수출을 목적으로 「대외무역법」 제2조 제3호에 따른 '무역거래자' 또는 「전자무역 촉진에 관한 법률」 제2조 제2호에 따른 '무역업자' 또는 법 제17조에 따른 의료기기 판매업자에게 수출계약을 체결하여 판매하는 경우에는 그러하지 아니하다.

- 신개발 의료기기 등과 같이 분류 결정 등에 장시간 소요되는 제품에 대하여는 중분류명 또는 별도로 정한 품목명과 분류번호를 사용하여 품목허가 · 인증을 하거나 신고를 수리할 수 있다. 이 경우 시행규칙 제2조에 따른 등급분류기준을 적용하여 등급을 분류한다.
- 식품의약품안전처장은 2등급 의료기기 중 동등제품으로 3회 이상 허가 · 인증받은 제품에 대하여 사용 목적, 작용원리, 원재료, 성능, 시험규격 및 사용방법 등을 식품의약품안전처 홈페이지를 통해 공고할 수 있으며, 이를 추가 또는 변경하거나 제외할 경우에는 변경 공고하여야 한다.
- 제9항에 따라 공고된 제품(이하 "동등공고제품"이라 한다)의 경우, 시행규칙 제5조 제1항 제2호에 따른 서류를 갈음하여 동등공고제품에 적합함을 증명하는 안전성 및 성능에 관한 시험성적서를 제출하여야 한다. 이 경우 시험성적서는 「식품 · 의약품분야 시험 · 검사 등에 관한 법률」제6조 제2항 제4호에 따라 식품의약품안전처장이 지정한 의료기기 시험 · 검사기관(이하 "시험 · 검사기관"이라 한다)이 발행한 것에 한한다.
- 이미 허가 · 인증받은 품목과 동일한 제품(이하 "동일 제품"이라 한다)임을 확인받고자 하는 자는 다음 각 호의 요건에 해당함을 입증할 수 있는 자료를 첨부하여 식품의약품안전처장에게 신청하여야 하며, 식품의약품안전처장은 검토사항에 대한결과를 10일 이내에 통지하여야 한다.
  - 이미 허가 · 인증받은 의료기기와 사용 목적, 작용원리, 원재료, 성능, 시험규격 및 사용방법 등이 동일한 의료기기
  - 동일 제조소(수입 의료기기의 경우 제조국가, 제조회사, 제조소가 동일한 경우이다)에서 제조된 의료기기
  - 제조 의뢰자로부터 위탁받은 제조자가 제품을 설계 · 개발 · 생산하는 방식으로 제조한 의료기기(국내에서 제조된 의료기기에 한한다)
- 첨단의료복합단지 입주 의료연구개발기관이 의료기기의 제조허가 · 인증을 신청하는 경우에는 「첨단의료복합단지 지정 및 지원에 관한 특별법 시행규칙」 제5조 제6항에 따라 준용되는 같은 법 시행규칙 제4조 제6항에 따라 시행규칙 별표 10에 따른 수수료 전부를 감면한다.
- 첨단의료복합단지 입주 의료연구개발기관이 「첨단의료복합단지 지원에 관한 특별법」 제24조 제2항에 따라 수입승인을 신청하는 경우에는 수수료를 면제한다.
- 첨단의료기기 등의 제조허가를 받고자 하는 자는 시행규칙 제9조에 따른 기술문서 등의 심사를 개발 단계별로 신청할 수 있다.
- 법 제6조 제2항에 따라 허가 · 인증을 받거나 신고하려는 자는 해당 제품의 허가 · 인증 또는 신고 등을 위하여 사전에 식품의약품안전처장에게 설명회 등을 신청할 수 있다.

㉠ 동일 제조소의 제품을 다수의 수입업자가 품목허가를 받은경우 의료기기 GMP적합 인정
  ⓐ 정기심사의 경우 수입업자별로 적합 인정서 유효기한 만료 전에 GMP 적합 인정을 새로 받아야 한다.
  ⓑ 원칙적으로 수입업자별로 해당 제조소에 대하여 GMP 심사를 각각 받아야 한다.
  ⓒ GMP 적합 인정을 받은 제조소에 대하여 국내의 다른 수입업자가 처음으로 GMP 적합 인정을 받고자 하는 경우 받는 심사는 최초 심사이며, 서류검토로 갈음하되 유효

기간은 동일하게 부여한다.

ⓓ 수입업자별 GMP 적합 인정서 유효기간이 서로 다르더라도 동일 제조소에 대해 다수의 수입업자가 정기심사를 동시에 신청하여 심사를 받을 수 있다.

② 제4조(제조 · 수입 신고의 처리 등)

- 의료기기 제조 또는 수입 신고를 하려는 자가 한국의료기기안전정보원장에게 제출한 의료기기 제조(수입) 신고서(이하 "신고서"라 한다)가 한국의료기기안전정보원 전자 민원시스템에 등록이 완료된 경우에는 신고가 수리된 것으로 본다.
- 다음 각 호의 어느 하나에 해당하는 경우에는 그러하지 아니하다.
  - 제1항에도 불구하고 의료기기 제조(수입)업 허가신청서와 동시에 제출된 신고서의 경우에는 제조 · 수입업 허가 시 수리된 것으로 본다.

③ 제5조(안전성 · 유효성 문제 원자재 사용 의료기기 등)

법 제6조의3 제1항 및 제15조 제6항에 따라 허가 또는 인증을 받거나 신고를 할 수 없는 의료기기는 다음 각 호와 같다.

- 국제수은협약이 적용되는 의료기기(치과용 캡슐형 아말감 제외)
- 석면을 사용하거나 함유한 의료기기
- 디에틸헥실프탈레이트[di-(ethylhexyl)-phthalate : DEHP]
- 디부틸프탈레이트(Dibutylphthalate : DBP) 또는 벤질부틸프 탈레이트(Benzyl butyl phthalate : BBP) 등 프탈레이트류 함유 수액세트
  - 수액 세트
  - 인공신장기용 혈액회로
- 분말 처리된 수술용 장갑 및 진료용 장갑

④ 제6조(제조 · 수입허가 · 인증신청서 및 신고서의 작성 등)

㉠ 의료기기 제조(수입)허가 · 인증 신청서(이하 "허가 · 인증 신청서"라 한다) 또는 신고서는 이 규정에서 정하는 첨부 서류 등을 근거로 적합하게 작성하여야 하고, 허가 · 인증 신청서 및 신고서 항목은 제8조~제18조까지의 규정에 따라 기재하여야 한다.

- 수출만을 목적으로 하는 의료기기의 경우 : 허가 · 인증신청서 또는 신고서 비고란에 "수출용에 한함"이라는 표기를 하여야 한다.
- 품목류 인증 · 신고 대상 의료기기의 경우 : 인증신청서 또는 신고서의 "품목류" 해당란에 해당 표기를 하여야 한다.
- 중고 의료기기의 수입허가 · 인증 · 신고 신청 시 허가 · 인증신청서 또는 신고서 비고란에 "중고의료기기"라는 표기를 하여야 한다.
- 동등 제품의 경우 : 허가 · 인증신청서 비고란에 "동등 제품(동등비교 제품 허가번호)"이라는 표기를 하여야 한다.

- 동등공고 제품 의료기기의 경우 : 허가 · 인증 신청서 비고란에 "동등공고 제품(공고번호, 품목명, 분류번호)"이라는 표기를 하여야 한다.
- 인체이식형 의료기기의 경우 : 허가 · 인증신청서 비고란에 "인체이식형 의료기기"라는 표기를 하여야 한다.
- 「첨단의료복합단지 지정 및 지원에 관한 특별법」 제24조 제3항에 따라 입주의료연구개발기관이 제1항의 허가 · 인증신청서를 작성하는 경우 : 영어로 작성하여 제출할 수 있다.
- 의약품 또는 의약외품과 의료기기가 조합되거나 복합 구성된 의료기기의 경우 : 허가신청서 비고란에 "의약품(의약외품) · 의료기기 복합 · 조합품목" 이라는 표기를 한다.
- 신개발 의료기기의 경우 : 허가 신청서 비고란에 "신개발 의료기기"라는 표기를 한다.
- 동일 제품의 경우 : 허가 · 인증 신청서 비고란에 "동일 제품(동일 제품 허가 · 인증 번호)"이라는 표기를 하여야 한다.
- 일회용 의료기기의 경우 : 허가 · 인증 신청서 비고란에 "일회용 의료기기"라는 표기를 하여야 한다.

(5) 제조/수입업허가 신청

① 준비사항

㉠ 사업자등록증 : 관할 지자체 발부

㉡ 법인의 경우 : 법인등기부등본

㉢ 개인사업자의 경우 : 대표자 건강진단서(정신질환자, 마약 그 밖의 유독 물질의 중독자에 해당하지 않음을 증명하는 내용이어야 하며, 발행일로부터 6개월 이내 이어야 한다.)

㉣ 품질책임자 자격증명 자료

ⓐ 제조/수입업체는 제조소마다 1명 이상의 품질책임자를 임명해야 한다.

ⓑ 제조/수입업체에서 임명한 품질책임자가 법령에서 요구하는 자격을 충족하는지 확인할 수 있는 증빙자료이다.

② 제조업허가

㉠ 허가 대상 : 의료기기의 제조를 업으로 하고자 하는 자

㉡ 구비서류

- 의료기기 제조업허가 신청서 : 건강 진단서로서 발행일로부터 6개월이 경과 하지 아니한 것(개인에 한함)
- 법인 등기부 등본(법인에 한함)
- 제조소의 시설 내역서(작업소, 시험실, 보관소에 대한 시설 배치도 포함)
- 위탁계약서 사본(품질관리를 위한 시험이나 제조공정을 위탁한 경우에 한함)
- 품질책임자 자격 요건 확인 서류

㉢ 제조업 허가시 유의사항 : 제조업 허가 신청시 한 개 이상의 의료기기에 대한 신고 · 인증 · 허가를 동시에 신청하거나 한 개 이상의 제조 품목을 동시에 신고해야 한다.

㉣ 제조업허가를 신청하는 때 : 1개 이상의 제조 품목허가를 동시에 신청하거나 1개 이상의 제조 품목을 동시에 신고해야 한다.

③ 수입업 허가

㉠ 허가 대상 : 의료기기의 수입을 업으로 하고자 하는 자

㉡ 구비서류

ⓐ 의료기기 수입업허가 신청서

ⓑ 건강 진단서로서 발행일로부터 6개월이 경과 하지 아니한 것(개인에 한함)

ⓒ 법인 등기부 등본(법인에 한함)

ⓓ 수입업소의 시설 내역서

ⓔ 영업소, 시험실, 창고에 대한 소재지 및 면적(회사 평면도)

ⓕ 시험실 보유 장비

ⓖ 2004년 5월 30일 이전에 의료기기 수입 품목허가를 받거나 신고한 업소는 '의료기기 수입 품질관리 기준 적합 인정서' 사본

㉢ 수입업 허가시 유의사항 : 수입업 허가를 신청하는 때에는 한 개 이상의 제조 품목허가를 동시에 신청하거나 한 개 이상의 제조 품목을 동시에 신고해야 한다.

④ 제조(수입)업허가를 받을 수 없는 경우

「의료기기법」 제6조(제조업의 허가 등)

① 의료기기의 제조를 업으로 하려는 자는 식품의약품안전처장의 제조업허가를 받아야 한다.
다만, 다음 각 호의 어느 하나에 해당하는 자는 제조업허가를 받을 수 없다.

- 「정신건강증진 및 정신질환자 복지서비스 지원에 관한 법률」 제3조 제1호에 따른 정신질환자. 다만, 전문의가 제조업자로서 작합 하다고 인정하는 사람은 그러하지 아니하다.
- 피성년후견인 · 피한정후견인 또는 파산선고를 받은 자로서 복권되지 아니한 자
- 마약. 대마 · 항정신성 의약품 중독자
- 이 법을 위반하여 금고 이상의 형을 선고받고 그 집행이 끝나지 아니하거나 그 집행을 받지 아니하기로 확정되지 아니한 자
- 이 법을 위반하여 금고 이상의 형의 집행유예를 선고받고 그 유예 기간 중에 있는 사람
- 이 법을 위반하여 제조업허가가 취소(제1호부터 제3호까지의 어느 하나에 해당하여 제조업허가가 취소된 경우는 제외한다)된 날부터 1년이 지나지 아니한 자

⑤ 의료기기 제조업의 허가를 받기 위해 갖추어야 할 시설 요건

- 의료기기 제조업의 허가를 받기 위해 갖추어야 할 시설 요건은 총리령인 「의료기기법 시행규칙」에서 제조시설 및 품질관리 체계의 기준을 정하고 있다.

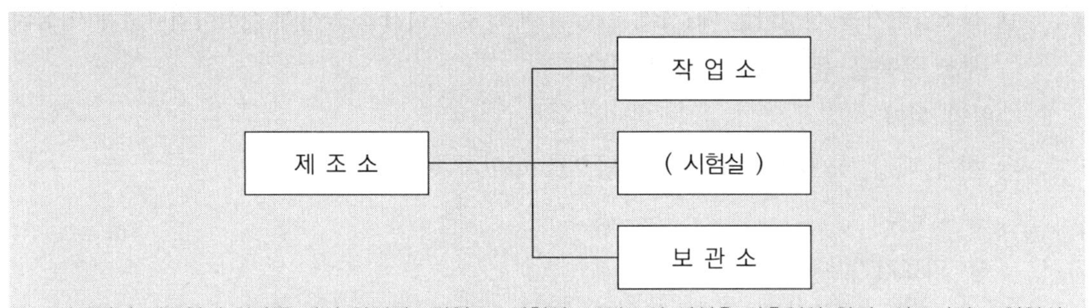

• 의료기기 제조업의 허가를 받기 위해서 : 작업소, 시험실, 보관소의 시설을 갖추어야 하며, 의료기기 수입업의 허가를 받기 위해서는 영업소, 시험실, 창고시설을 갖춰야 한다.

3) 품목허가 절차

(1) 품목허가 및 완료 절차

① 품목허가 신청 : 최초 심사라면 제조업허가 신청 후 품목허가를 신청한다.

② 품목허가

㉠ 2등급 의료기기의 품목인증 : 지정 기술문서 심사기관의 심사를 받아 통과되면 심사기관으로부터 '기술문서 심사 결과통지서'를 받게 된다. 이 통지서와 기술문서 심사 시 제출했던 자료와 함께 식품의약품안전처에 제출하고 최종 허가를 받는다.

㉡ 3등급 이상 의료기기의 품목허가 : 기술문서 심사를 식품의약품안전처에서 직접 심사받게 된다.

③ 기술문서 심사결과 통지

④ 품목허가 완료 및 면허세 납부 : 품목허가가 완료되어 완료 공문을 받은 후, 제조업허가와 품목허가의 면허세(지방세)를 납부해야 최종적으로 허가증을 수령하게 된다.

(2) 제조/수입업허가와 품목허가의 관계

최초허가시 품목허가가 함께 신청되지 않으면 업 · 허가 신청이 접수되지 않으며, 업 · 허가를 신청하지 않으면 품목허가를 신청할 수 없다.

① 업 · 허가를 신청 후 바로 품목허가를 신청해야 정상적으로 절차가 진행된다.

② 최초허가 이후에는 품목허가를 단독으로 신청해도 진행할 수 있다.

4) 허가 준비 전 확인사항

(1) 품목분류

① 의료기기 품목허가를 진행 : 먼저 허가를 받으려는 제품이 어떤 품목과 중분류에 해당하는지 확인해야 한다.

㉠ 어떤 품목에 해당하느냐에 따라 의료기기의 등급과 그에 따른 절차, 그리고 제품이 받아야 할 시험의 규격 등 많은 사항이 달라질 수 있기 때문이다.

② 식품의약품안전처 고시 : 「의료기기 품목 및 품목별 등급에 관한 규정」에서 해당하는 품목을 직접 찾아볼 수는 있지만 명확한 유권해석을 위해서는 식품의약품안전처 의료기기 전자민원 시스템에서 "의료기기 해당 여부 검토신청" 민원을 신청하여 판단을 받아야 하며, 이 경우 후술할 기술문서에 준하는 서면 자료의 준비가 선행되어야 할 수도 있다. 식품의약품안전처를 방문해 직접 제품에 대해 설명하는 방법도 고려해 볼 수 있다.

③ 민원사무분류 및 처리부서

체외진단 의료기기 해당 여부 검토	혁신 진단기기 정책과
의료기기 해당 여부 검토신청	의료기기 정책과
의료기기 경미한 변경사항 대상 여부 사전질의(체외진단)	첨단제품 허가 담당관

• 의료기기 통합정보시스템(https://emedi.mfds.go.kr/) → 의료기기 전자민원시스템 → 민원신청 → 의료기기질의 → 의료기기 해당여부 검토신청

(2) 동등품목 비교

허가받으려는 제품과 기존에 허가받은 제품(기허가 제품)을 비교하여 동일점과 차이점을 확인한다.

작업을 통해 동등공고 제품으로 진행할 수 있는지 여부와 어떤 안전성 확인자료를 제출해야 하는지도 파악할 수 있다.

① 본질적 동등품목 비교표의 작성 : 「의료기기 허가·신고·심사 등에 관한 규정」 본질적 동등품목 비교표는 허가 받으려는 제품과 기 허가 제품의 어떤 사항을 비교해야 하는지 정리할 수 있도록 도와주며, 기술문서 심사 시에도 필히 작성하여 제출해야 한다.

㉠ 제출할 때는 양식에 맞추어 간략하게 작성해도 괜찮지만, 실제 동등비교를 진행할 때는 상세한 사항을 꼼꼼히 비교하여 작성하는 것이 좋다.

② 본질적 동등품목 비교표 : 기허가·인증된 의료기기와의 차이가 명확하게 입증토록 필요한

항목을 기재하여야 한다.

㉠ 각 항목에 대한 정보가 기허가·인증된 의료기기와 동등한 경우 '예'에 체크하고, 동등하지 않을경우 '아니오'란에 체크한다.

㉡ 중요한 비교 항목 : 사용 목적, 작용원리, 원재료, 성능, 사용방법이며, 식품의약품안전처 데이터베이스를 통해 기허가 제품의 해당 항목들을 확인할 수도 있다.

번호	비교항목	기 허가(인증) 제품	신청제품	동등여부	
1	명칭(제품명, 품목명, 모델명)				
2	분류 번호 및 등급				
3	제조(수입)업소명				
4	제조원및 소재지				
5	허가(인증)번호				
6	사용 목적			예	□
				아니오	□
7	작용원리			예	□
				아니오	□
8	원재료			예	□
				아니오	□
9	성능			예	□
				아니오	□
10	시험규격			예	□
				아니오	□
11	사용방법			예	□
				아니오	□

위와 같이 동등함을 확인하였음.

20○○ 년 ○○ 월 ○○ 일

신청자 : 승 권 나 (서명 또는 인)

- 의료기기 통합 정보 시스템(https://emedi.mfds.go.kr/) → 의료기기 안심책방 → 알기 쉬운 의료기기 → 정보검색

(3) 동등공고 제품

식품의약품안전처에서 2등급 의료기기 중 3회 이상 동등 제품으로 허가받은 제품에 대해서 사용 목적, 작용원리, 원재료, 성능, 시험규격 및 사용방법을 공고하고, 허가받으려는 제품이 이와 동등하다고 인정되면 기술문서 심사를 면제받을 수 있다.

저출력 광선조사기 동등 제품 공고		
1. 품목명	품목명(품목분류번호, 등급) : 저출력 광선 조사기(A16060.02, 2)	
2. 사용 목적	에너지 밀도 20[J/㎠] 또는 2[W/㎠] 미만의 출력 광선(적외선 및 자외선 제외)을 이용하여 치료 등에 사용하는 기구	
3. 작용원리	선택된 파장의 광출력이 광 조사부를 통해 방사되어 치료 등에 사용	
4. 원재료	본체, 광원, 소프트웨어	
5. 성능	• 광선 파장 : 400~1200 [nm] • 출력 강도 : 0.7[mW/㎠]~ 2[W/㎠] 또는 2[J/㎠] ~ 20[J/㎠]	
6. 시험규격	안전에 관한 시험	• 식품의약품안전처 고시 「의료기기의 전기 · 기계적 안전에 관한 공통기준규격」 또는 IEC60601-1 • 식품의약품안전처 고시 「의료기기의 전자파 안전에 관한 공통기준규격」 또는 IEC60601-1-2 • 식품의약품안전처 고시 「의료기기의 기준 규격」 별표2 74. 의료용 광선 조사기
7. 사용방법	• 제품을 설치한다. • 광 조사부를 치료하고자 하는 부위로 위치시키고, 사용 광선의 파장, 출력 강도, 조사기간 등을 조작한다. • 조사 후 전원을 끄고, 치료 부위의 전체적인 반응을 확인한다.	

(4) 동등 제품 판단기준(제23조 관련)

동등 제품으로 인정받으려면 사용 목적, 작용원리, 성능, 시험규격, 사용방법이 동등공고된 내용과 같아야 한다. 이는 「의료기기 허가 · 신고 · 심사등에 관한 규정」을 통해 확인할 수 있다.

▸ 동등제품 판단기준(제23조 관련) ○ : 같음, ● : 다름, × : 해당없음

	구분	사용 목적	작용원리	원재료	성능	시험규격	사용방법
새로운 제품	전기	○, ●	○, ●	×	●	○, ●	○, ●
	의료용품	○, ●	○, ●	○, ●	●	○, ●	○, ●
개량 제품	전기	○	○	×	●	○, ●	○, ●
	의료용품	○	○	○	●	○, ●	○, ●
이미 허가 · 인증 받은 제품과 동등한 제품(동등 제품)	전기	○	○	×	○	○	○
	의료용품	○	○	○	○	○	○

① 새로운 제품 : 이미 허가 · 인증을 받은 의료기기와 사용 목적, 작용원리 또는 원재료 등이 동등하지 아니한 의료기기이다.

② 개량 제품 : 이미 허가 · 인증을 받은 의료기기와 사용 목적, 작용원리 또는 원재료(의료용품)는 동일하나 성능, 시험규격, 사용방법 등이 동등하지 아니한 의료기기이다.

③ 동등 제품 : 이미 허가 · 인증을 받은 의료기기와 사용 목적, 작용원리, 원재료, 성능, 시험규격 및 사용방법 등이 동등한 의료기기이다.

④ 사용 목적 : 당해 제품의 적응증, 효능 · 효과, 사용 목적이다.

⑤ 작용원리 : 당해 제품 개발시 사용 목적을 달성하기 위하여 적용한 물리 · 화학적, 전기 · 기계적 작용원리 또는 구조이다.

- 작용원리가 다른 경우 : ⓔ 전동식 의료용 칼 중에 일반적으로 사용하는 칼과는 달리 레이저를 사용하는 칼과 에너지를 사용하는 칼의 경우이다.

⑥ 원재료 : 당해 의료기기 또는 의료기기의 부분품의 기본이 되는 원료이다.

- 원재료가 다르다는 것은 신소재 또는 허가 · 인증받은 제품과 원료가 다른 경우이다.
  ⓔ 폴리우레탄으로 만들어진 카테터와 달리 실리콘을 이용하여 제품을 만드는 경우이다.

⑦ 성 능 : 제품의 물리 · 화학적, 전기 · 기계적 특성

⑧ 시험규격 : 당해 제품의 안전만을 검증하기 위해 적용한 규격이다.
ⓔ 식품의약품안전처장이 인정하는 규격이나 국제적으로 공인된 규격이다.

⑨ 사용방법 : 당해 제품을 환자에 적용하기 위한 적용 부위 및 적용방법이다.

⑩ 전기 : 전원을 사용하는 제품 및 기계 · 장치류의 제품이다.

⑪ 의료용품 : 인체에 접촉 · 삽입되거나 인체에 주입하는 혈액 · 체액 또는 약물 등에 접촉하는 제품이다.

⑫ 전기와 의료용품이 함께 구성된 제품 : 동등제품 판단기준을 각각 적용한다.

⑬ 전자혈압계, 혈당계 등 임상이 필요한 제품의 경우 : 동등제품에서 제외한다.

⑭ 동물유래 성분이 함유되거나 제조과정 중 동물유래 성분을 사용하는 제품 : 재료가 다른 경우에 해당된다.

- 의료기기 통합정보시스템(https://emedi.mfds.go.kr/) → 의료기기 안심 책방 → 의료기기자료관 → 동등공고제품

5) 품질책임자의 요건과 직무

(1) 품질책임자의 요건

「의료기기 시행규칙」에서 규정하고 있으며, 다음 중 하나의 요건을 충족하면 임명할 수 있다.

① 「의료기사 등에 관한 법률」에 따른 다음의 면허를 가지고 있는 사람
   ㉠ 안경렌즈 · 콘택트렌즈를 제조 · 수입하는 경우 : 안경사
   ㉡ 치과 재료를 제조 · 수입하는 경우 : 치과기공사 · 치과위생사
   ㉢ 방사선 발생장치를 제조 · 수입하는 경우 : 방사선사
   ㉣ 물리치료 또는 재활훈련에 필요한 의료기기를 제조 · 수입하는 경우 : 물리치료사

② 「국가기술자격법」 : 의공기사 또는 품질 경영기사 자격을 가진 사람

③ 「자격기본법」 : 식품의약품안전처장이 공인한 의료기기 RA(Regulatory Affairs) 전문가 자격을 가진 사람

④ 「고등교육법」 : 학교(같은 법에 따른 전문대학은 제외한다.) 대학에서 학사학위를 취득한 사람으로서 「대학설립 · 운영 규정」에 따른 자연과학 · 공학 · 의학 계열 분야(의료기기 관련 분야)를 전공한 사람

⑤ 대학 등에서
   ㉠ 의료기기 관련 분야가 아닌 분야에서 학사학위를 취득한 사람으로서 「고등교육법」에 따른 대학원에서 의료기기 분야의 석사학위 이상의 학위를 취득한 사람
   ㉡ 의료기기 관련 분야가 아닌 분야에서 학사학위를 취득한 사람으로서 의료기기 제조 · 수입업체에서 1년 이상 품질관리 업무에 종사한 경력이 있는 사람

⑥ 「고등교육법」
   ㉠ 전문대학을 졸업한 사람으로서 의료기기 관련 분야를 전공하고 의료기기 제조 · 수입업체에서 1년 이상 품질관리 업무에 종사한 경력이 있는 사람
   ㉡ 전문대학을 졸업한 사람으로서 의료기기 관련 분야가 아닌 분야를 전공하고 의료기기 제조 · 수입업체에서 3년 (「고등교육법」에 따른 수업연한이 3년인 전문대학 졸업자의 경우에는 2년이다) 이상 품질관리 업무에 종사한 경력이 있는 사람

⑦ 「초 · 중등교육법」 : 고등학교 · 고등기술학교 졸업자로서 의료기기 제조 · 수입업체에서 5년 이상 품질관리 업무에 종사한 경력이 있는 사람

⑧ 「초 · 중등교육법 시행령」 : 의료기기 관련 분야의 산업 수요 맞춤형 고등학교 졸업자로서 의료기기 제조 · 수입업체에서 3년 이상 품질관리 업무에 종사한 경력이 있는 사람

⑨ 경력이 있는 사람 : 의료기기 제조 · 수입업체에서 6년 이상 품질관리 업무에 종사한 경력이 있는 사람

(2) 의료기기 품질책임자의 직무

① 종업원의 위생 상태를 철저히 점검하고, 종업원에게 품질이 우수한 의료기기의 생산 · 수입에 필요한 교육 · 훈련을 제공하는 업무
② 종업원이 상기의 교육 · 훈련을 받는지에 대하여 감독하는 업무
③ 제조 및 품질관리 기준에 따라 의료기기를 제조하도록 작업 지침서를 작성하고, 작성된 작업 지침서에 따라 의료기기를 제조하도록 하는 업무
④ 원자재의 입고에서부터 완제품의 출고에 이르기까지 필요한 시험검사 또는 검정을 철저히 하고, 제조 단위별로 제조 관리기록과 품질 관리기록을 작성하여 갖추도록 하며, 이를 제조일부터 5년(제품 수명이 5년을 초과하는 경우에는 제품 수명에 상응하는 기간이다) 동안 보존하는 업무
⑤ 제조소의 품질관리 결과를 평가하고 제품의 출하 여부를 결정하는 업무
⑥ 제조 및 품질관리 기준에 따라 품질경영시스템을 확립 · 시행하고 유지하는 것과 관련된 업무
⑦ 보건위생상 위해가 없도록 제조소의 시설을 위생적으로 관리하고, 교차오염이나 외부로부터의 오염 등을 방지하는 업무
⑧ 작업소에 위해가 발생할 염려가 있는 물건을 두지 못하도록 관리 · 감독하고, 작업소에서 국민 보건에 유해한 물질이 발생하는 것을 방지하는 업무
⑨ 그 밖에 제조관리 품질관리 안전관리와 관련된 업무로서 식품의약품안전처장이 정하여 고시하는 업무들

※ 품질책임자 : 반드시 NIDS(한국 의료기기 안전 정보원) 등이 주관하는 품질책임자 교육을 1년에 8시간 이상을 받고 수료증을 발급받아 보관해야 한다.
- 품질책임자를 신규로 지정하는 1차(해당)연도의 경우 품질책임자 지정일로부터 6개월 이내 의무교육을 이수해야 하며, 2차 연도 이후로는 연 1회(8시간 이상) 의무교육을 이수해야 한다.
- 품질책임자 교육을 미이수하는 경우 행정처분을 받게 된다.

(3) 경영자가 품질경영시스템의 지속적인 효과성을 유지하기 위한 활동

경영책임은 경영자는 회사의 품질방침, 품질목표와 임무를 문서화 된 선언으로 수립하고 정의해야 한다.

① 품질방침 : 조직의 목표, 고객의 요구 및 기대와 관련되어야 하며, 조직 내에서 배포되고 경영자에 의해 전적으로 지원되고 있음을 나타내야 하고 신입사원, 임시적 등을 포함한 전

종업원은 조직의 목표와 그 목표를 성취하기 위해 요구되는 임무를 이해하도록 교육받아야 한다. 또한 이해하기 쉬운 말로 표현해야 하며 고객의 요구와 기대, 조직의 목표에 따라 유지되어야 하고, 경영자는 품질방침에 다른 임무를 다음과 같은 활동을 통하여 지속적으로 제시해야 한다.

㉠ 직원이 품질방침을 이해하고 실행하는지 확인
㉡ 직원이 조직의 전체적인 목표와 일관성 있는 품질목표를 가지고 있는지 확인
㉢ 품질시스템의 실행과 유지를 포함한 품질방침의 실행에 대한 착수 및 관리와 사후관리
㉣ 조직의 일부분 혹은 조직 차원에서 품질방침의 이탈을 용인하지 않음
㉤ 품질경영시스템의 개발 및 실행을 지원할 적절한 자원과 교육을 제공

② 품질목표 : 성취 가능하도록 계획되고 정기적으로 검토되어야 한다.

(4) 의료기기 품질책임자에 관한 내용

품질책임자는 품질책임자 직무범위에 따른 업무 외에 다른 업무를 겸임 및 겸직할 수 없다.

① 품질책임자가 변경되는 경우에는 변경된 날로부터 30일 이내에 변경신청을 해야 한다.
② 품질책임자는 「의료기기법」에서 정한 바에 따라 매년 1회 이상 정기적인 관련 교육을 이수해야 한다.
③ 품질책임자가 해당 업체에 품질책임자로 더 이상 근무하지 않게 된 경우 「의료기기법 시행규칙」에 따라 "품질책임자 비근무신고서"를 작성하여 관할 지방식품의약품안전청에 신고할 수 있다.

(5) 품질보증과 품질관리

품질보증(Quality AssuranceQA)과 품질관리(Qualty Contro)의 개념이 혼동되기 쉬우나 품질보증(QA)을 위한 절차가 점검(Audit)과 실태 조사(Inspection)이며 제3자가 한다.

① 점검(Audit) : 의뢰자 등이 체계적/독립적으로 실시하여 자료의 신뢰성을 확보하기 위한 조사로, 일상적인 모니터링과는 구분된다.
② 모니터링 : 신뢰성 보증체계에 따라 임상시험 담당자가 임상시험자 료의 품질관리(QC)를 위해 구체적으로 시행하는 절차이다.

02 기술문서

1. 기술문서 작성

1) 의료기기 기술문서 심사

① 적용 대상 : 2등급 의료기기에 한하여 심사한다.

② 제출서류 및 심사 기간

㉠ 최초심사

ⓐ 이미 허가·인증받은 제품과 비교한 자료

ⓑ 사용 목적에 관한 자료

ⓒ 작용원리에 관한 자료

ⓓ 제품의 성능 및 안전을 확인하기 위한 다음의 자료로서 시험규격 및 그 설정 근거와 실측치에 관한 자료(다만, 국내 또는 국외에 시험규격이 없는 경우에는 기술문서 등의 심사를 받으려는 자가 제품의 성능 및 안전을 확인하기 위하여 설정한 시험규격 및 그 근거와 실측치에 관한 자료)

㉮ 전기·기계적 안전에 관한 자료

㉯ 생물학적 안전에 관한 자료

㉰ 방사선에 관한 안전성 자료

㉱ 전자파 안전에 관한 자료

㉲ 성능에 관한 자료

㉳ 물리·화학적 특성에 관한 자료

㉴ 안정성에 관한 자료

ⓔ 기원 또는 발견 및 개발 경위에 관한 자료

ⓕ 임상시험에 관한 자료

ⓖ 외국의 사용현황 등에 관한 자료

※ 심사기간 : 25일

㉡ 변경심사 : 의료기기 기술문서 등 심사의뢰서 제출서류

ⓐ 서류 이력 1부

ⓑ 변경 대비표 1부

ⓒ 기 검토된 기술문서 사본 1부

ⓓ 품목허가증 · 인증서 사본 1부(품목허가 · 인증을 받은 제품에 한함)

ⓔ 초심사 제출자료중 변경사항에 대한 관련 근거 자료 1부

※ 심사기간 : 15일

㉢ 심사기간 : 식품의약품안전처장으로부터 승인받은 심사 업무규정에 따른 기술문서심사 처리기간(근무 일수임)

㉣ 서류보완 기간 : 30일[단, 고객(의뢰자)이 기간을 명시하여 기간 연장을 요청하는 경우에는 2회에 한하여 그 사유를 고려하여 기간을 정할 수 있다.]

㉤ 서류보완 독촉기간 : 10일

2) 의료기기의 소프트웨어 기술문서 작성방법

(1) 의료기기 소프트웨어 기술문서 작성 공통사항 및 주요 기능

① 의료기기 소프트웨어 기술문서 작성 공통사항 : 「의료기기 허가 · 신고 · 심사 등에 관한 규정(식품의약품안전처 고시)」에서 의료기기 소프트웨어에 대한 요구사항은 다음과 같다.

㉠ 규정 제9조(모양 및 구조) : 의료기기 소프트웨어의 구조 및 주요 기능에 관한 내용이 포함되어 있다.

㉡ 규정 제10조(원재료) : 의료기기 소프트웨어의 명칭, 버전, 운영 환경 등 소프트웨어 정보 기재에 관한 내용이다.

㉢ 규정 제13조(사용방법) : 의료기기 소프트웨어가 사용되는 경우 프로그램의 기능을 확인할 수 있는 화면 사진과 함께 그 기능에 대한 사용방법의 기재에 관한 내용이 포함되어 있다.

② 모양 및 구조

㉠ 외형 : 의료기기 소프트웨어에서 사용자가 인식 또는 조작할 수 있는 회면(User Interface)이 있을 경우, 소프트웨어의 모양 · 구조 및 각 부분의 기능을 기재한다.

ⓐ 모양 · 구조 및 각 부분의 기능 : 모양 · 구조는 사용자가 인식 또는 조작할 수 있는 소프트웨어의 전체적인 모습을 기재한다.

ⓑ 각 부분의 기능 : 기능에 대한 명칭과 주요 기능의 역할을 정확히 이해할 수 있도록 설명을 기재한다.

㉡ 특성 : 의료기기에 사용되는 소프트웨어의 구조 및 주요 기능을 기재한다.

ⓐ 구조 : 의료기기에 사용되는 소프트웨어의 전체적인 모습을 파악할 수 있도록 소프트웨어의 기능을 모듈별로 구분하여 그림으로 형상화한다.

ⓑ 소프트웨어의 구조 : 기능 블록 다이어그램의 형태로 표현한다.

ⓒ 유·무선 통신을 사용하는 제품 : 통신구성도를 포함하여 기재한다.

ⓓ 모듈 : 프로그램을 구성하는 시스템을 기능 단위의 독립적인 부분으로 분리한 것이다.

㉢ 주요 기능

ⓐ 주요 기능에 대한 명칭과 주요 기능의 역할 : 정확히 이해할 수 있도록 설명을 기재한다.

ⓑ 소프트웨어의 주요 기능 : 소프트웨어의 구조에서 기능 모듈 단위로 정의되므로 소프트웨어의 구조와 함께 설명한다.

③ 「의료기기 임상시험 관리기준」 용어의 정의에서는 '중대한 이상 사례'에 대해 아래와 같이 정의하고 있다.

㉠ 2등급 의료영상 분석 장치 소프트웨어(의료영상을 획득하여 모의 치료, 모의 시술, 진단에 사용 가능하도록 분석하는 장치에 사용하는 소프트웨어)에 해당하며, 이미 허가 인증받은 제품과 사용 목적이 다른 소프트웨어 와 같은 의료기기에 대한 기술문서의 첨부자료 「의료기기 허가·신고·심사 등에 관한 규정」 별표 7에 '기술문서 등 제출자료 범위'가 정의되어 있다.

ⓐ 제시된 사례는 의료영상을 이용하는 빅데이터 및 인공지능 기술이 적용된 의료기기이며, 이미 허가·인증받은 제품과 사용 목적이 다르므로 새로운 제품으로 분류된다.

ⓑ 사용 목적이 다른 새로운 2등급 의료기기에 대한 기술문서의 제출자료는 본질적 동등품목 비교표, 사용 목적에 관한 자료, 성능시험에 관한 자료, 임상시험에 관한 자료, 기원·발견 및 개발 경위에 관한 자료 및 외국어 사용현황에 관한 자료이다.

ⓒ 소프트웨어는 성능에 관한 자료로서 동 규정의 별표 13에 따라 의료기기 소프트웨어 적합성 확인보고서와 소프트웨어 검증 및 유효성 자료를 제출하여야 한다.

(3) 혈당 모니터 시스템의 블록 다이어그램

① 블록 다이어그램 : 화살표로 데이터나 신호의 이동방향을 표시한다.

② BIO Sensor를 통해 입력된 데이터 : ADC(아날로그 to 디지털 컨버터)를 통해 CPU로 전달되고 처리된다.

〈혈당모니터〉

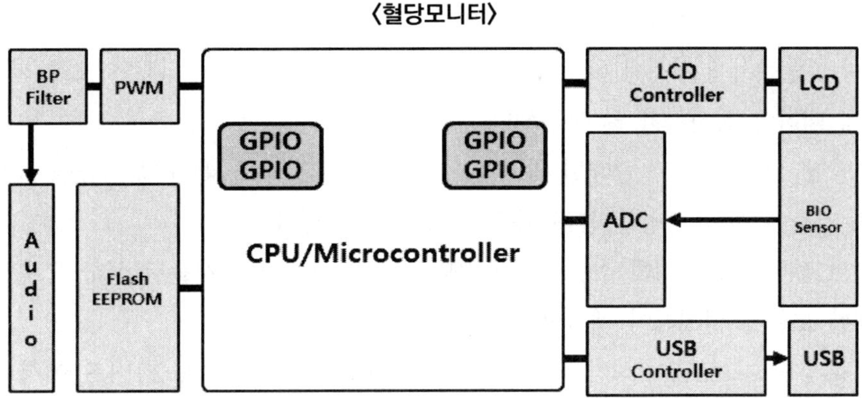

(4) 의료기기 허가 · 신고 · 심사 등에 관한 규정 제2조(정의)

① 의료기기 소프트웨어 : 「의료기기법」 제2조에 해당하는 목적으로 사용하기 위해 개발 · 제조된 소프트웨어로 내장형 소프트웨어, 독립형 소프트웨어, 모바일 의료용 앱 등이다.

㉠ 의료기기에서 생성된 데이터를 서버 등에 전송하여 저장 · 분석 및 신호 · 영상처리 등을 수행하는 소프트웨어를 포함한다.

② 의료기기 소프트웨어 허가 심사 · 가이드 라인 민원인 안내서 : 단 별도 표시 기능이나 사용자 화면이 없이 의료기기 제어를 수행하는 펌웨어 수준의 소프트웨어 의료기기 제조 및 개발을 위해 사용되는 소프트웨어 구매 및 관리 프로그램 등 의료기기 품질관리를 위해 사용되는 소프트웨어는 본 가이드라인의 적용 범위에서 제외한다.

㉠ 내장형 소프트웨어 : 크게 펌웨어 임베디드 소프트웨어 등과 같이 세부적으로 구분할 수 있다. 여기서 펌웨어는 일반적으로 저장된 하드웨어를 제어하는 마이크로프로그램이다.

㉡ 임베디드 소프트웨어 : 하드웨어에 설치된 마이크로프로세서에서 미리 정해진 기능을 수행하는 소프트웨어 시스템이다.

[참고] 펌웨어도 소프트웨어로 분류할 수 있으나 제2조 정의에서 규정한 기본적인 소프트웨어의 정의에 해당하지 않는다.

(5) 의료기기 소프트웨어(펌웨어)와 내장형 소프트웨어

① 의료기기 소프트웨어(펌웨어)

- PEMS : Programmable Electrical Medical System
- PESS : Programmable Electrical Subsystem
- OTS : Off The Shelf

② 내장형 소프트웨어 : 의료기기 소프트웨어가 특정 하드웨어에서만 작동할 수 있도록 개발되었으며 기술문서에 기재된 하드웨어의 사양이 소프트웨어의 운영 환경이므로 별도의 운영 환경에 대하여 작성하지 않아도 된다.

㉠ 내장형 소프트웨어가 탑재된 의료기기를 제작한다면 구조 및 주요 기능을 설계하고, 주요 기능에 대한 설명을 통해 동작을 특정할 수 있다.

㉡ 프로그램 제작을 위해 소프트웨어 화면 구성에 대한 설명서를 작성하고, 주요 기능에 대한 모듈을 설계하여 제작한다.

㉢ 의료기기 소프트웨어 허가 심사 가이드라인(식품의약품안전처, 2014.8.)에서 설명한 진단용 엑스선 촬영 장치에 사용하는 내장형 소프트웨어를 제작한다면, 의료기기 구조를 먼저 설계한다.

㉣ 각각의 구조에 대한 기능을 한정하고 PEMS를 제작한다.

㉤ PEMS 및 그 서브 시스템 각각의 경우, 아키텍처는 요구 사양서를 만족시키도록 규정해야 한다.

㉥ 적절한 경우, 위험을 허용 가능한 수준으로 낮추기 위해 아키텍처의 사양서는 표 사항을 사용해야 한다.

③ 의료기기 펌웨어 제작

㉠ 소프트웨어는 제품의 기능 및 사용자의 만족을 충족시키기 위해 가장 중요한 역할을 하고 있다.

㉡ 소프트웨어의 경우 사용사례를 분석해 안전등급을 정하고, 이에 따라 개발 단계별로 기법과 지표를 제시하여 안전을 확보하는 접근방법을 취하고 있다.

㉢ 의료기기 소프트웨어의 안전성을 향상시키는 주요 원칙 세 가지는 위험관리, 품질관리, 소프트웨어 엔지니어링이다.

④ 의료기기에 포함되는 소프트웨어

㉠ 프로그램 가능 의료용 전기 시스템(PEMS : programmable electrical medical system)이라 하고, PESS(programmable electrical subsystem)의 모임으로 구성된다.

㉡ 이미 제조된 소프트웨어(OTS), 비 의료 분야에서 유래된 서브시스템 및 기존의 장치와 같은 PEMS의 각 구성부품에 대해서도 추가적인 위험통제 수단의 필요성을 특히 고려하는 것이 바람직하다.

⑤ 의료기기 기술문서에 대한 설명

㉠ 소프트웨어를 사용하는 의료기기의 소프트웨어 버전은 복수로 기재할 수 있다.

㉡ 의료기기 신고서의 원재료는 인체에 접촉되는 의료기기에 한하여 작성한다.

㉢ 전기·기계적 원리를 이용하는 의료기기의 작동 계통도는 유·무선 통신을 사용하는 의료기기에 한하여 통신구성도를 포함한다.

㉣ 기술문서 : 의료기기 기술문서 심사대상은 다음과 같다.

- 1등급(허가 대상) 의료기기 : 1등급 중 '동일 제품, 동등공고제품'의 경우는 기술문서 심사대상에서 면제 2등급 ~4등급 의료기기
- 2등급 의료기기 : '동일 제품, 동등공고제품'의 경우는 기술문서 심사대상에서 면제
- 기술문서 및 제품 표준서
  - 기술문서 : 당 제품에 대한 기능적, 물리적 특성 및 필요조건 등을 제작 생산 및 형상 관리에 적합하도록 완전하고 명확하게 기술한 문서로서 규격서, 도면 및 부품 목록 등 기술자료를 포함한 문서이다.
  - 제품 표준서 : 업체에서 수입/제조하는 각 제품별로 제품에 대한 모든 정보를 알기 쉽게 풀어 정리한 문서로, 국내 의료기기 제조 및 품질 관리기준(GMP)인증을 위하여 반드시 필요한 문서이다.

㉤ 소프트웨어 업그레이드

제조(수입 허가 · 인증을 받거나 신고한 의료기기 소프트웨어에 대한 다음 각 목의 어느 하나에 해당하는 사항의 변경(추가를 포함한다)이다.
- 사용 목적 또는 이와 관련된 주요 기능(핵심 성능)
- 생체신호 · 의료영상과 같은 분석 대상이나 분석기법 등 분석 알고리즘(분석방법)
- 의료기기 소프트웨어 개발언어 또는 운영환경
- 사이버 보안에 영향을 미치는 통신기능 등

㉥ 체외진단 장비(소프트웨어) 적합성 확인보고서 서식에 대한 내용

ⓐ 소프트웨어 사용 형태 : 내장형, 독립형이 존재한다.

ⓑ 소프트웨어 적합성 확인 보고서 서식내용은 다음과 같다.

소프트웨어 안정성 등급	A, B, C
소프트웨어 기능적 특성	제어, 진단, 데이터 수신, 측정, 데이터 변환, 표시, 분석, 데이터 전송, 기타
소프트웨어 사용 목적	통신 기능이 있는 경우 제어, 모니터링, 유지보수, 통신 표준 등
소프트웨어 사용형태	내장형, 독립형

3) 기술문서 등 심사

(1) 기술문서 등 심사 법령

① 제23조(심사대상 등)

- 기술문서 등의 심사 : 제조 · 수입허가 · 인증(변경허가 · 인증을 포함한다)을 받고자 하는 의료기기를 대상으로 한다.
- 2등급 의료기기의 경우 : 별지 제3호서식의 본질적 동등품목 비교표를 사용하여 별표 5의 동등제품 판단기준에 따라 새로운 제품, 개량제품, 동등제품으로 구분하여 심사한다.
- 제1항에도 불구하고 다음 각 호에 해당하는 의료기기는 기술문서 등의 심사대상에서 제외한다.
  - 수출용 의료기기
  - 동등공고 제품
  - 경미한 변경 대상 의료기기
  - 제3조 제11항에 따라 동일 제품임을 확인받은 의료기기

② 제24조(신속심사 등)

식품의약품안전처장은 다음 각 호의 의료기기에 대하여 우선적으로 신속하게 심사하여 허가할 수 있다.
- 첨단의료기기 및 희소 의료기기 등 산업 발전 또는 환자 치료를 위하여 필요한 경우 식품의약품안전처장이 지정한 의료기기
- 「의료기기 허가 · 신의료 기술평가 등 통합운영에 관한 규정」에 따른 허가 · 신의료 기술평가 통합운영 대상 의료기기
- 「생산 · 수입 중단 보고대상 의료기기 및 보고방법」 제2조에 따른 보고대상 의료기기 및 제3조 제6항에 따른 실제 공급중단 또는 공급중단 우려가 발생한 의료기기
- 「공중보건 위기 대응 의료제품의 개발 촉진 및 긴급 공급을 위한 특별법」에 따라 지정한 공중보건 위기 대응 의료기기
- 기타 식품의약품안전처장이 신속심사가 필요하다고 판단하는 의료기기

③ 제25조(심사 기준 등)

- 식품의약품안전처장 또는 기술문서심사기관의 장은 시행규칙 제9조 제2항에 따른 의료기기 기술문서 등 심사 의뢰서(이하 "심사의뢰서"라 한다)를 제출받은 경우에는 해당 제품의 제조업자(수입업자)별, 품목류 별 또는 품목별(모델명)로 심사하는 것을 원칙으로 하며, 심사의뢰서를 제출받은 후 추가된 제품은 심사에서 제외한다.
- 동일 제품군에 대하여는 하나의 기술문서로 심사할 수 있다.
- 심사의뢰서에서 사용하는 용어 및 기호 등은 한국산업규격(KS), 국제규격(IEC, ISO 등), 대한약전(KP) 및 식품의약품안전처장이 인정하는 공정서(USP, JP 등)를 따른다.

④ 제26조(심사자료의 종류 및 범위 등)

기술문서 등의 심사를 위하여 제출하여야 하는 자료의 종류는 다음 각 호와 같다.
- 이미 허가받은 제품과 비교한 자료
- 사용 목적에 관한 자료
- 작용원리에 관한 자료
- 제품의 성능 및 안전을 확인하기 위한 다음 각 목의 자료로서 시험규격 및 그 설정 근거와 실측치에 관한 자료

- 국내 또는 국외에 시험규격이 없는 경우에는 기술문서 등의 심사를 받으려는 자가 제품의 성능 및 안전을 확인하기 위하여 설정한 시험규격 및 그 근거와 실측치에 관한 자료
  - 전기 · 기계적 안전에 관한 자료(전기 · 전자회로를 사용하는 기구 · 기계 · 장치에 한한다)
  - 생물학적 안전에 관한 자료(인체에 직 · 간접적으로 접촉하여 생물학적 안전에 대한 확인이 필요한 의료기기에 한한다)
  - 방사선에 관한 안전성 자료(방사선을 이용하거나 방사선에 노출되는 의료기기에 한한다)
  - 전자파 안전에 관한 자료(전기 · 전자회로를 사용하는 의료기기에 한한다)
  - 성능에 관한 자료
  - 물리 · 화학적 특성에 관한 자료
  - 안정성에 관한 자료
- 기원 또는 발견 및 개발 경위에 관한 자료
- 임상시험에 관한 자료
- 외국의 사용현황 등에 관한 자료

⑤ 제27조(국제표준화기술문서 작성)

- 4등급 의료기기의 경우 : 국제표준화기술문서로 작성하여야 한다.
- 4등급 의료기기 이외의 품목은 신청인이 원하는 경우 국제표준화 기술문서로 작성할 수 있다.
- 국제표준화기술문서의 세부작성 방법은 별표 10에 따른다.
- 국제표준화기술문서의 제출자료의 종류 : 별표 11의 비교에 따라 제26조에서 정한 심사자료의 종류로 보고 제28조(심사자료의 면제), 제29조(첨부자료의 요건), 제30조(자료의 작성 등), 제31조(기술문서 심사 결과 통지서 변경)를 적용한다.

⑥ 제29조(첨부자료의 요건)

기술문서 등의 심사를 위한 첨부자료의 요건은 다음 각 호와 같다. 다만, 제26조 제1항 제4호의 규정에 따른 시험자료의 경우에는 제출일을 기준으로 발급일로부터 3년이 경과된 시험자료는 해당 제품이 시험 이후에 변경이 없음을 확인하는 자료를 추가로 제출하여야 한다.

- 이미 허가 · 인증받은 제품과 비교한 자료 : 기존 허가 · 인증받은 제품과 명칭(제품명, 품목명, 모델명), 제조(수입)업소명, 제조원 및 소재지, 허가(인증)번호, 사용 목적, 작용원리, 원재료, 성능, 시험규격, 사용방법 등을 비교한 본질적 동등품목 비교표
- 사용 목적에 관한 자료 : 해당 제품의 적응증, 사용 목적(효능 · 효과)에 관한 자료
- 작용원리에 관한 자료 : 해당 제품의 사용 목적을 달성하기 위해 영향을 미치는 물리 · 화하 · 전기 · 기계적 작용원리에 관한 자료

(2) 전기 · 기계적 안전에 관한 자료

전기를 사용하는 의료기기가 환자나 사용자에게 감전, 화상, 화재, 기계적 상해 등의 위험을 일으키지 않고 안전하게 작동함을 입증하는 것이 목적이다.

① 적용 대상 : 전기 · 전자회로를 사용하는 모든 기구 · 기계 · 장치가 해당한다.

② 핵심내용 : 시험성적서는 「의료기기의 전기 · 기계적 안전에 관한 공통기준 규격」(IEC 60601-1 기반)에 따라 시험한 결과 보고서를 제출해야 하고, 이 성적서는 식품의약품안전처 지정 시험검사기관이나 국제적으로 공인된 시험기관(IECEE CB, KOLAS 등)에서 발급받아야 한다.

③ 주요 시험 항목

㉠ 전기충격에 대한 보호 : 누설전류, 절연 성능, 접지 저항 등을 측정하여 감전 위험이 없음을 확인한다.

㉡ 기계적 위해요인에 대한 보호 : 기기의 안정성(넘어짐), 외장의 강도(충격, 압력), 움직이는 부분(가동부)으로 인한 끼임(협착) 위험 등을 평가한다.

㉢ 과온 및 화재 위험에 대한 보호 : 정상 및 단일고장 상태에서 부품 온도가 허용치를 초과하지 않는지, 화재 발생 위험은 없는지를 평가한다.

㉣ 방사선에 대한 보호 : X-ray 등 방사선을 사용하는 기기의 경우, 불필요한 방사선 노출이 안전 기준치 이내인지 확인한다.

- 일반사항 : 전기를 사용하는 의료기기의 경우에 제출하여야 하며, 다음 중 어느 하나에 해당 되는 자료로서 해당 제품과 모델명이 동일하여야 한다.
- 개발시 명칭 등으로 자료상의 모델명과 해당 제품의 모델명이 동일하지 않은 경우에는 이를 입증하는 자료를 제출하여야 한다.
  - 식품의약품안전처장이 지정한 시험 · 검사기관에서 발급한 시험성적서
  - 국제 전기기술 위원회(IEC)가 운영하는 국제 전기기기 인증제도(IECEE CB-Scheme)에 따라 국제공인시험기관(NCB : National Certification Body)에서 발급한 시험성적서
  - 한국인정기구(KOLAS : Korea Laboratory Accreditation Scheme)(이하 "KOLAS"라 한다)에서 인정한 의료기기 분야의 시험 검사기관에서 인정된 규격 코드로 적합하게 발급한 시험성적서
  - 해당 의료기기에 대하여 경제협력개발기구(OECD) 회원국에 허가 당시 제출되어 평가된 시험성적서로 해당 정부 또는 정부가 허가 업무를 위임한 등록기관이 제출받아 승인하였음을 확인한 자료 또는 이를 공증한 자료
  - 국제시험기관인정협력체(ILAC)의 상호인정협약(MRA)에 따라 ISO/IEC17025를 인정받고, 해당 의료기기 국제규격의 모든 시험 항목을 시험할 수 있는 국제 시험 검사기관에서 적합하게 발급한 시험성적서
- 기준 및 시험방법 : 「의료기기의 전기 · 기계적 안전에 관한 공통기준규격」(식품의약품안전처 고시), 「의료기기 기준규격」(식품의약품안전처 고시) 및 식품의약품안전처장이 공고한 규격 또는 이와 동등 이상의 국제 규격(IEC, ISO 등)을 따르거나 식품의약품안전처장이 고시하거나 공고한 규격이 없는 경우에는 해당 의료기기의 국제 규격(IEC, ISO 등)에 따르되, 「전기사업법」에 의한 국내 표준전압 및 표준주파수, 한국산업규격(KS)에 의한 표준 전원플러그 등의 기준을 따라야 한다.

(3) 생물학적 안전에 관한 자료

의료기기 또는 기기의 원재료가 인체에 직접 또는 간접적으로 접촉했을 때, 독성 반응이나

면역반응 등 해로운 생물학적 영향을 일으키지 않음을 입증하는 것이 목적이다.

① 적용 대상 : 인체에 직·간접적으로 접촉하는 모든 의료기기가 해당된다.

② 핵심 내용 : 시험성적서는 「의료기기의 생물학적 안전에 관한 공통기준규격」(ISO 10993기반)에 따라 시험한 결과보고서를 제출해야 하며, 신뢰성 보증을 위해 GLP(Good Laboratory Practice, 우수실험실운영기준)기관에서 수행하는 것이 원칙이다.

③ 시험항목 선정 : 어떤 시험을 할지는 인체접촉 부위와 접촉기간에 따라 결정된다.

㉠ 접촉부위 : 피부, 점막, 혈액, 뼈, 손상된 조직 등

㉡ 접촉기간 : 제한접촉(24시간 이내), 지속접촉(24시간~30일), 영구접촉(30일 초과)

④ 주요 시험항목

㉠ 세포독성 시험 : 의료기기에서 용출된 물질이 세포를 죽이는지 평가한다.

㉡ 감작성 시험 : 반복 접촉시 알레르기 반응을 유발하는지 평가한다.

㉢ 자극성 또는 피내반응 시험 : 피부나 점막에 자극(염증)을 일으키는지 평가한다.

㉣ 전신독성 시험(급성) : 단기간 노출시 전신에 급성 독성을 일으키는지 평가한다.

㉤ 이식 시험 : 조직 내에 이식했을 때 국소적인 조직 반응을 평가한다.

㉥ 유전독성 시험 : 유전자에 손상이나 돌연변이를 일으키는지 평가한다.

- 일반사항 : 인체에 접촉 · 삽입되거나 인체에 주입하는 혈액 · 체액 또는 약물 등과 접촉하는 의료기기 또는 부분품의 경우 제출하여야 하며, 다음 중 어느 하나에 해당하는 자료로서 해당 제품과 모델명이 동일하여야 한다.
- 개발시 명칭 등으로 자료상의 모델명과 해당 제품의 모델명이 동일하지 않은 경우에는 이를 입증하는 자료를 제출하여야 하며, 무균시험 및 EO가스 잔류량 시험의 경우에는 「의료기기 제조 및 품질관리기준」(식품의약품안전처 고시) 또는 이와 동등 이상의 규격에 따른 제조사의 품질관리시스템 하에서 실시한 시험성적서 또는 적합함을 입증하는 자료 또는 KOLAS에서 인정한 의료기기 분야의 시험 검사기관에서 인정된 규격 코드로 적합하게 발급한 시험성적서를 제출할 수 있다.
  1. 시행규칙 제24조의2에 따라 식품의약품안전처장이 지정한 의료기기 비임상시험실시기관에서 「비임상시험관리기준」(식품의약품안전처 고시)에 따라 시험한 시험성적서(최종 보고서)(「비 임상시험관리기준」(식품의약품안전처 고시) 별표 2의 시험 항목에 한함)
  2. 경제협력개발기구(OECD)로부터 비임상 관리기준(GLP)을 준수하는 OECD 회원국 또는 이를 준수하는 것으로 OECD로부디 인정받은 비회원국의 비임상시험 실시기관에서 발급한 시험자료

     1. 또는 2.에 해당하는 자료로서 해당 제품과 원재료가 동일하고 인체접촉 시간 · 인체접촉 부위 등이 동등하거나 동등이상인 제품의 생물학적 안전에 관한 자료
- 기준 및 시험방법 : 「의료기기의 생물학적 안전에 관한 공통기준규격」(식품의약품안전처 고시), 「의료기기 기준규격」(식품의약품안전처 고시) 및 식품의약품안전처장이 공고한 규격 또는 이와 동등 이상의 국제 규격(ISO 등)을 따르거나 식품의약품안전처장이 고시하거나 공고한 규격이 없는 경우에는 해당 의료기기의 국제 규격(ISO 등)에 따른다.

⑤ [별표 12] 생물학적 안전에 관한 자료 제출범위(제26조제2항 관련)

〈접촉부위 및 시간에 따른 초기 평가시험자료〉

의료기기 분류			생물학적 영향							
신체 접촉의 특성		접촉 지속기간 A- 제한적(24시간 이하) B- 연장 (24시간 초과 30일까지) C- 영구적(30일 초과)	세포 독성 시험	감작 시험	자극 또는 피내 반응시험	전신 독성 (급성) 시험	아만성 독성 (아급성 독성) 시험	유전 독성 시험	이식 시험	혈액 적합성 시험
분류	접촉부위									
표면접촉 의료기기	피부	A	O	O	O					
		B	O	O	O					
		C	O	O	O					
	점막	A	O	O	O					
		B	O	O	O	△	△		△	
		C	O	O	O	△	O	O	△	
	파열 또는 외상 표면	A	O	O	O	△				
		B	O	O	O	△	△		△	
		C	O	O	O	△	O	O	△	
체내외 연결 의료기기	간접적 혈액경로	A	O	O	O	O				O
		B	O	O	O	O	△			O
		C	O	O	△	O	O	O	△	O
	조직, 뼈 및 상아질	A	O	O	O	△				
		B	O	O	O	O	O	O	O	
		C	O	O	O	O	O	O	O	
	순환 혈액	A	O	O	O	O		△		O
		B	O	O	O	O	O	O	O	O
		C	O	O	O	O	O	O	O	O
이식 의료기기	조직, 뼈	A	O	O	O	△				
		B	O	O	O	O	O	O	O	
		C	O	O	O	O	O	O	O	
	혈액	A	O	O	O	O	O		O	O
		B	O	O	O	O	O	O	O	O
		C	O	O	O	O	O	O	O	O

○ = ISO 규격에서 지정한 시험

△ = 지정된 시험 외에 추가로 적용될 수 있는 시험

※ 개개 제품의 특성에 따른 자료의 세부 범위는 「의료기기의 생물학적 안전에 관한 공통기준규격」에 따른다.

⑥ 추가적 생물학적 평가시험자료

의료기기 분류			생물학적 영향					
신체 접촉의 특성		접촉 지속기간 A- 제한적(24시간 이하) B- 연장(24시간 초과 30일까지) C- 영구적(30일 초과)	만성 독성 시험	발암성 시험	생식 독성 시험	생분해성시험	독성 동태 시험	면역 독성 시험
분류	접촉부위							
표면접촉 의료기기	피부	A						
		B						
		C						
	점막	A						
		B						
		C	△					
	파열 또는 외상 표면	A						
		B						
		C	△					
체내외 연결 의료기기	간접적 혈액경로	A						
		B						
		C	O	O				
	조직, 뼈 및 상아질	A						
		B						
		C	O	O				
	순환 혈액	A						
		B						
		C	O	O				
이식 의료기기	조직, 뼈	A						
		B						
		C	O	O				
	혈액	A						
		B						
		C	O	O				

○ = ISO규격에서 지정한 시험
△ = 지정된 시험 외에 추가로 적용될 수 있는 시험

※ 개개 제품의 특성에 따른 자료의 세부 범위는 「의료기기의 생물학적 안전에 관한 공통기준규격」에 따른다.

(4) 방사선에 관한 안전성 자료

- 일반사항 : 방사선을 이용하는 의료기기이거나 방사선에 노출되는 등 해당 의료기기가 방사선에 관한 안전성이 요구되는 경우 제출하여야 하며, 다음 중 어느 하나에 해당되는 자료로서 해당 제품과 모델명이 동일하여야 한다.
- 개발시 명칭 등으로 자료상의 모델명과 해당 제품의 모델명이 동일하지 않은 경우에는 이를 입증하는 자료를 제출하여야 한다.
  - 식품의약품안전처장이 지정한 시험 · 검사기관에서 발급한 시험성적서
  - 국제 전기기술 위원회(IEC)가 운영하는 국제전기기기인증제도(IECEE CB-Scheme)에 따라 국제공인시험기관(NCB : National Certification Body) 등에서 발급한 시험성적서
  - KOLAS에서 인정한 의료기기분야 시험 검사기관에서 인정된 규격 코드로 적합하게 발급한 시험성적서
  - 해당 의료기기에 대하여 경제협력개발기구(OECD) 회원국에 허가 당시 제출되어 평가된 시험성적서로 해당 정부 또는 정부가 허가업무를 위임한 등록기관이 제출받아 승인하였음을 확인한 자료 또는 이를 공증한 자료
  - 국제시험기관인정협력체(ILAC)의 상호인정협약(MRA)에 따라 ISO/IEC17025를 인정받고, 해당 의료기기 국제 규격의 모든 시험 항목을 시험할 수 있는 국제 시험검사 기관에서 적합하게 발급한 시험성적서
- 기준 및 시험방법 : 「의료기기의 전기 · 기계적 안전에 관한 공통기준규격」(식품의약품안전처 고시)[별표 2] 의료기기의 방사선 안전에 관한 보조기준규격, 「의료기기 기준규격」(식품의약품안전처 고시) 및 식품의약품안전처장이 공고한 규격 또는 이와 동등 이상의 국제 규격(IEC 등)에 따르거나 식품의약품안전처장이 고시하거나 공고한 규격이 없는 경우에는 해당 의료기기의 국제 규격(IEC 등)에 따르되, 「전기사업법」에 의한 국내 표준전압 및 표준 주파수, 한국산업규격(KS)에 의한 표준전원 플러그 등의 기준을 따라야 한다.

(5) 전자파 안전에 관한 자료

의료기기가 주변의 다른 전자기기로부터 나오는 전사파(간섭)에 의해 오작동하지 않고(내성), 동시에 스스로 과도한 전자파를 방출하여 다른 기기에 영향을 주지 않음(방출)을 입증하는 것이 목적이다.

① 적용 대상 : 전기 · 전자회로를 사용하는 의료기기가 해당 된다.

② 핵심 내용 : 시험성적서은 「의료기기의 전자파 안전에 관한 공통기준규격」(IEC 60601-1-2 기반)에 따른 시험결과보고서를 제출해야 한다.

③ 주요 시험 항목

㉠ 전자파 장해(EMI, 방출) 시험 : 기기 자체에서 발생하는 전자파가 기준치 이하인지 측정한다.

- 전도성 방출 : 전원선을 통해 나가는 노이즈 측정
- 방사성 방출 : 공기 중으로 방사되는 노이즈 측정

㉡ 전자파 내성(EMS, 내성) 시험 : 외부의 강한 전자파 환경에서도 기기가 필수 성능을 유지하며 안전하게 작동하는지를 평가한다.

㉢ 정전기 방전(ESD) 시험 : 인체 정전기에 대한 내성을 평가한다.

㉣ 방사성 RF 전자기장 내성 시험 : 스마트폰 등 무선기기 전자파에 대한 내성을 평가한다.

㉤ 서지(Surge) 내성 시험 : 낙뢰 등 순간적인 고전압에 대한 내성을 평가한다.

㉥ 전압 강하 및 순간 정전 내성 시험 : 전원 공급이 불안정할 때의 작동 안정성을 평가한다.

- 일반사항 : 전자파 안전성이 요구되는 의료기기 또는 부분품의 경우 제출하여야 하며, 다음 중 어느 하나에 해당되는 자료로서 해당 제품과 모델명이 동일 하여야 한다.
- 개발시 명칭 등으로 자료상의 모델명과 해당 제품의 모델명이 동일하지 않은 경우에는 이를 입증하는 자료를 제출하여야 한다.
  - 식품의약품안전처장이 지정한 시험 · 검사기관에서 발급한 시험성적서
  - 국제 전기기술 위원회(IEC)가 운영하는 국제전기기기인증제도(IECEE CB-Scheme)에 따라 국제공인시험기관(NCB : National Certification Body)에서 발급한 시험성적서
  - KOLAS에서 인정한 의료기기 분야 시험 검사기관에서 인정된 규격 코드로 적합하게 발급한 시험성적서
  - 해당 의료기기에 대하여 경제협력개발기구(OECD) 회원국에 허가 당시 제출되어 평가된 시험성적서로 해당 정부 또는 정부가 허가 업무를 위임한 등록기관이 제출받아 승인하였음을 확인한 자료 또는 이를 공증한 자료
  - 국제시험기관인정협력체(ILAC)의 상호인정협약(MRA)에 따라 ISO/IEC17025를 인정받고, 해당 의료기기 국제 규격의 모든 시험 항목을 시험할 수 있는 국제 시험검사 기관에서 적합하게 발급한 시험성적서
- 기준 및 시험방법 : 「의료기기의 전자파 안전에 관한 공통기준규격」(식품의약품안전처 고시), 「의료기기 기준규격」(식품의약품안전처 고시) 및 식품의약품안전처장이 공고한 규격 또는 이와 동등 이상의 국제 규격(IEC 등)을 따르거나 식품의약품안전처장이 고시하거나 공고한 규격이 없는 경우에는 해당 의료기기의 국제 규격(IEC 등)에 따르되, 「전기사업법」에 의한 국내 표준전압 및 표준 주파수, 한국산업규격(KS)에 의한 표준 전원 플러그 등의 기준을 따라야 한다.

(6) 성능에 관한 자료

해당 의료기기가 제조사가 표방하는 고유의 성능과 기능을 정확히 구현하는지를 객관적으로 입증하는 것이 목적이다.

① 적용 대상 : 모든 의료기기에 적용되나, 성능을 표방할 수 없는 1등급 기기는 제외될 수 있다.

② 핵심 내용 : 시험성적서는 허가신청서의 '시험규격' 항목에 기재된 기준과 방법에 따라 시험한 결과보고서를 제출하고 식품의약품안전처 지정 시험검사기관이나 대학, 연구소 또는 제조사의 품질관리시스템 하에서 수행할 수 있다.

③ 내용 : 제품의 물리 · 화학적 특성, 기계적 강도, 전기적 출력의 정확성 등 제품의 핵심 기능을 검증하는 시험 결과를 포함한다.

㉠ 소프트웨어 포함시 : 소프트웨어의 기능, 위험관리, 유효성을 검증한 '소프트웨어 적합성

확인보고서' 및 관련 검증 · 유효성 확인자료를 제출해야 한다.

㉡ 사이버 보안 적용시 : 유무선 통신기능이 있는 의료기기의 경우, 해킹 등 외부 공격으로부터 안전함을 입증하는 '사이버 보안 요구사항 체크리스트' 및 검증자료가 필요하다.

- 일반사항 : 다음 중 어느 하나에 해당 되어야 하며, 해당 제품과 모델명이 동일하여야 한다.
- 개발시 명칭 등으로 자료상의 모델명과 해당 제품의 모델명이 동일하지 않은 경우에는 이를 입증하는 자료를 제출하여야 하며, 의료기기 소프트웨어의 경우에는 별표 13에 따른 별지 제13호서식의 적합성 확인보고서와 소프트웨어 검증 및 유효성 확인자료를 제출하여야 하고, 동물을 대상으로 한 성능 확인이 필요한 경우 동물시험 자료를 제출하여야 한다.
  - 식품의약품안전처장이 지정한 시험 · 검사기관에서 발급한 시험성적서
  - 대학 또는 연구 기관 등 국내 · 외의 전문기관에서 시험한 것으로서 해당 기관의 장이 발급하고 그 내용(기관의 시험시설 개요, 주요 설비, 시험자의 연구경력 등을 포함한다)을 검토하여 타당하다고 인정할 수 있는 시험성적서
  - 「의료기기 제조 및 품질관리기준」 또는 이와 동등 이상의 규격에 따른 제조사의 품질관리시스템 하에서 실시한 제품의 성능에 관한 시험성적서
- 기준 및 시험방법 : 자사의 기준 및 시험방법에 따른다.

(7) 물리 · 화학적 특성에 관한 자료

- 일반사항 : 인체에 접촉 · 삽입되거나 인체에 주입하는 혈액 · 체액 또는 약물 등에 접촉하는 의료기기의 경우 해당되는 부분에 대한 화학 구조, 적외선흡수, 자외선흡수, 원자 흡광도, 융점, 비점, 내구성, 경도, 색조, 용출물, 표면특성 자료, 동물 유래 성분을 사용하는 경우 해당 규격(KS, ASTM, ISO 등)에 따른 동물의 명칭, 원산국, 연령, 사용부위, 처리공정, 성분명에 대한 자료 등은 다음 각 단의 이느 하나에 해당되어야 하며, 해당 제품과 모델명이 동일하여야 한다.
- 개발시 명칭 등으로 자료상의 모델명과 해당 제품의 모델명이 동일하지 않은 경우에는 이를 입증하는 자료를 제출하여야 한다.
  - 식품의약품안전처장이 지정한 시험 · 검사기관에서 발급한 시험성적서
  - 대학 또는 연구 기관 등 국내 · 외의 전문기관에서 시험한 것으로서 해당 전문기관의 장이 발급하고 그 내용(기관의 시험시설 개요, 주요 설비, 시험자의 연구경력 등을 포함한다)을 검토하여 타당하다고 인정할 수 있는 시험성적서 또는 자료
  - 「의료기기 제조 및 품질관리기준」 또는 이와 동등 이상의 규격에 따른 제조사의 품질관리시스템 하에서 실시한 물리 · 화학적 특성에 관한 시험성적서 또는 자료
- 기준 및 시험방법 : 식품의약품안전처장이 인정한 원재료 및 완제품에 대한 규격에 적합한 기준 및 시험방법에 따른다. 다만, 식품의약품안전처장이 인정하는 규격이 없는 경우에는 자사의 기준 및 시험방법에 따른다.

(8) 안정성에 관한 자료

의료기기의 사용기한(유효기간)을 과학적으로 설정하고, 그 기간 동안 제품의 안전성과 성능이 유지됨을 입증하는 것이 목적이다.

① 적용 대상 : 멸균 의료기기 또는 시간 경과에 따라 원재료의 물리 · 화학적 변화로 성능이나 안전성이 변할 수 있는 의료기기이다.

② 핵심 내용 : 시험성적서는「의료기기의 안정성시험 기준」에 따라 시험한 결과 보고서를 제출한다.

③ 시험방법

㉠ 장기보존 시험(실시간) : 실제 보관 조건에서 설정된 사용기한 동안 제품을 보관하며 주기적으로 성능을 평가한다.

㉡ 가속노화 시험 : 온도, 습도 등 가혹한 조건을 가해 단기간에 장기보존 효과를 예측하는 시험이며 가속시험 결과를 통해 사용기한을 설정할 경우, 그 근거(㉮ 아레니우스 방정식)를 명확히 제시해야 한다.

④ 평가 항목 : 사용기한 동안 변질될 수 있는 주요 성능, 포장의 완전성, 멸균 상태 유지 여부 등을 평가한다.

- 일반사항 : 다음 중 어느 하나에 해당 되는 자료로서, 해당 제품과 모델명이 동일하여야 한다.
- 개발시 명칭 등으로 자료상의 모델명과 해당 제품의 모델명이 동일하지 않은 경우에는 이를 입증하는 자료를 제출하여야 한다.
  - 식품의약품안전처장이 지정한 시험 · 검사기관에서 발급한 시험성적서
  - 대학 또는 연구기관 등 국내 · 외의 전문기관에서 시험한 것으로서 해당 전문기관의 장이 발급하고 그 내용(전문기관의 시험시설 개요, 주요설비, 시험자의 연구경력 등을 포함한다)을 검토하여 타당하다고 인정할 수 있는 시험성적서
  - 「의료기기 제조 및 품질관리기준」 또는 이와 동등 이상의 규격에 따른 제조사의 품질관리시스템 하에서 실시한 제품의 안정성에 관한 시험성적서
- 기준 및 시험방법 : 「의료기기의 안정성시험 기준」에 따른다.

(9) 기원 또는 발견 및 개발 경위에 관한 자료

해당 제품에 대해 심사에 도움을 줄 수 있도록 육하원칙(㉮ 언제, 어디서, 누가, 새로 발견한 작용원리 및 원재료, 기초시험 · 임상시험 등에 들어간 것은 언제, 어디서였나 등)에 따라 명료하게 기재된 자료이다.

(10) 임상시험에 관한 자료

- 일반사항 : 의료기기 허가를 위한 임상시험에 사용되는 의료기기의 안전성 및 유효성을 증명하기 위하여 사람을 대상으로 시험한 자료로서 다음 중 어느 하나에 해당되어야 한다.
- 이 경우 1, 2등급 의료기기의 경우에는 신청한 제품과 동등한 제품의 임상시험에 관한 자료(논문, 문헌 등)를

제출할 수 있다.

- 식품의약품안전처장이 지정한 임상시험기관에서 시험한 자료
- 외국 자료로서 그 내용을 검토하여 실시기관의 신뢰성이 인정되고 「의료기기 임상시험 관리기준」(시행규칙 별표 3)에 의하여 실시한 것으로 판단되는 자료
- 해당 의료기기에 대하여 경제협력개발기구(OECD) 회원국에 허가 당시 제출되어 평가된 임상시험에 관한 자료로서 해당 정부 또는 정부가 허가업무를 위임한 등록기관이 제출받아 승인하였음을 확인한 자료 또는 이를 공증한 자료
- 과학논문인용색인(Science Citation Index) 또는 과학논문추가인용색인(Science Citation Index Expanded)에 등재된 전문학회지에 게재된 자료

• 기준 및 시험방법 : 「의료기기의 안정성시험 기준」에 따른다.

• 가목의 해당하는 자료는 다음의 사항을 포함하여야 한다.

① 임상시험방법 : 다음의 사항을 포함해야 한다.

• 피험자의 선정 기준, 제외기준 및 목표한 피험자의 수 원칙적으로 하나의 적응증마다 해당 의료기기의 특성과 임상시험방법 등을 종합적으로 고려하여, 통계적으로 타당하게 임상시험 예수가 결정되었음을 입증하는 자료. 다만, 적응질환의 발생 증례 자체가 적어 임상시험 예수의 확보가 현실적으로 곤란한 경우에는 이를 입증할 수 있는 자료를 추가로 첨부하여야 한다.
  - 조작 방법 또는 사용방법과 그 설정 사유
  - 비교 시험용 의료기기를 사용하는 경우 그 선택 사유
  - 병용사용의 유무
  - 관찰항목, 측정항목, 임상검사항목, 측정기준 및 검사방법
  - 유효성 평가기준, 평가방법 및 해석방법
  - 부작용을 포함한 안전성의 평가기준 및 시험방법

ⓛ 임상 결과 : 다음의 사항을 포함해야 한다.

• 임상시험의 성적(임상례에 대한 계획된 수, 실제 대상수, 완료된 수, 중도탈락자 수 및 이유 등을 포함하며, 이 경우 피험자별 부작용 등에 대한 사항이 포함되어야 한다)
• 증례기록 요약
• 기타 임상시험성적의 확인에 필요한 자료

ⓒ 임상평가 : 해당 적응증에 대한 의료기기의 유효율이 의학적 · 한의학적 원리에 기준하여 임상적 유의성이 있음을 입증하는 자료로 그 타당성이 판단되는 경우 이를 인정할 수 있다.

• 기타

- 민족적 요인의 차이가 있어 외국 임상시험에 관한 자료를 그대로 적용하기가 어렵다고 판단되는 경우, 식품의약품안전처장은 국내에서 우리나라 사람을 대상으로 한 자료를 추가 제출할 것을 요구할 수 있다.
- 생명을 위협하는 희귀한 질환에 적용되는 희소 의료기기의 경우에는 식품의약품안전처장이 타당하다고 인정하는 범위의 임상시험에 관한 자료로 갈음할 수 있다.

(11) 외국의 사용현황 등에 관한 자료

• 해당 의료기기 유효성에 대한 심사에 도움을 줄 수 있도록 각 국가의 사용현황에 관한 자료로서 외국의 판매 또는 허가 현황, 사용시 보고된 부작용, 제조허가 경위 등과 관련된 자료, 제조국에서 사용되지 않는 경우는

그 사유
- 제1항에 따라 제출하는 첨부자료는 별표 16의 첨부자료 제출 요약표와 함께 제출하여야 한다.

① 제30조(자료의 작성 등)

- 의료기기 기술문서 등의 심사를 받고자 하는 자는 시행규칙 별지 제8호서식에 따라 작성하여야 하고, 제29조에 따른 첨부자료(전자문서를 포함한다) 등을 식품의약품안전처장 또는 기술문서 심사기관의 장에게 제출하여야 한다.
- 제출자료는 제29조에 따른 요건에 적합하여야 한다. 다만, 해당 제품의 특성상 첨부자료의 일부가 불필요한 경우에는 그 사유를 구체적으로 기재하여야 한다.
- 외국의 자료는 주요 사항을 발췌한 한글 요약문 및 원문을 첨부하여야 하며, 필요한 경우에 한하여 번역물을 요구할 수 있다. 다만, 영어 외의 외국어 자료는 공증된 전체 번역문을 첨부하여야 한다.

② 제31조(기술문서 심사결과 통지서 변경)

① 시행규칙 제9조 제4항에 따른 의료기기 기술문서 등의 심사결과 통지서를 변경하고자 하는 자는 시행규칙 별지 제8호서식에 따른 심사의뢰서를 제출하여야 한다.
② 제1항의 규정에 의한 변경신청 시 첨부하는 서류는 다음 각 호와 같다.
  - 변경 대비표
  - 제26조 또는 제27조에서 규정하는 자료 중 변경사항에 대한 근거자료
③ 제2항 제1호의 서류는 다음 표에 따라 기재한다.

일련번호	항목	변경전	변경후	변경사유

(12) 기술문서 심사가 필요한 의료기기

전문가 심사는 기술심사 중 평가 관련 문제에 대해 외부 전문가를 초빙해 자문을 하고 의견을 제시하는 과정으로, 다음에 해당하는 경우 진행한다.

① 고위험 의료기기
② 혁신 의료기기
③ 작동 원리 및 매커니즘이 명확하지 않은 의료기기
④ 중국 내에서 시판된 적이 없거나 제품 원자재 및/혹은 구조 및/혹은 원리가 완전히 같지 않은 의료기기
⑤ 적용범위, 정응증상을 보다 명확히 규정해야 할 필요가 있는 의료기기
⑥ 심각한 부작용 사고가 있으며, 그 사고 원인이 불명확한 의료기기
⑦ 기타 전문가 자문이 필요한 문제

(13) 기술문서 심사기관의 심사 품목에 해당하는 품목

- 이미 인증받은 의료기기와 구조, 원리, 성능, 사용 목적 및 사용방법 등이 본질적으로 동등하지 않은 의료기기
- 심장 박동기, 신장 투석기 등의 고위험 의료기기
- 「의료기기 품목 및 품목별 등급에 관한 규정」에 따른 소분류가 고시되지 않아 신규 품목 지정이 필요한 의료기기
- 2등급 의료기기 허가 대상 제품 : 3, 4등급 제품과 동일하게 기술문서 심사 및 허가 신청처로 하여야 하며, 동일한 절차를 따른다. 다만 의료기기 기술문서 심사기관의 심사품목에 해당하는 상시 착용하는 호흡 감시기와 매일 착용 하드 콘택트렌즈, 매일 착용 소프트 콘택트렌즈는 기술문서 심사기관에서 심사 후 식품의약품안전처로 허가신청을 하여야 한다.

(14) 기술문서 심사대상 및 면제 대상

① 기술문서 심사대상

1등급	인체에 직접 접촉되지 아니하거나 접촉되더라도 잠재적 위험성이 거의 없고, 고장이나 이상으로 인하여 인체에 미치는 영향이 경미한 의료기기이다.
2등급	사용 중 고장이나 이상으로 인한 인체에 대한 위험성은 있으나 생명의 위험 또는 중대한 기능장애에 직면할 가능성이 적어 잠재적 위험성이 낮은 의료기기이다.
3등급	인체 내에 일정기간 삽입되어 사용되거나 잠재적 위험성이 높은 의료기기이다.
4등급	인체 내에 영구적으로 이식되는 의료기기, 심장 · 중추신경계 · 중앙혈관계 등에 직접 접촉되어 사용되는 의료기기, 동물의 조직 또는 추출물을 이용하거나 안전성 등의 검증을 위한 정보가 불충분한 원자재를 사용한 의료기기이다.

② 기술문서 심사 면제 대상 : 의료기기는 사용 목적과 사용시 인체에 미치는 잠재적 위해성의 정도에 따라 4개의 등급으로 분류하며, 두 가지 이상의 등급에 해당하는 제품의 경우에는 가장 높은 위해도에 따른 등급으로 분류하게 되며, 등급에 따라 사전관리 절차도 달라진다.

㉠ 2등급, 3등급, 4등급에 해당하는 의료기기는 모두 기술문서 심사대상이다. 1등급 의료기기 중 이미 허가 · 신고한 의료기기와 구조 · 원리 · 성능 · 사용 목적 · 사용방법 등이 본질적으로 동등하지 않은 의료기기는 기술문서 심사대상이라는 것을 잊지 말아야 한다.

㉡ 2 · 3 · 4등급 의료기기 중 기술문서 심사 면제 대상은 다음과 같다.

ⓐ 동등공고 제품 : 2등급 의료기기 중 식품의약품안전처 홈페이지를 통해 공고한 제품과 '사용 목적, 작용원리, 원재료, 성능, 시험규격 및 사용방법 등'이 동등한 제품

ⓑ 동일 제품 : 이미 허가 · 인증받은 품목과 동일한 제품

ⓒ 수출만을 목적으로 하는 의료기기

ⓓ 경미한 변경 대상 의료기기

ⓔ 2등급 의료기기에 대한 기술문서 심사는 민간 위탁기관인 '기술문서심사기관'이 업무를 수행하고 있으며, 한정된 심사 범위내에서만 심사를 하고 있다.

㉮ 2등급 의료기기 중 임상시험자료가 필요한 개량제품 또는 새로운 제품의 경우는 민간 위탁기관에서는 심사를 할 수 없다. 따라서 관할 지방청에 직접 허가를 신청하여야 하며, 지방청은 식품의약품안전평가원(이하'평가원' 이라 한다)(의료기기 심사부)에 심사를 요청하여 허가하게 된다.

③ 기술문서 심사 등의 제외 대상

㉠ 수출용 의료기기 : 수출만을 목적으로 하는 의료기기

㉡ 동일 제품 : 기 허가받은 품목과 동일 하나 수입자가 다른 의료기기

㉢ 경미한 변경 대상 의료기기 : 포장 단위, 상호 변경, 모델명 수정 등이 변경된 의료기기

㉣ 동일 제품 : 동일 제품임을 확인받은 의료기기

「의료기기 허가 · 신고 · 심사 등에 관한 규정」 제23조(심사 대상 등)

- 기술문서 등의 심사는 제조 · 수입허가 · 인증(변경 허가 · 인증을 포함한다)을 받고자 하는 의료기기를 대상으로 한다.
- 2등급 의료기기의 경우에는 별지 제3호서식의 본질적 동등 품목 비교표를 사용하여 [별표 5]의 동등 제품 판단기준에 따라 새로운 제품, 개량 제품, 동동 제품으로 구분하여 심사한다.
- 제1항에도 불구하고 다음 각 호에 해당하는 의료기기는 기술문서 등의 심사대상에서 제외한다.
  - 수출용 의료기기
  - 동등공고 제품
  - 제3조 제11항에 따라 동일 제품임을 확인받은 의료기기
  - 경미한 변경 대상 의료기기

4) 의료기기 기술문서의 이해

의료기기 기술문서는 해당 제품의 안전성(Safety)과 성능(Performance) 등 품질에 관한 모든 것을 증명하는 서류의 집합체이며, 단순히 서류를 모아두는 것이 아니라 제품의 설계부터 제조, 검증에 이르는 전과정이 과학적이고 체계적으로 관리되었음을 입증하는 중요한 자료이고 기술문서는 크게 '허가 · 인증 신청서'와 이를 뒷받침하는 '첨부자료'로 구성한다.

(1) 의료기기 기술문서의 구성

심사의뢰서(허가 · 인증 신청서)와 첨부자료.와 제품의 안전성과 성능을 증명하는 서류이다.

허가 · 인증 · 신고 신청서 세부내용	신고서 세부 내용	기술문서 등의 심사를 위한 제출자료
1. 명칭(제품명, 품목명, 모델명) 2. 분류번호(등급) 3. 모양 및 구조 • 작용원리 • 외형 • 치수 • 특성 4. 원재료 5. 제조방법 6. 성능 7. 사용 목적 8. 사용방법 • 사용 전 준비사항 • 조작방법 • 사용후 보관 및 관리방법 9. 사용시 주의사항 10. 사용단위 11. 저장방법 및 사용기간 12. 시험규격 13. 제조원(수입 또는 제조공정 전부 위탁의 경우) 14. 허가(인증) 조건 15. 비고	1. 명칭(제품명, 품목명, 모델명) 2. 분류번호(등급) 3. 모양 및 구조 4. 원재료(인체에 접촉되는 의료기기만 해당) 6. 성능 7. 사용 목적 8. 사용방법 9. 사용시 주의사항 - - - 13. 제조원(수입 또는 제조공정 전부 위탁의 경우) 15. 비고	1. 이미 허가 · 인증받은 제품과 비교한 자료 2. 사용 목적에 관한 자료 3. 작용원리에 관한 자료 4. 제품의 성능 및 안전을 확인하기 위한 다음의 자료로서 시험규격 및 그 설정 근거와 실측치에 관한 자료 • 전기 · 기계적 안전에 관한 자료 • 생물학적 안전에 관한 자료 • 방사선에 관한 안전성 자료 • 전자파 안전에 관한 자료 • 성능에 관한 자료 • 물리 · 화학적 특성에 관한 자료 • 안정성에 관한 자료 5. 기원 또는 발견 및 개발 경위에 관한 자료 6. 임상시험에 관한 자료 7. 외국의 사용현황 등에 관한 자료

(2) 기술문서의 기재사항

신청서 기재항목은 명칭, 모양 및 구조, 원재료, 성능, 사용 목적, 사용방법, 시험규격 등 15개 항목을 기재한다.

① 사용 목적 : 제품의 사용 목적을 기재한다.

② 작용원리 : 제품의 작용 원리(기전)을 기재한다.

㉠ 비고. 제품의 전기기계적 작동 원리와는 다른 점에 유의한다.

㉡ 사용 목적이 달성하는 생리학적 반응 등의 과정이다.

③ 모양 및 구조(외형) : 제품 본체와 구성품의 외형, 그리고 각 부분의 설명을 기재하고 인터페이스가 존재하는 소프트웨어가 포함된 또는 소프트웨어 의료기기는 소프트웨어의 주요 화면과 기능, 메뉴의 설명을 작성한다.

㉠ 모양 및 구조(치수) : 제품 본체와 구성품의 치수, 중량을 기재한다.

㉡ 모양 및 구조(특성)

- 전기적 정격
- 전기적 충격에 대한 보호 형식 및 보호 정도
  - 1 · 2급 기기 및 내부 전원 기기(배터리 동작) 구분
  - 장착부의 보호 정도 구분(B형, BF형, CF형, 등)
- 안전장치(퓨즈, 바이메탈, 자동 종료 기능 타이머 등)
- 작동 계통도 및 작동 계통도에 따른 작동 원리에 대한 설명(작용원리와 다른 점에 유의한다. 제품의 전기기계적 동작 원리이다.)
- 절연부의 전기회로도(또는 절연 다이어그램)
- 소프트웨어의 구조 및 주요 기능과 설명(사용자 인터페이스가 없는 내장형 소프트웨어도 포함한다.)

④ 성능 : 제품의 특성에 따라 주요 성능을 기재한다(성능시험에서 입증 가능한 성능을 기재한다.)

⑤ 원재료 : 품의 주요 원자재를 기재한다(외장, PCB, SMPS 등).

⑥ 사용방법

㉠ 제품의 사용방법을 기재한다.

㉡ 모드 등 사용방법이 다양하다면 모든 사용방법을 기재해야 한다.

⑦ 저장방법 : 제품의 동작, 보관조건을 기재한다(온 · 습도 조건 등).

⑧ 시험규격

㉠ 제품의 유효성 확인을 위해 실시한 시험의 규격을 기재한다(전자파, 전기 · 기계적 안전성 시험규격 등).

㉡ 제품의 성능을 입증하기 위해 실시한 시험의 시험기준과 시험방법을 기재한다(성능시험 성적서 시험 항목).

⑨ 사용기간 : 멸균 포장 등으로 제품의 유효기간이 있을 경우 작성한다.

⑩ 제조방법

㉠ 제품의 제조방법을 기재한다.

㉡ 기관에 제출하는 기술문서 상에는 제조원의 방법을 따른다고 간단하게 작성할 수 있으나 기술문서를 기반으로 작성하는 제품 표준서에는 상세한 내용이 들어가도록 작성한다.

(3) 사용 시 주의사항

「의료기기 허가 · 신고 · 심사 등에 관한 규정」 제14조의 내용을 참고하여 제품의 특성에 따라 사용시에 주의해야 할 사항을 기재한다.

① 해당 의료기기가 안전하고 합리적으로 사용할 수 있도록 필요한 최신의 안전성 관련 사항을

모두 기재하여야 한다.

② 의학용어 사전 등을 참고하여 이해하기 쉽도록 작성하여야 한다.

③ 다음 각 항목에 의한 순서와 요령에 따라 기재한다.

㉠ 경고 : 치명적이거나 극히 중대하고 비가역적인 의료기기 이상 반응이 나타날 경우, 또는 의료기기 이상 반응이 나타난 결과 극히 중대한 사고에 관련될 가능성이 있으므로 특히 주의를 환기할 필요가 있을 경우를 기재한다.

㉡ 의료기기의 특성을 고려한 사용 대상 연령, 성별 또는 건강 상태 등에 대한 주의사항을 기재한다.

㉢ 의료기기의 사용 결과 발생할 수 있는 의료기기 이상 반응 사용상의 부주의에 따른 치명적인 부작용·사고 발생 등에 대한 주의사항을 기재한다.

㉣ 일반적 주의 : 의료기기로 인한 중대한 사고를 방지하기 위하여 사용 중 주의사항을 기재하고 필요한 경우 사고 발생시 처리방법 등도 기재한다.

㉤ 상호작용

ⓐ 다른 의료기기와 병용 시 해당 의료기기가 병용 의료기기의 작용을 증강 또는 감약시키거나 의료기기 이상 반응의 증강이 일어날 경우, 또는 새로운 의료기기 이상 반응이 발생하거나 원 질환의 악화 등이 일어날 경우로서 임상적으로 의의가 있는 사항을 기재한다.

ⓑ 독립형 소프트웨어(독립형 소프트웨어의 기능을 가지는 모바일 의료용 앱을 포함한다)의 경우에는 이를 생략할 수 있다.

㉥ 임부, 수유부, 가임여성, 신생아, 유아, 소아, 고령자에 대한 사용 : 해당 의료기기의 기능적 특성·사용방법 등으로 볼 때 다른 환자에 비하여 특히 주의할 필요가 있다고 판단되는 사항을 기재한다.

㉦ 적용상의 주의 : 사용방법 등에 따른 필요한 주의를 기재한다.

㉧ 안전사고의 예방에 필요한 사항이 있는 경우에는 관련 주의사항을 기재한다.

(4) 기술문서 심사 처리기간

구분	2등급 (식품의약품안전처 지정 기술문서 심사기관)	3 · 4등급 및 1 · 2등급 허가(식품의약품안전처)	
		임상시험 자료를 제출하지 않는 경우	임상시험 자료를 제출하는 경우
기술문서(신규/변경)	25/15일	중고 의료기기	70/50일
인증/허가(신규/변경)	5/5일	수출용에 한함	10일
일괄검토(신규/변경)	-	동등제품 (동등비교 제품 허가번호)	80/60일

(5) 기술문서 등 제출자료의 범위

첨부자료는 안전성 및 유효성을 입증하는 자료로, 다음과 같은 자료들이 포함한다.

- 전기 · 기계적 안전에 관한 자료
- 생물학적 안전에 관한 자료
- 전자파 안전에 관한 자료
- 성능에 관한 자료
- 안정성(유효기간 설정 등)에 관한 자료
- 임상시험에 관한 자료

① 전기 분야 : 의료기기 기술문서 제출자료의 범위이다. 전기 분야에서 사용 목적이 다른 새로운 제품에 대한 제출자료의 내용

㉠ 「의료기기 허가 · 신고 · 심사 등에 관한 규정」 별표7에 따라 전기 분야에서 사용 목적이 다른 새로운 제품은 본질적 동등품목비교표, 사용 목적에 관한 자료, 전기 · 기계적 안전에 관한 자료, 방사선에 관한 안전성 자료(방사선기기에 한함), 전자파 안전에 관한 자료, 성능에 관한 자료, 임상시험에 관한 자료, 기원 또는 발견 및 개발 경위에 관한 자료, 외국의 사용현황 등에 관한 자료를 제출해야 한다.

「의료기기 허가 · 신고 · 심사 등에 관한 규정」 제26조(심사자료의 종류 및 범위 등)

[별표 7] 기술문서 등 제출자료의 범위 〈전기분야〉

구분 \ 제출자료		1	2	3	4-가	4-나	4-다	4-라	4-마	4-바	4-사	5	6	7
		본질적 동등 품목 비교표	사용 목적	작용 원리	전기	방사선	전자파	생물 학적	성능	물리 화학	안정성	임상	기원, 발견 및 개발경위	외국 사용 현황
새로운 제품	사용 목적이 다른 것	O	O	X	O	△주4)	O	X	O	X	X	O	O	O
	작용원리가 다른 것	O	X	O	O	△주4)	O	X	O	X	X	O	O	O
	원재료가 다른 것	O	X	X	X	X	X	X	X	X	X	X	X	X
개량 제품	성능이 다른 것	O	X	X	X	X	X	X	O	X	X	△주1)	X	X
	시험규격이 다른 것	O	X	X	O주2)	△주4)	O주2)	X	X	X	X	X	X	X
	사용방법이 다른 것	O	X	X	X	X	X	X	X	X	X	△주3)	O	O
동등 제품		O	X	X	X	X	X	X	X	X	X	X	X	X

O : 제출하여야 하는 자료, X : 면제되는 자료, △ : 개개 제품에 따라 판단하여야 하는 자료

주1) 임상을 통해서만 개량된 성능을 확인할 수 있는 경우

　㉮ 의료용 소프트웨어에 CAD(Computer Aided Diagnosis) 기능이 추가되어 성능이 일부 달라진 경우

주2) 식품의약품안전처장이 인정한 시험규격 이외의 규격을 설정한 경우

주3) 적용 부위 및 조작 방법이 달라 안정성 · 유효성 확인이 필요한 경우

　㉮ 하지의 부분 마비 환자의 보행 기능을 개선하기 위하여 하지 신경(배골신경, 대퇴신경 등)에 사용되는 전기자극기를 뇌 · 척수에 사용하는 경우

주4) "방사선에 관한 안정성 자료"는 방사선기기에 한함

※ 조합되거나 한 벌 구성된 의료기기 또는 전기를 사용하는 제품의 경우는 '의료용품 분야'의 자료를 추가로 제출하여야 함

㉡ 전기를 사용하는 의료기기에 대한 「전기 · 기계적 안전에 관한 자료」와 「전자파 안전에 관한 자료」를 준비하고 있는데, 기술문서의 첨부자료로 인정받기 위한 것

ⓐ 「의료기기 허가 · 신고 · 심사등에 관한 규정」 제29조의 제4호에서 전기 · 기계적 안전에 관한 자료의 첨부자료 요건'을 정의하고 있다.

제29조(첨부자료의 요건) 기술문서 등의 심사를 위한 첨부자료의 요건은 다음 각 호와 같다.

- 제26조 제1항 제4호의 규정에 따른 시험자료의 경우에는 제출일을 기준으로 발급일로부터 3년이 경과된 시험자료는 해당 제품이 시험 이후에 변경이 없음을 확인하는 자료를 추가로 제출하여야 한다.
  - 이미 허가 · 인증받은 제품과 비교한 자료
  - 사용 목적에 관한 자료
  - 작용 원리에 관한 자료
  - 전기 · 기계적 안전에 관한 자료

  가. 일반사항 : 전기를 사용하는 의료기기의 경우에 제출하여야 하며, 다음 중 어느 하나에 해당하는 자료로서 해당 제품과 모델명이 동일 하여야 한다.
- 개발시 명칭 등으로 자료상의 모델명과 해당 제품의 모델명이 동일하지 않는 경우에는 이를 입증하는 자료를 제출하여야 한다.
  - 식품의약품안전처장이 지정한 시험 · 검사기관에서 발급한 시험성적서
  - 국제 전기기술 위원회(IEC)가 운영하는 국제 전기기기 인증제도(IECEE CB-Scheme)에 따라 국제공인시험기관(NCB : National Certification Body)에서 발급한 시험성적서
  - 한국인정기구(KOLAS : Korea Laboratory Accreditaltion Scheme)(이하 "KOLAS" : 라 한다.)에서 인정한 의료기기 분야의 시험검사 기관에서 인정된 규격 코드로 적합하게 발급한 시험성적서
  - 해당 의료기기에 대하여 경제협력개발기구(OECD) 회원국에 허가 당시 제출되어 평가된 시험성적서로 해당 정부 또는 정부가 허가업무를 위임한 등록기관이 제출받아 승인하였음을 확인한 자료 또는 이를 공증한 자료
  - 국제시험기관인정협력체(ILAC)의 상호 인정 협약(MRA)에따라 ISO/IEC17025를 인정받고, 해당 의료기기 국제 규격의 모든 시험 항목을 시험할 수 있는 국제 시험 검사기관에서 적합하게 발급한 시험성적서

㉢ 의료기기 기술문서 첨부자료에서 '제품의 성능 및 안전을 확인하기 위한 자료로서 시험규격 및 그 설정 근거와 실측치에 관한 자료'

ⓐ 「의료기기 허가 · 신고 · 심사 등에 관한 규정」 제26조의 4에 '제품의 성능 및 안전을 확인하기 위한 자료로서 시험규격 및 그 설정 근거와 실측치에 관한 자료'가 정의되어 있다.

- 「의료기기 허가 · 신고 · 심사 등에 관한 규정」 제26조(심사자료의 종류 및 범위 등)

4. 제품의 성능 및 안전을 확인하기 위한 다음 각 목의 자료로서 시험규격 및 그 설정 근거와 실측치에 관한 자료. 다만, 국내 또는 국외에 시험규격이 없는 경우에는 기술문서 등의 심사를 받으려는 자가 제품의 성능 및 안전을 확인하기 위하여 설정한 시험규격 및 그 근거와 실측치에 관한 자료
   - 전기 · 기계적 안전에 관한 자료(전기 · 전자회로를 사용하는 기구 · 기계 · 장치에 한한다)
   - 생물학적 안전에 관한 자료(인체에 직 · 간접적으로 접촉하여 생물학적 안전에 대한 확인이 필요한 의료기기에 한한다)
   - 방사선에 관한 안전성 자료(방사선을 이용하거나 방사선에 노출되는 의료기기에 한한다)
   - 전자파 안전에 관한 자료(전기 · 전자 회로를 사용하는 의료기기에 한한다)

- 성능에 관한자료
- 물리 · 화학적 특성에 관한 자료
- 안정성에 관한 자료

② 의료용품 분야

㉠ 조합되거나 한 벌 구성된 의료기기 또는 전기를 사용하는 제품

구분 (제출자료)		1	2	3	4-가	4-나	4-다	4-라	4-마	4-바	4-사	5	6	7
		본질적 동등품목 비교표	사용 목적	작용 원리	전기	방사선	전자파	생물 학적	성능	물리 화학	안정성	임상	기원, 발견 및 개발경위	외국 사용 현황
새로운 제품	사용 목적이 다른 것	O	O	X	X	X	X	O	O	O	O	O	O	O
	작용원리가 다른 것	O	X	O	X	X	X	O	O	O	O	X	O	O
	원재료가 다른 것	O	X	X	X	X	X	O	O	O	O	△[주1)]	O	O
개량 제품	성능이 다른 것	O	X	X	X	X	X	X	O	X	X	X	X	X
	시험규격이 다른 것	O	X	X	X	X	X	O	X	X	X	X	X	X
	사용방법이 다른 것	O	X	X	X	X	X	X	X	X	X	△[주2)]	O	O
동등 제품		O	X	X	X	X	X	X	X	X	X	X	X	X

O : 제출하여야 하는 자료, X : 면제되는 자료, △ : 개개 제품에 따라 판단하여야 하는 자료

주1) 기허가 인증된 제품에서 한번도 사용하지 않은 원재료를 사용하는 경우

㉮ 치과 재료에 새로운 고분자 또는 금속을 적용하는 경우

주2) 적용 방법이 달라 안정성 · 유효성 확인이 필요한 경우

㉮ 개방되지 않은 창상에 적응하여 흉터를 최소화 하는데 사용하는 점착성 투명창상 피복재를 개방된 창상에 사용하는 경우

※ 조합되거나 한 벌 구성된 의료기기 또는 전기를 사용하는 제품의 경우는 '전기분야'의 자료를 추가로 제출하여야 함

㉡ 임상시험 자료를 제출하지 않는 허가 대상 의료기기에 해당하는 기술문서 처리기간 기술문서의 처리기간은 신규일 경우 55일, 변경일 경우 32일이 요구된다.

- 25/15일 : 기술문서 심사 : 2등급 의료기기(식품의약품안전처 지정 기술문서심사기관에서 심사)
- 70/50일 : 기술문서 심사 : 3, 4등급 및 1, 2등급 허가 대상 의료기기(임상시험 자료 제출)
- 65/42일 : 일괄검토(기술문서 심사와 허가를 함께 검토)-3, 4등급 및 1, 2등급 허가 대상 의료기기(임상시험 자료 미제출)

[참고] 기술문서 심사의 처리기한에 대한 질문으로 일괄 검토와 구분해야 한다.

(6) 국제표준화기술문서(STED, Summary Technical Documentation)

국가 간 규제 조화를 위한 표준화된 문서양식이다.

① 개발 주체 : IMDRF(국제의료기기규제당국자포럼, 구 GHTF)

② 국내 적용 대상 : 4등급 의료기기는 STED 작성이 의무

③ 주요 특징 : 기존 기술문서에 더해 설계 및 개발 정보, 위험관리 요약 등이 포함되어 있어 제품의 전주기적 안전성 확인이 가능하다.

(7) 국제표준화기술문서(STED) 필수원칙 체크리스트의 일반요구사항 4가지

① 설계 및 위험관리
② 의료기기의 성능과 기능
③ 제품 수명
④ 운송 및 보관

5) 체외진단 의료기기 기술문서의 이해

(1) 체외진단 의료기기 기술문서의 구성

허가 · 인증 · 신고 신청서 세부 내용	신고서 세부 내용	기술문서 등의 심사를 위한 제출자료
1. 명칭(제품명, 품목명, 모델명) 2. 분류번호(등급) 3. 모양 및 구조 4. 원재료 5. 제조방법 6. 성능 7. 사용 목적 8. 사용방법 9. 사용시 주의사항 10. 포장 단위 11. 저장방법 및 사용기간 12. 시험규격 13. 제조원(수입 또는 제조공정 전부 위탁의 경우) 14. 비고	1. 명칭(제품명, 품목명, 모델명) 2. 분류번호(등급) 3. 모양 및 구조 4. 원재료 - 6. 성능 7. 사용 목적 8. 사용방법 9. 사용시 주의사항 - - - 13. 제조원(수입 또는 제조공정 전부 위탁의 경우) 14. 비고	(체외진단 시약) 1. 이미 허가 · 인증받은 제품과 비교한 자료 2. 기원 · 개발 경위, 검출 또는 측정 원리 · 방법에 관한 자료 3. 국내 · 외 사용현황에 관한 자료 4. 원재료 및 제조방법에 관한 자료 5. 사용 목적에 관한 자료 6. 저장방법과 사용기간 또는 유효기간에 관한 자료 7. 성능을 확인하기 위한 다음 각 목의 자료 ㉠ 분석적 성능시험에 관한 자료 ㉡ 임상적 성능시험에 관한 자료 ㉢ 품질관리 시험에 관한 자료 ㉣ 표준물질 및 검체 보관 등에 관한 자료 8. 취급자 안전에 관한 자료
		(체외진단 장비) 1. 이미 허가 · 인증받은 제품과 비교한 자료 2. 사용 목적에 관한 자료 3. 작용원리에 관한 자료

허가 · 인증 · 신고 신청서 세부 내용	신고서 세부 내용	기술문서 등의 심사를 위한 제출자료
		4. 전기 기계적 안전에 관한 자료(전기 전자회로를 사용하는 체외진단 장비에 한함) 5. 방사선에 관한 안전성 자료 6. 전자파 안전에 관한 자료 7. 성능에 관한 자료 8. 기원 또는 발견 및 개발 경위에 관한 자료 9. 임상적 성능시험에 관한 자료 10. 외국의 사용현황 등에 관한 자료

(2) 체외진단 의료기기의 제조(수입) 변경항목 중 기술문서 심사가 불필요한 변경

① 양도, 양수에 따른 변경

② 회사명 변경으로 인한 상호 변경

③ 해당 품목의 제조소 소재지 변경

[참고] 제조(수입)허가 · 인증을 받거나 신고한 제품의 허가 · 인증 · 신고된 항목 중 변경이 있는 경우에는 변경 허가 · 인증을 받거나 변경신고를 하여야 한다.

- 작용원리의 변경으로 인한 사용 목적의 변경이 필요한 경우에는 신규로 허가 · 인증을 받거나 신고를 하여야 한다.
- 안전성이나 유효성에 영향을 미치는 변경이 있는 경우에는 시행규칙 제24조 제2항에 따라 그 변경을 증명하는 서류를 제출하여 변경 허가 · 인증을 받거나 변경신고를 하여야 한다.

(3) 체외진단 의료기기 허가인증 신청서 구성요소

1. 명칭(제품명, 품목명, 모델명)		
2. 분류번호(등급)		
3. 모양 및 구조		• 작용원리 • 외형 • 치수 • 특성
4. 원재료		
5. 제조방법		
6. 성능		
7. 사용 목적		
8. 사용방법	체외진단 시약	• 검체준비 및 저장방법 • 검사 전 준비사항 • 검사과정 • 결과 판정 및 정도관리

	체외진단 장비	• 사용 전 주의사항 • 조작방법 • 사용 후의 보관 및 관리방법
9. 사용시 주의사항		
10. 포장단위		
11. 저장방법 및 사용기간		
12. 시험 규격		
13. 제조원(수입 또는 제조공정 전부 위탁의 경우)		
14. 비고		

(4) 체외진단 의료기기 허가·신고·심사 등에 관한 규정

제2조(정의) 이 규정에서 사용하는 용어의 뜻은 다음과 같다.

3. "동일제품군"이란 제조국, 제조사, 품목명이 동일한 체외진단 의료기기 중 사용 목적, 사용방법, 제조방법, 원재료(체외진단 장비는 제외한다)가 동일한 것으로 색상, 치수 등의 차이가 있거나 부분품이 변경 또는 추가되는 모델들로 구성된 제품군이다.

① 의료기기 허가·인증신청서의 항목에서 저장방법 및 사용기간의 기재 내용

㉠ 의료기기 특성을 고려하여 기재해야 할 구체적인 보관 조건에는 온도, 습도, 차광 유무 등이 있다.

㉡ 멸균 의료기기의 사용기간은 멸균 포장재료 및 멸균 포장 상태(멸균 유지력)의 물리·화학적 변화가 의료기기 성능 및 안전성에 영향을 주지 않는 기한이다.

㉢ 사용기간 또는 유효기간은 멸균 의료기기 및 시간이 경과 됨에 따라 원재료 등의 물리·화학적 변화로 인한 안전성 또는 성능의 변화가 예측되는 의료기기에 대하여 설정하여 기재한다(모든 의료기기에 대하여 설정하는 것이 아님).

「의료기기 허가·신고·심사 등에 관한 규정」 제16조에 '저장방법' 및 사용기간'이 정의되어 있다.

- 저장방법 : 의료기기 특성을 고려하여 안정성이 보장될 수 있도록 구체적인 보관조건(온도 등) 및 유의사항 등을 병기하여야 한다. 다만, 독립형 소프트웨어(독립형 소프트웨어의 기능을 가지는 모바일 의료용 앱을 포함한다)의 경우에는 이를 생략할 수 있다.
- 사용기간 또는 유효기간 : 다음 각 호의 어느 하나에 해당하는 경우에는 식품의약품안전처장이 고시한 「의료기기의 안정성시험 기준」(식품의약품안전처 고시)에 따라 저장방법 및 사용기간 또는 유효기간을 설정하여 기재한다.
  - 멸균 의료기기
  - 시간이 경과 됨에 따라 원재료 등의 물리·화학적 변화로 인한 안전성 또는 성능의 변화가 예측되는 의료기기

[시행 2023.12.19.] [식품의약품안전처고시 제2023-80호, 2023.12.19., 일부개정]

② 의료기기 허가 · 인증신청서의 구성 요소에서 사용 목적의 기재 내용 : 「의료기기 허가 · 신고 · 심사 등에 관한 규정」 제12조에 "사용 목적"이 정의되어 있다.

㉠ '해당 의료기기가 안전하고 합리적으로 사용할 수 있도록 필요한 최신의 안전성 관련 사항을 모두 기재하는 것'은 사용 목적이 아닌 사용시 주의사항에 관한 내용이다.

「의료기기 허가 · 신고 · 심사 등에 관한 규정」 제12조(사용 목적)

- 사용 목적은 다음 각 호에 따라 기재한다.
  - 사용 목적은 근거 자료에 따라 적응증, 효능 · 효과 또는 사용 목적을 기재 한다.
  - 제1호의 규정에도 불구하고 시행규칙 제4조에 따른 신고 대상 의료기기 사용 목적은 「의료기기 품목 및 품목별 등급에 관한 규정」(식품의약품안전처 고시)에 따라 기재한다.
- 조합 의료기기의 경우에는 조합된 기기의 상태로, 한번 구성 의료기기의 경우에는 각각의 의료기기별로 제1항의 규정에 따라 사용 목적을 기재한다.
- 근거가 불명확하거나 막연하고 광범위한 의미의 표현을 하여서는 아니 되며, 중복되거나 지나치게 강조한 표현, 오해 또는 오 · 남용의 우려가 있는 표현 등을 하여서는 아니 된다.

③ 의료기기 허가, 인증신청서의 구성요소에서 전기를 사용하지 않는 기구, 기계, 의료용품 및 치과 재료의 원재료 기재항목

㉠ 「의료기기 허가 · 신고 · 심사 등에 관한 규정」 제10조 제1호 라목에 따라 전기를 사용하지 않는 기구 · 기계, 의료용품, 치과 재료에 해당하는 경우, 규격란에는 원재료에 대한 규격이 있는 경우에는 해당 규격(KS, ASTM, ISO 등)을 기재한다.

㉡ 규격이 없는 경우에는 자사 규격을 기재하고, 제조원의 MSDS(Material Satety Data Sheet), CoA(Certificate of Analysis) 등에 근거하여 원재료 표의 하단에 별도로 상세 내용을 기재한다(㉮ 점도, 밀도, 용해 범위, 강도 등).

▶ 「의료기기 허가 · 신고 · 심사 등에 관한 규정」

제10조(원재료) 원재료는 다음 각 호에 따라 기재한다.

1. 전기를 사용하지 않는 기구 · 기계, 의료용품, 치과 재료에 해당하는 경우에는 다음 각 목에 따라 기재한다.

<table>
<tr><td rowspan="3">원재료</td><td colspan="6">다음 표에 따라 기재한다.</td></tr>
<tr><td>일련
번호</td><td>부분품의
명칭</td><td>원재료명
또는 성분명</td><td>규
격</td><td>분
량</td><td>비고
(인체접촉여부 및 접촉부위, 첨가목적)</td></tr>
<tr><td></td><td></td><td></td><td></td><td></td><td></td></tr>
<tr><td>부분품의 명칭란</td><td colspan="6">해당 의료기기를 구성하는 부분품별 명칭을 기재한다.</td></tr>
<tr><td>원재료명, 성분명란</td><td colspan="6">해당 의료기기의 부분품을 구성하는 각 원재료의 일반명 또는 화학명을 기재한다.</td></tr>
<tr><td>규격란</td><td colspan="6">원재료에 대한 규격이 있는 경우에는 해당 규격(KS, ASTM, ISO 등)을 기재하고, 규격이 없는 경우 자사 규격을 기재한다.</td></tr>
</table>

분량란	완제품 · 부분품 또는 재료 등을 구성하기 위하여 사용되는 원재료 · 첨가제 또는 색소 등의 분량(단위포환) 및 혼합비를 기재한다.
비고란	인체접촉 여부 및 접촉 부위를 기재하고 인체에 직접 또는 간접 접촉하는 원재료의 첨가목적을 기재할 필요가 있다고 판단되는 경우 ㉪ (가교제, 가소제. 개시제, 보존제, 분산제. 안정화제, 유화제, 윤활제. 자외선차단제. 착색제. 착황제. 촉매제, 황산화제 등)에는 첨가목적을 기재한다.
의약품이 첨가되는 경우	해당 의약품의 명칭 · 첨가목적 · 성분 · 규격 · 분량을 나목 내지 마목에 준하여 기재하고 해당 의약품의 사용 목적은 비고란에 기재한다.

2. 전기를 사용하는 기구 · 기계에 해당 하는 경우에는 다음 각 목에 따라 기재한다.
 • 원재료는 다음 표에 따라 기재한다.

일련번호	부분품의 명칭	부분품관리번호	규격 또는 특성	수량	비고

 • 부분품의 명칭란 : 해당 부분품의 일반 명칭을 기재한다.
 • 부분품 관리번호란 : 해당 부분품에 대해 모델명 또는 제조회사에서 관리하는 번호 등을 기재한다.
 • 규격 또는 특성란 : 해당 부분품에 대한 규격이 있는 경우에는 해당 규격(KS, IEC, ISO 등)을 기재하고, 규격이 없는 경우에는 부분품의 기술적 사양(specification)을 기재한다.
 • 수량란 : 각각의 부분품의 개수를 기재한다.
 • 인체에 접촉, 삽입되거나 인체에 주입하는 혈액, 체액 또는 약물 등에 접촉하거나, 의약품이 첨가되는 의료기기의 경우에는 제1호의 각목의 규정에 따라 기재한다.
 • 내장형 소프트웨어(내장형 소프트웨어의 기능을 가지는 모바일 의료용 앱을 포함한다)가 사용될 경우에는 가목에 따라 규격 또는 특성란에 소프트웨어의 명칭, 버전을 기재한다.
3. 독립형 소프트웨어(독립형 소프트웨어의 기능을 가지는 모바일 의료용 앱을 포함한다)의 경우에는 다음 표에 따라 해당란을 각각 기재한다.

일련번호	소프트웨어의 명칭	버전 및 운영환경	비고

4. 한 벌 구성의료기기의 경우에는 각각의 의료기기별로 제1호부터 제2호까지의 규정에 따라 기재한다.

④ 의료기기 허가, 인증신청서의 구성요소 중 멸균 의료기기 제조방법에서 멸균방법의 기재 내용

• 방사선 멸균(전자빔 포함)[ISO 11137-1, 2, 3]
• 산화에틸렌 멸균[ISO 11135]
• 습열 멸균[ISO 17665-1. 2, 3]

㉠ 「의료기기 허가 · 신고 · 심사 등에 관한 규정」 제11조 제1항 제1호에 따라, 멸균 의료기기의 제조방법의 경우 멸균 방법은 별표 2의 멸균방법 또는 이와 동등 이상 규격의 멸균 방법을 기재한다.

ⓛ 무균처리의 규격은 1S0 13408-1, 2, 3. 4. 5. 6이다. 또한 ISO10993은 의료기기 생체 적합성을 평가하기 위한 규격이다.

「의료기기 허가 · 신고 · 심사 등에 관한 규정」 제11조(제조방법)

① "제조원의 제조방법에 따른다"라고 기재한다.
- 다음 각 호에 해당하는 경우에는 해당 사항을 추가하여 기재한다.
  - 멸균 의료기기의 제조방법의 경우 멸균방법은 별표 2의 멸균방법 또는 이와 동등 이상 규격의 멸균방법을 기재한다.

[별표 2] 멸균 의료기기의 멸균방법(제11조 제1항 제1호 관련)

번호	멸균 명칭	기준
1	방사선 멸균(전자빔 포함)	KSP ISO 11137 - 1, 2, 3
		ISO 11137 - 1, 2, 3
2	산화에틸렌 멸균	KSP ISO 11135
		ISO 11135
3	습열 멸균	KSP ISO 17665 - 1
		ISO 17665 - 1, 2, 3
4	무균처리	KSP ISO 13408 - 1, 2, 3, 4, 5, 6
		ISO 13408 - 1, 2, 3, 4, 5, 6
5	기타 멸균	ISO 14937

⑤ '제품명'의 기재방법 : 「의료기기 허가 · 신고 · 심사 등에 관한 규정」 제8조에 '제품명'의 기재 방법이 정의되어 있다.

㉠ 제품명의 기재는 선택할 수 있으며, 동 규정 제8조 제2항의 단서를 제외하고는 이미 허가 · 인증을 받거나 신고한 의료기기의 제품명과 동일하여서는 아니 된다.

「의료기기 허가 · 신고 · 심사 등에 관한 규정」 제8조(명칭)

① 의료기기의 명칭은 다음 각 호의 어느 하나에 따라 기재하여야 한다. 다만, 품목류 인증 · 신고시에는 신청한 대표 제품의 모델명에 덧붙여 "등 동일 제품군"이라는 문구를 기재한다.
- 제품명을 기재하는 경우에는 "제조(수입)업소명 · 제품명", "품목명". "모델명"을 각각 기재한다.
- 제조(수입)업소명은 생략할 수 있고 제품명은 두 개 이상 인정한다.
- 제품명을 기재하지 아니하는 경우에는 "제조(수입)업소명 · 품목명". "모델명"을 각각 기재한다.

② 제품명은 이미 허가 · 인증을 받거나 신고한 의료기기의 제품명과 동일 하여서는 아니된다.
- 다음 각 호의 어느 하나에 해당하는 경우에는 그러하지 아니하다.
  - 허가 · 인증 · 신고가 취소된 의료기기와 사용 목적, 작용원리 및 원재료 등이 동일한 의료기기로서 취소된 날부터 1년이 지난 경우
  - 동일한 제조(수입)업자가 허가 · 인증 · 신고 취하 후 동일한 제품을 허가 · 인증 · 신고하는 경우
  - 서로 다른 수입업자가 제조원이 같은 동일한 제품을 수입하는 경우에 수입업소명을 병기하여 구분하는 경우

⑥ 기술문서 등 제출자료의 범위 : 「의료기기 허가 · 신고 · 심사 등에 관한 규정」 [별표 7]에 '기술문서 등 제출자료의 범위'가 정의되어 있다.

㉠ 제시된 사례 : 의료영상을 이용하는 빅데이터 및 인공지능기술이 적용된 소프트웨어 의료기기이며, 이미 허가 · 인증받은 제품과 작용 원리가 다르므로 새로운 제품으로 분류된다.

㉡ 작용원리가 다른 새로운 의료기기에 대한 기술문서의 제출자료

ⓐ 본질적 동등품목 비교표

ⓑ 작용원리에 관한 자료

ⓒ 성능시험에 관한 자료

ⓓ 임상시험에 관한 자료

ⓔ 기원 · 발견 및 개발경위에 관한 자료

ⓕ 외국 사용현황에 관한 자료

㉢ 성능에 관한 자료 : 동 규정의 [별표 13]에 따른 의료기기 소프트웨어 적합성 확인보고서와 소프트웨어 검증 및 유효성 자료를 제출하여야 한다.

(5) 체외진단 시약의 기술문서 등 제출자료의 범위

① 2등급 체외진단 시약

구분 \ 제출자료		1	2-가	2-나	2-다	3	4	5	6-가	6-나	6-다	6-라	6-마	7
		본질적 동등품목 비교표	개발 경위	측정 원리	사용 현황	원재료및 제조방법	사용 목적	저장방법및사용기간	분석적 성능	임상적 성능	품질 시험 성적서	표준 물질	검체 조건 설정	시약의 취급자 안전
새로운 제품	사용 목적이 다른 것	O	O	O	O	O	O	O	O	△	O	O	O	O
	작용원리가 다른 것	O	O	O	O	O	O	O	O	△	O	O	O	O
개량 제품	원재료가 다른 것	O	X	X	O	O	O	O	O	△	O	O	△	O
	성능이 다른 것	O	X	X	O	O	O	O	O	△	O	O	△	X
동등제품		O	X	X	O	O	O	O	O	X	O	O	X	X

O : 제출하여야 하는 자료, X : 면제되는 자료, △ : 개개 제품에 따라 판단하여야 하는 자료

• 성능 및 유효성을 입증하기 위한 임상적 평가 기준(판정기준치 등)이 필요한 제품은 임상적 성능자료를 제출하여야 함

• 국내 · 외 허가된 체외진단 의료기기와의 상관성을 확인할 수 있는 비교시험성적서를 포함하여야 한다. 단, 임상적 성능으로 비교시험성적서를 제출한 경우 분석적 성능으로 비교시험성적서를 제출하지 아니할 수 있다.

※ 조합되거나 한 벌 구성되어 환자에 접촉하는 부분품이 있는 경우 [의료기기 허가 · 신고 · 심사 등에 관한 규정] '의료용품분야'의 자료를 추가로 제출하여야 한다.

② 3등급 체외진단 시약

구분 \ 제출자료		1	2-가	2-나	2-다	3	4	5	6-가	6-나	6-다	6-라	6-마	7
		본질적 동등품목 비교표	개발 경위	측정 원리	사용 현황	원재료및 제조방법	사용 목적	저장방법 및 사용기간	분석적 성능 주4)	임상적 성 능 주1)2)4)	품질 시험 성적서	표준 물질	검체 조건 설정	시약의 취급자 안전
새로운 제품	사용 목적이 다른 것	O	O	O	O	O	O	O	O	O	O	O	O	O
	작용원리가 다른 것	O	O	O	O	O	O	O	O	O	O	O	O	O
개량 제품	원재료가 다른 것	O	X	O	O	O	O	O	O	주3)O	O	O	O	O
	성능이 다른 것	O	X	O	O	O	O	O	O	주3)O	O	O	O	O
동등제품		O	X	X	O	O	O	O	O	주3)O	O	O	O	O

O : 제출하여야 하는 자료, X : 면제되는 자료, △ : 개개 제품에 따라 판단하여야 하는 자료

주1) 성능 및 유효성을 입증하기 위한 임상적 평가 기준이 필요한 제품은 임상적 성능자료 제출하여야 한다. 단, 혈당 측정시스템은 별표에 따라 임상적 성능자료를 제출하여야 한다.

주2) 유전성 대사질환 검사 시약, 유전질환검사 시약 등 민족적 요인의 차이가 있어 외국인을 대상으로 한 임상적 성능시험을 그대로 적용하기가 어렵다고 판단되는 경우에 한함

주3) 혈액응고검사 시약, 치료적 약물농도검사 시약, 수혈용 혈구응집검사 시약은 임상적 성능을 제출하지 아니할 수 있다.

주4) 국내 · 외 허가된 체외진단 의료기기와의 상관성을 확인할 수 있는 비교시험성적서를 포함하여야 한다. 단, 임상적 성능으로 비교 시험성적서를 제출한 경우 분석적 성능으로 비교시험성적서를 제출하지 아니할 수 있다.

③ 4등급 체외진단 시약

구분 \ 제출자료		1	2-가	2-나	2-다	3	4	5	6-가	6-나	6-다	6-라	6-마	7
		본질적 동등품목 비교표	개발 경위	측정 원리	사용 현황	원재료 및 제조방법	사용 목적	저장방법 및 사용기간	분석적 성능	임상적 성능	품질 시험 성적서	표준 물질	검체 조건 설정	시약의 취급자 안전
새로운 제품	사용 목적이 다른 것	O	O	O	O	O	O	O	O	O	O	O	O	O
	작용원리가 다른 것	O	O	O	O	O	O	O	O	O	O	O	O	O
개량 제품	원재료가 다른 것	O	X	O	O	O	O	O	O	O	O	O	O	O
	성능이 다른 것	O	X	O	O	O	O	O	O	O	O	O	O	O
동등제품		O	X	O	O	O	O	O	O	O	O	O	O	O

O : 제출하여야 하는 자료, X : 면제되는 자료, △ : 개개 제품에 따라 판단하여야 하는 자료

- 민족적 요인의 차이가 있어 외국인을 대상으로 한 임상적 성능시험을 그대로 적용하기가 어렵다고 판단되는 경우 한국인 임상적 성능시험자료를 제출하여야 한다.
- 국내 · 외 허가된 체외진단 의료기기와의 상관성을 확인할 수 있는 비교시험성적서를 포함하여야 한다. 단, 임상적 성능으로 비교시험성적서를 제출한 경우 분석적 성능으로 비교시험성적서를 제출하지 아니할 수 있다.

※ 조합되거나 한 벌 구성되어 환자에 접촉하는 부분품이 있는 경우 [의료기기 허가 · 신고 · 심사 등에 관한 규정] '의료용품분야'의 자료를 추가로 제출해야 함

④ 체외진단 장비

구분 \ 제출자료		1 본질적 동등 품목비교표	2 사용 목적	3 작용 원리	4-가 전기	4-나 방사선	4-다 전자파	4-라 성능	4-마 물리 화학	4-바 안정성	5 임상	6 기원, 발견 및 개발경위	7 외국 사용 현황
새로운 제품	사용 목적이 다른 것	O	O	X	O	△[주4]	O	O	X	X	O	O	O
	작용원리가 다른 것	O	X	O	O	△[주4]	O	O	X	X	O	O	O
	원재료가 다른 것	O	X	X	X	X	X	X	X	X	X	X	X
개량 제품	성능이 다른 것	O	X	X	X	X	X	O	X	X	△[주1]	X	X
	시험규격이 다른 것	O	X	X	O[주2]	△[주4]	O[주2]	X	X	X	X	X	X
	사용방법이 다른 것	O	X	X	X	X	X	X	X	X	△[주3]	O	O
동등제품		O	X	X	X	X	X	X	X	X	X	X	X

O : 제출하여야 하는 자료,　X : 면제되는 자료,　△ : 개개 제품에 따라 판단하여야 하는 자료

주1) 임상을 통해서만 개량된 성능을 확인할 수 있는 경우
　㉦ 의료용 소프트웨어에 CAD(Computer Aided Diagnosis) 기능이 추가되어 성능이 일부 달라진 경우
주2) 식품의약품안전처장이 인정한 시험 규격 이외의 규격을 설정한 경우
주3) 적용 부위 및 조작 방법이 달라 안정성·유효성 확인이 필요한 경우
주4) "방사선에 관한 안전성 자료"는 방사선기기에 한함
※ 조합되거나 한 벌 구성되어 환자에 접촉하는 부분품이 있는 경우 [의료기기 허가 ·신고·심사 등에 관한 규정] '의료용품 분야'의 자료를 추가로 제출해야 한다.

(6) 제품의 성능을 확인하기 위한 자료

「의료기기법 시행규칙」 제9조 제3항 제5호에 체외진단용 의료기기의 기술문서 심사를 받고자 하는 경우의 '제품의 성능을 확인하기 위한 자료'가 정의되어 있다.

「의료기기법 시행규칙」 제9조(기술문서 등의 심사)

③ 제2항에도 불구하고 체외진단용 의료기기에 대하여 기술문서 등의 심사를 받으려는 자는 별지 제8호서식의 심사의뢰서(전자문서로 된 심사의뢰서를 포함한다)에 다음 각 호에 해당하는 자료(전자문서로 된 자료를 포함한다)를 첨부하여 식품의약품안전처장 또는 기술문서심사기관의 장에게 제출하여야 한다.

5. 제품의 성능을 확인하기 위한 다음 각 목의 자료
   - 분석적 성능시험에 관한 자료
   - 임상적 성능시험에 관한 자료
   - 품질관리 시험에 관한 자료
   - 표준물질 및 검체 보관 등에 관한 자료

(7) 체외진단용 의료기기의 경우 기술문서심사

체외진단용 의료기기의 경우 기술문서로 등의 심사를 받으려는 자는 다음에 해당하는 자료를

첨부하여 식품의약품안전처장 또는 기술문서 심사기관 의장에게 제출하여야 한다.

① 개발경위, 측정원리, 측정방법 및 국내외 사용현황에 관한 자료
② 원자재 및 제조방법에 관한 자료
③ 사용 목적에 관한 자료
④ 저장방법과 사용기간 또는 유효기간에 관한 자료
⑤ 성능시험에 관한 자료
⑥ 체외진단용 의료기기의 취급자 안전에 관한 자료
⑦ 이미 허가받은 제품과 비교한 자료

(8) 체외진단 시약 및 장비의 제출자료및 체외진단의 허가 · 인증신청서 항목에서 사용방법

① 체외진단 시약 제출자료 체외진단장비 제출자료

㉠ 체외진단 시약 제출자료

ⓐ 이미 허가 · 인증받은 제품과 비교한 자료
ⓑ 기원 · 개발 경위, 측정 원리 · 방법에 관한 자료
ⓒ 국내 · 외 사용현황에 관한 자료
ⓓ 원재료 및 제조방법에 관한 자료
ⓔ 사용 목적에 관한 자료
ⓕ 저장방법과 사용기간 또는 유효기간에 관한 자료
ⓖ 제품의 성능을 확인하기 위한 자료
ⓗ 취급자 안전에 관한 자료

㉡ 작용원리에 관한 자료와 전기 · 기계적 안전에 관한 자료는 체외진단 장비의 제출자료에 해당한다.

「체외진단 의료기기 허가 · 신고 · 심사 등에 관한 규정」 제25조(심사자료의 종류 및 범위 등)

- 이미 허가 · 인증받은 제품과 비교한 자료
- 취급자 안전에 관한 자료
- 기원 · 개발경위, 검출 또는 측정원리 · 방법에 관한 자료
- 사용 목적에 관한 자료
- 국내 외 사용현황에 관한 자료
- 원재료 및 제조방법에 관한 자료
- 저장방법과 사용기간 또는 유효기간에 관한 자료
- 성능을 확인하기 위한 다음 각 목의 자료

㉢ 체외진단장비 제출자료 : 전기 · 전자회로를 사용하는 체외진단 장비의 제출자료

「체외진단 의료기기 허가 · 신고 · 심사 등에 관한 규정」 제25조(심사자료의 종류 및 범위)
체외진단 장비의 제출자료는 다음과 같다.
- 이미 허가 · 인증받은 제품과 비교한 자료
- 사용 목적에 관한 자료
- 작용원리에 관한 자료
- 전기 · 기계적 안전에 관한 자료(전기 · 전자회로를 사용하는 체외진단장비에 한함)
- 방사선에 관한 안전성 자료
- 전자파 안전에 관한 자료
- 성능에 관한 자료
- 기원 또는 발견 및 개발경위에 관한 자료
- 임상적 성능시험에 관한 자료
- 외국의 사용현황 등에 관한 자료

② 체외진단 시약의 허가 · 인증신청서 항목에서 사용방법

「체외진단 의료기기 허가 · 신고 · 심사 등에 관한 규정」 제13조(사용방법)
- 체외진단 시약의 경우 : 검체 준비 및 저장방법, 검사 전 준비사항, 검사과정, 결과 판정 및 정도관리 등이 포함되도록 사용방법을 기재한다. 다만, 사용된 시약의 양은 성능이 확인될 수 있는 구체적 분량(범위)을 기재한다.
- 체외진단 장비의 경우 : 사용 전 준비사항, 조작방법, 사용 후의 보관 및 관리방법을 상세히 기재한다. 다만, 체외진단 장비 중 소프트웨어가 단독으로 사용되는 경우에는 사용 전의 준비사항과 사용 후의 보관 및 관리방법에 대한 기재는 생략할 수 있다.

(9) 체외진단 의료기기 허가 · 신고 · 심사 등에 관한 규정 제25조 제1항

체외진단 시약의 첨부자료는 "체외진단 의료기기 허가 · 신고 · 심사 등에 관한 규정 제25조 제1항 제6호 및 제7호 가목 · 다목 · 라목에 해당하는 자료"이다.

제25조(심사자료의 종류 및 범위 등)
① 체외진단 시약의 기술문서 등의 심사를 위하여 제출하여야 하는 자료의 종류는 다음 각 호와 같다.
6. 저장방법과 사용기간 또는 유효기간에 관한 자료
7. 성능을 확인하기 위한 다음 각 목의 자료
   - 분석적 성능시험에 관한 자료
     ㉠ 분석적 민감도 ㉡ 분석적 특이도 ㉢ 정밀도 ㉣ 정확도
   - 품질관리 시험에 관한 자료
   - 표준물질 및 검체 보관 등에 관한 자료

(10) 원재료는 다음 항목에 대해 기재

「체외진단 의료기기 허가·신고·심사 등에 관한 규정」 제9조(원재료)에 따라 체외진단 시약의 경우에 원재료는 다음 항목에 대해 기재한다.

㉠ 일련번호 ㉡ 명칭 ㉢ 배합목적 ㉣ 원재료명 또는 성분명 ㉤ 분량 ㉥ 규격 ㉦ 비고

(11) 검체의 정의

「체외진단 의료기기법」 제2조 제2항(정의)

① 표준물질

㉠ 어느 화학종에 대해서 그 표준이 되는 물질로 대체로 화학적으로 순수하다고 간주되는 물질을 표준물질로서 이용하는 경우가 많다.

㉡ 표준물질은 정성·정량분석, 각종 시험, 검사시 비교를 위한 기준물질로 이용한다.

② 임상성능 : 검체를 분석하여 임상적, 생리학적, 병리학적 상태를 확인하는 성능이다.

③ 시약 : 화학적 방법으로 물질의 검출 또는 정량 및 물질의 합성실험 또는 물질의 물리·화학적 특성을 측정하기 위해 사용되는 화학물질이다.

④ 검체 : 인체 또는 동물로부터 수집하거나 채취한 조직, 세포, 혈액, 체액, 소변, 분변 등과 이들로부터 분리된 혈청, 혈장, 염색체, DNA(Deoxyribonucleic acid), RNA(Ribonucleic acid), 단백질 등이다.

6) 의료기기 국제표준화 기술문서의 이해

(1) 체외진단 의료기기 기술문서의 구성

① 제출자료 및 구성요소

구분	항목	내용
제1부 신청 내용 등	1.1 의료기기 기술문서 등 심사의뢰서	
	1.2 제29조 제1호에 따른 별지 제3호 서식의 비교표(본질적 동등품목비교표)	
제2부 국제표준화 기술문서 개요	2.1 목차	
	2.2 기기 설명 및 제품 사양	• 기기 일반적 설명 : 명칭(제품명, 품목명, 모델명 모양) 및 구조(작용원리, 외형, 치수, 특성), 원재료, 사용 목적, 성능, 저장방법 및 사용기간 등 기재 • 유사기기 및 기허가된 제품에 대한 참고자료
	2.3 표시 기재(안)	• 용기 및 외부 포장 표시기재사항 • 첨부문서(안) 또는 사용설명서(안) • 카탈로그(안)

	2.4 설계와 제조정보	• 기기설계 개요 : 기원 또는 발견 경위 • 제조공정 요약 • 설계 및 제조장소 요약
	2.5 필수원칙 체크리스트	• 참조규격 일람 • 필수원칙 및 적합성 증거
	2.6 위험관리 요약	• 위험관리 시스템 • 주요한 위해요인
	2.7 제품 검증 및 유효성 확인 요약	• 일반사항 • 안전성 및 성능 등 시험 요약
제3부 첨부자료	3.1 목차	
	3.2 제조공정에 관한 자료	
	3.3 위험관리 보고서	
	3.4 제품검증 및 유효성 확인자료	
	3.5 참고문헌	

② STED의 첨부자료 중 필수 원칙 체크리스트 구성의 설계 및 제조 요구사항

구 분	세부항목
일반 요구사항	• 설계 • 위험관리 • 의료기기의 성능과 기능 • 제품 수명 • 운송 및 보관 • 의료기기의 유효성
설계 및 제조 요구사항	• 화학적 · 물리적 · 생물학적 특성 • 감염 및 세균오염 • 제조 및 환경 특성 • 진단 또는 측정기능이 있는 기기 • 방사선에 대한 보호 • 기계적 위험에 대한 보호 • 전원에 연결 또는 장착되는 의료기기에 대한 요구사항 • 공급 에너지 또는 물질에 의해 환자에게 가해지는 위험에 대한 보호 • 자가검사 또는 자가 투여 기기에서 환자에게 가해지는 위험에 대한 보호 • 제조자가 제공하는 정보 • 적절한 임상평가를 포함한 성능평가

※ 작성방법은 「부록 7. 필수 원칙 체크리스트 작성방법」 참조

③ 국제표준화기술문서(STED)의 개요를 구성하는 항목

㉠ 「의료기기 허가 · 신고 · 심사 등에 관한 규정」 제27조 제3항 및 별표 10에 '국제표준화

기술문서의 작성방법'이 정의되어있다.

ⓛ 표시기재(안)은 개요에 해당한다. '제조공정에 관한 자료'는 첨부자료에 해당한다.

「의료기기 허가 · 신고 · 심사 등에 관한 규정」

제27조(국제표준화기술문서 작성)

3. 국제표준화기술문서의 세부작성 방법은 [별표 10]에 따른다.

[별표 10] 의료기기 국제표준화 기술 : 국제표준화 기술문서의 구성

제1부 신청 내용 등		
제2부 국제표준화기술문서 개요 (STED Summary Technical Documentation)	2.1 목차 2.3 표시 기재(안) 2.5 필수원칙 체크리스트 2.7 제품 검증 및 유효성 확인 요약	2.2 기기설명 및 제품사양 2.4 설계와 제조정보 2.6 위험관리요약
제3부 첨부자료	3.1 목차 3.3 위험관리 보고서 3.5 참고문헌	3.2 제조공정에 관한 자료 3.4 제품 검증 및 유효성 확인자료

문서 작성방법(제27조 제3항 관련)

④ 기술문서 및 국제표준화 기술문서 심사자료 면제

㉠ 심사자료의 면제범위 : [의료기기 허가 · 신고 · 심사 등에 관한 규정(식품의약품안전처 고시)] 제28조(심사자료의 면제)와 동일하게 적용

ⓛ [의료기기 허가 · 신고 · 심사 등에 관한 규정(식품의약품안전처 고시)] 별표 11의 심사자료와 국제표준화 기술문서 제출자료 목록 비교표에 따라 해당 자료의 면제 여부를 확인

심사자료의 종류 및 범위 등 (시행규칙 제9조 및 고시 제26조 관련)	국제표준화 기술문서의 제출자료(27조 관련)
5. 기원 또는 발견 및 개발 경위에 관한 자료	제2부 국제표준화 기술문서 개요
	2.4 설계와 제조 정보
	2.4.1 기기설계 개요
	2.4.2 제조공정 요약
	2.4.3 설계 및 제조장소 요약
6. 임상시험에 관한 자료	3.4 제품 검증 및 유효성 확인자료
	3.4.1.12 임상시험 자료
7. 외국의 사용현황에 관한 자료	제2부 국제표준화 기술문서 개요
	2.2 기기 설명 및 제품 사양
	2.2.2 유사기기 및 기허가된 제품에 대한 참고자료

7) 의료기기 기준 규격의 이해

① 공통과 품목별 기준 규격

㉠ 공통 기준 규격 : 포괄적으로 적용되는 기준 규격으로 크게 전기를 사용하는 의료기기와 인체에 접촉 또는 이식되는 의료기기로 구분·적용 가능하다.

ⓐ 전기를 사용하는 경우 : 의료기기 전기·기계적 안전에 관한 공통 기준 규격, 의료기기 전자파 안전에 관한 공통 기준규격

ⓑ 인체에 접촉 또는 이식되는 경우 : 의료기기 생물학적 안전에 관한 공통 기준 규격

㉡ 품목별 기준 규격 : 의료기기 품목별로 필요한 규격들을 규정한 것으로 공통 기준 규격을 적용하고 추가적으로 해당되는 품목에 대해 적용이 가능하다.

② 의료기기의 전자파 안전에 관한 공통 기준규격 [식품의약품안전처 고시제2020-29호, 2020.5.1.]

「의료기기법」 제19조 및 「체외진단 의료기기법」 제4조 규정에 따라 품질에 대한 기준이 필요하다고 인정하는 의료기기에 대하여 그 적용 범위, 시험 규격 등을 기준규격으로 정하여 의료기기의 품질관리에 적정을 기하는 데 그 목적을 두고 있다.

㉠ 적용범위 : 이 기준은 「의료기기법」 제2조 및 「체외진단 의료기기법」 제2조에 의하여 정의된 의료기기 중 전기·전자 회로를 사용하는 의료기기에 대하여 적용한다.

㉡ 의료기기 간섭 방지 기준 및 시험방법 : 제2조에서 정한 의료기기의 전자파 간섭 방지 기준 및 시험방법이다.

㉢ 의료기기 내성 기준 및 시험방법 : 제2조에서 정한 의료기기의 전자파 내성 기준 및 시험방법이다.

㉣ 규제의 재검토 : 「행정규제기본법」 제8조 및 「훈령·예규 등의 발령 및 관리에 관한 규정」에 따라 2014년 1월 1일을 기준으로 매 3년이 되는 시점(매 3년째의 12월 31일까지)마다 그 타당성을 검토하여 개선 등의 조치를 해야 한다.

Chapter

03

의료기기 품질시스템 인증

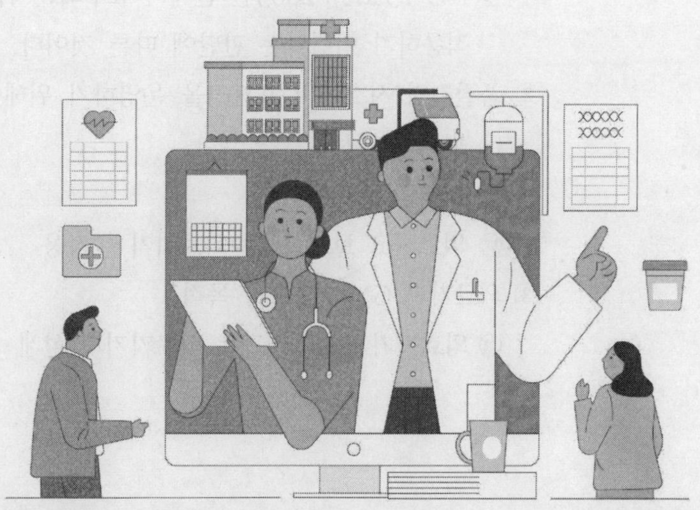

01 GMP 인증 준비 및 신청

1. 품질시스템 규정 파악

1) 의료기기 GMP 개념

GMP(Good Manufacturing Practice)는 의료기기 개발부터 제조, 출하, 반품, 폐기 등 의료기기의 전 수명주기(Life Cycle)에 걸친 품질시스템의 확보로 의료기기의 안정성 및 유효성을 보증하기 위한 최소한의 기준을 정한 것이다. 의료기기의 안전성 및 유효성을 보증하기 위한 최소한의 기준이며, 개발부터 폐기에 이르는 전 수명주기(Life Cycle)에 걸쳐 준수해야 하는 품질경영시스템 규격이다.

※ GMP의 정의 및 법적 의무화 근거(제조업/수입업「의료기기법」 및 시행규칙」 조항).

(1) 의료기기 GMP 제도의 목적에 관한 내용

작업자/관리자의 실수를 최소화하고, 오염 및 검증되지 않은 변수로 인한 품질 변화를 방지하며, 일정한 수준 이상의 품질을 보증하는 체계를 유지한다.

① 의료기기 GMP에 관한 내용

㉠ 우리나라의 GMP 기준은 ISO 13485를 기반으로 2005년 3월에 제정되었다.

㉡ 우리나라의 GMP 기준이 최신 국제규격인 1S0 13485 : 2016에 부합하여 적용되고 있다.

㉢ 제정 당시 : IS0 13485:2003년 판이 국제규격으로 적용하던 시기였으나, 당시 우리나라 의료기기 제조업체의 현실을 감안 하여 그 이전 버전인 IS0 13485:1996년 판을 기준으로 제정되었다.

㉣ ISO 13485 : 2003년 판에서 요구되는 위험관리 등 고난도 품질보증 요구사항을 즉시 적용하기 어렵다는 판단에 따른 것이다.

② 품질경영 시스템의 효과성을 운영하기 위해 포함해야 할 사항은 다음과 같다.

㉠ 법적 요구사항

㉡ 고객의 피드백

㉢ 의료사고 보고 또는 의료기기 부작용

③ 의료기기 GMP 제도의 목적

㉠ 의료기기 GMP 제도는 의료기기의 설계 · 개발, 생산, 시판 후 관리 등 전 과정에 대한

품질경영시스템의 확보를 통해 안전(safe)하고, 유효(effective)하며, 의도된 용도(intended use)에 적합한 품질의 제품을 일관성 있게(consistently) 제조·판매됨을 보장할 수 있는 최소한의 요구 조건이다.

㉡ 의료기기는 사람의 생명 또는 건강에 직·간접적으로 영향을 미치는 제품으로 그 특성 때문에 높은 수준의 품질관리가 필요해서 다음의 사항들을 종합적으로 고려하여야 한다.

- 작업자나 관리자가 일으키는 착오, 혼동 등 실수 최소화
- 세균이나 이물질에 의해 의료기기 오염방지
- 검증되지 않은 원자재 사용 방지 및 공정변수로 인한 품질 변화 최소화
- 일정 수준 이상의 품질을 보증할 수 있는 체계 유지

④ 의료기기 GMP에 관한 설명 : 의료기기의 안전성 및 유효성을 보증하기 위한 최소한의 기준을 정한 것이며, 의료기기 전 수명 주기(Life Cycle)에 걸쳐 안전성과 품질보증을 위해 준수하여야 할 것을 규정하고 있는 품질시스템 규격 중 하나이다.

의료기기 GMP는 의료기기의 개발에서부터 원, 부자재 구입, 제조, 검사, 포장, 설치, 보관, 출하 그리고 클레임이나 반품 및 사용 후 폐기에 이르기까지 (전 수명 주기)에 걸쳐 안전성과 품질보증을 위해 준수하여야 할 것을 규정하고 있는 품질경영시스템 규격 중 하나이다.

㉠ 임상 실험용 의료기기를 제조 또는 수입하려는 업체는 「의료기기법」 제10조 제2항 및 「의료기기 시행규칙」 제24조 제1항 제10호에 따라 의무적으로 품질관리 체계를 수립하고 이에 대한 적합성을 평가받아야 한다.

㉡ 의료기기 업체가 생산, 판매하는 의료기기가 안전하고 유효하며, 의도된 용도에 적합한 품질로 일관성 있게 제조, 판매됨을 보장할 수 있는 품질경영시스템을 수립하기 위한 최소한의 요구 조건이다.

(2) 적용범위

의료기기를 제조함에 있어 준수하여야 하는 제조 및 품질관리에 관한 세부사항, GMP 심사 절차 및 방법, 품질관리 심사기관 및 품질책임자 교육 실시기관의 지정 절차 및 세부 준수사항 등을 정한 것으로서 이 조에서는 적용하는 대상을 구체적으로 정하고 있다.

의료기기 GMP 적합성 인정심사는 제조소, 품목군, 제품 등급에 따라 심사 주체와 방법이 달라지므로, 해당 의료기기 품목군 분류, 등급을 확인하여 GMP 적합성 인정을 신청하여야 한다.
※ 의료기기 GMP 심사에 대한 추가정보는 우리 처 홈페이지(www.mfds.go.kr) 법령·자료 → 공무원지침서·민원인 안내서에서 〈의료기기 GMP 운영 기본 지침(공무원 지침)〉을 참고

① 의료기기 제조 · 수입허가 또는 제조 · 수입인증을 받거나 제조 · 수입 신고를 하고자 하는 자

㉠ 신규로 제조허가(인증, 신고) 또는 수입허가(인증, 신고)를 받고자 하는 사람은 이 기준에 따른 GMP 심사를 신청하여 적합성 인정을 받을 수 있다.

㉡ 허가 전 GMP 심사를 받아야 하며, 기술문서 심사와 동시에 진행할 수 있다.

② 임상시험용 의료기기를 제조 또는 수입하고자 하는 자 : 임상시험용 의료기기의 경우에도 의료기기 제조 및 품질관리에 따라 적합하게 제조된 것을 사용하도록 「의료기기법 시행규칙」 제20조 제1항 제2호 및 제24조 제1항 제10호에 규정하고 있다.

③ 적합성 인정등 심사를 받고자 하는 의료기기 제조업자 또는 수입업자 : 의료기기 제조 · 수입업자가 이 기준에 따른 GMP 심사를 신청하여 적합성 인정(최초심사, 변경심사, 추가심사) 및 정기심사를 받고자하는 경우, GMP 심사를 신청하여 적합성 인정등 심사를 받을 수 있다.

④ 품질관리심사기관으로 지정 받았거나 지정 받으려고 하는 자

㉠ 품질심사 업무를 수행하기 위해 품질관리심사기관으로 지정받고자 하는 경우와 지정받은 의료기기 품질관리심사기관이 준수해야 하는 세부사항을 적용한다.

㉡ 「의료기기법」제28조에 따라 식품의약품안전처장이 지정한 GMP 심사업무 수행 기관

품질관리심사기관	소재지	비고
한국산업기술시험원	서울 구로구	KTL
한국기계전기전자시험연구원	경기도 군포	KTC
한국건설생활환경시험연구원	서울 서초구	KCL
한국화학융합시험연구원	경기도 과천	KTR
티유브이슈드코리아(주)	서울 영등포구	TSK(조건부 지정)
티유브이라인란드코리아(주)	서울 영등포구	TRK(조건부 지정)

⑤ 품질책임자 교육 실시기관으로 지정 받았거나 지정 받으려고 하는 자

㉠ 품질책임자 교육을 실시하기 위한 기관으로 지정 받고자 하는 경우와 지정 받은 경우에는 품질책임자 교육 실시기관이 준수해야 하는 세부사항을 적용한다.

※ 「의료기기법 시행규칙」 제14조(품질책임자 교육 실시기관의 지정 등)제1항 제1호에 따라 현재 '한국의료기기안전정보원'과 '한국스마트헬스케어협회'가 지정되어 있다.

⑥ 적합성 인정등 심사의 제외 : 수출만을 목적으로 제조 · 수입하는 의료기기 또는 1등급 의료기기는 이 기준에 따른 의료기기 제조 및 품질관리기준을 준수하되, GMP 심사를 제외할 수 있다.

㉠ 수출 국가의 요구사항(자국의 GMP 적합 인정서), 품질관리 목적 등의 사유로 수출만을 목적으로 제조·수입하는 의료기기 또는 1등급 의료기기에 대하여 GMP 심사를 신청하는 경우에는 적합성 인정등 심사를 받을 수 있다.

㉡ 수출용 의료기기에 대해 GMP 심사를 신청한 경우, 동 고시 [별표 2]에 따른 모든 요구사항에 대해 심사를 받아야 하며, 1등급 의료기기 GMP 심사를 신청한 경우에는 동 고시 제5조 제2항 제3호에 따라 일부 기준을 적용하여 현장조사를 실시한다.

⑦ 비용 효율성 : 부적합 의료기기는 이윤 창출을 저해하는 가장 큰 낭비 요소이므로 처음부터 부적합 발생을 방지하는 것이 GMP의 기본이다.

⑧ GMP 심사 주체 및 방법 : 지방식약청장 및 품질관리심사기관장의 합동 심사이다.

㉠ 예외 : 1등급 및 2등급 의료기기는 품질관리심사기관의 단독 심사가 가능하다.

※ 등급별 심사 주체 및 방법(합동 vs 단독)

⑨ GMP 적합 인정서 유효기간

㉠ 최초심사 : 발행일로부터 3년

㉡ 추가/변경심사 : 기존 적합 인정서의 유효기간을 그대로 적용

㉢ 정기심사(만료 전) : 기존 유효기간 만료일 다음 날부터 3년

㉣ 정기심사(만료 후) : 새로 발행되는 인정서 발행일로부터 3년

⑩ GMP 심사기준 적용 제외 : 임상시험용의료기기 제조/수입 시 4, 5, 6항(품질경영시스템, 경영책임, 자원관리)에 대한 평가를 제외하고, 제조/품질관리에 해당하는 일부 항목(7.1, 7.3, 7.4.3, 7.5, 7.6, 8.2.6, 8.3절)만 적용한다.

※ 심사 유형별(임상시험용, 변경심사, 1등급 자발적 심사) 적용되는 GMP 기준 항목(조항)을 구분한다.

⑪ GMP 국제표준 및 MDSAP

㉠ 국내 GMP 기준은 ISO 13485:2016을 기반으로 한다.

㉡ MDSAP는 5개국(미국, 캐나다, 호주, 브라질, 일본)이 참여하는 단일 심사 프로그램으로, 규제 중복을 줄이는 것이 목적이다.

※ MDSAP 참여국, ISO 13485:2016은 위험기반 접근 방법(Risk-based approach)적용을 강조한다.

(3) 관련 법령(「의료기기법」)

의료기기 및 체외진단 의료기기 제조/수입업체는 「의료기기법」 및 「체외진단 의료기기법」에

따라 식품의약품안전처장이 고시한 기준을 준수해야 하며 「체외진단 의료기기법」에서 규정하지 않은 사항은 「의료기기법」을 따른다.

① 제6조(제조업의 허가 등)

① 의료기기의 제조를 업으로 하려는 자는 식품의약품안전처장의 제조업허가를 받아야 한다. 다음 각 호의 어느 하나에 해당하는 자는 제조업허가를 받을 수 없다.

1. 「정신건강증진 및 정신질환자 복지서비스 지원에 관한 법률」 제3조 제1호에 따른 정신질환자. 다만, 전문의가 제조업자로서 적합하다고 인정하는 사람은 그러하지 아니하다.
2. 피성년후견인 · 피한정후견인 또는 파산선고를 받은 자로서 복권되지 아니한 자
3. 마약 · 대마 · 향정신성의약품 중독자
4. 이 법을 위반하여 금고 이상의 실형을 선고받고 그 집행이 끝나거나(집행이 끝난 것으로 보는 경우를 포함한다) 집행이 면제되지 아니한 사람

4의2. 이 법을 위반하여 금고 이상의 형의 집행유예를 선고받고 그 유예 기간 중에 있는 사람

5. 이 법을 위반하여 제조업허가가 취소(제1호부터 제3호까지의 어느 하나에 해당하여 제조업허가가 취소된 경우는 제외한다)된 날부터 1년이 지나지 아니한 자

② 제1항 본문에 따라 제조업허가를 받은 자(이하 "제조업자"라 한다)는 제조하려는 의료기기에 대하여 다음 각 호의 구분에 따라 제조허가 또는 제조인증을 받거나 제조 신고를 하여야 한다.

③ 제1항 본문에 따른 제조업허가를 신청할 때에는 제2항 각 호에 따른 1개 이상의 제조허가 또는 제조인증을 함께 신청하거나 1개 이상의 제조 신고를 함께 하여야 한다.

④ 제1항에 따라 제조업허가를 받으려는 자 및 제2항에 따라 제조허가 또는 제조인증을 받거나 제조 신고를 하려는 자는 총리령으로 정하는 바에 따라 필요한 시설과 제조 및 품질관리체계를 미리 갖추어 허가 또는 인증을 신청하거나 신고하여야 한다. 다만, 품질관리를 위한 시험이나 제조공정을 위탁하는 등 총리령으로 정하는 경우에는 그러하지 아니하다.

⑤ 제조업자는 제2항에 따라 제조허가 또는 제조인증을 받거나 제조 신고를 하려는 경우에는 총리령으로 정하는 바에 따라 제조 및 품질관리체계 자료, 기술문서, 임상시험자료 등 필요한 자료를 식품의약품안전처장에게 제출하여야 한다.

⑥ 의약품 또는 의약외품과 의료기기가 조합되거나 복합 구성된 것으로서 그 주된 기능이 의약품 또는 의약외품에 해당하여 「약사법」 제31조 제2항에 따라 이미 제조 판매 품목허가를 받거나 제조 판매 품목신고를 한 때에는 제2항에 따라 제조허가 또는 제조인증을 받거나 제조 신고를 한 것으로 본다.

⑦ 제1항에 따라 제조업허가를 받으려는 자는 총리령으로 정하는 바에 따라 품질책임자를 두어 제6조의2 제1항에 따른 업무를 하게 하여야 한다.

⑧ 식품의약품안전처장은 제1항 본문에 따른 제조업허가 신청을 받은 날부터 25일 이내에 제조업허가 여부를 신청인에게 통지하여야 한다.

⑨ 식품의약품안전처장이 제8항에서 정한 기간 내에 제조업허가 여부 또는 민원 처리 관련 법령에 따른 처리기간의 연장 여부를 신청인에게 통지하지 아니하면 그 기간(민원 처리 관련 법령에 따라 처리기간이 연장 또는 재연장된 경우에는 해당 처리 기간을 말한다)이 끝난 날의 다음 날에 허가를 한 것으로 본다.

⑩ 식품의약품안전처장은 제2항에 따른 제조 신고를 받은 경우에는 그 내용을 검토하여 이 법에 적합하면 제조신고를 수리하여야 한다.

⑪ 제1항 본문에 따른 제조업허가와 제2항에 따른 제조허가, 제조인증 또는 제조 신고의 대상 · 절차 · 기준 · 조건 및 관리 등에 관하여 필요한 사항은 총리령으로 정한다.

② 제6조의2(품질책임자 준수사항 등)

① 제6조 제7항에 따른 품질책임자(이하 "품질책임자"라 한다)는 의료기기의 제조업무에 종사하는 종업원에 대한 지도 · 감독, 제조관리 · 품질관리 · 안전관리(시판 후 부작용 등에 대한 안전관리를 포함한다. 이하 이 조에서 같다) 업무를 수행한다.
② 품질책임자는 의료기기의 최신 기준규격, 품질관리 및 안전관리에 관한 교육을 매년 1회 이상 정기적으로 받아야 한다.
③ 식품의약품안전처장은 국민건강의 위해를 방지하기 위하여 필요한 경우 품질책임자에게 제2항에 따른 교육을 매년 1회 이상 정기적으로 받는 것 외에 추가로 받을 것을 명할 수 있다.
④ 제조업자는 제2항 또는 제3항에 따른 교육을 받지 아니한 자를 그 업무에 종사하게 하여서는 아니 된다.
⑤ 식품의약품안전처장은 제2항 또는 제3항의 교육을 효과적으로 실시하기 위하여 필요한 전문인력과 시설 등을 갖춘 기관 또는 단체를 교육 실시기관으로 지정 · 고시할 수 있다.
⑥ 제5항에 따라 지정된 교육 실시기관은 교육을 실시한 경우 교육 수료증을 발급하고 교육에 관한 기록을 작성 · 보관하는 등 총리령으로 정하는 사항을 지켜야 한다.
⑦ 제1항부터 제6항 까지에서 규정한 사항 외에 직무 범위, 교육내용 · 시간 · 방법과 절차, 교육비, 교육실시기관의 지정 요건 및 절차, 운영 등에 필요한 사항은 총리령으로 정한다.

③ 제10조(임상시험계획의 승인 등)

① 의료기기로 임상시험을 하려는 자는 임상시험계획서를 작성하여 식품의약품안전처장의 승인을 받아야 하며, 임상시험계획서를 변경할 때에도 또한 같다. 다만, 시판 중인 의료기기의 허가사항에 대한 임상적 효과를 관찰하거나 임상시험 대상자에게 위해를 끼칠 우려가 적은 경우 등 총리령으로 정하는 임상시험의 경우에는 그러하지 아니하다.
② 제1항에 따라 승인을 받은 임상시험용 의료기기를 제조 · 수입하려는 자는 총리령으로 정하는 기준을 갖춘 제조시설에서 제조하거나 제조된 의료기기를 수입하여야 한다. 이 경우 제6조 제2항 및 제15조 제2항에도 불구하고 허가 또는 인증을 받지 아니하거나 신고를 하지 아니하고 이를 제조하거나 수입할 수 있다.
③ 식품의약품안전처장은 「의료법」에 따른 의료기관 중 임상시험에 필요한 시설 · 인력 및 기구를 갖춘 의료기관을 임상시험기관으로 지정할 수 있다.
④ 제1항에 따라 임상시험을 하려는 자는 다음 각 호의 사항을 지켜야 한다.

1. 제3항에 따라 지정된 임상시험기관에서 임상시험을 할 것. 다만, 임상시험의 특성상 임상시험기관이 아닌 기관의 참여가 필요한 임상시험으로서 총리령으로 정하는 임상시험은 임상시험기관의 관리하에 임상시험기관이 아닌 기관에서도 할 수 있다.
2. 사회복지시설 등 총리령으로 정하는 집단시설에 수용 중인 자(이하 이 호에서 "수용자"라 한다)를 임상시험의 대상자로 선정하지 아니할 것. 다만, 임상시험의 특성상 불가피하게 수용자를 그 대상자로 할 수 밖에 없는 경우로서 총리령으로 정하는 기준에 해당하는 경우에는 임상시험의 대상자로 선정할 수 있다.
3. 임상시험의 내용과 임상시험 중 시험대상자에게 발생할 수 있는 건강상의 피해와 그에 대한 보상 내용 및 절차 등을 임상시험의 대상자에게 설명하고 그 대상자의 동의(「전자서명법」에 따른 전자서명이 기재된 전자문서를 통한 동의를 포함한다)를 받을 것

⑤ 제3항에 따라 지정된 임상시험기관은 임상시험을 한 때에는 임상시험결과보고서를 작성 · 발급하고 그 임상시험에 관한 기록을 보관하는 등 총리령으로 정하는 사항을 지켜야 한다.

⑥ 식품의약품안전처장은 제1항에 따른 임상시험이 국민보건위생상 큰 위해를 미치거나 미칠 우려가 있다고 인정되어 다음 각 호의 어느 하나에 해당하는 경우에는 임상시험의 변경 · 취소 또는 그 밖에 필요한 조치를 할 수 있다. 다만, 제4호 또는 제5호에 해당하는 경우로서 임상시험 대상자의 안전 · 권리 · 복지 또는 시험의 유효성에 부정적인 영향을 미치지 아니하거나 반복적 또는 고의적으로 위반하지 아니한 경우에는 그러하지 아니하다.

1. 임상시험 대상자가 예상하지 못한 중대한 질병 또는 손상에 노출될 것이 우려되는 경우
2. 임상시험용 의료기기를 임상시험 목적 외의 상업적인 목적으로 제공한 경우
3. 임상시험용 의료기기의 효과가 없다고 판명된 경우
4. 제1항에 따른 승인 또는 변경승인을 받은 사항을 위반한 경우
5. 그 밖에 총리령으로 정하는 의료기기 임상시험 관리기준을 위반한 경우

⑦ 제1항부터 제6항까지에서 규정한 사항 외에 임상시험계획에 포함되어야 할 사항, 임상시험 대상자의 동의 내용 · 시기 및 방법, 임상시험의 실시기준, 임상시험기관의 지정기준과 절차 및 임상시험 관리기준 등에 관하여 필요한 사항은 총리령으로 정한다.

④ 제12조(변경허가 등)

① 제조업자는 제6조제1항 본문, 같은 조 제2항 또는 제7조제1항에 따라 허가나 인증을 받은 사항 또는 신고한 사항 중 소재지 등이 변경된 경우에는 식품의약품안전처장에게 변경허가 또는 변경인증을 받거나 변경신고를 하여야 한다.

② 식품의약품안전처장은 제1항에 따른 변경허가 신청을 받은 날부터 15일 이내에 제조업변경허가 여부를 신청인에게 통지하여야 한다.

③ 식품의약품안전처장이 제2항에서 정한 기간 내에 제조업변경허가 여부 또는 민원 처리 관련 법령에 따른 처리기간의 연장 여부를 신청인에게 통지하지 아니하면 그 기간(민원 처리 관련 법령에 따라 처리기간이 연장 또는 재연장된 경우에는 해당 처리기간을 말한다)이 끝난 날의 다음 날에 허가를 한 것으로 본다.

④ 제1항에 따른 변경허가, 변경인증 또는 변경신고의 절차 및 기준 등에 관하여 필요한 사항은 총리령으로 정한다.

⑤ 제13조(제조업자 등의 의무)

① 제조업자는 제6조 제4항에 따른 시설과 제조 및 품질관리체계를 유지하여야 하며, 그 밖에 자가시험(自家試驗) 등 생산관리에 관하여 총리령으로 정하는 사항을 지켜야 한다.

② 제조업자는 총리령으로 정하는 바에 따라 의료기기의 생산실적 등을 보건복지부장관 및 식품의약품안전처장에게 보고하여야 한다.

③ 제조업자(법인의 대표자나 이사, 그 밖에 이에 종사하는 자를 포함하고, 법인이 아닌 경우 그 종사자를 포함한다) 및 제18조의2제1항에 따라 신고한 자(이하 "의료기기 판촉영업자"라 한다) 중 제조업자로부터 의료기기의 판매촉진 업무를 위탁받은 자(법인의 대표자나 이사, 그 밖에 이에 종사하는 자를 포함하고, 법인이 아닌 경우 그 종사자를 포함한다)는 의료기기 채택 · 사용유도 · 거래유지 등 판매촉진을 목적으로 의료인이나 의료기관 개설자(법인의 대표자나 이사, 그 밖에 이에 종사하는 자를 포함한다. 이하 이 조에서 같다) · 의료기관 종사자에게

금전, 물품, 편익, 노무, 향응, 그 밖의 경제적 이익(이하 "경제적 이익등"이라 한다)을 제공하거나 의료인, 의료기관 개설자 또는 의료기관 종사자로 하여금 의료기관에게 경제적 이익등을 취득하게 하여서는 아니 된다. 다만, 견본품 제공, 학술대회 지원, 임상시험 지원, 제품설명회, 대금결제조건에 따른 비용할인, 시판 후 조사 등의 행위(이하 "견본품 제공등의 행위"라 한다)로서 식품의약품안전처장과 협의하여 보건복지부령으로 정하는 범위의 경제적 이익등인 경우에는 그러하지 아니하다.
④ 제조업자는 의료기기 판촉영업자가 아닌 자에게 의료기기의 판매촉진 업무를 위탁하여서는 아니 된다.
⑤ 제조업자는 품질책임자의 업무를 방해하여서는 아니 되며, 품질책임자가 업무 수행을 위하여 필요한 사항을 요청하면 정당한 사유 없이 그 요청을 거부하여서는 아니 된다.

⑥ 제15조(수입업허가 등)

① 의료기기의 수입을 업으로 하려는 자는 식품의약품안전처장의 수입업허가를 받아야 한다.
② 제1항에 따라 수입업허가를 받은 자(이하 "수입업자"라 한다)는 수입하려는 의료기기에 대하여 다음 각 호의 구분에 따라 수입허가 또는 수입인증을 받거나 수입 신고를 하여야 한다.

1. 인체에 미치는 잠재적 위해성이 낮아 고장이나 이상이 발생하더라도 생명이나 건강에 위해를 줄 우려가 거의 없는 의료기기로서 식품의약품안전처장이 정하여 고시하는 의료기기 : 품목류별 수입허가, 수입인증 또는 수입 신고
2. 제1호 외의 의료기기 : 품목별 수입허가, 수입인증 또는 수입신고

③ 제1항에 따른 수입업허가를 신청할 때에는 제2항 각 호에 따른 1개 이상의 수입허가 또는 수입인증을 함께 신청하거나 1개 이상의 수입 신고를 함께 하여야 한다.
④ 제1항에 따라 수입업허가를 받으려는 자 및 제2항에 따라 수입허가 또는 수입인증을 받거나 수입신고를 하려는 자는 총리령으로 정하는 바에 따라 품질검사를 위하여 필요한 시설과 제조 및 품질관리체계를 미리 갖추어 허가 또는 인증을 신청하거나 신고하여야 한다. 다만, 품질관리를 위한 시험을 위탁하는 등 총리령으로 정하는 경우에는 그러하지 아니하다.
⑤ 의약품 또는 의약외품과 의료기기가 조합되거나 복합 구성된 것으로서 그 주된 기능이 의약품 또는 의약외품에 해당하여 「약사법」 제42조 제1항에 따라 이미 수입 품목허가를 받거나 수입품목신고를 한 때에는 제2항에 따라 수입허가 또는 수입인증을 받거나 수입 신고를 한 것으로 본다.
⑥ 제1항부터 제5항까지의 규정에 따라 수입되는 의료기기 또는 그 수입업자에 관하여는 제6조 제1항 단서, 같은 조 제5항 및 제7항부터 제11항까지, 제6조의2, 제6조의3, 제7조부터 제9조까지, 제11조부터 제13조까지, 제13조의2 및 제14조를 준용한다. 이 경우 "제조"는 "수입"으로, "제조업허가"는 "수입업허가"로, "제조허가"는 "수입허가"로, "제조인증"은 "수입인증"으로, "제조신고"는 "수입신고"로, "생산관리"는 "수입관리"로, "제조업자"는 "수입업자"로 각각 본다.

⑦ 제28조(품질관리심사기관의 지정 등)

① 식품의약품안전처장은 다음 각 호의 사항에 대하여 시설과 제조 및 품질관리체계심사를 할 수 있다.

1. 제6조 제1항에 따른 제조업허가를 받으려는 자 및 같은 조 제2항에 따른 제조허가 또는 제조인증을 받거나 제조 신고를 하려는 자가 같은 조 제4항 본문에 따른 시설과 제조 및 품질관리체계를 갖추었는지 여부
2. 제조업자가 제13조 제1항에 따른 시설과 제조 및 품질관리체계를 유지하고 있는지 여부와 그 밖에 생산관리에

관한 의무사항을 지키고 있는지 여부
3. 제15조 제1항에 따른 수입업허가를 받으려는 자 및 같은 조 제2항에 따른 수입허가 또는 수입인증을 받거나 수입 신고를 하려는 자가 같은 조 제4항 본문에 따른 수입 의료기기의 제조소에 대한 시설과 제조 및 품질관리 체계를 갖추 었는지 여부
4. 수입업자가 제15조 제6항에 따라 준용되는 제13조 제1항에 따른 수입 의료기기의 제조소에 대한 시설과 제조 및 품질관리체계를 유지하고 있는지 여부와 그 밖에 수입관리에 관한 의무사항을 지키고 있는지 여부

② 식품의약품안전처장은 제1항에 따른 시설과 제조 및 품질관리체계 심사를 수행할 기관(이하 "품질관리심사기관"이라 한다)을 지정할 수 있다.

③ 제2항에 따라 품질관리심사기관으로 지정받으려는 자는 시설과 제조 및 품질관리체계 심사에 필요한 전문인력을 갖추어야 한다.

④ 제2항에 따라 지정된 품질관리심사기관은 시설과 제조 및 품질관리체계 심사를 한 때에는 품질관리 심사결과서를 작성하여 식품의약품안전처장에게 보고하고 시설과 제조 및 품질관리체계 심사에 관한 기록을 보관하는 등 총리령으로 정하는 사항을 지켜야 한다.

⑤ 제1항부터 제4항 까지에서 규정한 사항 외에 품질관리심사기관의 지정 요건과 그 절차 · 방법 등에 관하여 필요한 사항은 총리령으로 정한다.

⑧ 제45조(제출자료의 보호)

① 식품의약품안전처장은 제6조부터 제10조까지, 제11조, 제12조 또는 제15조에 따라 자료를 제출한 자가 자료의 보호를 문서로 요청하면 그 제출된 자료를 공개하여서는 아니 된다. 다만, 공익상 자료를 공개할 필요가 있다고 인정한 경우에는 자료를 공개할 수 있다.

② 제1항에 따라 보호를 요청한 제출자료를 열람 · 검토한 자는 그 내용을 외부에 공개하여서는 아니 된다.

(4) 관련 법령(「의료기기법 시행규칙」)

① 제8조(시설과 제조 및 품질관리체계의 기준)

① 법 제6조 제4항 본문에 따라 제조업허가를 받으려는 자 및 제조허가 또는 제조인증을 받거나 제조신고를 하려는 자가 갖추어야 할 시설과 제조 및 품질관리체계의 기준은 별표 2와 같다.

② 법 제6조제4항 단서에서 "품질관리를 위한 시험이나 제조공정을 위탁하는 등 총리령으로 정하는 경우"란 제조업허가를 받으려는 자 및 제조허가 또는 제조인증을 받거나 제조신고를 하려는 자가 제조공정을 위탁하거나 품질관리를 위한 시험을 「식품 · 의약품분야 시험 · 검사 등에 관한 법률」 제6조제2항제4호에 따른 의료기기 시험 · 검사기관(이하 "의료기기 시험 · 검사기관"이라 한다), 법 제10조의2제1항에 따른 비임상시험실시기관(이하 "비임상시험실시기관"이라 한다) 또는 별표 2 제2호바목에 따라 적합함을 인정받은 제조업자에게 위탁하는 경우를 말한다. 이 경우 제조업허가를 받으려는 자 및 제조허가 또는 제조인증을 받거나 제조신고를 하려는 자는 다음 각 호의 구분에 따라 별표 2 제1호가목에 따른 제조소의 시설을 갖추지 아니할 수 있다.
1. 제조공정을 위탁하는 경우 : 위탁한 공정에 관련된 제조시설 및 기구
2. 품질관리를 위한 시험을 의료기기 시험 · 검사기관, 비임상시험실시기관 또는 별표 2 제2호바목에 따라 적합함을 인정받은 제조업자에게 위탁하는 경우 : 품질관리를 위한 시험실, 시험에 관련된 시설 및 기구

② 제14조(품질책임자 교육 실시기관의 지정 등)

① 법 제6조의2제5항에 따른 교육실시기관(이하 "교육실시기관"이라 한다)으로 지정받으려는 자는 다음 각 호의 요건을 갖추어야 한다.
1. 정보원 또는 식품의약품안전처장이 공고하는 의료기기 관련 기관 또는 단체일 것
2. 교육 운영 전반을 관리·감독하기 위한 교육 관리자, 교육 운영에 필요한 인력 등 전문인력을 갖출 것
3. 교육 실시에 필요한 교육시설 및 장비를 갖출 것

② 법 제6조의2제5항에 따라 교육실시기관 지정을 신청하려는 자는 별지 제11호서식의 의료기기 품질책임자 교육실시기관 지정신청서에 다음 각 호의 자료를 첨부하여 식품의약품안전처장에게 제출해야 한다.
1. 교육을 실시할 운영조직 및 인력현황에 관한 자료
2. 교육시설 및 장비의 보유현황에 관한 자료
3. 수강료 산정의 근거자료
4. 교육시행규정
5. 교육기본계획

③ 식품의약품안전처장은 제2항에 따른 신청을 받은 경우에는 신청의 내용이 제1항에 따른 지정요건에 적합한지를 평가하기 위하여 실태 조사를 할 수 있다.

④ 식품의약품안전처장은 교육실시기관을 지정하는 경우에는 신청인에게 별지 제12호서식의 지정서를 발급한다.

⑤ 교육실시기관이 제4항에 따라 지정받은 명칭, 소재지 또는 대표자를 변경하려면 변경사유가 발생한 날부터 30일 이내에 별지 제11호의2서식의 의료기기 품질책임자 교육실시기관 지정변경 신청서에 의료기기 품질책임자 교육실시기관 지정서 및 변경사항을 확인할 수 있는 서류를 첨부하여 식품의약품안전처장에게 제출해야 한다.

⑥ 식품의약품안전처장은 제5항에 따른 신청서 등을 확인한 후 교육실시기관의 변경지정을 할 수 있다. 이 경우 의료기기 품질책임자 교육실시기관 지정서에 변경사항을 적어 내주어야 한다.

⑦ 식품의약품안전처장은 제4항에 따라 교육실시기관을 지정하거나 제6항에 따라 변경지정한 경우에는 교육실시기관을 지정 또는 변경지정한 사실, 교육실시기관의 명칭, 소재지 및 대표자 성명을 식품의약품안전처의 인터넷 홈페이지 등을 통하여 공고하여야 한다.

⑧ 교육실시기관은 교재비, 현장실습비 및 강사수당 등 교육에 필요한 비용을 고려하여 교육 대상자에게 수강료를 받을 수 있다. 이 경우 수강료는 실비(實費) 수준에서 교육실시기관의 장이 결정한다.

⑨ 제1항부터 제8항까지에서 규정한 사항 외에 교육실시기관의 지정 요건의 세부사항 및 지정 관리 등에 필요한 사항은 식품의약품안전처장이 정하여 고시한다.

③ 제15조(교 육실시기관의 준수사항 등)

① 법 제6조의2 제6항에 따라 교육실시기관은 다음 각 호의 사항을 지켜야 한다.
1. 제14조 제2항 제5호의 교육기본계획에 따라 매년 다음 연도의 교육 대상 및 내용 등을 포함한 교육계획을 수립하여 다음 사업연도 개시 전까지 식품의약품안전처장에게 제출하여 승인을 받을 것
2. 제1호의 연도별 교육계획에 따라 교육을 실시할 것
3. 교육교재를 제작하여 교육 대상자에게 제공할 것
4. 교육을 마친 사람에게 수료증을 발급하고, 수료자의 명단 등 교육실시에 관한 사항을 기록하고 기록한 날부터 2년간 보관할 것

5. 전년도의 교육실시에 관한 기록을 다음 연도 1월 31일까지 식품의약품안전처장에게 보고할 것
② 제1항 각 호에서 규정한 교육계획의 수립, 교육실시 방법 등에 관하여 필요한 세부사항은 식품의약품안전처장이 정하여 고시한다.

④ 제24조(임상시험 실시기준 등)

① 법 제10조 제5항 및 제7항에 따라 임상시험은 다음 각 호의 기준 및 별표 3의 의료기기 임상시험 관리기준에 따라 실시해야 한다.
1. 임상시험계획서에 의하여 안전하고 과학적인 방법으로 실시할 것
2. 식품의약품안전처장이 지정하는 임상시험기관 또는 제20조제2항제2호에 따른 임상시험 참여기관에서 실시할 것. 임상시험 참여기관에서 임상시험을 실시하는 경우 임상시험기관이 해당 기관을 관리 · 감독할 것
3. 임상시험의 책임자는 전문지식과 윤리적 소양을 갖추고 해당 의료기기의 임상시험을 실시하기에 충분한 경험이 있는 자 중에서 선정할 것
4. 임상시험의 내용 및 임상시험 중 대상자에게 발생할 수 있는 건강상의 피해에 대한 보상내용과 절차 등을 대상자에게 설명하고 동의서(「전자서명법」에 따른 전자서명이 기재된 전자문서를 통한 비대면 동의도 포함한다. 이하 이 조에서 같다)를 받을 것. 다만, 대상자의 이해능력 · 의사표현능력의 결여 등의 사유로 동의를 받을 수 없는 경우에는 친권자 또는 후견인 등의 동의를 받아야 한다.
5. 대상자의 안전대책을 강구할 것
6. 임상시험용 의료기기는 임상시험 외의 목적에 사용하지 아니할 것. 다만, 말기암 등 생명을 위협하는 중대한 질환을 가진 환자에게 사용하는 경우 등 식품의약품안전처장이 정하는 경우에는 그러하지 아니하다.
7. 임상시험은 임상시험계획의 승인 또는 변경승인을 받은 날부터 2년 이내에 개시할 것
8. 임상시험 전에 식품의약품안전처장이 정하는 바에 따라 임상시험 자료집을 임상시험자에게 제공할 것
9. 안전성 및 유효성과 관련된 새로운 자료 또는 정보 등을 입수하였을 때에는 지체 없이 이를 임상시험자에게 통보하고 그 반영 여부를 검토할 것
10. 임상시험용 의료기기는 별표 2에 따른 시설과 제조 및 품질관리체계의 기준에 따라 적합하게 제조된 것을 사용할 것
11. 임상시험계획을 승인받은 자는 의료기기 사용 중 이상 사례가 발생한 경우에는 별표 3의 의료기기 임상시험 관리기준에 따라 식품의약품안전처장에게 보고할 것
12. 법 제10조제1항 단서에 따라 승인을 받지 않은 제20조제4항제2호에 따른 임상시험의 경우 임상시험을 실시하기 전에 제9조제2항제4호 각 목의 자료를 통해 제품의 성능 및 안전을 확인할 것
13. 그 밖에 식품의약품안전처장이 임상시험의 적정한 실시를 위하여 정하는 사항을 준수할 것
② 임상시험계획을 승인받은 자는 매년 2월 말까지 임상시험 실시상황에 대하여 별지 제25호서식의 보고서(전자문서로 된 보고서를 포함한다)에 별표 3 제8호더목1)에 따른 임상시험용 의료기기의 안전성 평가와 관련된 요약자료를 첨부하여 식품의약품안전처장에게 제출하고, 임상시험을 종료하였을 때에는 종료일부터 20일 이내에 별지 제26호서식의 보고서(전자문서로 된 보고서를 포함한다)를 식품의약품안전처장에게 제출하여야 한다.
③ 임상시험 의뢰자 및 임상시험기관의 장은 임상시험계획서와 임상시험 실시에 관한 기록 및 자료(전자문서를 포함한다)를 다음 각 호의 구분에 따른 기간 동안 보존하여야 한다.
1. 제조허가 · 수입허가 또는 그 변경허가를 위한 임상시험 관련 자료 : 허가일부터 3년
2. 그 밖의 임상시험 관련 자료 : 임상시험이 완료된 날부터 3년

④ 제1항 제4호 본문에도 불구하고 환자의 의무기록 등의 데이터를 사용하는 임상시험의 경우로서 환자에 대한 개인정보를 「개인정보 보호법」 제28조의2에 따라 가명 정보 처리를 한 경우에는 별표 3 제6호에 따른 임상시험 심사위원회의 승인을 받아 대상자의 동의 없이 임상시험을 실시할 수 있다.
이 경우 가명 정보의 처리 등에 관해서는 「개인정보 보호법」에 따른다.
⑤ 제1항에 따른 임상시험기관의 지정기준 등에 관한 세부사항은 식품의약품안전처장이 정하여 고시한다.

⑤ 제26조(허가사항의 변경허가 신청 등)

① 법 제12조 제1항에 따라 제조업자는 제조업의 허가를 받은 사항에 변경이 있는 경우에는 별지 제29호서식의 변경허가신청서에 다음 각 호의 구분에 따른 자료를 첨부하여 변경이 있는 날부터 30일 이내에 지방식품의약품안전청장에게 제출해야 한다.
1. 제조소의 소재지가 변경되거나 제조소를 추가하는 경우에는 위탁계약서 사본(제조공정 또는 시험을 위탁한 경우로 한정한다) 및 별표 2에 따른 시설과 제조 및 품질관리체계의 기준에 적합함을 증명하는 자료[소프트웨어만으로 개발 · 제조되어 허가 또는 인증을 받거나 신고한 의료기기(이하 "소프트웨어 의료기기"라 한다)의 제조소는 제외한다]
2. 품질책임자가 변경된 경우에는 변경된 품질책임자에 대한 다음 각 목의 자료
   가. 제11조제2항에 따른 자격을 확인할 수 있는 자료. 다만, 의료기기통합정보시스템을 통해 이전에 품질책임자 자격이 확인된 경우에는 그 제출을 면제한다.
   나. 재직증명서 등 근무 여부를 확인할 수 있는 자료

② 제1항에 따라 신청서를 제출받은 지방식품의약품안전청장은 「전자정부법」 제36조 제1항에 따른 행정정보의 공동이용을 통하여 법인 등기사항증명서(법인인 경우만 해당한다) 또는 사업자등록증명을 확인해야 한다. 다만, 신청인이 사업자등록증명의 확인에 동의하지 않는 경우에는 해당 서류를 첨부하게 해야 한다.
③ 법 제12조 제1항에 따라 제조업자는 제조허가 또는 제조인증을 받거나 제조 신고한 사항에 변경이 있을 때에는 별지 제30호서식의 변경허가신청서 또는 별지 제31호서식의 변경인증신청서 또는 별지 제7호서식의 신고서에 다음 각 호의 서류를 첨부하여 변경허가의 경우에는 식품의약품안전처장에게, 변경인증 · 변경신고의 경우에는 정보원의 장에게 각각 제출해야 한다.
1. 변경사항을 확인할 수 있는 서류(전자문서를 포함한다)
2. 의료기기의 설계, 재료, 화학적 구성요소, 에너지원, 제조과정 등 제품의 안전성이나 유효성에 영향을 미치는 중요한 사항이 변경되었을 때에는 제5조제1항제2호에 따른 서류
3. 해당 품목의 제조소 소재지가 변경되거나 제조소를 추가하는 경우에는 위탁계약서 사본(제조공정 또는 시험을 위탁한 경우로 한정한다) 및 별표 2에 따른 시설과 제조 및 품질관리체계의 기준에 적합함을 증명하는 자료(소프트웨어 의료기기의 제조소는 제외한다)

④ 기업의 분리 또는 합병 등에 따라 해당 제조시설 · 제조방법 등을 양수받은 자가 제3항에 따라 제조품목의 변경허가 또는 변경인증을 받거나 변경신고를 하는 경우에는 품목의 제조시설 · 제조방법 등에 관한 양도 · 양수 계약서를 첨부하여 식품의약품안전처장 또는 정보원의 장에게 제출하여야 한다. 이 경우 해당 품목의 변경허가 또는 변경인증 시에는 양도인에 대한 허가 · 인증에 붙여진 조건에 상당하는 조건을 붙일 수 있다.
⑤ 제3항에 따라 변경되는 사항이 제조품목의 외관, 포장재료, 포장단위 등의 변경으로서 식품의약품안전처장이 정하여 고시하는 경미한 사항인 경우에는 같은 항에도 불구하고 변경내용을 적은 문서(전자문서를 포함한다)를 식품의약품안전처장 또는 정보원의 장에게 제출하여야 한다. 이 경우 법 제12조에 따른 변경허가 또는 변경인증

을 받거나 변경신고를 한 것으로 본다.
⑥ 다음 각 호의 어느 하나에 해당하는 경우로서 허가 또는 인증을 받거나 신고한 사항에 변경이 있는 경우에는 법 제12조에 따른 변경허가 또는 변경인증을 받거나 변경신고를 한 것으로 본다. 다만 제3호, 제4호 및 제6호의 경우에는 법 제36조제2항에 따라 일정기한까지 변경을 명하여 이를 변경한 경우로 한정한다.
1. 법 제3조에 따른 등급분류 및 지정에 관한 기준 변경
2. 법 제6조제5항에 따른 기술문서 또는 임상시험자료에 대한 변경
3. 법 제8조의2제2항에 따른 신개발 의료기기 등의 시판 후 조사 결과 검토에 따른 후속 조치
4. 법 제9조에 따른 재평가
5. 법 제19조에 따른 기준규격 변경
6. 법 제31조에 따른 부작용 보고에 따른 조치
⑦ 식품의약품안전처장, 지방식품의약품안전청장 또는 정보원의 장은 제1항부터 제6항까지의 규정에 따라 변경허가 또는 변경인증을 하거나 변경 신고를 수리하는 경우에는 해당 대장에 변경사항을 적어야 한다.
⑧ 제1항부터 제7항까지의 규정에 따른 변경허가 · 변경인증 · 변경 신고의 기준, 절차, 자료의 요건, 면제 범위 및 관리 등에 관한 세부사항은 식품의약품안전처장이 정하여 고시한다.

⑥ 제27조(제조업자의 준수사항 등)

① 법 제13조 제1항에 따라 의료기기의 제조업자가 준수하여야 할 사항은 다음 각 호와 같다.
1. 보건위생상 위해가 없도록 제조소의 시설을 위생적으로 관리하고, 교차오염이나 외부로부터 오염 등을 방지할 것
2. 작업소에는 위해가 발생할 염려가 있는 물건을 두어서는 아니되며, 작업소에서 국민 보건에 유해한 물질이 유출되거나 방출되지 아니하도록 할 것
3. 원자재 · 완제품의 입출고, 제조공정 및 품질관리(시험 기준 및 방법 등을 포함한다)에 관한 문서를 작성 · 비치하고, 그에 따라 제조 및 품질 검사를 철저히 할 것
4. 제3호에 따른 제조 및 품질 검사에 관한 제조 단위별 기록 및 고객 불만 처리 기록을 작성 · 비치하고, 이를 제조일부터 5년(제품 수명이 5년을 초과하는 경우에는 제품 수명에 상응하는 기간을 말한다) 동안 보존할 것
5. 출고된 의료기기가 안전성 및 유효성을 해치거나 품질이 불량한 경우에는 지체 없이 회수하는 등의 시정조치를 취할 것
6. 멸균 제품인 경우에는 반드시 새로운 용기를 사용하여 포장하고 멸균되었음을 검증한 후 출고할 것
7. 전기 · 기계 제품의 경우 전기 · 기계적 안전과 전자파 안전을 확보한 후 출고할 것
8. 인체에 직접적 · 간접적으로 접촉하는 제품의 경우 생물학적 안전을 확보한 후 출고할 것
9. 허가 또는 인증을 받거나 신고한 의료기기의 안전성 및 유효성과 관련된 새로운 자료나 정보(의료기기의 사용에 의한 부작용 발생사례를 포함한다)를 알게 된 경우에는 식품의약품안전처장이 정하는 바에 따라 이를 보고하고 필요한 안전 조치를 실시할 것
10. 별표 2에 따른 시설과 제조 및 품질관리기준을 유지할 것
11. 별표 2 제2호의 기준에 적합하게 제조한 의료기기를 판매할 것. 이 경우 별표 2 제2호바목에 따라 적합함을 인정받기 위한 목적으로 제조한 의료기기로서 같은 목에 따라 적합함을 인정받은 의료기기는 같은 목에 따라 적합함을 인정받은 후 제조한 것으로 본다.
12. 법 제19조에 따라 식품의약품안전처장이 정한 최신의 기준규격을 반영하여 제조 및 품질관리 또는 생산관리를 할 것

13. 종업원의 위생 상태를 철저히 점검하고, 종업원에게 품질이 우수한 의료기기의 생산에 필요한 교육 · 훈련을 제공할 것
14. 시판 후 조사, 재평가, 추적관리대상 의료기기 관리, 안전에 관한 정보관리(부작용 보고 관리를 포함한다) 등 시판 후 안전관리업무를 철저히 할 것
15. 의료기관으로부터 자기 회사가 제조한 의료기기를 구입한 경우에는 다음 각 목의 사항을 지킬 것
  가. 별표 2 제2호의 의료기기 제조 및 품질관리체계의 기준에 적합한지 검사하고, 적합한 경우에만 검사필증을 붙여서 출고할 것
  나. 가목에 따른 검사의 내용 및 결과, 검사필증 발행일 등에 대한 기록을 작성 · 비치하고, 이를 출고일부터 2년 동안 보존할 것
16. 제39조 제1호 가목에 따라 의료기기 판매업자 또는 임대업자로부터 검사를 의뢰받은 경우에는 다음 각 목의 사항을 지킬 것
  가. 별표 2 제2호의 의료기기 제조 및 품질관리체계의 기준에 적합한지 검사하고, 적합한 경우에만 검사필증을 발행할 것
  나. 검사필증의 발행 절차 · 방법, 회신기간, 판매 또는 임대에 관한 지시 사항 등에 관하여 식품의약품안전처장이 정하여 고시하는 사항을 지킬 것

② 법 제13조 제2항에 따라 제조업자는 다음 각 호의 사항을 식품의약품안전처장이 정하여 고시하는 바에 따라 보건복지부장관 및 식품의약품안전처장에게 보고하여야 한다.

1. 해당 연도의 의료기기 생산실적 및 수출실적
2. 의료기기의 생산 중단사유, 중단량 및 중단 일정(국민 보건에 중대한 영향을 미치는 의료기기로서 식품의약품안전처장이 보건복지부장관과 협의하여 고시하는 의료기기의 생산을 중단하는 경우만 해당한다)

⑦ 제31조(품질검사를 위한 시설과 제조 및 품질관리체계의 기준)

① 법 제15조 제4항 본문에 따라 수입업허가를 받으려는 자 및 수입허가 또는 수입인증을 받거나 수입신고를 하려는 자가 갖추어야 할 품질 검사를 위하여 필요한 시설과 제조 및 품질관리체계의 기준은 별표 4와 같다.

② 법 제15조 제4항 단서에서 "품질관리를 위한 시험을 위탁하는 등 총리령으로 정하는 경우"란 수입업허가를 받으려는 자 및 수입허가 또는 수입인증을 받거나 수입신고를 하려는 자가 다음 각 호의 어느 하나에 해당하는 자에게 품질관리를 위한 시험을 위탁하는 경우를 말한다. 이 경우 수입업허가를 받으려는 자 및 수입허가 또는 수입 인증을 받거나 수입신고를 하려는 자는 별표 4 제1호다목에 따른 시험실 또는 시험시설을 갖추지 아니할 수 있다.

1. 의료기기 시험 · 검사기관

1의2. 비임상시험실시기관

2. 별표 2 제2호 바목에 따라 적합함을 인정받은 제조업자

⑧ 제33조(수입업자의 준수사항 등)

① 법 제15조 제6항에 따라 준용되는 법 제13조 제1항에 따라 의료기기의 수입업자가 준수하여야 할 사항은 다음 각 호 와 같다.

1. 보건위생상 위해가 없도록 수입업소의 시설을 위생적으로 관리하고, 교차오염이나 외부로부터의 오염 등을 방지할 것
2. 의료기기의 입출고 및 품질관리(시험 기준 및 방법, 표시사항 및 포장 등을 포함한다)에 관한 문서와 부속품의 보관 · 출하에 대한 관리기록을 작성 · 비치하고, 그에 따라 수입 및 품질검사를 철저히 실시할 것
3. 제2호에 따른 수입 및 품질 검사에 관한 수입단위별 기록 및 고객 불만처리 기록을 작성 · 비치하고, 이를 수입일부터 5년(제품 수명이 5년을 초과하는 경우에는 제품 수명에 상응하는 기간을 말한다) 동안 보존할 것
4. 멸균제품인 경우에는 멸균되었음을 검증한 후 출고할 것
5. 전기 · 기계 제품의 경우 전기 · 기계적 안전과 전자파 안전을 확보한 후 출고할 것
6. 인체에 직접 · 간접적으로 접촉하는 제품의 경우 생물학적 안전을 확보한 후 출고할 것
7. 품목별로 다음 각 목의 사항이 포함된 제품표준서를 작성하여 비치할 것
   가. 의료기기의 명칭(제품명, 품목명 및 모델명)
   나. 수입의료기기의 제조사명 및 제조국명
   다. 모양 및 구조 · 완제품의 자가품질관리시험규격
   라. 법 제20조부터 제23조까지의 규정에 따라 의료기기 용기 등에 적어야 할 사항
   마. 설치 방법 및 순서(설치관리가 필요한 의료기기만 해당한다)
   바. 멸균 방법 · 멸균기준 및 멸균판정에 관한 사항(멸균 포장된 제품만 해당한다)
   사. 제품표준서의 제정자 및 제정연월일(개정한 경우에는 개정자 · 개정연월일 및 개정사유를 적는다)
8. 다음 각 목의 사항이 포함된 수입관리 기준서를 작성 · 비치할 것
   가. 제품관리 및 시험검사에 관한 사항
   나. 시험 검사결과 판정 및 불합격품의 처리에 관한 사항
   다. 시험검사시설의 관리에 관한 사항
   라. 수입의료기기 제조업자와의 연락방법
   마. 수입의료기기 제조업자의 제조 및 품질관리 상황에 대한 확인사항
   바. 수입관리기준서의 제정자 및 제정연월일(개정한 경우에는 개정자 · 개정연월일 및 개정사유를 적는다)
9. 수입의료기기의 표시사항 및 포장에 대하여 적합 여부를 확인하고, 그 기록을 작성할 것
10. 제품보관시설을 점검하여 그 기록을 작성할 것
11. 품질책임자로 하여금 다음 각 목의 사항을 이행하도록 할 것
    가. 출고된 의료기기의 품질에 관하여 불만이 발생한 경우에 그에 대한 원인규명과 시정조치를 할 수 있도록 관련 절차를 마련하여 이행하고, 이를 기록 · 보관할 것
    나. 수입의료기기의 품질관리를 적절히 이행하기 위하여 제품표준서 및 수입관리기준서를 비치 · 활용할 것
    다. 나목의 서류를 기준으로 하여 작업지시서를 작성하고 이 기준에 적합하게 운영되고 있는지를 점검 · 확인할 것
12. 출고된 의료기기가 안전성 및 유효성을 해치거나 품질이 불량한 경우에는 지체없이 회수하는 등의 시정조치를 취할 것
13. 종업원에게 수입 의료기기에 대한 품질을 확보할 수 있도록 교육계획을 수립하고, 이에 따라 교육 · 훈련을 정기적으로 실시하며, 그 기록을 작성 · 보관할 것
14. 허가 또는 인증을 받거나 신고한 의료기기의 안전성 및 유효성과 관련된 새로운 자료나 정보(의료기기의 사용에 관한 부작용 발생사례를 포함한다)를 알게 된 경우에는 식품의약품안전처장이 정하는 바에 따라 보고하고 필요한 안전 조치를 실시할 것
15. 수입 의료기기 제조소에 대하여 별표 4 제3호의 기준에 적합하게 제조한 의료기기를 수입하여 판매할 것. 이 경우 별표 4 제3호에 따라 적합함을 인정받기 위한 목적으로 수입한 의료기기로서 같은 호에 따라 적합함

을 인정받은 의료기기는 같은 호에 따라 적합함을 인정받은 후 수입한 것으로 본다.
16. 「대외무역법」 제12조에 따라 산업통상자원부장관이 공고하는 의료기기의 수출입요령과 식품의약품안전처장이 정하는 수입의료기기의 관리에 관한 규정을 준수할 것
17. 법 제19조에 따라 식품의약품안전처장이 정한 최신의 기준규격을 반영하여 시설과 제조 및 품질관리체계를 유지하고 수입 및 품질관리 또는 수입관리를 할 것
18. 시판 후 조사, 재평가, 추적관리대상 의료기기 관리, 안전에 관한 정보관리(부작용 보고 관리를 포함한다) 등 시판 후 안전관리업무를 철저히 할 것
19. 중고 의료기기를 수입하거나 의료기관으로부터 자기 회사가 수입한 의료기기를 구입한 경우에는 다음 각 목의 사항을 지킬 것
  가. 제7호다목에 따른 시험규격에 적합한지 검사하고, 적합한 경우에만 검사필증을 붙여서 출고할 것
  나. 가목에 따른 검사의 내용과 결과, 검사필증 발행일 등에 대한 기록을 작성·비치하고, 이를 출고일부터 2년 동안 보존할 것
20. 제39조 제1호가목에 따라 의료기기 판매업자 또는 임대업자로부터 검사를 의뢰받은 경우에는 다음 각 목의 사항을 지킬 것
  가. 별표 2 제2호의 기준에 적합한지 검사하고, 적합한 경우에만 검사필증을 발행할 것
  나. 검사필증의 발행 절차·방법, 회신기간, 판매 또는 임대에 관한 지시 사항 등에 관하여 식품의약품안전처장이 정하여 고시하는 사항을 지킬 것

② 법 제15조 제6항에 따라 준용되는 법 제13조 제2항에 따라 수입업자는 다음 각 호의 사항을 식품의약품안전처장이 정하여 고시하는 바에 따라 보건복지부장관 및 식품의약품안전처장에게 보고하여야 한다. 다만, 「전자무역 촉진에 관한 법률」에 따른 전자 무역문서로 표준통관 예정보고를 한 경우에는 제1호의 사항을 보고하지 아니할 수 있다.
1. 해당 연도의 의료기기 수입실적
2. 의료기기의 수입 중단사유, 중단량 및 중단일정(국민보건에 중대한 영향을 미치는 의료기기로서 식품의약품안전처장이 보건복지부장관과 협의하여 고시하는 의료기기의 수입을 중단하는 경우만 해당한다)

⑨ 제34조(준용)

수입업자 및 수입품목에 관하여는 제3조제3항, 제4조, 제5조제2항부터 제7항까지, 제6조제2항·제3항, 제7조제2항·제3항, 제9조, 제11조부터 제13조까지, 제16조부터 제19조까지, 제25조, 제26조(제26조제1항제1호는 제외한다), 제28조 및 제64조를 준용한다. 이 경우 "제조소"는 "수입업소"로 보고, "제조"는 "수입"으로 보며, 제5조제4항 중 "제1항"은 "제30조제1항"으로 보고, 제12조제1항제9호 중 "제27조제1항"은 "제33조제1항"으로, 제12조제3항제2호 중 "수입"은 "제조"로 보며, 제16조제2항 중 "제5조제1항제2호"는 "제30조제1항제1호"로, 제16조제3항 중 "제5조제1항제2호"는 "제30조제1항제1호"로 본다.

⑩ 제48조(품질관리심사기관의 지정 등)

① 법 제28조제2항에 따라 품질관리심사기관으로 지정받으려는 자는 별지 제39호서식의 의료기기 품질관리심사기관 지정신청서(전자문서로 된 신청서를 포함한다)에 다음 각 호의 서류(전자문서를 포함한다)를 첨부하여 식품의약품안전처장에게 제출하여야 한다.

1. 품질관리심사기관 조직 및 인력(인력의 자격 및 경력을 증명하는 서류를 말한다) 현황
2. 품질심사업무의 관리운영기준 등에 관한 서류
3. 품질심사업무 범위에 관한 서류

② 식품의약품안전처장은 제1항에 따라 제출된 서류의 검토와 품질심사수행능력에 관한 실태 조사 결과 품질관리심사기관을 지정하는 경우에는 별지 제40호서식의 의료기기 품질관리심사기관 지정서를 발급하여야 한다.

③ 제2항에 따라 지정된 품질관리심사기관은 다음 각 호의 어느 하나에 해당하는 사항을 변경한 경우에는 변경사유가 발생한 날부터 30일 이내에 별지 제41호서식의 의료기기 품질관리심사기관 지정사항 변경신청서(전자문서로 된 신청서를 포함한다)에 심사기관 의료기기 품질관리심사기관 지정서 및 변경사항을 확인할 수 있는 자료(전자문서를 포함한다)를 첨부하여 식품의약품안전처장에게 제출하여야 한다.

1. 품질관리심사기관 대표자
2. 품질관리심사기관의 명칭 및 소재지
3. 품질심사업무의 범위

④ 법 제28조제4항에 따라 품질관리심사기관이 준수하여야 하는 사항은 각 호와 같다.

1. 적합 인정서 사본, 적합 인정서 발급에 관한 모든 심사자료 등 품질심사에 관한 기록을 5년 동안 보존할 것
2. 품질심사 결과를 식품의약품안전처장이 정하는 바에 따라 보고할 것
3. 식품의약품안전처장이 정하여 고시하는 의료기기 품질관리심사기관 관리 운영기준을 지킬 것
4. 법 제28조 제3항에 따른 품질관리심사기관의 지정 요건을 유지할 것
5. 그 밖에 품질관리심사기관이 적합 인정서 발급 시 적어야 할 사항 등 식품의약품안전처장이 정하여 고시하는 사항을 지킬 것

⑤ 식품의약품안전처장은 품질관리심사기관에 대하여 정기조사 및 수시조사를 할 수 있다.

⑥ 제1항부터 제5항까지에서 규정한 사항 외에 품질관리심사기관의 지정 절차 · 방법, 운영 등에 필요한 세부사항은 식품의약품안전처장이 정하여 고시한다.

(5) ISO13485:2016에서 최고 경영자는 품질경영시스템의 지속적인 적절성, 충족성 및 효과성을 보장하기 위하여 계획된 주기로 조직의 품질경영시스템을 검토

① 품질방침

② 품질경영시스템의 개선 기회

③ 변경에 대한 필요성 평가

(6) ISO13485:2016 적용에 대한 설명

① ISO13485:2016에 명시된 품질 경영시스템 요구사항은 안전 및 성능에 대한 고객 및 관련 법적 요구사항을 충족시키는데 필요한 제품의 기술적인 요구사항을 보완한다.

② ISO13485:2016은 서비스와 관련된 품질경영 시스템을 포함하여 제품을 제공하는 공급업체나 외부 당사자에게도 사용될 수 있다.

③ ISO13485:2016에서 요구하는 프로세스가 의료용구에는 적용 되지만 그 조직에서 수행하지 않더라도, 이에 대한 책임은 조직에 있다.

(7) 조직이 의료기기 품질경영시스템(ISO13485:2016) 도입하고자 할 때 적용 가능한 국내 규제항목이 언급된 의료기기법 또는 동법 시행규칙의 조항과 내용

① GMP(의약품의 제조 및 품질관리기준) : 제조시설, 공정, 품질관리에 중점을 둔 표준

② 의료기기법

㉠ 제10조 제7항 임상시험계획의 승인 등

㉡ 제13조 제1항 제조업자의 의무 등

③ 의료기기법 시행규칙

㉠ 제13조 제1항 제10호 임상시험 실시기준 등

㉡ 제15조 제1항 제6호 제조업자의 준수사항 등

㉢ 제20조 제1항 제4의 2호 수입업자의 준수사항 등 / 관련 별표3 의료기기 제조 및 품질관리기준

(8) 13485 규격에서 위험관리로 인해 발생하는 기록의 유지를 요구하는 조항과 요구사항

① 조항 : 7.1 제품 실현의 기획

② 요구사항

㉠ 재 작업 지침

㉡ 모든 컴퓨터 소프트웨어의 유효성 확인

㉢ 기록 살균 제어 매개 변수

2) GMP(적합성 인정등) 심사

의료기기 제조현장에서 수행하는 현장조사와 제출서류를 심사하는 서류검토로 구분하여 수행하고, 기본적으로는 서류검토와 현장조사를 실시하는 것을 원칙으로 한다.

(1) 심사종류 및 대상

심사구분은 최초 심사, 추가 심사, 변경 심사, 정기 심사로 구분한다. 정기 심사는 3년마다 1회 받아야 하며, 유효기간 만료 3개월 이전에 신청해야 한다.

※ 정기 심사 주기 및 정기 심사 면제 대상(수출용, 1등급, 임상시험용, 융복합 복합구성 의약품 등).

① 최초 심사 : 의료기기 제조소가 GMP 기준에 적합함을 인정받기 위해 최초로 받아야 하는 심사

㉠ GMP 시스템 구축 및 시설장비 구비 확인

② 정기 심사 : 「의료기기법 시행규칙」 및 GMP 고시에 따라 3년마다 1회 받아야 하는 GMP 적용 실적에 대한 정기적 심사

㉠ 적합 인정서 유효기간 만료일 90일(3개월) 이전에 정기 심사 신청

③ 추가 심사 : GMP 고시 [별표3]에 의거, 다른 품목군의 의료기기를 추가하여 제조 또는 수입하고자 하는 경우 받아야 하는 심사

㉠ 해당 품목군의 시설장비 구비, GMP 시스템의 적절한 변경 등 확인

㉡ 기존 GMP 적합 인정을 받은 제조소가 유효기한 이내에 동일한 품질경영시스템을 유지하는 조건으로 다른 품목군의 의료기기를 추가하는 경우 서류검토만 실시한다.

④ 변경 심사 : 제조소의 소재자가 변경(이전, 확장, 축소 등)하는 경우 받는 심사

※ 「의료기기산업 육성 및 혁신 의료기기 지원법」 제24조에 따른 혁신 의료기기 소프트웨어의 제조 소재지 변경은 심사대상에서 제외하며, 이후 정기심사에서 소재지 변경에 따른 품질관리의 적정 여부를 포함한다.

㉠ 이전에 따른 시설장비 설치, GMP 시스템의 적절한 변경 등을 확인한다.

㉡ 해당 제조소의 소재지가 변경 이후 해당 제조소의 생산국 정부 또는 생산국 정부에서 위임한 기관에서 발행한 품질경영시스템 적합 인증서 사본(㉥ ISO 13485 인증서 등)과 그 기관에서 받은 실사 결과자료를 제출할 경우 서류검토만 실시한다.

※ 다만, 제품의 품질과 관계가 적은 보관소, 시험실의 변경(이전, 확장, 축소 등)은 제외한다.

(2) 2등급 의료기기의 GMP 적합 인정 심사방법

'변경 심사'의 경우 해당 제조소의 소재지가 변경 이후 해당 제조소의 생산국 정부 또는 생산국 정부에서 위임한 기관에서 발행한 품질경영시스템 적합인증서 사본(예 1S0 13485 인증서 등)과 그 기관에서 받은 실사 결과자료가 없는 경우로 가정한다.

'추가 심사'의 경우 기존 GMP 적합인정을 받은 제조소가 유효기한 이내에 동일한 품질경영시스템을 유지하는 조건으로 다른 품목군의 의료기기를 추가하는 경우로 가정한다.

심사구분	심사방법	심사구분	심사방법
최초 심사	현장, 서류	정기 심사	현장, 서류
추가 심사	서류	변경 심사	현장, 서류

(3) 의료기기 GMP 적합 인정의 '한시적 현장조사(심사) 보류 제조소 관련 심사'

① 심사의 방법은 서류검토를 대상으로 하며, 한시적 적합 인정서의 유효기간은 발행일로부터

상황 종료일까지이다.

② 현장조사(심사) 대상이나 해당 제조소 소재지(지역) 상황 발생으로 현장조사가 불가능할 경우에 적용된다.

③ 외교통상부에서 여행금지, 철수 권고, 여행 자제 지역으로 분류하거나 이에 준하는 상황이 발생한 지역에 위치한 제조소에 적용된다.

※ 한시적 적합성 인정 이후에 해당 수입업자는 매 제품 수입시 마다 지방식품의약품안전청에 관련자가 시험성적서 등의 서류를 제출하고, 출하 승인을 받아야 한다.

(4) 의료기기 GMP 적합 인정의 '한벌 구성 및 조합 의료기기 심사'

① 한 벌 구성 및 조합 의료기기의 품목군이 상이할 경우, 품목군 각각에 대해 GMP 적합 인정을 받아야 한다.

② 해당 의료기기가 일회용 멸균제품으로서 포장 내에 개별 품목에 대한 유통 및 사용의 소지가 없는 경우 주요 품목(주 기능) 제조소에 대한 GMP 심사를 실시한다.

③ 제조 또는 수입업자는 한 벌 구성 및 조합 의료기기의 GMP 품목군별로 적합 인정서를 보유하는 것이 원칙이다.

※ 개별 유통 및 판매할 경우 개별 허가(인증)을 받고, 해당 품목군별 해당 제조소에 대한 GMP 심사를 실시한다.

(5) GMP 현장 심사절차에 대한 설명

적합성 심사결과 : '적합', '부적합', '보완'으로 나타낸다.

① 의료기기 제조 및 품질관리 기준(GMP : Good Manufacturing Practice)

㉠ 배경 및 목적 : 의료기기 제조 · 수입업자 및 임상시험용 의료기기 제조 · 수입업자에 대한 GMP 적합성 평가에 있어 평가절차 및 내용을 명확히 하여 투명성과 공정을 확보하고자 하는 것이다.

㉡ 근거 법령 : 「의료기기법」, 「의료기기법 시행규칙」, 「체외진단 의료기기법」, 「체외진단 의료기기법시행 규칙」, 「의료기기 제조 및 품질 관리기준」, 「체외진단 의료기기 제조 및 품질관리 기준」

㉢ 적용 대상 : 의료기기 제조 · 수입 허가 또는 제조 · 수입 인증을 받거나 제조 · 수입 신고를 하고자 하는 자

ⓐ 임상시험용 의료기기를 제조 또는 수입하고자 하는 자

ⓑ 적합성 인정 및 정기 심사(이하 "적합성 인정 등 심사"라 한다.)를 받고자 하는 의료기기 제조업자 또는 수입업자

ⓒ 품질관리 심사기관으로 지정받았거나 지정받으려고 하는 자

ⓓ 품질책임자 교육 실시기관으로 지정받았거나 지정받으려고 하는 자

(6) 심사주체에 따른 심사종류

구분	설명
단독 심사	심사시 지정 심사기관에서만 심사한다.
합동 심사	심사시 지정 심사기관과 지방식품의약품안전청에서 함께 심사한다.

구분		등급	최초심사	추가심사	변경심사	정기심사
심사주체	제조	1등급	단독	단독	단독	-
		2등급	단독	단독	단독	단독
		3등급	합동	합동	합동	합동
		4등급	합동	합동	합동	합동
	수입	1등급	단독	단독	단독	-
		2등급	단독	단독	단독	단독
		3등급	합동	합동	합동	합동
		4등급	합동	합동	합동	합동

(7) 심사방법에 따른 심사종류

구분	설명
현장 심사	현장을 직접 방문하여 심사한다.
서류 심사	제출받은 서류로만 심사한다.

구분		등급	최초심사	추가심사	변경심사	정기심사
심사방법	제조	1등급	현장, 서류	서류	현장, 서류	-
		2등급	현장, 서류	서류	현장, 서류	현장, 서류
		3등급	현장, 서류	서류	현장, 서류	현장, 서류
		4등급	현장, 서류	서류	현장, 서류	현장, 서류
	수입	1등급	현장, 서류	서류	현장, 서류	-
		2등급	현장, 서류	서류	현장, 서류	현장, 서류
		3등급	현장, 서류	서류	현장, 서류	현장, 서류
		4등급	현장, 서류	서류	현장, 서류	현장, 서류

(8) 제조사가 GMP 최초 현장심사시 제조소에 구축하여야 하는 사항

① 체외진단 의료기기의 품질관리(GMP)

㉠ 제품의 최종 조립은 위탁을 맡긴다고 하여도, 제조사는 법 제5조 제5항에서 요구한 바에 따라 제조공정이 완결적으로 이뤄지는 작업소를 갖출 것을 명하고 있다. 이는 모든 의료기는 제조공정의 완료는 검증이 완료되었다.

㉦ C라는 업체가 D라는 업체로부터 파워 서플라이를 납품받고 있는데, 이 파워 서플라이가 C의 업체 입장에서는 반제품, D업체 입장에서는 완제품이다.

㉡ D라는 업체에서는 출고 전 파워 서플라이 출고검사를 하고 있으니 C업체의 수입검사를 D로 갈음할 수는 없고, D의 출고검사와는 별개로 납품받는 업체에서는 별도로 수입검사를 행하여야 한다.

㉢ 최종 조립 공정까지 위탁을 하지만 제품의 최종 결과물에 대한 품질을 관리하고 있음을 보장하여야 하기 때문에 제조사 E는 최종 제조공정에 필요한 공간을 확보하고 있어야 한다.

(9) 적합성 인정등 심사방법

① 의료기기 GMP 심사는 제조소의 품목군별로 현장조사와 서류 검토를 실시하는 것이 원칙이며, 의료기기 제조와 관련된 품질경영시스템 및 모든 활동은 GMP 심사대상이다.

② 제조공정을 위탁 및 수탁하여 제조하는 경우에도 제조의뢰자, 제조자 모두 서류검토와 현장조사를 실시하고 있으며, 제조의뢰자가 주요공정을 제조자에게 위탁하는 경우 전부 공정위탁으로 판단하여 GMP 심사를 실시한다.

※ 주요 공정 : 다양한 공정 중에서 일부 공정단계의 제품이 의료기기 완제품 형태를 갖추는 공정으로 추가 가공(멸균, 포장, 세척 등) 후에도 해당 의료기기의 형상, 성능 등에 변화가 없는 공정

③ 심사과정에서 주요 공정을 재위탁 등 심사단이 추가 현장조사가 필요하다고 판단되는 경우 해당 제조소는 심사대상에 포함될 수 있다. 다만, 해당 제조소에서 제조되는 품목의 등급 및 심사종류에 따라 심사주체와 방법이 달라질 수 있다.

(10) 적합성 인정등 심사 제출자료 및 인정범위

① 의료기기 적합성 인정등 심사 신청서(GMP 고시 별지 제1호 서식)

② GMP 심사 신청서는 제조소 상호명, 소재지, 품질경영시스템 상호관계 및 구비서류 체크리스트 등을 기재한다.

③ 전 공정 위·수탁업체 간 품질경영시스템 상호관계 정보가 불명확하여 심사 당일 출장지에

서 심사가 중단되거나, 출장지(심사장소)가 재조정되는 등 다수 애로사항을 방지하기 위해 신청단계에서부터 명확하게 확인하여야 한다.

④ 품질경영시스템 상호관계를 신청서(3쪽)에 기재하는 요령은 다음과 같다.

㉠ 심사대상 의료기기를 제조하기 위해 관련된 세부 제조공정 파악과 제조공정의 위·수탁 관계 등을 확인하여, 신청서에 기재한다.

최초심사

☑ 신청자는 모든 심사대상 품목에 대한 제조공정의 주요 위·수탁 관계 및 품질경영시스템 상호관계를 파악

☑ 파악된 내용을 바탕으로 신청서에 작성·제출

정기·변경·추가심사

☑ 신청자는 모든 심사대상 품목에 대한 제조공정의 주요 위·수탁 관계 및 품질경영시스템 상호관계 파악

☑ 파악된 내용을 바탕으로, 대표 품목에 한해 신청서에 작성·제출

※ 세부 제조공정 파악과 제조공정 위·수탁 관계 등 확인은 매우 중요한 과정이며, 명확하게 파악되지 않은 경우 심사진행이 어려워져 추가적으로 별도의 현장조사가 필요할 수 있으므로 주의해야 한다.

㉡ 품질경영시스템 내에서 관련 요구사항별 책임과 권한을 명시하여야 한다.

※ 제조공정의 위·수탁 범위 및 관리 책임 등을 한눈에 확인할 수 있으며, 심사수준을 결정하는데 필요하며, 결과적으로 심사시간을 단축할 수 있다.

㉢ 구비서류 체크리스트는 제출된 자료의 제목, 페이지 등을 기재하여 심사원이 신속한 심사를 진행할 수 있도록 함으로써 GMP 심사기간 단축을 위해 필요하다.

㉣ 품질경영시스템 상호관계는 다음과 같이 작성될 수 있으며, 별지로 제출할 수 있다.

〈의료기기 GMP 서류검토 vs 현장조사시 제출서류 비교〉

구분	첨부자료 종류	현장조사	서류검토
신청서	의료기기 적합성 인정등 심사 신청서	○	○
허가증 사본	제조(수입)업 허가증 사본 또는 조건부 제조(수입)업 허가증 사본(최초심사 또는 임상시험용 의료기기 경우에는 제외한다)	○	○
제출 자료	제조소 개요 및 조직도, 종업원수, 제조되는 의료기기 등	○	○
	규제 당국 또는 규제 당국에서 위임한 기관에서 발행한 품질경영시스템 적합 인정서 사본 및 실사결과 자료	×	○
	제조소 시설현황, 청정실 관련 절차서, 모니터링 및 측정장비 절차서	○	○
	제조소의 품질 매뉴얼	○	○
	완제품 시험 관련 절차서, 시험성적서	○	○
	구매위탁 절차서, 주요 공급업체명 및 업무 범위	○	○
	제품표준서, 멸균 유효성 확인 절차서	○	○
	제조소의 별표 2 기준 점검표	×	○
	제조소의 별표 2 기준 적합선언문	○	○
	대표품목의 혁신 의료기기 지정서	×	○

(11) GMP 심사절차

① GMP 심사 제출자료 여부 확인

㉠ GMP 심사 신청시 동 고시 제7조 제1항~ 제7항까지에 따른 첨부자료의 제출 여부를 5일 이내에 확인하고 있으며, 첨부자료의 제출 여부 확인 결과 첨부자료의 미비 등 흠이 있는 경우에는 보완 및 반려될 수 있으므로 주의하여야 한다.

※ 제출자료가 미비한 경우 보완기간(5일) 부여 → 기간 내 미제출시 신청 반려

② GMP 심사접수 및 보고

㉠ GMP 심사신청을 받은 품질관리심사기관은 7일 이내에 접수 사실 및 위해 우려 제조소 등 대상 여부 확인을 지방식약청에 보고·요청하고 있으며, 의료기기 제조·수입업체에서는 미리 해당 제조소가 위해 우려 제조소 등에 해당 되는지 여부를 확인하여 신청서(별지 제1호 서식)에 기재하여야 하고 관련 자료들을 준비하는 것이 필요하다.

- 심사주체가 품질관리심사기관 '단독'일 경우, 품질관리심사기관은 접수 사실을 보고하지 않을 수 있으나, 위해 우려 제조소 대상 여부 확인은 반드시 지방청에 요청하여야 한다.
- 한시적으로 현장조사를 보류하는 제조소에 해당되는 심사의 경우에는 품질 관리심사기관은 반드시 지방청에 접수 사실 보고 및 결과 보고서를 제출하여야 한다.
- 품질관리심사기관은 현장조사 희망일을 확정하여 신청받은 경우 접수 다음 날까지 보고 및 요청하여야 한다.

㉡ 지방식약청은 품질관리심사기관으로부터 보고·요청받은 날부터 10일 이내에 위해 우려제조소 등 대상 여부, 심사주체 및 방법 등에 대해 회신하고, 품질관리심사기관은 이를 신청인에게 통보하도록 규정하고 있다.

③ GMP 심사 처리기간

㉠ 의료기기 GMP 심사 처리기간은 다음과 같다.

GMP 심사 처리기간

☑ 서류검토 : 심사가 접수된 날로부터 30일 이내

☑ 현장조사 : 현장조사 종료일로부터 7일 이내

※ 접수된 날로부터 현장조사 시작일까지의 기간은 처리기간에 산입하지 않음

(12) 의료기기 GMP 심사

① 임상시험용 의료기기 GMP 심사 : 임상시험용 의료기기의 제조 및 수입에 대한 심사(정기심사는 면제된다.)

② 1등급 의료기기 GMP 심사 : 1등급 의료기기는 허가 시 GMP 심사가 면제되지만, 제조사가

원할 경우 신청이 가능하다(정기심사는 면제된다).

③ 수출용 의료기기 GMP 심사 : 수출만을 목적으로 제조하는 의료기기는 허가시 GMP 심사가 면제되지만, 제조사가 원할 경우 신청이 가능하다(정기심사는 면제된다).

(13) GMP 심사절차

심사 신청접수 및 예비검토 → 심사 일정 등 사전협의 → GMP 심사실시 → 심사 결과보고서 작성 및 심사결과 판정 → 보완심사 실시 → 심사 → 결과보고서 작성 및 심사결과 판정 → 심사결과보고 → 작합인증서 발급

3) 의료기기 GMP 기준 해설

(1) 용어의 정의

① 제품표준서 : 의료기기 품목 또는 형명별로 규격, 제조공정, 제조 기준, 설치 등 제품의 설계부터 출하(설치)까지 전 제조공정에 대한 상세한 정보를 포함한 문서

② 품목군(Product Group) : 의료기기 중 원자재, 제조공정 및 품질관리체계가 유사한 제품으로 구성된 집합

③ 제조 단위 또는 로트(Lot) : 동일한 제조 조건하에서 제조되고 균일한 특성 및 품질을 갖는 완제품, 구성품 및 원자재의 단위

④ 배치(Batch) : 일정한 제조주기 동안 생산된 제품으로서 균일한 특성과 품질을 의도하거나 목표로 하는 일정 수량의 제품

⑤ 특채(Concession) : 법적 요구사항을 만족하고 있으나 안전성 및 유효성과 직접 관련이 없는 경미한 부적합 사항을 가진 특정 제품 등에 대하여 사용하거나 출고하는 것에 대한 서면 승인

⑥ 시정조치(Corrective action) : 발견된 부적합 또는 기타 바람직하지 않은 상황의 원인을 제거하기 위한 조치

⑦ 예방조치(Preventive Action) : 잠재적인 부적합 또는 기타 바람직하지 않은 상황의 발생 방지를 위하여 잠재적 부적합의 원인을 제거하기 위한 조치

⑧ 검증(Verification) : 규정된 요구사항이 충족되었음을 객관적 증거(사물의 존재 또는 사실을 입증하는 데이터)의 제시 및 시험을 통하여 확인하는 것

⑨ 유효성 확인 또는 밸리데이션(Validation) : 제조소의 구조시설을 비롯하여 제조공정, 시스템 등 제조 및 품질관리의 방법이 기대되는 결과를 얻는다는 것을 검증하고 문서화 하는 행위

⑩ 의료기기 GMP 기준의 용어

㉠ 효과성 : 계획된 활동이 실현되어 계획된 결과가 달성되는 정도

㉡ 적격성 : 기계, 설비가 설계한 대로 제작 · 설치되고 목적한대로 작동하여 원하는 결과가 얻어지는 것

㉢ 적합성 : 인간의 예상과 시스템의 목표가 일치하는 정도

㉣ 효율성 : 달성된 결과와 사용된 자원과의 비율 또는 관계

⑪ 의료기기 GMP 기준의 용어 중 위해 우려 제조소에 관한 내용

㉠ 다음 중 어느 하나에 해당되는 제조소를 '위해 우려 제조소'라 한다.

ⓐ 최근 3년간 신청 제조소가 GMP 심사 부적합을 받을 경우

ⓑ 최근 3년간 신청 품목군이 수거검사 결과 품질 부적합인 경우

ⓒ 최근 3년간 국내 · 외 정부기관에서 신청제품에 대하여 강제 회수, 사용 중지, 제조 중지 등의 조치가 된 경우

(2) 의료기기 GMP 기준 해설(ISO 13485 기반)

① 문서화 요구사항(4.2)

㉠ 기록 보존기간(4.2.5) : 최소 제조일로부터 5년 또는 시판 후 2년 이상(둘 중 긴 기간)이다.

㉡ 의료기기 파일(4.2.3, DMR) : 제품에 대한 일반적 설명, 사양, 제조/보관/유통 절차 등을 포함하여 각 모델 또는 품목에 대해 유지한다.

ⓐ 기록 보존기간 기준 및 의료기기 파일(DMR)의 구성요소이다.

의료기기 파일 (Medical Device File) : 각 의료기기 모델/품목에 대해 QMS 및 법적 요구사항 준수를 입증하는 문서를 포함하거나 참조하는 파일을 유지해야 함. 이는 위험관리 기록, 제품 사양 등을 포함한다.

① 의료기기 파일에 포함되어야 할 내용
- 의료기기에 대한 일반적인 설명과 필요에 따라 계획된 기기 분류 및 변형
- 도면, 구성, 제제, 구성요소 사양 및 의료기기 소프트웨어 사양
- 장비 사양, 생산방법, 특수 처리 및 인프라 요구사항을 포함한 생산 프로세스 절차
- 사용기준 및 측정장비를 포함한 품질보증 절차 및 사양
- 방법 및 프로세스를 포함한 포장 사양
- 의도된 용도/목적에 대한 설명
- 의료기기에 대한 적절한 규제 요구사항을 충족시키는데 사용되는 설계 출력
- 위험분석, 위험평가, 위험통제, 잔여위험 및 위험/이익분석의 결과를 포함한 위험관리 기록
- 사용설명서를 포함한 라벨링

② GMP에서 의료기기 파일에 포함될 수 있는 사항

조직은 이 기준 요구사항에 적합하고 적용되는 법적 요구사항을 준수하고 있음을 입증하기 위해, 각 의료기기

모델 또는 품목에 대해 생성된 문서를 포함하거나 참조하는 하나 이상의 파일을 만들어 유지하여야 한다.
의료기기 파일의 내용은 다음 사항을 포함하되, 이것들로 한정되는 것은 아니다.

- 의료기기에 대한 일반적인 설명, 사용용도/사용 목적 및 모든 사용지침을 포함한 기재사항
- 제품에 대한 사양
- 제조, 포장, 보관, 취급 및 유통에 관한 규격 및 절차
- 측정 및 모니터링 절차
- 해당하는 경우, 설치에 대한 요구사항
- 해당하는 경우, 서비스 절차

② 경영책임(5.6)

㉠ 경영검토 : 품질경영시스템의 지속적인 적합성, 적절성 및 효과성을 보장하기 위해 문서화된 계획된 주기로 최고 경영자가 검토한다.

㉡ 경영검토의 목적 및 검토시 포함되어야 하는 입력사항이다.

③ 자원관리(6.4)

㉠ 작업환경 및 오염관리 : 작업환경 조건이 제품 품질에 부정적 영향을 미칠 경우 모니터링/관리절차를 문서화해야 한다. 특히 멸균 의료기기의 경우 미생물이나 미립자로 인한 오염관리를 문서화해야 한다.

㉡ 멸균 의료기기의 오염관리 및 청정실 관리의 중요성이다.

④ 제품 실현 기획(7.1)

㉠ 위험관리 : 제품 실현 계획시 위험관리를 위한 하나 이상의 프로세스를 문서화하고 관련 활동의 기록을 유지해야 한다.

㉡ GMP 기준은 위험관리(ISO 14971)의 통합적 적용을 요구한다.

⑤ 설계 및 개발(7.3)

㉠ 설계 입력 (7.3.3) : 의도된 사용을 위한 기능, 성능, 사용 적합성(Usability) 및 안전 요구사항, 위험관리 출력물 등을 포함해야 하며, 적절성이 검토/승인되어야 한다.

㉡ 설계 입력시 사용 적합성고려 의무 강조한다.

⑥ 생산공정 유효성 확인 (7.5.6)

㉠ 유효성 확인(Validation) : 결과 출력이 후속되는 모니터링/측정으로 검증될 수 없는 모든 생산 및 서비스 제공 프로세스에 대해 유효성을 확인한다(㉮ 멸균, 무균처리, 특정 세척, 소프트웨어 등).

㉡ 밸리데이션 대상 공정의 특징으로 소프트웨어는 이용과 관련된 위험도에 비례하여 유효성 확인 수준이 결정된다.

⑦ 개선(8.5)

㉠ 시정조치(8.5.2) : 부적합의 재발 방지를 위해 원인을 제거하는 조치로 지체없이 취해야 하며 영향에 비례해야 한다. 취해진 조치의 효과성 검토가 필수적이다.

㉡ 시정조치와 예방조치의 정의 및 목적 구분한다.

(3) 위험관리(Risk Management)

위험관리(RM) 강조는 제품 설계 단계부터 부작용이나 위험성을 줄이기 위해 모든 위험 요소를 분석하고 제거하는 위험관리 활동을 중요시하고, 위험(Risk)은 위해(Harm)의 발생 가능성(Probability)과 그 위해의 심각성(Severity)이라는 두 요소의 결합이다.

① 위험관리 프로세스와 파일의 갱신이 요구되는 변경사항

㉠ 위험관리 : 의료기기의 설계, 생산, 유통, 사용 등 전 과정에서 발생할 수 있는 모든 위험을 분석 · 평가하고 이를 허용 가능한 수준으로 관리하는 선진화된 안전관리 시스템이다.

㉡ 위험관리 프로세스 : 10단계로 구성되며, 의료기기의 전 수명주기에 걸쳐 수행한다.

ⓐ 위험관리 검토(9항) : 의료기기의 시장 출시 이전에 수행되어야 함을 강조한다. ISO14971:2019 프로세스 순서 및 각 단계별 주요 활동(특히 생산 및 생산 후 활동포함).

ⓑ 프로세스 수립시 포함될 사항 : 위험분석, 위험평가, 위험통제, 생산 및 생산 후 정보이다.

ⓒ 위험관리 국제규격 : ISO 14971 : 2019국제 표준을 기반으로 한다.

ⓓ 위험관리의 정의 및 구성요소(발생 가능성 + 심각도) : 국내 GMP 의무화 시기는 2007년 5월 31일이다.

추진 조직구성 → 위험관리 계획수립 → 의도된 용도 및 안전 관련 특성 식별 → 위험요인 식별 → 각 위해상황에서의 위험산정 → 위험평가 → 위험통제 조치 대안분석 → 위험통제 조치실행 → 잔여 위험평가 → 이득/위험분석 → 위험통제 조치로부터 발생하는 위험 → 위험통제 완료 → 잔여 위험 허용 가능성 평가 → 위험관리 보고서 → 생산 및 생산 후 정보

㉢ 위험평가 주요 분야

- 생물학적 위험평가
- 감염 및 미생물 오염 위험평가
- 전기적 위험평가
- 성능평가를 통한 위험평가
- 화학적 위험평가
- 방사선 위험평가
- 기계적 위험평가
- 사용자 적합성 및 사용자 위험

㉣ 위험관리의 개념과 정의

ⓐ 위험 : '위해의 발생 가능성과 그 심각도의 조합'이다.

ⓑ 위험관리 : GMP(Good Manufacturing Practice) 시스템의 일부이다. 또한 의료기기의 설계, 생산, 유통, 사용 등 전 과정에서 발생할 수 있는 모든 위험을 분석·평가하고, 이를 허용 가능한 수준으로 관리하는 선진화된 안전관리 시스템이다.

※ 의료기기 위험관리 : 안전문제를 파악하고 다루는데 적용하도록 설계 및 개발 프로세스, 생산, 유통, 설치 서비스 그리고 폐기하는 과정까지 전 주기에 걸쳐 수행되어야 한다.

㉤ 위험관리에 관한 설명

ⓐ 위해의 발생 가능성과 심각성 둘 중 하나라도 작아지면 위험의 크기는 줄어든다.

ⓑ 일반적으로 발생 가능성을 줄이는 방법이 실질적인 위험관리 수단으로 여겨지고 있다.

ⓒ 위험관리 : 위해의 발생 가능성과 심각성 두 가지 중의 하나 또는 둘 다 줄이도록 통제 활동을 수행하는 것이다.

ⓓ 의료기기의 경우 위험관리 : 사람에 대한 상해 및 재산이나 환경에 대한 손상과 관련된 위험을 확인하고 평가하며 완화시키기 위한 프로세스이다. 이에 대한 표준은 ISO 14971(영문판)이다.

㉥ 위험관리 파일의 갱신이 요구되는 변경사항 : 다음과 같은 변화 또는 변경이 발생하는 경우, 원래의 위험평가의 재평가를 비롯한 위험통제조치의 변경 등 위험관리 활동을 수행하고, 그 결과를 반영하여 위험관리 파일을 갱신하도록 요구하고 있다.

- 재료의 변경(동일 재료라 할지라도 공급업체의 변경도 포함)
- 하나의 설비에서 다른 공정으로의 대체
- 사소한 변경이 공정에 누적된 효과
- 의도된 용도 또는 의도된 사용자의 변경
- 시스템의 일부인 장치 또는 시스템 중 하나의 특성이 변경되는 경우 시스템 전체에 대한 평가가 필요

㉦ RM 보고서 : 위험관리 활동의 최종 결과 검토를 요약한 것으로, 의료기기 시장출시 이전에 수행되어야 한다. 위험관리 계획이 적절히 수행되었고, 전체 잔여 위험이 허용 가능하다는 것을 보증해야 한다.

㉧ 생산 및 생산 후 활동 : 의료기기가 생산에 들어간 후에도 RM이 중단되어서는 안되며, 제조자는 생산 및 생산 후 정보를 수집하고 검토하여 안전과의 관련성을 평가해야 한다. 이는 RM 프로세스가 반복적으로 작동하는 폐회로 프로세스가 되게 한다.

② 위험분석에 사용되는 기법

㉠ 위험분석에 사용되는 일반적인 기법

- 사상나무 분석(ETA)
- 고장모드 영향 분석(FMEA)
- 고장모드 영향치명도 분석(FMECA)
- 결함나무 분석(FTA)
- 위해요인 및 운용성 연구(HAZOP)
- 인간 신뢰도 분석(HRA)
- 예비 위해요인 분석(PHA)
- 신뢰성 블록 다이어그램(RBD)

ⓐ 고장모드 영향 분석(FMEA) : 위험분석에 사용되는 기법 중 하나로 주어진 품목에 대하여 다른 부품이나 시스템에 영향을 미치는 모든 고장 유형을 분석하는 근본적인 위험성 규명 및 빈도 분석기법이며, 주로 개별적인 부품의 고장 형태의 결과를 체계적으로 식별 및 평가하는 정성적인 기법이다.

- FMEA(고장모드 영향 분석) 등의 기법을 적용하여 작성할 수 있다는 위험분석, 위험통제 및 전체 잔여 위험평가 단계에 해당하는 설명이다.
- 기본정보 : 위험평가 결과를 나타낸 것이다.
  - 위험평가 단계에서는 각각의 식별된 위해에 대한 발생 가능성과 심각성의 곱을 통하여 위험도를 산출하고, 산출된 위험이 계획서에서 정의된 위험 허용기준에 맞춰 위험감소가 필요한지를 평가하여 결정한다.
  - 위험의 평가 결과는 Acceptable, ALARP, Unacceptable 3단계로 구분할 수 있고, 2단계(Acceptable, Unacceptable)만으로 구분할 수도 있다.

ⓑ 사상나무 분석(ETA) : 여러 가지 초기 사고로부터 가능한 결과까지의 귀납적 추리를 이용하는 위험성 구명 및 빈도 분석기법이며, 초기 사고의 안전도를 사용하여 시스템의 안전도를 표시하는 시스템 모델의 하나이다.

ⓒ 결함나무 분석(ETA) : 바람직하지 않은 고장에서부터 시작하여 그것들이 발생할 수 있는 모든 방식을 결정하는 위험성 규명 및 빈도 분석기법이며, 주로 다른 기법으로부터 식별된 위험요인을 분석하는 수단으로서 바람직하지 않은 결과에 대한 가정, 이른바 '정상고장'으로부터 시작한다.

ⓓ 위해요인 및 운용성 연구(HAZOP) : 시스템의 각 부분을 체계적으로 평가하는 기초 위험성 규명기법, 설계 의도로부터 벗어난 어떤 편차가 발생하여 그것들이 문제를 일으키는가를 보기 위하여 시스템의 각 부품을 체계적으로 평가하는 근본적인 위험성 규명기법이며 FMEA와 유사하다. 사고가 설계 또는 운용 의도의 일탈에 의해 유발된다고 가정하는 이론을 근간으로 하고 위해요인 및 운용성 문제를 식별하는 체계적인 기법이다.

ⓔ 예비 위해요인 분석 (PHA) : 위험성을 규명하고 그들의 치명도를 평가하기 위하여

초기 설계단계에서 사용될 수 있는 위험성 규명 및 빈도 분석기법이고 주어진 활동, 설비 또는 시스템에 대하여 위해를 일으킬 수 있는 위험, 위험성 상황 및 사고를 규명하기 위한 귀납적 분석방법이다.

ⓛ 위험분석에 사용되는 추가적인 기법

ⓐ 범주 평정(Caltegory rating)

ⓑ 점검표(Checklist)

ⓒ 위험성 지수(Hazard Indices)

ⓓ 공통유형 고장분석(Common mode failure analysls)

ⓔ 결과모형(Consequence models)

ⓕ 델파이 기법(Delphi technique)

ⓖ 몬테 카를로(Monte comparisons) 시뮬레이션 및 기타 시뮬레이션 기법

ⓗ 쌍대 비교(Paired comparisons)

ⓘ 과거 자료의 검토

ⓙ 내밀 분석(Snake analysis)

③ 위험분석 기법에 대한 내용 : 위험평가 결과와 판정

위험평가 결과	판정	세부설명	비고
1~11	Broadly Acceptable Region(BAR)	낮은 위험, 수용 가능한 위험	Green Zone
12~25	Intolerable Zone(NACC)	허용할수없는 위험	Red Zone

심각성 발생 가능성	무시할 수 있는 ①	경미한 ②	심각한 ③	치명적인 ④	대참변의 ⑤
발생 가능성 없음 ①					ⓛ
별로 발생하지 않음 ②		㉠			
가끔 발생 ③					
발생 가능성 많음 ④				㉢	
자주 발생 ⑤					

㉠ 위험평가 결과값이 4로 허용할 수 있는 위험영역(Green Zone, 1~11)에 해당한다.

ⓛ 허용할 수 없는 위험영역(Red Zone, 12~25)으로 적합한 조치를 통해 위험을 줄여야 하며, 위험통제 후 재평가를 수행해야 한다.

㉢ 허용할 수 있는 위험영역(Green Zone. 1~11)으로 다른 위험과 비교하여 의료기기를 사용함에 따른 이득을 생각하면 위험이 낮다면 위험은 무시할 만하다. 이러한 경우에 위험은 허용 가능하며 위험관리를 적극적으로 추구할 필요는 없다.

④ 위험 허용기준(위험평가 매트릭스)

발생가능성 \ 심각성	무시할 수 있는 ①	경미한 ②	심각한 ③	치명적인 ④	대참변의 ⑤
일어나지 않을 듯한 ①	1	2	3	4	5
희박한 ②	2	4	6	8	10
가끔 발생하는 ③	3	6	9	12	15
일어날 듯한 ④	4	8	12	16	20
자주 일어나는 듯한 ⑤	5	10	15	20	25

㉠ 위의 표는 위험을 3가지 영역으로 구분할 수 있다.

ⓐ 널리 허용 가능한 영역 : Green Zone, 위험도 4 이하

ⓑ 합리적으로 실현할 수 있는 가장 낮은 영역(ALARP : As Low As Reasonably Practicable) Yellow Zone, 위험도 5~12 사이

ⓒ 허용할 수 없는 영역 : Red Zone, 위험도 15 이상

위험관리
㉠ 발생 가능성①, 심각성④ → 발생 가능성① X 심각성④ = 위험④ Green zone
㉡ 발생 가능성③, 심각성④ → 발생 가능성③ X 심각성④ = 위험⑫ Yellow zone
㉢ 발생 가능성④, 심각성④ → 발생 가능성④ X 심각성④ = 위험⑯ Red zone
㉣ 발생 가능성④, 심각성③ → 발생 가능성④ X 심각성③ = 위험⑫ Yellow zone

낮은 위험, 수용 가능한 위험	Green Zone
허용할 수 없는 위험	Red Zone

㉡ 위험평가의 결과가 Green Zone(1~11등급)인 경우 위험은 허용 가능하나 가능한 낮은 수준으로 감소시키도록 노력해야 한다.

㉢ 위험 허용기준에서 위험은 두 가지 영역(Green Zone, Red Zone)으로 분류된다.

㉣ 위험감소 측정 후, 또 다른 위험이 발생할 경우에는 위험은 재평가되어야 한다.

⑤ 위험관리 흐름도의 단계 및 기본정보를 실행하는 단계 : 위험관리 흐름도의 단계 중 기본정보를 실행하는 단계에 해당하는 것으로 위험평가는 위험평가의 결과를 나타낸 것이다. 위험평가 단계에서는 식별된 각 위해에 대해 발생 가능성과 심각성의 곱을 통해 위험도를 산출하고, 산출된 위험에 대해 계획서에 정의된 위험 허용 기준에 맞춰 위험감소가 필요한지를 평가하여 결정한다.

심각성 / 발생가능성	무시할 수 있는 ①	경미한 ②	심각한 ③	치명적인 ④	대참변의 ⑤
일어나지 않을 듯한 ①					
희박한 ②			18건		
가끔 발생하는 ③	1건	7건	7건	16건	
일어날 듯한 ④			3건		
자주 일어나는 듯 ⑤					

㉠ 위험의 평가결과는 Acceptable, ALARP, Unacceptable 3단계로 구분할 수 있고, 2단계(Acceptable, Unacceptable)만으로 구분할 수도 있다.

㉡ FMEA(고장모드 영향 분석) 등의 기법을 적용하여 작성할 수 있다.

㉢ 산출된 위험도가 위험관리계획서에서 정의된 위험 허용기준에 맞춰 위험감소가 필요한지를 평가하여 결정한다.

㉣ 각각의 식별된 위해에 대한 발생 가능성과 심각성의 곱을 통하여 위험도를 산출한다.

⑥ 산정된 위해요인에 대한 위험평가

위해요인	위해상황	위해	심각성	발생 가능성	위험	결과	위해 식별
에너지	기기자체 전류누설	감전	4	3	12	ALARP	RA-05
	과도한 전원 입력	감전/화재	4	3	12	ALARP	RA-06
	제품 표면의 고열	사용자놀람/화재	3	3	9	ACC	-
	심한외부 충격	기기파손	3	3	9	ACC	-
	큰 전자기장에 노출	기기고장	3	3	9	ACC	-
	외부 진동	기기고장	3	3	9	ACC	-
	외부자장에 노출	기기고장	3	3	9	ACC	-

(4) EN ISO 14971:2012

국제표준인 ISO 14971:2007 규격을 기본으로 하지만 유럽의 의료기기 법령인 MDD 93/42/EEC의 요구사항을 충족하도록 적용하였다.

① MDR(Medical Device Regulation)도 동일하게 적용하고 있다.

② 모든 개별 위험과 함께 전체 잔여위험에 대한 이득/위험분석을 하도록 요구하고 있다.

③ 경제성을 고려한 '실제 가능한 최소한(ALARP)'의 개념을 적용할 수 없다.

④ MDD 93/42/EEC/의 부속서 I의 섹션 2는 경제성을 고려하지 말고 '가능한 한(AFAP)'

위험을 축소시킬 것을 요구하는 AFAP 개념을 도입하여 적용하고 있다.

⑤ 위험통제 대안 : 3가지 대안 중 설계에 의한 고유의 안전성을 확보하는 대안을 최우선으로 적용하여야 한다.

㉠ 설계에 의한 고유의 안전성

㉡ 의료기기 자체 또는 제조공정에서의 예방 조치

㉢ 안전성에 관한 정보를 사용하여 가능한 많이 제거 또는 감소시킬 것을 규정하여 본질적으로 안전한 설계 및 구조를 요구하고 있다.

⑥ EN ISO 14971:2012 규격 내용

㉠ 모든 위험은 그 크기에 상관없이 가능한 줄여야 한다.

㉡ 현재 유럽연합 회원국 판매를 위해서 강제 적용되어야 한다.

㉢ 모든 개별위험과 함께 잔여위험에 대한 위험/이득 분석을 해야 한다.

※ ALARP 개념의 위험이 축소되었다. 1SO 14971 규격은 '실제 가능한 최소한(ALARP)'의 개념으로 위험을 축소하는 경제성을 고려한 ALARP 영역을 인정하고 있지만 MDD 93/42/EEC의 부속서 I의 섹션 2는 경제성을 고려하지 않고 가능한 한 (AFAP)' 위험을 축소시킬 것을 요구하는 AFAP 개념을 도입하여 ALARP 개념을 적용할 수 없다.

EN ISO 14971 : 2012 규격 내용

유럽에서는 국제표준인 1SO 14971 : 2007 규격을 기본으로 하지만 유럽의 의료기기 법령인 MDD 93/42/EEC의 요구사항을 충족하도록 1SO 14971 규격을 운용하는 방법을 강화한 EN ISO 14971:2012 규격을 2012년 8월 발행하여 유럽연합 회원국에게 적용하도록 하고 있다.

[참고] 2017년 05월 26일에 발표된 MDR도 동일하게 적용하고 있다.

1SO 14971 : 2007과 비교하여 EN ISO 14971:2012에서 다른 점으로는 다음과 같은 예시들이 있다.

- 모든 위험은 그 크기에 상관없이 가능한 줄여야 한다.
- 모든 개별 위험과 함께 잔여 위험에 대한 위험/이득 분석을 해야 한다.
- ALARP 개념의 위험이 축소되었다.

• 1SO 14971 규격은 '실제 가능한 최소한(ALARP)'의 개념으로 위험을 축소하는, 경제성을 고려한 ALARP 영역을 인정하고 있지만 MDD 93/42/EEC의 부속서 I의 섹션 2는 경제성을 고려하지 않고 '가능한 한(AFAP)' 위험을 축소시킬 것을 요구하는 AFAP 개념을 도입하여 ALARP 개념을 적용할 수 없다.

• ISO 14971의 6. 2항에서는 세 가지의 위험통제 대안 중에서 하나 또는 그 이상의 것을 우선순위에 따라 적용하라고 규정하고 있으나 MDD 93/42/EEC의 부속서 I의 섹션 2에서는 위험을 가능한 많이 제거 또는 감소시킬 것을 규정하여 본질적으로 안전한 설계 및 구조를 요구하고 있다. 따라서 세 가지 대안 중 설계에 의한 고유의 안전성을 확보하는 대안을 최우선으로 적용하여야 한다.

⑦ EN ISO 14971 : 2012 규격에 대한 설명

㉠ 위험통제방법으로 안전성 정보를 제공하는 것만으로 위험도가 낮아졌다고 인정하지 않으므로 근본적으로 설계 또는 제조공정에서의 위험을 감소시키는 대안을 마련하여야 한다.

㉡ 국제규격인 ISO 14971:2007의 전문 및 본문을 모두 인용하지만, 부속서 Z에서 국제규격인 2007년 판과 다른 사항을 요구한다.

㉢ 위험평가의 결과로 경제적 개념이 포함된 ALARP(AS Low As Reasonably Practicable) 개념을 허용하지 않는다.

※ 발견 및 발생된 모든 위험은 통제 조치를 통하여 설령 수용가능한 수준으로 위험이 감소되었다 하더라도 주관적인 평가를 배제하기 위하여 이익/위험분석을 요구하는 등 더욱 강화된 위험관리를 요구하고 있다.

[참고] 데이터 및 시스템 보안위험이란 : 의료기기와 관련된 보안위험을 관리하기 위해 별도의 프로세스가 필요한 것은 아니지만 보안위험을 평가하고 통제하기 위해 필요한 요구사항을 제공하는 해당 표준이 있는 경우 사용 적합성에 대해서는 IEC 62366-1 생물학적 평가에 대해서는 ISO 10993-1 전기 · 기계적 위험에 대해서는 IEC 60601-1 과 같이 ISO14971 규격과 함께 결합하여 사용할 수 있다.

㉺ 데이터 손실이나 통제되지 않은 데이터 접속, 진단 정보의 손상 또는 손실, 소프트웨어의 손상 등으로 의료기기가 오 작동되어 위해가 발생하는 것이며, 데이터 및 시스템 보안에 관련된 위험도 의료기기에 연관된 위험으로 포함하여 위험관리 프로세스를 적용할 것을 추가적으로 요구하고 있다.

⑧ 1S0 14971 규격에서 정의하는 용어의 정의

㉠ 위해(harm) : 사람의 건강에 대한 물리적 상해(iniuy)나 손상(damage) 또는 재산이나 환경에 대한 손상이다.

㉡ 위해요인(hazard) : 위해의 잠재적 발생 원천이다.

㉢ 위험 산정(risk estimation) : 위해의 발생 가능성과 그 위해의 심각성의 값을 정하기 위해 사용되는 과정이다.

㉣ 위해상황(hazardous situation) : 사람, 재산 또는 환경이 하나 이상의 위해요인에 노출되는 상태이다.

⑨ ISO 14971:2007 부속서 D의 그림 D.1 위험도 예시

㉠ 위험관리 : 위험 매트릭스 작성시 위해의 발생 가능성은 정략적으로, 그 위해의 심각성은 정성적인 방법으로 혼합하여 기술하는 W-by-M 매트릭스를 사용하는 것이 일반적이다.

㉡ 그림과 같이 각 위해상황에서의 위해의 심각성을 X축으로 그 위해의 발생 가능성을 Y축으로 보여주는 도표에 점으로 표시하여 위험의 크기를 산정한다. 즉, X축이 위해의 심각성에 해당하므로 가장 심각도가 높은 위험은 R6이다.

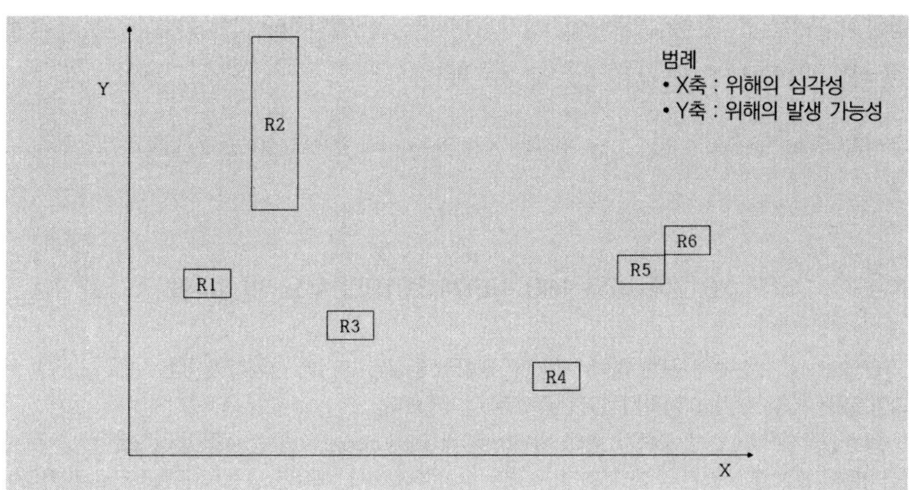

⑩ 위험관리 절차

㉠ 위험분석단계 : 위해상황에서의 위험 산정이다. 안정을 위해 위험을 감소시켜야 할 경우, 위험감소 방법과 필요한 실행조치를 선택하여 조치한다. 이렇게 해도 남아 있는 위험이 있는지 여부와 잔여 위험에 대한 이득/위험을 분석하고, 위험을 감소시키기 위한 통제 조치로 인해 새로운 위험이 추가로 발생하지 않는지를 검토한다.

㉡ 의료기기의 위험관리 추진절차 : 의료기기 위험관리는 일반적으로 ISO 14971 규격에서 요구하는 바는 아래와 같은 절차로 수행한다.

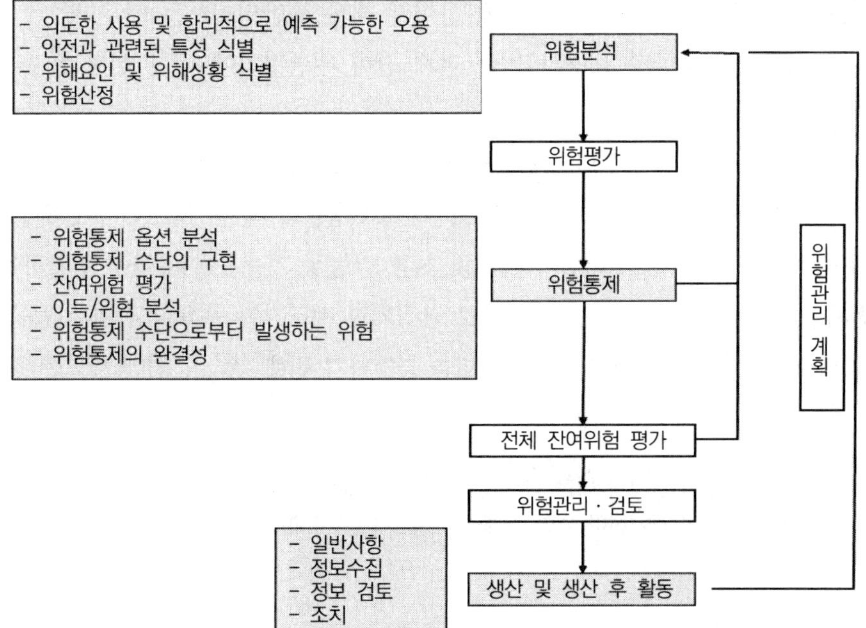

⑪ 위험관리 프로세스 수행절차 : 의료기기 위험관리는 일반적으로 1S0 14971 규격에서 요구하는 바와 같이 다음과 같은 절차로 수행한다.

위험을 분석한다. → 위험을 평가한다. → 위험을 통제한다. → 위험관리 결과를 검토하고 위험관리 보고서를 작성한다.

(5) EN ISO 14971:2012에 비해 1S0 14971:2019의 주요 변경사항

- 최신 기술(State of the art) 관련 과학, 기술 및 경험의 통합된 발견에 근거하여 제품, 프로세스 및 서비스와 관련되어 일정 시점에 기술 능력의 발전 단계로 정의하였다.
- 이익(benefit)을 우선하고 집중하기 위해 위험(risk)과 이익(benefit)의 순서를 변경하였다.
- 모든 위험통제 조치를 수행한 후에 제조자는 모든 잔여 위험의 전체적인 영향을 종합적으로 평가해야 한다.

※ 위험관리 프로세스(Risk Management, process)에 데이터 및 시스템 보안관리를 포함하였다.

① 1S0 14971:2019에 관한 내용

㉠ 사용오류(Use error)는 작업을 완료하기 위한 사용자의 능력 부족도 포함된다.

㉡ 부속문서는 반드시 인쇄될 문서일 필요는 없으며 청각, 시각 또는 촉각 자료와 멀티미디어 형식을 포함할 수 있다.

ⓐ 액세서리가 의료기기 법적 요구사항의 대상이 되는 범위까지 그 액세서리를 설계 그리고/또는 제조에 책임이 있는 사람은 제조자로 고려되어야 한다.

ⓑ 위험 관리는 의료기기가 양산에 들어갈 때도 중단되어서는 안된다.

② ISO 14971:2019, 8항의 요구사항 중 전체 잔여 위험평가에 대한 설명

8. 전체 잔여 위험평가

㉠ 모든 위험통제조치가 실행되고 검증된 이후에, 제조자는 의료기기에 의해 제기된 전체 잔여 위험을 의도한 사용의 이득과 관련된 모든 잔여 위험들의 기여도를 고려하며, 위험관리계획에서 규정한 전체 잔여 위험평가방법 및 허용 가능성 기준을 이용하여 평가하여야 한다.

㉡ 전체 잔여 위험이 허용 기능한 것으로 판정되면 제조자는 주요한 잔여 위험을 사용자에게 안내하여야 하며, 그러한 잔여 위험을 공개하기 위해 부속 문서에 필요한 정보를 포함시켜야 한다.

(비고) 1. 주요한 잔여 위험 공개에 대한 이론적 근거는 A.2.8에 기술되어 있다.
2. 전체 잔여 위험평가와 잔여 위험 공개에 대한 지침은 ISO/TR 24971을 참조한다.

㉢ 만약 전체 잔여 위험이 의도한 이득과 관련하여 허용 기능하지 않은 것으로 판정되면 제조자는 추가적인 위험통제 조치의 실행 또는 의료기기 또는 의료기기의 의도한 사용의 변경을 고려하여야 한다. 그렇지 않으면 전체 잔여 위험은 여전히 허용 불가능한 것이 된다.

전체 잔여 위험평가 결과는 위험관리 파일 안에 기록되어야 한다. 또한 적합 여부는 위험관리 파일 및 부속 문서를 검사함으로써 확인한다.

㉣ 잔여 위험 및 이득/위험분석

ⓐ 잔여 위험평가(7.3) : 위험통제 후 남아 있는 위험이 허용기준 내에 있는지 평가한다.

ⓑ 이득/위험분석(7.4) : 잔여 위험이 허용 불가능하고 추가 통제가 비현실적일 때, 의료 이득이 잔여 위험을 초과하는지 판단하기 위해 수행한다.

- 잔여 위험평가 및 이득/위험분석의 목적과 시점이다.

㉤ 전체 잔여 위험 및 문서화

ⓐ 전체 잔여 위험평가(8항) : 전반적인 잔여 위험이 허용 가능한 경우, 주요 잔여 위험을 사용자에게 안내해야 한다(부속 문서에 정보 포함).

ⓑ 위험관리 파일 : 위험관리활동의 모든 기록을 포함하며, 식별된 각 위해요인에 대한 추적성이 확보되어야 한다.

- 잔여 위험 공표 의무 및 위험관리 파일의 추적성 요구사항이다.

㉥ 제품의 위험관리 파일의 비정기적 개정이 필요한 경우 : 제료의 변경, 하나의 설비에서 다른 공정으로의 대체, 사소한 변경이 공정에 누적된 효과, 공급업체의 변경, 공급업체의 요구에 의한 변경, 의도된 용도 또는 의도된 사용자의 변경, 시스템의 일부인 장치 또는 시스템 주 하나의 특성이 변경되는 경우 시스템 전체에 대한 평가가 필요

③ 의료기기를 제조하는 모회사는 ISO 14971:2019에 흐름도에 따라 5단계의 위험관리를 수행한다.

의도된 용도		예측 가능한 사용오류
의도된 적응증	관련 질환 : 당뇨병 등	
의도된 환자 집단	• 연령대 : 성인(20~80세) • 성별 : 남/여 모두 • 국적 및 인종 : 대한민국 외 전 세계	• 영아에게 사용 • 의도된 환자가 아닌 자에게 사용
의도된 적용 부위	• 피부 • 피하지방 • 근육	• 뼈에 사용

의도된 용도		예측 가능한 사용오류
의도된 사용자	전문 의료인(의사, 간호사, 간호조무사) • 전문 자격을 갖추고 치료 및 처치를 할 수 있는 자임 • 성별 : 남/여모두	• 전문 지식이 없는 일반인이 사용 • 미자격자의 사용
사용환경	• 장소 : 전문 의료기관(병. 의원) • 온도 : 상온(5~35[℃]) • 습도 : 상습(45~85[%]) • 조명 : 조도 200~60[lx]	• 감염 및 오염의 우려가 있는 장소에서의 사용 • 사용한 기기를 멸균하여 재사용 • 사용한 기기를 멸균하지 않고 재사용

㉠ 각각의 식별된 위해에 대한 발생 가능성과 심각성의 곱을 통하여 위험도를 산출한다.

㉡ 대상 의료기기의 합리적으로 예측 가능한 오용을 식별하는 단계이다.

㉢ IEC 62366-1 규격에서 요구하는 Use specication의 입력으로 활용할 수 있다.

ⓐ 위험평가 단계 : 각각의 식별된 위해에 대한 발생 가능성과 심각성의 곱을 통하여 위험도를 산출한다.

ⓑ 기본정보 : 1S0 14971:2019에 흐름도의 5단계 중 위험분석 단계에 해당하며, 의도된 용도 및 합리적으로 예측 가능한 오용을 식별하고 있다.

- 단계는 의료기기 위험관리의 첫 단계로서 대상 의료기기의 의도된 용도 및 의도되지 않은 용도, 목적, 합리적으로 예측가능한 잘못된 사용에 대하여 기술한다.
- ISO 14971:2019 5.2항에 따라 의도된 용도는 의학적 적응증, 적용 환자, 적용 신체 부위, 사용자 프로파일, 사용환경 및 동작원리 등을 기술한다.
- IEC 62366-1 규격에서 요구하는 사용 사양서(Use specification)의 입력으로 활용할 수 있다.

(6) 위험통제

① 위험을 감소시키기 위한 활동이며, 위험을 감소시키기 위한 방법을 위험통제 수단이라고 한다.

② 위험의 평가지표가 발생 가능성과 심각성이었으므로, 위험통제 수단은 발생 가능성과 심각성 중 어느 하나를 낮추거나, 또는 둘 다 낮출 수 있는 방법이 되어야 한다.

③ 위험통제 수단에는 다음의 방법이 있다.

- 설계 자체에 의한 안전성(예 전기 · 기계적 안전장치의 설치)
- 제조 프로세스에서의 안전을 확보 하기 위한 조치
  예 공정간 검사와 같이 제품의 품질을 확보하기 위한 절차를 수립
- 안전성에 대한 정보 제공
  예 사용자 및 환자에게 의료기기에서 발생할 수 있는 위험과 주의 사항을 메뉴얼, 라벨 등으로 경고

㉠ 위험관리규격이 ISO 14971:2007에서 ISO 14971:2019 버전으로 업데이트됨에 따라 위험통제 수단 중 안전성 정보에 대한 제공은 그것만으로는 위험을 감소시키지 못한다고 판단하고 있으므로 위험통제 수단 중 설계에 의한 안전성이 더욱 중요한 수단으로 부각된다.

④ 위험통제 수단으로부터 발생하는 위험 : 위험통제 수단으로 인해 발생할 수 있는 위험이 있는지 확인해야 한다. 특히 설계 자체의 안전성을 통제 수단으로 선택한 경우 주의해야 한다(예 위험통제 수단인 비상정지 스위치로 갑자기 정지할 경우, 환자의 자세나 위치, 구속장치의 동작 여부에 따라 위험한 상황이 발생할 수 있다면 장비의 위치나 동작 상태를 원위치에 돌려놓은 후 정지하거나 구속장치를 수동으로 해제하는 것을 설계에 반영해야 할 수도 있다).

⑤ 위험/이득 분석 : 최대한의 위험통제 수단을 반영했음에도 위험의 발생 가능성이나 심각성의 감소가 충분치 못하다면 이러한 위험과 의료기기로 얻을 수 있는 이득을 분석해 볼 수도 있다(예 피부 이상 등 경미한 부작용이 있지만 의료기기의 사용으로 암 치료와 같은 중대한 이득을 얻을 수 있는 경우).

(7) 위험통제 수단의 우선순위(가장 높은 것부터)

① 위험통제는 우선순위에 따라 다음 세 가지 옵션을 적용한다.

- 설계에 의한 고유 안전성 확보(위해상황 자체를 없앰)
- 의료기기 자체 또는 제조공정에서의 예방조치
- 안전성에 관한 정보및 사용자 훈련

※ 위험통제 옵션의 우선순위는 중요하다.

㉠ 통제조치 실행 후에는 반드시 그 효과를 검증해야 한다.

㉡ 보호조치(예 안전 연동장치, 경보 시스템).

㉢ 안전성에 관한 정보 제공(예 라벨링, 사용설명서, 경고).

② 위험통제 대안에 따른 위험통제 조치의 예시

㉠ 개발 및 설계의 위험통제 조치

ⓐ IEC 60601-1 등 국제규격, 「의료기기의 전기 · 기계적 안전에 관한 공통 기준 규격」(식품의약품안전처 고시)에 다른 설계도, 회로도 등

ⓑ 유사 및 동등 기기의 부작용 등 안전성 정보와 사용자 설문조사 결과 등을 반영한 설계 입력에 의한 설계 출력물(설계도면, 안전장치, 포장방법, 표시 라벨, 사용설명서, 정비지침서 등)

ⓒ 원재료, 부품, 완제품 시험성적서, 공급업체 평가서 등

㉡ 의료기기 자체 또는 제조공정에서의 예방

ⓐ 공정 밸리데이션 수행 및 밸리 데이션 상태의 모니터링

ⓑ 공정 중 검사, 완제품 최종검사, 출고시 출하 검사의 실시

ⓒ 안전성 · 유효성 관련 의료기기의 정기적 · 비정기적 시험의 수행

ⓓ 제조설비 유지관리, 작업장(클린룸 등) 환경의 점검 및 유지

ⓔ 보관, 운송, 저장에 관한 담당자의 교육 및 점검

ⓕ 외주 및 공급업체의 주기적 또는 수시평가 실시

㉢ 안전성 정보의 제공

ⓐ 라벨링, 사용설명서에 제품의 안전성에 관한 최대한의 정보를 기재

ⓑ 실제 사용자에 대한 안전성 교육 및 사용 실태 지도 · 점검

③ 위험분석 및 평가

㉠ 위험산정(5.5) : 위해의 발생 가능성(Probability)과 심각성(Severity)을 조합하여 위험도를 산정하고 합리적으로 예측 가능한 오용 또한 위험분석시 고려해야 한다.

ⓐ 위험산정시 고려 요소(발생 가능성, 심각성)

④ 위험산정(Risk estimaltion)에 대한 내용

㉠ 식별된 각 위해상황에 대해 제조자는 가용 정보 또는 데이터를 활용하여 관련된 위험을 산정하여야 한다.

㉡ 특정 사용자를 활용한 사용 적합성 시험을 통해 위험 산정을 위한 정보 또는 데이터를 획득할 수 있다.

㉢ 위험산정은 위해의 발생 가능성과 위해의 심각성에 대한 분석을 포함한다.

ⓐ 위해의 발생 가능성을 산정할 수 없는 위해상황에 대해서는 위험평가 및 위험통제에서 이용할 수 있도록 발생 가능한 결과들을 목록으로 작성하여야 한다.

ⓑ 위험산정은 정성적일 수도 있고 정량적일 수도 있다.

(8) 위험관리절차

① 위험관리계획 : 위험관리활동의 범위, 위험관리활동에 참여할 인원들의 책임과 권한, 위험에 대한 허용기준 등과 같이 위험관리를 어떻게, 언제 수행해야 할 것인지를 상세히 기술해야 한다.

② 위험분석

㉠ 의료기기의 의도된 용도(진단, 모니터링, 치료 등)를 식별한다.

㉡ 의도된 사용자를 식별한다.

㉢ 사용자에 따라 발생할 수 있는 사용오류도 달라질 수 있기 때문에 모든 경우를 고려한다.

㉣ 제품의 특성(멸균 의료기기인지, 환자에게 에너지를 가하는 제품인지, 환자와 접촉하는 제품인지 등)을 식별한다.

③ 위해요인 식별

㉠ 식별한 의료기기의 특성에 따라 예측할 수 있는 위해요인을 식별한다.

㉡ 위해요인이 발현될 수 있는 사건 및 위해상황을 식별한다.

㉢ 결과적으로 발생할 수 있는 위해를 식별한다.

④ 위험 산정 : 위험이 발생할 수 있는 상황을 고려하여 위험이 발생할 가능성과 심각성의 정도를 산정하여 점수를 부여하여 관리한다.

⑤ 위험통제

㉠ 위험을 감소시키기 위한 활동을 실시한다.

㉡ 위험을 감소시키기 위한 방법을 위험통제 수단이라 하고, 위험통제 수단으로 인한 이득과 발생되는 위험을 종합적으로 분석하여 수단을 사용한다.

⑥ 문서화

㉠ 위험관리계획은 위험관리계획서로 문서화한다.

㉡ 위험분석, 위험평가, 위험통제의 활동은 위험관리보고서로 문서화한다.

(9) 위험관리계획서에 반드시 포함되어야 할 사항

- 계획의 적용 범위
- 용어 및 정의
- 일반적인 제품설명(대상품목 및 등급표기)
- 의료기기 각 수명주기의 단계 식별 및 서술
- 책임과 권한
- 위험관리활동 검토 요구사항
- 검증활동
- 위험 허용기준
- 관련된 생산 후 정보를 입수하는 방법

(10) 위험분석 단계에 해당하는 내용

- 의도한 사용 및 합리적으로 예측 가능한 오용
- 안전과 관련된 특성 식별
- 위해요인 및 위해상황 식별
- 위험산정

(11) ISO 13485 규격의 2003년 판과 2016년판 사이의 주요 변경 내용

① 품질시스템 전반에 걸친 위험관리 적용

② 소프트웨어 유효성 확인에 관한 명확한 요구사항

③ 설계검증 및 유효성 확인활동에 대한 명확한 요구

④ 국제화된 규제 요구사항에 중점

⑤ 협력업체 관리 프로세스 개선

⑥ 개선된 피드백 프로세스

⑦ 식별 및 추적성이 강화된 요구사항

(12) ME기기 또는 ME 시스템을 위한 위험관리 프로세스

① 위험관리 도입 : 이 규격의 적합성을 위해 요구되는 위험관리 프로세스를 규정한다.

㉠ 위험관리 프로세스는 다음의 목적을 제공하기 위함이다.

ⓐ 적용 가능한 보조규격 및 개별규격의 요구사항과 함께 이 규격에 규정된 규범적인 요구사항으로 고려중인 개별 ME 기기 및 ME 시스템과 관련된 모든 위해요인을 기술하기 위함이다.

ⓑ 이 규격에 규정된 특정 시험들에 사용되는 방법을 특정 ME 기기 및 ME 시스템에 적용할 것을 권고하기 위함이다.

ⓒ 이 규격에 규정된 적합 기준을 제공하지 않는 특정 위해요인이나 위해상황이 특정 ME 기기 및 ME 시스템에 위험을 초래하는지를 식별하고, 만약 그렇다면 허용 가능한 위험 수준을 확립하고 잔여 위험을 평가하기 위함이다

ⓓ 이 규격의 모든 요구사항을 적용하여 얻어진 잔여 위험과 대체적인 위험통제전략을 통해 얻어진 잔여 위험을 비교함으로써 대체적인 위험통제전략의 허용 가능성을 평가하기 위함이다.

② 위험관리에 대한 일반 요구사항 : ISO 14971에 적합한 위험관리 프로세스를 수행하여야 하며, 이 규격의 적합성을 위하여 다음을 제외하고 ISO 14971:2007의 모든 요소를 적용한다.

㉠ 생산 및 시판 후 모니터링의 계획 및 시행

㉡ 위험관리 프로세스의 적정성을 위한 정기 검토

㉢ 적합성 사항을 확인

ⓐ 위험 허용 가능성 기준을 결정하기 위한 제조자의 정책을 검사

ⓑ 고려 중인 특정 ME 기기 및 ME 시스템에 대한 위험관리계획을 검사

ⓒ 고려 중인 ME 기기 및 ME 시스템에 대해 이 규격에서 요구하는 위험관리 기록 및

기타 문서를 포함하는 위험관리 파일을 제조자가 준비하였는지 확인

4) 밸리데이션(Validation)

의료기기 제조자가 제조하는 제품에 내재된 조작, 공정, 기계설비(장비), 원재료 동작이나 시스템이 제로 사전에 설정(결정)된 요구사항(기준에 맞는 결과)을 지속적으로 충족하는 제품 또는 기준에 부합하는 결과(제공함)를 얻는다는 것을 검증하고 문서화하는 일련의 행위(유효성 확인)이며 최종 제품의 검사만으로는 품질을 보증할 수 없는 공정에 필수적이다.

※ 밸리데이션의 정의 및 밸리데이션이 필요한 공정(멸균, 무균처리 등)의 특징

(1) 밸리데이션 종류 및 시기

① 실행 대상에 따른 분류 : 결과 출력이 후속 모니터링이나 측정으로 검증될 수 없는 모든 생산 프로세스이다.

㉠ 공정 밸리데이션 : 어떤 공정이 미리 설정한 규격과 품질 특성에 적합한 제품을 일관되게 생산할 수 있다는 것을 확실하게 보증하기 위한 밸리데이션이다.

㉡ 시험방법 밸리데이션 : 의료기기의 품질이나 성능 확인에 사용하는 시험검사방법이 그 의도에 부합된다는 것을 과학적으로 입증하기 위한 밸리데이션이다.

㉢ 소프트웨어 밸리데이션 : 컴퓨터 및 소프트웨어와 관련된 문제점 방지대책을 확인하기 위한 밸리데이션이다.

㉣ 제조지원시스템 밸리데이션 : 제조설비시스템, 공조시스템, 청정환경 및 품질경영시스템에서의 컴퓨터 소프트웨어의 적용 등을 포함한 밸리데이션이다.

ⓐ 실행시기 : 예측적(시판전), 동시적/지속적(생산중), 재밸리데이션(변경 또는 정기적).

② 실행시기에 따른 분류

㉠ 예측적 밸리데이션 : 변동된 제조 프로세스에 따라 생산되는 경우, 변동요인에 대한 허용조건이 품질기준에 적합한 의료기기를 항상 일정하게 제조하는데 타당한지 시판 이전에 수행하는 밸리데이션이다.

㉡ 동시적 밸리데이션 : 의료기기를 생산하면서 실시하는 것으로, 변동요인이 허용조건 내에 있다는 것을 공정관리 등으로 확인하기 위한 밸리데이션이다.

㉢ 재 밸리데이션 : 공정의 변경 또는 제조 작업 환경의 변화가 있는 경우, 공정의 성질과 제품의 품질에 나쁜 영향을 미치지 않는다는 것을 확인하기 위해 실시한다.

ⓐ 멸균 공정 등은 제조업체가 설정한 주기마다 유효성 재확인 필요 여부를 검토하고 기록을 유지해야 하며, 필요한 상황은 공정변경, 설비 노후, 품질 이상, 주기적 재확인 등이다.

- 필요성은 평가되고 문서화 되어야 하며 평가는 품질지표, 제품변경, 공정변경, 외부 요구사항 및 다른 환경에서의 변화로부터의 결과를 포함하고 있어야 한다.

  [참고] 재 밸리데이션 실행시 최초의 밸리데이션 단계에서 수행했던 모든 과정을 재확인할 필요는 없다.

- 재 밸리데이션이 요구되는 상황이 초기에 밸리데이션을 한 모든 분야가 반복되어야 하는 과정이 필요하지 않다면 재 밸리데이션을 최초의 밸리데이션 만큼 광범위하게 수행할 필요는 없다.

㉣ 회고적 밸리데이션 : 새로운 밸리데이션 도입 또는 정기적 재 밸리데이션의 실시시기 및 실시항목을 정하자고 할 때 기존 제품의 제조기록 및 시험 데이터를 통계학적 방법으로 해석하기 위한 밸리데이션 이다.

③ 멸균 및 포장 밸리데이션

㉠ 멸균공정 : 단순 시험만으로 무균성을 보증할 수 없어 밸리데이션이 필수적이며, 멸균보증수준(SAL)을 지속적으로 달성함을 입증한다.

㉡ 포장공정 : 멸균보호시스템(Sterile Barrier System)이 무균상태를 유지함을 입증하기 위해 중요하다.

ⓐ 멸균 및 포장 밸리데이션의 중요성 및 관련 국제 표준(㉲ISO 11607-1/2, ISO 1113x 등)

④ 밸리데이션을 실시하는 시기

㉠ 당해 제조업체에서 새로운 의료기기의 제조를 시작할 때

㉡ 의료기기의 품질에 크게 영향을 미치는 변경이 있을 때

㉢ 제품의 공정관리 및 품질관리를 위해서 필요하다고 인정할 때

(2) 시험방법 밸리데이션의 설명 및 시험법 특성 중 정밀성

① 시험방법 밸리데이션 : 시험방법, 검 · 교정(Caliboration) 등이 있으며, 전형적인 시험법의 특성(Parameter)들을 설정하는데 쓰이는데 어느 시험에서나 모두 필요한 것은 아니며, 시험대상물에 따라 필요로 하는 것과 그렇지 않은 것이 있다.

㉠ 시험법의 오차로 인한 판정 오류의 확률이 허용되는 정도인을 과학적으로 입증하는 것이다.

㉡ 공인규격에 기재된 방법이든 아니든 선정된 시험법이 재현성이 있고, 의도한 목적에 부합되는 신뢰성이 있는 결과를 얻는다는 것을 보증하는데 있다.

㉢ 실시하는 조건과 의도하는 목적이 적정한 조건 하에서 정해져야 한다.

② 시험방법 밸리데이션의 시험법 특성 중 정밀성

㉠ 정밀성의 검토 수단은 병행 정밀성이 있다.

㉡ 각각의 측정값들 사이의 근접성(분산 정도)이다.

㉢ 정밀성의 검토 수단에는 실험실 내 정밀성이 있다.

- 반복성(병행정밀성, Repeatabiliy) : 동일 실험실 내에서 동일한 시험자가 동일한 장치와 기구, 동일 제조번호와 시약, 기타 동일조작 조건하에서 균일한 검체로부터 얻은 복수의 검체를 짧은 시간차로 반복 분석 실험하여 얻은 측정값들 사이의 근접성이다.

(3) 밸리데이션 관련 문서의 GMP 기준 및 대상이 아닌 상황

① 밸리데이션 관련 문서의 GMP 기준

㉠ 품질기록의 보존기간 : 제품의 사용기한에 상응하는 기한동안 보유되어야 한다. 이 기간은 최소한 5년 이상이어야 하며, 시판 후 2년 이상이어야 한다.

㉡ 제조업자 : 품질기록의 식별, 회수, 색인, 열람, 파일링, 보관, 유지 및 처분에 대한 문서화된 절차를 수립하고 유지하여야 한다.

㉢ 품질기록 : 규정된 요구사항의 적합성과 품질경영시스템의 효과적인 운영을 입증할 수 있도록 유지되어야 한다.

ⓐ 모든 품질 기록들은 읽기 쉬우며, 손상이나 악화를 막고 손실을 방지할 수 있는 적절한 환경에서 보존되어야 하고, 즉시 찾을 수 있어야 한다.

② 밸리데이션 대상이 아닌 상황 : 결과물이 결과로서 입증 가능하고 구현이 가능하므로 밸리데이션을 할 필요는 없다. 적출력의 결과물을 통해 결과를 검증(VERIFICATION)할 수 없는 경우 "동일한 조건에서 동일한 결과물이 발생한다"라는 점을 통해 결과를 검증하는 방식이다.

[참고] 의료기기업체는 GMP기준 7.5.6항에 따라 의료기기 제조에 사용되는 프로세스를 평가하고, '프로세스의 결과로 나타난 출력이 검증될 수 없거나 검증되지 않은 경우,' 그리고 '결과적으로 제품이 사용 중 또는 서비스가 인도된 후에만 불일치가 나타나는 경우의' 프로세스를 결정해야 한다. 프로세스가 검증될 수 없는 경우는 다음을 포함한다.

- 제조공정이 요구되는 결과나 제품을 생산함을 보여주기 위해 임상적 또는 파괴시험이 필요한 경우
- 정기적인 제품시험을 하더라도 완성제품에 생길 수 있는 안전 및 효과성의 변이사항을 완전히 확인할 수 없는 경우
- 정기적인 제품시험을 하더라도 완제품에 대해서는 만족할만한 안전성 효과를 얻기에 불충분한 경우

③ 일반적으로 의료기기에서 표현될 수 있는 품질목표의 설정

㉠ 공정이 완전하게 기능하고 있다는 것을 증명하는 것이므로 밸리데이션된 공정에서 표준작업방법에 따라서 제조된 무균제품을 시험해서 '무균'으로 판정한다는 것은 밸리데이션의 목적과는 모순이 될 것이다.

㉡ 일반적으로 의료기기에서 기대되는 결과로 표현할 수 있는 품질목표는 다음과 같다.

ⓐ 의료기기 기준규격에의 적합성

ⓑ 성능 및 효능/효과의 균일성

ⓒ 변질, 고장 교차오염 방지

ⓓ 오작용, 오용/남용으로 인한 위해성 방지

㉄ 멸균 의료기기 : '무균성'이 품질목표 중의 하나인데, 무균성이 '무균시험에 적합'을 요구하는 정도라면 현재의 샘플링 검사에 의한 무균시험법은 검출력에 한계가 있기 때문에 쉽게 무균으로 판정될 가능성이 있다.

[참고] 무균시험에 적합해도 '무균'이라고 할 수 없으며, 그 제조 단위가 밸리데이션된 공정에서 제조되고, 무균시험에 적합해야 두 요건이 갖추어져야 비로소 "무균성을 달성했다."라고 한다.

④ 잔류물 검출기법

㉠ HPLC : 일반 크로마토그래피와 마찬가지로 이동상과 고정상에 대한 밀접한 차이를 가지는 구성 물질들로 이루어진 혼합물을 구성물질 간의 이동 속도 차이를 이용해 분리해 내어 분리한 물질을 검출기를 통하여 검출해 내는 장치이다.

㉡ GC/MS

ⓐ 기체 크로마토그래프와 질량분석기를 조합한 분석기법으로, 기체 크로마토그래피의 뛰어난 분리성과 정량성을 활용한 정보와 질량 분석법에 의한 화합물의 구조에 관한 정보를 얻을 수 있다.

ⓑ 기체 크로마토그래프는 질량분석기의 시료 도입부로, 또한 후자는 전자의 검출부라고 간주할 수 있다.

(4) 밸리데이션 추진절차

① 밸리데이션의 필요성 및 효과

㉠ 공정의 신뢰성을 확보한다.

㉡ 품질시험이 할 수 있는 보증한계를 만족시켜 준다.

㉢ 적절하도록 설계하고, 설계대로 제작하며, 설계한 의도대로 가동되어도 발생 가능한 위험성을 확인한다.

- 의료기기의 제조공정 : 많은 요인이 관여하고 있고 과학기술의 진보와 더불어 방법이나 설비 · 기기도 점점 더 정교하고 복잡해지고 있어서 변동요인이 많아지면 방법과 공정 또는 조작법의 신뢰성을 확보하기 위해 각각의 요인에 대해서 공정 전체로서 초기의 목적대로 기능하고 있는 것을 과학적으로 검증하고 확인한다.

② 밸리데이션 모니터링에 대한 설명

㉠ 유효성 재확인 : 공정변수, 절차, 설비, 인원, 환경 등을 포함한 공정 또는 제품 등의 변경 영향 정도를 검증한 후 필요시 진행하는 것이므로, 반드시 모든 시정조치 결과에 대한 유효성 재확인을 요구하는 것은 아니다.

㉡ 밸리데이션 실행 및 문서화로 모든 것이 종료되는 것은 아니고 밸리데이션 활동으로 확정된 공정변수가 설정된 범위를 벗어나지 않는지 밸리데이션된 공정을 운용하면서 지속적으로 모니터링하고 감시하며, 이상이 발생하면 필요한 조치 및 유효성 재확인을 수행하여야 한다.

㉢ 공정관리 중에 이상이 발생하거나 또는 품질 특성들에 대해 모니터링하고 있는 자료가 부정적인 경향을 보이는 경우 그 원인을 반드시 조사하여 시정조치를 취하고 결과를 기록하여야 한다.

㉣ 시정조치의 결과에 따라 유효성 재확인을 검토할 수 있다.

(5) 밸리데이션 된 공정

① 공정 밸리데이션 일반 원칙 가이드 라인에 대한 설명 : 1987년 미국 FDA에서 만든 지침으로, 충분히 밸리데이션 된 공정에서는 데이터를 근거로 하여 출하할 수 있게 하였다.

② 전제조건

㉠ 열분포 시험, 각 적재 패턴에서의 열투과 시험, 미생물 부하조사, 열 저항성의 기지 시험균을 사용한 미생물 치사율 조사 등의 멸균공정 밸리데이션이 되어 있을 것

㉡ 성능이 확인된 화학적 지표 및 생물학적 지표를 사용하여 공정을 밸리데이션 할 것

㉢ 아포형성균이 발견된 경우는 밸리데이션할 때와 비교할 것

③ 멸균 밸리데이션

㉠ 멸균에 대한 베리피케이션이 불가하기 때문에 일련의 성능이 확인된 BI와 CI를 기반으로 유효성을 검증한 것이다.

㉡ BI나 CI가 예상 수치보다 높은 것이 발견되었다면 기존의 설정된 밸리데이션의 신뢰를 보증할 수가 없다.

㉢ '단위당 미생물의 양을 1,000,000개 중의 생존 미생물 수 1개 이하로 한다'와 같은 정량적 지표 역시 이를 토대로 산출된 수치이기 때문에 사용 균보다 열 저항성이 높은 균이 발견되었다면 기존의 멸균 밸리데이션은 비 무균성을 띠고 있다고 판단해야 한다.

④ 밸리데이션 추진절차

㉠ 밸리데이션 실행준비

- 밸리데이션팀 구성
- 밸리데이션 종합계획서 작성(VMP)
- 프로토콜 작성(IQ, OQ, PQ 프로토콜 개발) 및 밸리데이션 실행계획 수립

ⓐ 설치 적격성 평가(IQ) : 특수공정 수행을 위한 제조설비의 설치 및 필요자원의 가용성 확인

ⓑ 운전 적격성 평가(OQ) : 설치된 설비의 시운전 및 공정변수 범위의 확정

ⓒ (필요한 경우) 소프트웨어 밸리데이션 시행

ⓓ 성능 적격성 평가(PQ) : 공정 결과물에 대한 시험 및 결과의 통계적 분석 등으로 공정 능력 증명

㉡ 밸리데이션 활동 및 결과의 문서화

- 설치적격성 평가보고서 작성(IQ Report)
- 운전적격성 평가보고서 작성(OQ Report)
- 성능적격성 평가보고서 작성(PQ Report)
- 최종보고서 작성(Validation Final Report)

㉢ 밸리데이션 활동의 승인 : 밸리데이션 상태 유지 및 재 밸리데이션

⑤ 조직은 제품의 품질에 영향을 미치는 업무를 수행하는 인원에 대해 적격성을 결정

㉠ 교육훈련을 제공

㉡ 적절한 기록을 유지

㉢ 품질목표의 달성에 기여

⑥ 조직이 제품의 적합성을 달성하는 데 필요한 기반구조와 업무환경의 요구사항

㉠ 품질에 영향을 줄 수 있는 유지보수 활동의 식별

㉡ 의료기기의 안전 또는 성능에 영향을 줄 수 있는 인원의 식별

㉢ 인원에 대한 건강, 청결 및 복장 요구사항의 수립

⑦ 조직은 발견된 부적합의 제거를 위한 조치 실시, 특채 하에 사용, 출하 또는 수락을 승인 본래 의도된 용도 또는 적용을 배제하는 조치의 실시와 같이 부적합 제품을 하나 또는 그 이상의 방법으로 처리하여야 한다.

⑧ 조직이 제품 실현을 기획할 때 결정해야 할 사항

㉠ 제품에 대한 품질목표 및 요구사항

㉡ 프로세스의 수립 및 문서화, 그리고 제품에 대한 특정한 자원의 확보에 대한 필요성

ⓒ 실현 및 프로세스 결과로 산출된 제품의 요구사항을 충족한다는 증거를 확보하는 데 필요한 기록

⑨ 밸리데이션 시스템의 수립

㉠ 밸리데이션에 대해 외부 업체를 활용하는 회사라면, 외부에 맡길 영역과 내부에서 담당할 영역을 명확히 구분해야 한다.

㉡ 밸리데이션을 추진하기에 앞서 밸리데이션을 위한 표준작업지침서를 수립해 놓아야 한다.

㉢ 외부 업체를 활용하는 회사는 업체선정에 대한 절차를 명확히 규정해야 한다.

- 밸리데이션을 추진하기에 앞서 먼저 밸리데이션 시스템을 수립해야 하는데 시스템은 문서로 만들어지는 것이다.
- 밸리데이션 업무 수행절차를 확립하기 위해 표준작업지침서를 포함한 각종 문서를 만들어 놓아야 한다.
- 밸리데이션 문서의 종류와 내용은 회사별 여건과 상황에 따라 다를 수 있다.

㉮ 모든 설비의 적격성 평가를 직접 수행하고자 하는 회사라면, 적격성 평가항목별로 진행절차와 프로토콜 및 보고서 형식 등 각종 사항을 규정한 절차서가 필요할 것이다.

- 밸리데이션을 효과적으로 하기 위해서는 먼저 시스템을 구축해야 한다.
- 업무수행을 원활하게 하기 위해서는 사내 SOP를 수립하고 필요한 업무들을 문서화 시켜야 한다.
- 문서의 종류나 컨텐츠는 회사 상황에 맞게 정하면 된다.
- 밸리데이션을 외부업체에 맡기는 경우라면 외주를 주는 부분과 자사에서 담당할 부분을 분명하게 구분해야 한다.
- 외주업체의 선정절차를 명확하게 규정함은 물론이고 외부업체가 수행한 업무의 확인, 점검, 감독 등에 관한 사항을 명확하게 f/u해야 한다.
- 품질수준에 대한 최종 책임은 업무를 맡기 위탁자에게 있기 때문이다.

⑩ 밸리데이션 대상결정에 대한 설명

㉠ 제조공정이 복잡할수록 밸리데이션이 필요하다.

㉡ 위험성이 높을수록 밸리데이션이 필요하다.

㉢ 밸리데이션이 필요하지 않다고 결정한 경우, 제조업체의 결정을 뒷받침할 수 있는 근거를 문서화 한다.

㉣ 시험에 의하여 불량을 검출할 가능성이 낮을수록 점수가 높다.

㉮ 문서화 : 밸리데이션이 필요하지 않다고 결정한 경우, 제조업체의 결정을 뒷받침할 수 있는 근거를 문서화해야 한다.

㉤ 밸리데이션의 필요성을 결정한 승인된 기록을 구비하거나, 위험관리활동과 연계하여 위험관리보고서에서 위험도가 낮아 밸리데이션의 필요성이 적어서 기록으로 문서화하는 방법 등을 모색한다.

ⓐ 밸리데이션의 필요성을 결정하는 방법 : 다음과 같은 중요도를 상세히 분류하여 점수를 부여하고, 중요도가 높게 평가된 공정에 밸리데이션을 실시해야 한다는 견해가

있는데 그 중요도는 다음과 같다.

- 위험성(제품의 불량이 일으키는 위험도) : 인체에 대한 위험도가 클수록 점수가 높다.
- 제조공정(공정의 복잡성, 조작의 숙련도, 제조환경의 특수성) : 공정이 복잡할수록 점수가 높다.
- 검출방법(불량품 검출의 난이도) : 시험에 의하여 불량을 검출할 가능성이 낮을수록 점수가 높다.

※ 이와 같은 방법으로 중요도를 분석한 결과로 중요도가 높은 공정부터 밸리데이션을 실시한다.

ⓑ 부적합품에 대한 재작업 방법 : 밸리데이션의 필요성을 결정하기 위하여 반드시 검토되어야 한다.

[참고] 시험에 의하여 불량을 검출할 가능성이 낮다는 것은 불량이 발생할 확률이 낮아 안정적이라는 뜻이 아니라 불량품 검출의 난이도가 높다는 뜻이다.

⑪ 공정 밸리데이션 : 적격성 평가활동시 적격성 평가를 위한 모든 검증/시험은 각 프로토콜에 설명된 절차에 따라 실행하여야 하며, 임의로 검증/시험방법을 변경해서는 안된다.

⑫ 공정 밸리데이션에 속하는 것

㉠ 충진(Fling)

㉡ 사출(Injection Molding)

㉢ 클린룸(Cleanroom)

- CAD(Computer Aided Design) : 제품의 설계 및 개발단계에서 사용하는 SW로 제조공정에 속하지 않는다.
- 검 · 교정 : 의료기기의 품질이나 성능확인에 사용하는 시험검사방법이 그 의도에 부합된다는 것, 즉 시험법의 오차로 인한 판정오류의 확률이 허용되는 정도라는 것을 과학적으로 입증하는 시험방법 밸리데이션에 속한다.

⑬ 공정 밸리데이션 적격성 평가활동시 유의사항

㉠ 점증/시험 결과에 따라 프로토콜에 수집하도록 명시된 검증/시험 데이터를 주의 깊고 정확하게 사실을 반영하도록 수집한다.

㉡ 데이터는 규정된 시험성적서 또는 적격성 평가 프로토콜의 기록양식에 작성하여 수집하고 적절한 검토의견을 기록한다.

㉢ 검증/시험은 재현성을 입증하도록 충분한 횟수로 반복하여 실행하여야 한다.

⑭ 공정 밸리데이션 활동을 문서화한 결과물 : 제조업체 갑은 포장작업을 자체적으로 하고 있으며, 공정 밸리데이션 절차서에서 선언한 업무 범위는 제품의 양산이관 이후로 정하고 있는 최근 포장작업을 위한 설비를 추가하였으면, 일반적인 공정 밸리데이션 활동을 문서화한 결과물이다.

㉠ IQ(Installation Qualification) 레포트

㉡ OQ(Operational Qualification) 레포트

㉢ PQ(Performance Qualification) 레포트

※ 설계 적격성평가(Design Qualification : DQ) : 공정 밸리데이션의 일부로 활용되기는 하지만, 공정은 설계완료 후 제품의 양산과정에 관여하기 때문에 공정 밸리데이션의 일반적인 절차로 보기는 어렵다. 따라서 일반적인 공정 밸리데이션의 결과물로서는 옳지 않다.

- 제조사 내규에 따라 DQ(Design Qualification) 레포트를 공정 밸리데이션의 결과물로 남겨야 할 수도 있다.
- 무조건 DQ(Design Qualification) 레포트를 공정 밸리데이션의 결과물로 남길지 말지를 생각하는 것이 아니라 사례 혹은 당사 절차서에 따라 판단해야 한다.

(6) 공정 밸리데이션의 결정 흐름도

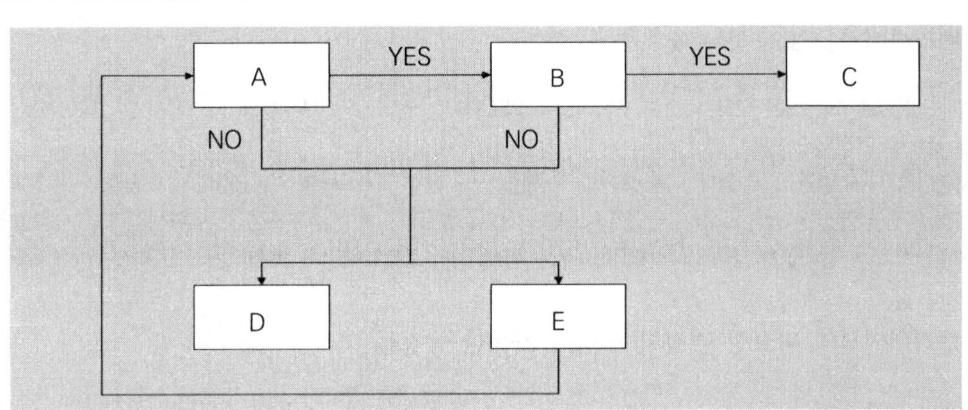

[A] 공정 출력의 검증 가능성 : 만약 그 결과가 긍정적이면 검증만으로도 수영할 수 없는 위험의 제거가 충분하고, 비용이 효율적인지 검토한다.

[B] 검증의 충분성, 비용 효율성 : 만약 그렇다면 밸리데이션을 실행할 필요는 없으며 검증만으로 공정관리를 수행하면 된다.

[C] 검증 및 공정관리 : A 단계에서 해당 공정의 출력이 검증될 수 없거나, B 단계에서 검증만으로 위험의 제거가 충분치 않거나, 검증 비용이 과다하다면 해당 공정에 대한 밸리데이션을 수행하는 것으로 결정해야 한다.

[D] 유효성 확인 : 선택적으로 밸리데이션의 필요성을 줄이기 위해 제품 또는 공정을 개선하거나 편차를 감소시키기 위해 제품 또는 공정을 재설계할 수도 있다. 제품과 공정을 재설계함으로써 단순한 검증만으로도 만족할 만한 결정을 내릴 수 있을 정도로 위험 또는 비용을 줄일 수 있는 방법도 있는 것이다.

[E] 제품 및 공정의 재설계 단계 : 제품을 재설계한 경우 개선된 공정을 출력에 대해 검증이 가능한지 다시 검토하도록 한다.

(7) GHTF의 공정 밸리데이션 지침서에서 예시하고 있는 밸리데이션 팀의 구성원

- 품질보증
- 엔지니어
- 생산
- 회사조직 및 제품의 형태에 따라 다음과 같은 분야도 포함될 수 있다.
  ㉮ 실험실, 기술서비스, 연구개발, 인허가담당, 임상엔지니어링, 구매/기획

(8) 밸리데이션이 필요한 공정을 요구하는 것 및 결정시 선택이 가능한 공정들

① 밸리데이션이 필요한 공정

- 무균충진 공정
- 멸균 공정
- 멸균포장 밀봉공정
- 클린룸의 공조상태
- 도금 공정
- 열처리 공정
- 냉동건조 공정
- 플라스틱 사출성형 공정

② 밸리데이션을 요구하는 것

다음 공정은 해당되는 모든 프로세스를 포함하도록 의도되지는 않았지만, 대부분의 국가에서 밸리데이션을 요구하는 것으로 인정되고 있다.

• 시험방법 • 멸균 • 접착 • 충진 • 배합 • 용접 • 사출 • 설비 • 압출 • 침지
• 세척 • 혼합 • 검·교정 • 공조시스템 • 유일여과 • 정수시스템 • 위생처리 • 무균조작
• 동결건조 • 플라스틱 접착 • 웨이브/수동 납땜 • 소프트웨어로 동제되는 프로세스

③ 밸리데이션의 필요성 결정시 선택이 가능한 공정들

- 특정한 세척 공정
- 특정한 충진 공정
- 특정한 사람에 의한 조립되는 공정
- 특정한 수치로 제어되는 절단 공정

[참고] 의료기기 규제에서 요구하고 있는 의무사항에 해당하는 공정(멸균, 포장 세척 등)이 아니라도 하여도 멸균실, 클린룸 등이 설치되어 있다면 반드시 밸리데이션을 하여야 한다.

(9) 제조, 청정도, 세척, 클린룸, 포장, 운송 밸리데이션에 대한 설명

① 제조 밸리데이션 : 의료기기를 제조하기 위한 설비의 용도와 적합성, CAPA를 'DQ단계'에서 검토하며 선정 밸리데이션 적격성 평가(Qualification), 주요 단계는 일반적으로 선정(DQ) → 설치적격성평가(IQ) → 운전시험(OQ) → 운전절차(PQ) 단계로 수행된다.

㉠ IQ(설치 적격성 평가) : 선정된 설비 및 시스템이 설정된 기준에 맞게 설치되었는지 상태를 검사검증한다.

㉡ OQ(운전 적격성 평가) : 모든 예측 가능한 운전 조건(최악의 조건 포함)에서 규정된 요구사항에 적합한 결과가 나오는지를 한계치 시험 등을 통해 보증한다(설비가 예상 운전 변수 범위 내에서 의도한 대로 작동하는지 확인하고 최종성능시험을 실시하는 밸리데이션이다).

㉢ PQ(성능 적격성 평가) : 공정이 실제 생산환경에서 일관되게 규격에 적합한 제품을 생산하는지 검증하며, 최소 3개 제조단위(또는 3회 반복)를 실시한다(정상 운전 상태에서 수용 가능한 제품을 지속적이고 일관되게 생산하는지 입증). 운전 절차에 따라 운전하였을 때 정해진 범위 내에서 정상적으로 작동하는지에 대한 증거를 얻을 수 있어 설비의 초기 고장률을 줄이고, 초기 시험가동에 소요되는 시간과 자재를 줄이며, 적절한 양산 운전조건을 설정하여 설비의 기능과 가동률이 향상되고, 돌발적인 고장을 예방하는 효과는 물론 설비 밸리데이션 수행과정을 통해 작업자의 기술력이 향상되는 효과가 있다.

[참고] OQ(Operation Qualifion)는 기기의 기능적 작동 여부이며, PQ(Perfromance Qualifion)는 해당 기능이 어느 정도 성능인지를 확인한다.

㉮ 용달차 OQ는 브레이크와 액셀이 작동하는지를, PQ는 브레이크를 밟았을 때의 제동거리와 액셀을 밟았을 때의 제로 백이다.

② 청정도 밸리데이션의 성능 적격성

㉠ 설치 적격성(IQ) 평가 : 문서, 설치, 배관, 교정, 시험장비, 구성품 등의 시험항목이 포함될 수 있다.

㉡ 운전 적격성(OQ) 평가 : 가동 준비 상태, 풍량 및 환기 횟수, 공기의 흐름, 소음, 필터 누설시험 등의 시험항목이 포함될 수 있다.

㉢ 성능 적격성(PQ) 평가 : 온도, 습도, 조도, 차압, 부유입자, 부유균, 낙하균, 표면균, 작업자 손끝 균 등의 시험항목이 포함될 수 있다.

③ 세척 밸리데이션

㉠ 제조과정 중 사용되는 물질이나 세척제 및 미생물 오염이나 특정한 오염물질을 제거하거나 의료기기에 잔류하는 정도를 허용 가능한 수준 이하로 감소시키기 위한 공정이다.

㉡ 세척공정 밸리데이션의 절차 및 방법은 일반적인 공정 밸리테이션의 프로세스와 동일하다.

㉢ 세척의 결과를 직관적으로 확인이 불가능하기 때문에 밸리데이션을 시행한다.

- 밸리데이션 : 후속되는 모니터링 또는 시험 등의 검증활동만으로 해당 공정의 수행결과를 보증할 수 없는 경우에 수행하게 되므로, 세척공정의 진행 과정이 각각의 단계에서 검사 등으로 확인되거나 최종 완제품의 품질에 미치는 영향이 미미할 경우 세척공정 밸리데이션이 필요하지 않을 수 있다.

㉣ 세척 공정 밸리데이션 : 제조 공정잔류물 또는 세척제 잔류물을 허용 가능한 수준 이하로 감소시킴을 입증하기 위해 필요하며, 잔류물의 잔류 허용 기준 설정이 필수적이다.

㉤ 클린룸 밸리데이션 : 공기조화 장치, 클린벤치 및 클린부스 등 시설이 필수적이며, 공기 부유입자 농도가 관리되는 장소로 입자의 유입·생성 및 유지되는 것을 관리하도록 설계·시공 및 운영되는 장소이다. 대부분의 국가는 자국의 법령에서 작업환경과 오염관리, 제품 오염관리가 요구되고 있으며, 제품에 따라 품질보증을 위한 방법으로 운영하고 있다.

• 클린룸 밸리데이션과 관련된 규정과 해당 제품이 요구하는 청정도 및 기준에 충족하는 작업환경을 확보하기 위해서는 외부 공기를 여과하여 작업실로 공급하기 위한 공기조화 장치, 클린벤치 및 클린부스 등 시설이 필수적이다.

㉥ 포장 밸리데이션 계획서 요소

ⓐ 포장공정 및 절차에 대한 완벽한 설명 및 SOP

ⓑ 포장공정의 검토 및 승인에 있어 규정된 기준

ⓒ 포장공정 유효성 확인 기록 요구사항

㉦ 운송 밸리데이션 : 운송 과정에서 의료기기의 성능 및 안전성이 유지됨을 보장하기 위해 관련 사양 및 절차를 문서화하여 유효성을 확보해야 하며, 이는 GMP 기준 4.2.3항 및 7.5.11항에 따라 적용될 수 있다.

㉧ 운송 밸리데이션 관련 국제표준

ⓐ ISO 14644, ISO 14698 : 클린룸(청정실)의 운영 관련 국제기준이다.

ⓑ ISO 14644 : 청정실 및 제어환경에 관한 요구사항으로 공기 청정도 등급분류, 시험방법 등 14개의 세부 기준으로 구성된다.

ⓒ 1SO 14698 : 청정실 및 관련 제어환경 중 미생물 오염관리에 관한 요구사항으로 2개의 세부 기준으로 구성된다.

㉨ 운송 밸리데이션시 고려사항

ⓐ 시험검사기관에 시험을 의뢰하는 과정에서 발생하는 운송조건이 운송 밸리데이션의 모의 운송시험 결과에 영향을 주지 않도록 주의해야 한다.

ⓑ 모든 시험순서는 계획된 순차대로 진행되어야 하며, 시험결과 부적합일 경우 포장설계 및 운송 매개변수를 재설계하여 시험해 보고, 합격할 때까지 반복해야 한다.

ⓒ 운송 밸리데이션의 수행 범위는 위험기반 접근방식으로 결정될 수 있으며, 이때 제외되는 범위는 과학적 논리로서 설득력 있는 근거가 제시되어야 한다.

㉩ 운송 밸리데이션을 위한 시험 : GMP 시스템하에서 제조업자가 스스로 하거나 「의료기

기법 시행규칙」 제8조 제2항 및 [별표 2] 제1호 다목에 따라 의료기기 시험검사 기관, 의료기기 GMP 적합성 인정을 받은 제조업자에게 위탁하여 실시할 수 있다.

(10) 소프트웨어 밸리데이션

의료기기 자체에 포함되거나 QMS 운영에 사용되는 SW는 최초 사용 전에 유효성이 확인되어야 하며, 변경 또는 적용 후에도 유효성이 재확인되어야 하며, 밸리데이션 수준은 소프트웨어 사용과 관련된 위험에 비례하여 결정해야 한다.

① 의료기기 소프트웨어 밸리데이션

㉠ 소프트웨어 밸리데이션은 의료기기의 소프트웨어에 대한 유효성을 검증하기 위한 활동이다.

㉡ 소프트웨어 밸리데이션은 다음 모두를 대상으로 한다.

- 전자 · 기계 장치 등 하드웨어에 결합되지 않고 범용 컴퓨터 등과 동등 환경에서 운영되며, 그 자체로 의료기기로서의 사용 목적(진단, 분석)이 있는 소프트웨어(독립형 소프트웨어)
- 의료기기에 내장 · 설치 또는 유무선으로 연결되어 그 의료기기를 제어 · 구동하거나 그 의료기기로부터 생성된 데이터의 저장 · 전송 및 신호 · 영상처리 등의 목적으로 사용되는 소프트웨어(내장형 소프트웨어)

㉢ 소프트웨어 밸리데이션 : IEC 62304 규격에 따른 절차와 방법으로 수행해야 하므로 해당 규격에 대한 이해가 있어야 올바르게 수행할 수 있다.

② 소프트웨어 밸리데이션

㉠ 설계 밸리데이션 : 소프트웨어 자체가 의료기기이거나 또는 의료기기의 구성품 또는 부속품으로 사용되는 소프트웨어

㉡ 공정 밸리데이션 : 자동화설비 및 품질시스템 운영에 사용되는 소프트웨어

- 설계 S/W(SaMD) : 설계 밸리데이션 적용한다.
- 공정 S/W : 공정 밸리데이션 적용한다.
- 밸리데이션 수준 : 소프트웨어 이용과 관련된 위험도에 비례한다.

※ 소프트웨어의 안전성 등급(위험도)에 따른 밸리데이션 범위 설정한다.

㉢ 소프트웨어 타당성 확인은 컴퓨터 소프트웨어 응용 프로그램과 같이 관리하는 데 사용된다

③ 소프트웨어 밸리데이션 유형

㉠ 제품품질 : 통계, 경향분석에 사용되는 스프레드시트, 고객 불만관리 등 품질관리를 위한 소프트웨어는 범주 I 에 속한다.

㉡ 범주 I 에 해당하는 소프트웨어 : 예방차원의 관리로 밸리데이션을 수행할 수 있다.

㉢ 컴퓨터로 제어 : 공정이나 설비에 조작자(운영자)가 개입하지 않고 데이터를 수집 · 분석하여 자동으로 조치를 수행하는 소프트웨어는 범주II에 속한다.

㉣ 범주 II 에 속하는 소프트웨어 : 의료기기가 제품의 안전, 일관성, 성능에 영향을 무시할 수 없는 소프트웨어로 시험 및 검사, 전체적인 또는 부분적인 공정 밸리데이션을 수행할 수 있다.

④ 소프트웨어 밸리데이션 개발 계획서 : 개발자 관점에서 접근을 하여 개발목표를 충족하기 위해 보완하는 일련의 행동이고, 사용자 적합성은 사용자 및 환자의 입장에서 접근하여 작동에 대한 실수를 최대한 줄이고자 하는 일련의 행동이며 제품의 개발 중의 과정이고, 사용자 적합성은 제품의 시제품이 완성되고 나서의 과정이다.

㉠ 소프트웨어 개발에 대한 세부활동

㉡ 소프트웨어 형상 및 변경관리

㉢ 활동 및 업무의 결과물

⑤ 소프트웨어 밸리데이션 절차

㉠ 소프트웨어 안전등급의 분류

ⓐ IEC 62304 : 소프트웨어의 등급에 따라 소프트웨어 밸리데이션의 세부 절차에서의 요구사항을 달리하고 있으므로 소프트웨어의 안전등급을 판단할 필요가 있다.

ⓑ 소프트웨어 안전등급을 판단할 때는 다음을 고려해야 한다.

- 안전등급 A : 부상 또는 건강상의 상해 발생 가능성이 없는 경우
- 안전등급 B : 건강상 상해가 발생할 가능성이 존재하나 중상 발생 가능성이 없는 경우
- 안전등급 C : 중상 발생 또는 사망 가능성이 존재하는 경우

㉡ 소프트웨어 밸리데이션 계획

ⓐ IEC 62304 규격은 소프트웨어 밸리데이션 활동의 계획을 수립하도록 요구하고 있다.

ⓑ 소프트웨어 밸리데이션 계획은 다음 내용이 포함된다.

- 소프트웨어 밸리데이션의 절차 : 소프트웨어 밸리데이션 과정에서 발생하는 문제를 해결하기 위한 프로세스 포함
- 소프트웨어 개발 표준, 방법, 도구(안전등급 C등급일 경우만 해당한다.)
- 소프트웨어 통합 및 통합시험계획(안전등급 B, C등급일 경우만 해당한다.)
- 소프트웨어 검증계획
- 소프트웨어 위험관리계획
- 문서화계획
- 소프트웨어 형상관리계획(유지보수계획을 포함한다.)

㉢ 소프트웨어 요구사항 분석 : 개발하려는 소프트웨어가 어떠한 수준을 갖춰야 하는지에 대한 요구사항을 설정해야 한다.

ⓐ 요구사항에는 소프트웨어의 기능, 시스템 요구사항, 입력 및 출력의 방식, 소프트웨어의 보안 등이 포함된다.

ⓑ 소프트웨어의 오류나 결함에 의해 발생할 수 있는 위험에 대해 ISO 14971에 따른 위험관리를 실시하고 위험통제 수단을 요구사항에 포함시켜야 한다.

㊋ 소프트웨어 오류로 사용자가 설정한 것보다 과도한 출력이 발생하면서 위험이 발생할 수 있다면, 소프트웨어 오류를 감지하여 오류 메시지와 함께 동작을 정지하는 것과 같은 안전장치를 소프트웨어 설계에 포함시켜야 할 것이다.

ⓒ 요구사항을 확정한 뒤 해당 요구사항들이 주요 시스템 요구사항이 포함되는지, 상호 모순이 있거나 모호한 방식으로 표현해 놓진 않았는지 등을 검증해야 한다.

㉣ 소프트웨어 요구사항 명세서(SRS)

ⓐ 어떠한 기능을 구현할 것인지 각 기능에 대한 목록화가 되어 있어야 한다.

ⓑ 어떤 인터페이스로 구축이 될 것인지 명시되어 있어야 한다.

ⓒ 어떤 프로그래밍 언어로 구현할 것인지 명시되어야 한다.

ⓓ 소프트웨어는 무형의 결과물을 만드는 것이기 때문에 개발하고자 하는 소프트웨어의 기능과 범위를 정해야 한다.

- SRS에서 요구한 조건이 SDS로 인하여 충족되었다는 것을 증명해야 하므로 SRS와 SDS는 서로 추적 가능해야 하며 1:1증명이 되어야 한다.
- SDD는 소프트웨어 설계기술서로 소프트웨어 구성항목의 설계사항 등을 기술한 자료이며, 의료기기 소프트웨어에 대한 기준규격인 IEC 62304에서는 SRS와 SDD의 추적성을 요구하고 있지 않다.
- 소프트웨어 개발 초기에 선언해야 하는 프로그램의 기능과 범위를 SRS라 하고, SRS에서 요구한 각 소프트웨어의 기능과 범위를 모두 충족했다는 것을 SDS로 증명해야 한다.

㉤ 소프트웨어 밸리데이션 요구사항에서 제외되는 조건 : 다음 사항은 컴퓨터 소프트웨어에서 요구되는 밸리데이션의 범주에 포함되지 않는다.

ⓐ 조직이 사용 하지만 QMS 또는 제품 요구사항에 대한 적합성이나 의료기기에 대한 해당 요구사항의 준수와 무관한 소프트웨어(㊋ 회계에 사용되는 소프트웨어)

ⓑ 의료기기 품질, 성능 또는 안전성에 영향을 미치지 않는 사무 작업용 소프트웨어(㊋ 워드프로세스 소프트웨어)

㉥ 소프트웨어 아키텍처 설계

ⓐ 소프트웨어의 구조와 항목이 식별되도록 하는 의료기기 소프트웨어 요구사항을 문서

화해야 한다.

ⓑ 소프트웨어 아키텍처의 다음을 포함한 사항을 검증해야 한다.

- 소프트웨어 아키텍처가 위험통제와 관련된 요구사항을 포함하여 시스템 및 소프트웨어의 요구사항을 구현하고 있는가?
- 소프트웨어 아키텍처가 소프트웨어 항목 간의 인터페이스, 소프트웨어 항목과 하드웨어 간의 인터페이스를 지원할 수 있는가?
- 의료기기 아키텍처가 임의의 SOUP 항목의 정상 동작을 지원하는가?
  ※ SOUP(Software of unknown provenance) : 이미 타사에 의해 개발되어 일반적으로 사용할 수 있는 개발 프로세스를 확인할 수 없는 상용 소프트웨어 등이다.

ⓢ 소프트웨어 사용자 인터페이스를 설계할 때 고려되어야 할 요소 : 소프트웨어 사용자 인터페이스 구조 개발

ⓐ 컨셉 모델을 기반으로 제조자는 다양한 소프트웨어 사용자 인터페이스 구조 및 사위 레벨의 메뉴 이동방식을 탐색해 보아야 하며, 이 구조는 관련 사용자 메뉴 이동방식을 보여주는 화면 흐름 등으로 나타낼 수 있다.

ⓑ 설계의 관점은 특정 화면의 기능 세부사항보다는 다양한 화면 종류의 전반적인 목적 등에 중점을 두어야 한다.

ⓒ 소프트웨어 사용자 인터페이스를 설계할 때 꼭 고려되어야 할 요소는 다음과 같다.

- 태스크에 적합한가?
- 개별화에 적합한가?
- 사용자 예상과 동일한가?
- 오류 허용치는 적절한가?
- 별도의 설명이 없이도 알아볼 수 있는가?
- 다루기 쉬운가?
- 사용방법을 습득하기에 적절한가?

ⓞ 소프트웨어 상세 설계

ⓐ 소프트웨어 유닛을 구성해야 한다.

ⓑ 소프트웨어 유닛은 다른 아이템으로 더 이상 분해되지 않는 소프트웨어 항목으로 제조사가 정의 하도록 되어 있다.

ⓒ 구성한 소프트웨어 각 유닛에 대해 설계한다.

ⓩ 소프트웨어 유닛 구현 및 검증

ⓐ 설계에 따라 구현된 소프트웨어 유닛들은 각각의 적합성을 보증하기 위하여 확립된 승인기준에 부합하는지 확인한다.

ⓑ 승인된 소프트웨어 유닛은 상세 설계대로 기능하는지 화이트 박스 시험을 통해 검증한다.

㉧ 소프트웨어 통합 및 통합시험

ⓐ 각 소프트웨어 유닛에 대한 검증이 완료되면 유닛 상호간에 원활하게 기능하는지 확인하기 위하여 소프트웨어 유닛을 통합하고 유효한지 검증하고 소프트웨어 통합시험을 통해 검증할 수 있다.

㉨ A 유닛이 영상을 카메라로부터 수신 및 B 유닛으로 전송하는 기능이고, B 유닛이 전송받은 영상을 분석 및 표시하는 유닛이라면 A 유닛과 B 유닛 간 송·수신이 정상적으로 이루어지는지 결과값을 확인하여 검증한다.

ⓑ 소프트웨어 통합 이후에 통합으로 발생한 결함이 각 유닛에 유입되지 않았는지 각 유닛에 대해 다시 한번 회귀시험을 실시한다.

ⓒ 소프트웨어가 여러 단계의 시스템 메뉴 등으로 이루어져 있다면 하위기능부터 상위기능까지 여러 차례의 통합시험과 회귀시험을 실시할 수도 있다.

㉩ 소프트웨어 시스템 시험

ⓐ 전체 소프트웨어에 대해서 성공적으로 구현되었는지 시스템 시험을 통해 검증함으로써 구축된 프로그램의 기능성과 성능을 검증한다.

ⓑ 내장 소프트웨어의 경우 실제 제품에 이식하여 시험을 실시한다.

㉪ 소프트웨어 배포 및 형상관리

ⓐ 성공적으로 구현되어 유효성 확인이 끝난 소프트웨어를 정식으로 배포한다.

ⓑ 배포한 소프트웨어의 각 버전과 기능내역을 비롯하여 다음의 사항들을 보관/업데이트하며 관리한다.

- 소프트웨어 요구사항 명세서
- 소프트웨어 아키텍쳐 설계도
- 소프트웨어 설계 기술서
- 소프트웨어 설계 명세서
- 소프트웨어 검증 자료(통합 및 시스템 시험)
- 소프트웨어 측정 내역서
- 소프트웨어 형상관리 이력

㉫ 문서화

ⓐ 소프트웨어 밸리데이션 계획활동은 소프트웨어 계획서로 문서화한다.

ⓑ 소프트웨어 밸리데이션 요구사항 분석부터 소프트웨어 형상 관리까지의 활동은 소프트웨어 밸리데이션 보고서로 문서화한다(의료기기 적합성 인정등 기준 등 제4조 및 제6조 관련).

㉬ 사용 교육용 자료로 제공해야 할 정보

ⓐ 사용자 인터페이스 사양서에 포함된 사용 교육 요구사항은 사용 교육 자료개발의

길잡이가 된다.

ⓑ 제조자 : 사용오류 분석 결과를 통해 사용 교육자료의 설계 세부사항을 설정해야 한다.

ⓒ 사용자 인터페이스의 다른 부분과 마찬가지로, 사용 교육자료는 총괄평가 이전의 세세한 설계단계 동안 형성평가에서 테스트하는 것이 중요하다.

ⓓ 사용 교육자료 : 의료기기의 위험통제 수단이 되며 안전성 정보가 될 것이기 때문에 특히나 중요하다.

ⓔ 안전성 정보를 개발할 때 이 정보가 누구에게 어떻게 제공될지 알아내는 것이 중요하다.

ⓕ 제조자 : 위험, 노출의 결과, 위해요인을 예방하기 위해 어떤 일을 해야 하며, 어떤 일을 하지 않아야 하는지에 대한 설명을 사용 교육용 자료에 제공해야 한다.

예 • 행동, 위험, 경고, 주의 공지 등을 분류하기 위해 적합한 우선순위
• 필요한 정보의 세부사항
• 안전성 정보의 장소
• 규제 요구사항 등
• 명료함과 이해 가능성을 확보하기 위해 사용되는 말이나 그림
• 즉각적인 수신인(예 사용자, 서비스 인력, 설치자, 환자)
• 정보제공을 위한 적합한 매체(예 사용설명서, 레이블)

5) 의료기기 사용 적합성(Usability)

의도된 사용환경에서 유효성, 효율성 및 사용자 만족도를 달성하는 사용자 인터페이스의 특징이며 공학은 위험관리의 일환으로, 사용자 오류로 인한 위험을 최소화하는 활동이므로 사용오류(Use Error)를 줄여 의료기기의 안전성을 확보하기 위한 설계활동이다.

(1) 사용 적합성에 관한 용어의 정의 및ME 기기의 표시에 대한 식별(Legibility)

① 사용 적합성에 관한 용어의 정의

㉠ 사용 적합성 : 사용의 편리성을 위하여 의도한 사용환경에서 유효성, 효율성 및 사용자 만족도를 확립하는 사용자 인터페이스 특성이다.

㉡ 사용 적합성평가 : 의료기기가 사용하기에 적합한지, 사용자에게 적합한 상태인지를 평가하는 것으로, 특정 의도한 사용환경 내에서 사용자 인터페이스를 조사 또는 평가하기 위한 방법이다.

㉢ 사용자 인터페이스 : 사용자와 의료기기가 상호 작용하는 의료기기 모든 요소이다.

㉣ 총괄평가(Summative Evaluation) : 사용자 인터페이스를 안전하게 사용할 수 있는 객

관적 증거를 얻기위해 의도적으로 사용자 인터페이스 개발의 끝부분에서 수행한 사용자 인터페이스 평가이다.

ⓐ 최종 설계단계에서 수행, 안전한 사용에 대한 객관적 증거 확보(Validation)에 중점, 사용자 인터페이스의 안전을 확증하기 위해 수행되며, 주로 설계 밸리데이션 활동의 일부로 수행된다. 의도한 사용자 그룹당 15명의 참여자가 권장된다.

ⓜ 형성평가(Formative Evaluation) : 사용자 인터페이스 설계의 강점, 약점 및 예상치 못한 사용오류를 알아보기 위해 의도적으로 수행한 사용자 인터페이스 평가이다.

ⓐ 설계 개선(설계 단점 및 문제점 발견에 중점)을 위한 부분을 찾기 위해 개발 도중에 반복적으로 진행되어야 가장 효과적이다.

ⓑ 유효성 : 사용자가 지정된 목표를 달성하는 정확도 및 완성도이다.

ⓢ 사용오류 : 사용자가 의료기기를 사용하는 동안 제조자의 의도 또는 사용자의 예상과 다른 결과를 야기하는 사용자 행위 또는 생략된 사용자 행위이며, 불필요한 행동수행(행동의 오류)이나 필요한 행동을 잘못 생략(생략의 오류)하는 것 등이 포함된다. 또한 제조자의 의도와 다른 결과를 야기하는 사용자 행위이다.

ⓞ 정상사용(Normal Use) : 사용설명서에 따라 또는 사용설명서 없이 제공된 의료기기에 대해 일반적으로 수용된 관행에 따라 사용자에 의한 일상적인 점검 및 조정을 포함한 가동 및 대기 상태이다.

ⓐ 정상사용 : 의도된 사용과 혼동해서는 안된다. 두 가지 모두 제조업체가 의도한 사용의 개념을 포함하지만, 의도된 사용은 의학적 목적에 초점을 맞추고, 정상사용은 의료 목적뿐만 아니라 유지보수, 운송 등을 포함한다.

ⓑ 사용오류 : 정상사용시 발생할 수 있다.

ⓒ 사용지침 없이 안전하게 사용할 수 있는 의료기기는 관할 구역의 일부 당국에서 사용지침서를 보유하는 것이 면제된다.

ⓩ 비정상 사용 : 정상사용에 역행하거나 이를 위반하고 제조자에 의한 사용자 인터페이스 관련 위험통제의 합리적 수단을 벗어난 의식적이고 의도적인 행위 또는 의도적인 생략 행위이다.

ⓒ 사용환경 : 사용자가 의료기기와 상호작용하는 실제 상태 및 설정이다.

ⓚ 잔여위험 통지 : 위험통제를 통해 위험을 낮은 수준으로 줄였더라도, 여전히 잔여 위험이 남아있을 경우 사용자에게 경고를 해 주어야 한다.

② 사용 적합성 용어 정의와 관련 용어의 설명

㉠ 사용 적합성 용어 정의

ⓐ 최초 '가속노화시험'에서 24개월의 사용기한을 확보하였으나, 동시에 '장기보존시험'을 실시하여 36개월에서도 적합함을 입증하였다.

ⓑ '안정성시험'은 멸균제품 등 사용기간(유효기간)동안 의료기기의 특성이나 성능이 설정한 한계 이내로 유지되는지 입증하기 위한 시험이다.

ⓒ 사용기간(유효기간) 동안 운송, 저장, 사용 중 노출될 수 있는 실제 조건에 의료기기를 노출시켜 그 기간동안 안정성이 유지되는지 가속노화시험 외 장기보존시험으로 확인해야 한다.

ⓓ 장기보존시험을 통한 사용기한 연장의 예 : 제품의 안전성 및 유효성에 영향을 미치는 변경이 없으며, 제조소의 품질관리 체계 내에서 보증 및 관리되는 경우 규제 당국에 기술문서 및 변경허가를 신청하여 승인받은 후 사용기한 연장이 가능하다.

㉡ 사용 적합성 관련 용어

ⓐ 사용 적합성 목표(Usabilty Goal) : 사용자, 의료기기 상호작용의 바람직한 품질도이다.

ⓑ 사용 사양서(Use Speciication, 적용사양서) : 의료기기의 사용 맥락과 관련된 중요한 특성의 요약이다.

ⓒ 일차 가동기능(Primary Operating Function) : 의료기기의 안전과 관련된 사용자 상호작용이 포함된 기능이다.

〈사용 적합성 관련 용어〉

용어	설명
사용자 프로필 (User Prolle)	의도한 사용자 집단의 정신적 · 물리적 및 인구학적 특성뿐만 아니라 직업 기술, 직무 요구사항 및 근무 상태와 같이 설계 결정과 관련이 있을 수 있는 특별한 특성의 요약이다.
태스크 분석 (Task Analysis)	사용자가 의료기기를 작동시키거나 일을 할 때 필수적으로 해야 할 사용자 목표와 특정 행동을 결정하기 위해 사용하는 분석이다. 원하는 결과를 얻기 위한 의료기기와 하나 이상의 사용자 간 상호작용은 태스크(Task)이다.

(2) 사용 적합성 평가와 임상시험의 공통점

① 실제 사용환경과 사용자를 기반으로 한다.

② 인간이 수행하게 되므로 인간에 의한 편차가 존재한다.

③ 주관을 객관화시키는 작업에 대한 이슈가 존재한다.

④ 시험검사, 사용 적합성 평가, 임상시험의 공통점과 차이점

구분	공통점	차이점
시험검사 vs 사용 적합성 평가	• 의료기기의 적합성 입증을 위한 자료로 사용된다. • 국제규격에서 정의한 규격을 바탕으로 업무한다.	• 주로 기기를 통해 측정하는 시험검사와는 달리 주관적인 시험이 될 수 있다. • 정략적인 평가보다는 분석된 위험을 평가하는 정성적인 평가이다.
사용 적합성 평가 vs 임상시험	• 실제 사용환경과 사용자를 기반으로 한다. • 인간이 수행하게 되므로 인간에 의한 편차가 존재한다. • 주관을 객관화시키는 작업에 대한 이슈가 존재한다.	• Usability test는 PI가 주도하는 임상시험과 달리 의료기기 제조업체에서 주도한다. • 통상 피험자가 없이 더미, 마네킹, 팬텀 등을 활용한다.

(3) 사용 적합성 엔지니어링과 의료기기 허가의 요구사항

① 사용 적합성 엔지니어링

㉠ 사용 적합성 엔지니어링

ⓐ 의료기기를 사용할 때 발생할 수 있는 사용오류를 식별 및 최소화하고 사용 관련 위험을 최소화하기 위한 활동이다.

ⓑ 적절한 사용 적합성을 달성하기 위해 인간의 행동, 능력, 한계 및 기타 특성에 관한 지식을 의료기기 설계에 적용하는 것

㉡ 사용 적합성 엔지니어링 파일 : 사용 적합성 엔지니어링 프로세스에서 산출된 기록 및 다른 문서

㉢ 사용 적합성을 평가하기 위한 가장 효과적인 수단

ⓐ 사용 적합성 테스트이지만 휴리스틱 분석, 전문가 검토와 같은 방법을 통해 수행될 수도 있다.

ⓑ 사용 적합성 엔지니어링 활동은 이러한 사용 적합성 평가를 수행하기 위한 일련의 준비 및 실시, 그리고 결과에 대한 분석과 그에 따른 의료기기 설계의 과정이라고 볼 수 있다.

㉣ 사용 적합성 엔지니어링 활동 : IEC 62366-1 및 IEC TR 62366-2 규격에 따른 절차와 방법을 활용해야 하므로 해당 규격에 대한 이해가 있어야 올바르게 수행할 수 있다.

㉤ 사용 적합성 공학 프로세스 : IEC 62366-1을 기반으로 하며 ISO 14971 위험관리 프로세스와 연계된다.

ⓐ 시작 : 사용 사양서 준비(사용환경, 사용자, 적응증 등 정의)

ⓑ 프로세스의 단계별 흐름을 이해하고, 각 단계의 목표를 숙지해야 한다.

ⓑ 사용 적합성 공학 파일(UEF) : 모든 사용 적합성 활동 및 의료기기 사용상의 안전을 입증하는 기록을 만들어 유지해야 한다.

ⓢ 사용 적합성 공학 프로세스에서 산출된 모든 기록 및 문서를 포함하며, 최종 총괄평가 보고서만을 의미하는 것이 아니다.

ⓐ 파일의 구성요소 및 각 단계별 기록 유지 의무

ⓞ 위험통제 수단 우선순위 : 사용자 인터페이스 설계변경을 최우선으로 하여 위해를 제거하고, 다음으로 보호 조치, 마지막으로 안전성에 관한 정보 제공을 고려해야 한다.

② 「의료기기 제조 및 품질관리 기준」(식품의약품안전처 고시)의 요구사항 : 「의료기기 제조 및 품질관리 기준」(식품의약품안전처 고시) [별표2] 4.2항, 5.2항, 7.2항, 7.3항, 8.2항 및 8.3항에 따라 사용 적합성 요구사항을 포함하는 제품 또는 서비스에 대한 고객 요구사항 등을 결정하고 검토하여야 한다.

- 5.2항에 따라 최고 경영자는 고객 요구사항과 적용되는 법적 요구사항이 결정되고 충족됨을 보장하여야 한다.
- 7.2.1항 및 7.2.2항에 따라 제품의 의도된 사용자 요구사항을 결정하고 검토하여 '사용 적합성'에 반영하여야 한다.
- 7.3.3항 및 7.3.9항에 따라 의료기기 설계시 '사용 적합성'을 반영하여야 한다.
- 8.2항 및 8.5항에 따라 고객 불만 등 사용 적합성 관련 생산 후 정보를 모니터링, 분석 및 평가하고, '사용자 인터페이스' 관련 설계변경 필요시 '사용 적합성'을 적용하여야 한다.

③ IEC 60601-1-6 : 전기 · 전자 의료기기의 사용 적합성 적용에 대한 보조규격으로 총 28쪽의 규격의 분량이며 아주 기본적이고 원론적인 언급에 대해서만 포함하고 있으며, 해당 규격에서 전기 · 전자 의료기기의 사용 적합성의 모든 절차를 상세하게 다루고 있지 못하므로 대부분의 내용은 IEC 62366-1을 따를 것을 권장하고 있다.

규격	규격성격	규격명
EC60601-1-6:2010+AMD1 : 2013 CSV	보조규격	Medical electrical equipment • Part 1-6 : General requirements for basic safety and essential performance • Collateral standard : Usability(의료기 기의 전기 · 기계적 안전에 관한 공통기준규격 보조규격 사용 적합성)

④ ME 기기의 표시에 대한 식별(Legibility)이 이루어져야 하는 경우

사용 적합성과 관련하여, ME 기기의 표시는 다음 조건에서도 명확한 식별(Legibility)이 이루어져야 한다.
- ME 기기 외측의 경고문, 지시문, 안전표지 및 기호는 관련 기능을 수행하는 사람의 의도된 위치
- 고정형 ME 기기는 그 ME 기기를 정상사용의 위치에 설치할 때

- 고정형 ME 기기가 아닌 운반 가능한 ME 기기 및 거치형 ME 기기는 정상사용시, 벽면에 위치한 ME 기기를 때어낸 경우, ME 기기를 정상사용의 위치에서 방향을 바꾼 경우, 제거 가능 선반(Rack)이 있을 때 이를 제거한 경우
- ME 기기 또는 ME 기기 부분의 내부 표시는 관련 기능을 수행하는 사람의 의도된 위치에서 봤을 때

⑤ 의료기기 허가의 요구사항으로 하는 경우

㉠ IEC 60601-1

ⓐ 전기를 사용하는 의료기기의 경우, 전기 · 기계적 안전에 관해서는 반드시 IEC 60601-1규격의 요구사항을 준수하여 설계하고 평가하여야 한다.

ⓑ 설계의 조항에 usability라는 언급을 하고 있으며, IEC 60601-1-6 이라는 보조 규격에 맞춰서 사용 적합성을 수행하도록 하고 있다,

ⓒ IEC 60601-1-6을 살펴보면 IEC 62366-1로 평가하도록 요구하고 있으므로 전기 전자 의료기기는 2015년부터 사실상 사용 적합성이 요구되고 있다.

㉡ ISO 13485:2016

ⓐ 전자 의료기기는 명확하게 3판과 3.1판의 도입에 따라서 수행 근거가 있었다고 하면 용품 및 체외진단기기 업체들은 명확한 근거가 없어 사실상 강제성이 없지만 품질에 관한 규격 ISO 13485:2016년 판이 유예기간을 거쳐 강제 도입이 되는 순간부터 그 적용이 명확해졌다.

ⓑ 개정된 2016년 ISO 13485에서는 60601-1과 마찬가지로 사용 적합성을 요구하고 있으며, 이를 토대로 모든 의료기기 제조업체는 GMP 요구사항으로 usability를 적용해야 한다

㉢ 위험관리(Risk Management)에서의 위험의 한 부분으로 사용상의 안전

ⓐ 의료기기의 위험 중에서 사용상의 안전에 대해서는 사용 적합성 평가를 통해서 안전 여부를 확인할 수 있다.

ⓑ 전기 · 기계적 안전, 물리 화학전 안전, 생물학적 안전, 방사선 에너지 안전은 같은 개념으로 사용상의 안전 또는 위험관리의 일환의 자료로 분석, 평가, 통제되어야 하므로 사용 적합성 엔지니어링이 필요한 이유이다.

⑥ 의료기기 사용 적합성 관련 국제표준

㉠ IEC 62133-1

ⓐ 배터리 관련 규격으로 알칼리 또는 비산성 전해액을 포함하는 1차 단전지 및 전지, 휴대기기용 밀폐 이차 단전지 및 이로 구성된 전지의 안전 요구사항이다.

ⓐ 제1부 : 니켈 시스템이다.

ⓛ IEC 62304 : 의료기기 소프트웨어 관련 규격으로 의료기기 소프트웨어는 소프트웨어 수명 주기 프로세스이다.

ⓒ IEC 60601-1-6 : 대부분의 의료기기제조업체는 사용 적합성 평가 수행을 「의료기기의 전기 · 기계적 안전에 관한 공통기준규격」에 명시된 IEC 60601-1-6에 따라서 적용하고 있다.

ⓔ IEC 62366-1, 1EC TR 62366-2 : 전자 의료기기만 사용 적합성을 해야 하는 것으로 느껴질 수 있으나 전기를 사용하지 않는 의료기기도 유럽의 CE 인증과 ISO 13485 의료기기 품질관리시스템 등에 따라 필요한 경우 IEC 62366 규격과 대체 효력을 가지는 IEC 62366-1, 1EC TR 62366-2에 따라 사용 적합성 엔지니어링을 적용하고 있다.

ⓜ IEC TR 62366-2:2016 : 기술보고서인 IEC TR 62366-2:2016은 TR로 IEC에서 정의된 대로 사용 적합성 엔지니어링 과정을 수행하는 사람들에게 도움이 될 수 있는 특정 분야를 다루는 기본정보와 지침을 제공한다. 이 기술보고서는 IEC 62366-1 : 2015의 지원을 목표로 한다. 즉, 규제 목적으로 사용하기 위한 것이 아니며 요구사항 없이 지침 및 학습 정보만을 제공한다.

규격성격	규격명
공통규격	Medical device • Part 2 : Guidance of the application of usability engineering to medical devices (의료기기 사용 적합성 엔지니어링의 적용에 대한 가이던스)

(4) 사용 적합성 엔지니어링 절차

① 사용 사양서 작성(IEC 62366-2 Annex G, H)

㉠ 사용 적합성 엔지니어링 활동을 시작하기 위해 의료기기 사용 특성을 식별하여 기록한 문서이다.

ⓛ 다음 사항을 포함하여 작성한다.

ⓐ 의도한 의학적 적응증(사용 목적)

ⓑ 의도한 환자 집단(나이, 체중, 건강 상태나 질병 유무 등)

ⓒ 의료기기가 적용되거나 상호작용하도록 의도한 신체 부위 또는 신체 조직

ⓓ 의도한 사용자 프로필(직업, 교육 수준, 유사한 의료기기의 사용경험 등)

ⓔ 사용환경(장소, 온 · 습도, 소음, 조명 등의 환경 조건)

ⓕ 작동원칙(동작 지침)

㉢ IEC 62366-2 규격 : 사용 사양서를 작성할 때, 인터뷰, 설문조사, 전문가의 검토 등을 활용할 것을 권장하고 있다.

ⓐ 사용 적합성이 여타 유효성 확인 활동과 다른 특징 들 중 하나는 엔지니어링 활동의 대상과 사용 적합성 테스트의 대상이 다르다는 점이다.

ⓑ 사용 적합성 엔지니어링의 최종 목적은 의료기기의 사용 관련 위험을 최소화하는 설계이므로 당연히 사용 적합성 엔지니어링의 대상은 개발한 의료기기가 되지만, 사용 적합성 테스트의 대상은 개발한 의료기기를 실제 사용할 사용자 집단이다. 따라서 의도한 사용자의 프로필과 사용환경을 명확하게 정의할 필요가 있다.

ⓒ 가정에서 일반인이 사용할 수 있는 체온계 등의 의료기기라면 일반인을 대상으로 사용 적합성 테스트를 진행해도 되지만, 휠체어나 내시경 카테터와 같은 특정 집단이 사용하는 것을 전제로 설계한 의료기기라면 각각 하지 장애가 있는 자나 의료인 같은 실제 의료기기를 사용할 사용자 집단을 대상으로 수행해야 하며, 의료기기가 사용될 환경(수술실 등)도 중요한 조건이 된다.

ⓓ 적절한 사용자 집단의 모집에 어려움이 있다면 상급병원의 사용 적합성 센터나 특정 집단의 단체, 기관의 도움을 받는 방법도 활용해 볼 수 있다.

② 의료기기 사용 적합성 테스트 흐름도

㉠ 사용 사양서 준비 : 안전과 관련된 사용자 인터페이스 특성과 잠재적 사용오류 파악

㉡ 안전과 관련된 사용자 인터페이스 특성과 잠재적 사용오류의 파악

㉢ 알려져 있거나 예측가능한 위해요인과 위해상황 파악 : 위해요인 관련 사용 시나리오 파악 및 설명

㉣ 위해요인 관련 사용 시나리오의 파악 및 설명

㉤ 총괄평가를 위한 위해요인 관련 사용 시나리오의 선택 : 사용자 인터페이스 사양서 수립

㉥ 사용자 인터페이스 사양서 수립

㉦ 사용자 인터페이스 평가계획 수립 : 사용자 인터페이스 설계, 구현 및 형성평가 수행

㉧ 사용자 인터페이스 설계, 구현 및 형성평가 수행

㉨ 사용자 인터페이스의 사용 적합성 총괄평가 수행 : 사용 적합성 엔지니어링 파일 문서화

㉩ 사용 적합성 엔지니어링 파일 문서화

③ 의료기기 사용 적합성

㉠ IEC 62366-1

규격 번호	규격 성격	규격명
IEC 62366-1:2015	공통규격	Medical devices -Part 1 Application of usability engineering to medical devices(의료기기 사용 적합성 엔지니어링의 적용)

㉡ IEC 62366-1:2015는 안전과 관련하여 의료기기의 사용 적합성을 분석, 세분화, 개발 및 평가하는 업무 프로세스를 규정하고 사용 적합성 엔지니어링(인간공학) 프로세스는 제조자가 올바른 사용 및 사용오류, 즉 정상 사용시에 발생 가능한 위험을 평가하고, 완화할 수 있게 하나 비정상 사용과 관련된 위험을 파악하고 평가하거나 완화하지는 않는다.

㉢ 2007년에 출판된 IEC 62366 초판과 개정판 IEC 62366:2007/AMD1:2014가 철회되면서 IEC 62366-1의 초판과 IEC TR 62366-2로 대체되었다.

㉣ IEC 62366-1은 사용 적합성 엔지니어링에 대한 현존하는 개념을 포함하도록 업데이트되었으며 업무 프로세스를 간소화하여 나타내었고, 의료기기 사용자 인터페이스의 안전관련 측면에 적용되는 ISO 14971:2007 및 위험관리 방법에 대한 연계를 강화하였다.

㉤ IEC TR 62366-2(Part 2)에는 보다 일반적으로 적용할 수 있는 사용 적합성 엔지니어링 방법에 대한 자세한 설명과 함께 IEC 62366-1(Part 1)을 준수하는데 도움이 되는 튜토리얼 정보가 포함되어 있다.

④ 사용 사양서 개발에 권장되는 방식

㉠ 정황적 조사 : 인터뷰의 한 기술로, 사용자의 직장에서 사용자를 관찰하고 사용자로부터 자신의 태스크에 대한 설명을 듣는 것이다.

㉡ 인터뷰와 설문조사 : 어디에서나 이루어질 수 있으며, 일대일로 이루어질 수도 있고, 그룹으로 이루어질 수도 있다. 그룹이 매우 클 경우는 설문조사를 시행하기도 한다.

㉢ 전문가 검토

ⓐ 사용 사양서를 준비할 때 사용자 인터페이스의 장점과 단점을 파악하기 위해 가장 신속한 방법이 될 수 있다.

ⓑ 전문가가 의료기기를 검사하고 장점과 단점을 언급하는 방법부터 몇 명의 전문가가 각자 의료기기를 검토하고, 잠재적인 개선사항을 파악하여 합의한 사항을 보고하는 것처럼 격식을 갖춘 방법까지 다양하다.

㉣ 자문패널 검토

ⓐ 자문단은 일반적으로 의료기기 개발에서 다양한 견해를 가진 사람 6~12명 정도를 포함한다.

ⓑ 자문 구성원들은 개발팀과 설계 고려사항에 대해 토의하고, 설계 선택사항에 대한 조언을 줄 수 있다.

⑤ 사용환경(User Environment)

㉠ 의료기기의 대부분은 병원, 의원 또는 환자 가정에서 사용하나 다른 장소(예 응급차안, 캠핑장 같은 야외 장소)에서 사용될 경우를 고려해 보는 것도 중요하다.

㉡ 휴대 가능한 의료기기를 개발한다면 더욱 고려해야 한다.

㉢ 다음을 포함하여 작성하도록 한다.

ⓐ 물리적 환경(장갑, 보안경, 두꺼운 옷 등)

ⓑ 조명

ⓒ 사람

ⓓ 기후(온도, 습도 등)

ⓔ 소리(은은한 소리, 간헐적으로 들리는 소리)

ⓕ 방해요인(전화벨 소리 등)

ⓖ 전문적이고 사회적인 상호작용, 책임, 근무 조직의 지역적 또는 국가적인 다양성

ⓗ 부가적인 장비(테스트실에 있는 사용 적합성 프로젝트에 초점을 맞춘 것 이외의 물건이나 장비)

ⓘ 가구(환경 내부에 있는 의자나 캐니넷 등, 이것들 때문에 장소를 차지하거나 잠재적인 장애가 생길 수 있는 물건들)

⑥ 총괄평가에 대한 설명 및 계획에 대한 설명

㉠ 총괄평가에 대한 설명 : 총괄평가에서 사용오류가 발생이 되면 추가적인 형성평가를 수행하고, 디자인 개선 등과 같은 적절한 조치를 취해야 한다.

ⓐ 사용 적합성 엔지니어링 프로세스의 마지막 단계는 선택한 위해요인 관련 사용 시나리오를 통한 총괄평가이다.

ⓑ 어떤 의료기기가 인간에 대하여 안전하게 사용될 수 있는지를 확인하는 최종 점검단계이다.

ⓒ 사용자 인터페이스 평가계획을 따르는 공식적인 활동이며, 따라서 테스트는 가능한 정확하게 계획을 따라야 한다. 만약 새로운 문제가 발견되거나 알려진 문제가 총괄평가에서도 지속적으로 나타나면 제조자는 필요한 부분의 설계를 정교하게 다듬은 다음 총괄 평가를 실시해야 한다.

ⓓ 총괄평가 중 사용오류가 발생하지 않았다면 가장 좋지만 발견되었다면 추가적인 형성평가를 수행하고 디자인 개선 등과 같은 적절한 조치를 취해야 한다.

ⓔ 모든 과정을 마치면 위험관리의 잔여 위험분석으로 넘어가게 된다.

ⓛ 총괄평가 계획 : 형성평가의 결과가 반영된 사용자 인터페이스를 최종적으로 평가하기 위한 평가이다.

ⓐ 총괄 평가시 예상하지 못한 사용오류로 인해 위해가 발생함이 확인되었다면 형성평가의 역할을 할 수도 있다.

ⓑ 형성평가 계획에는 다음 사항이 포함된다.

㉮ 사용할 평가방법과 방법에 대한 객관적 근거

㉯ 평가할 사용자 인터페이스

㉰ 적용 가능한 경우 안전성에 대한 정보를 자각할 수 있고 이해할 수 있으며, 이 정보가 의료기기의 올바른 사용을 지원하는지 여부를 결정하기 위한 기준

㉱ 총괄평가 중 부속 문서의 가용성 및 사용교육 제공방법, 시간, 기준 등

ⓒ 사용 적합성 테스트를 실시할 경우 테스트 환경, 사용조건, 사용 적합성 테스트 중에 데이터 수집방법 및 분석방법, 기준 등의 내용이 포함된 시험계획서를 작성한다. 구체적인 사용성을 평가하고 사용성 목표 달성 여부를 판단한다.

⑦ 안전과 관련된 사용자 인터페이스 특성 및 잠재적 사용자 오류 식별

㉠ 사용자 인터페이스는 사용자와 의료기기가 상호작용하는 수단이며, 사용자 메뉴얼과 라벨을 비롯한 의료기기의 부속문서, 소프트웨어의 UI, 버튼, 손잡이와 같은 의료기기 자체의 물리적 구조물과 표시등, 알람과 같은 시청각 정보 제공 등을 모두 포함한다.

ⓛ ISO14971에 따른 위험분석을 통해 안전과 관련이 있는 사용자 인터페이스의 특성을 식별한다.

㉢ 사용자 인터페이스의 특성을 식별하기 위해 다음을 포함한 ISO TR24971에서의 질문을 활용할 수 있다.

ⓐ 사용자 인터페이스 설계가 사용오류에 기여할 수 있는가?

ⓑ 소란함이 사용오류를 일으킬 수도 있는 환경에서 의료기기가 사용되는가?

ⓒ 해당 의료기기는 연결부분이나 액세서리가 있는가?

ⓓ 의료기기에 조종 인터페이스가 있는가?

ⓔ 의료기기가 여러 정보를 화면에 표시하는가?

ⓕ 해당 의료기기는 메뉴에 의해 제어되는가?

ⓖ 특수한 조건을 가진 사용자가 의료기기를 사용하는가?

ⓗ 사용자 행동을 시작하기 위해 사용자 인터페이스가 사용될 수 있는가?

ⓘ 해당 의료기기는 알람 시스템을 사용하는가?

ⓙ 어떤 경우에 의료기기가 고의적으로 잘못 사용될 수 있는가?

ⓚ 환자를 돌봄에 있어 매우 중요한 데이터가 의료기기에 저장되어 있는가?

ⓛ 의료기기가 이동식 또는 휴대용으로 사용 의도있는가?

ⓜ 의료기기의 사용이 필수 성능에 달렸는가?

㉣ 잠재적 사용오류를 식별하기 위해 다음의 방법을 활용

ⓐ 태스크 분석 : 기기나 시스템을 작동, 유지, 통제하는 사람의 작업 및 활동을 자세히 묘사하 는 시스템적인 방법이다.

㉮ 의료기기 작동 준비와 같은 상위 태스크에서부터 구성품 연결, 전원 버튼 누름과 같은 하위 태스크까지 상세히 묘사하면 각 태스크에서 발생할 수 있는 사용오류를 파악하는데 도움이 된다.

ⓑ 기능분석 : 의료기기가 자동 또는 반자동으로 작동되는 기능, 오로지 사용자에 의해서만 작동되는 기능을 파악 및 구분하기 위해 이루어진다.

㉮ 주요 작동 기능뿐만 아니라 해당 제품 기준에 나와 있는 중요한 전체 기능을 모두 리스트화 해야 한다.

㉯ 기능분석을 통해 다음과 같은 사용오류를 미리 파악할 수 있다.

- 사용자가 의료기기의 자동 기능에 과하게 의존하여 의료기기의 작동상태와 환자의 상태에 대한 인지가 없을 경우
- 의료기기가 너무 빠른 속도로 동작하여 사용자가 제때 자신의 역할을 수행하지 못하는 경우
- 사용자가 큰 데이터 집합 속에서 작고 중요한 변화를 감지하지 못하는 경우

ⓒ 이미 알려진 문제 파악 : 비슷한 속성을 지닌 유사한 의료기기의 사용자 인터페이스를 평가하는 방법이다.

㉮ 유사한 의료기기 사용자나 전문가와의 인터뷰, 연구결과나 불만 사례 등을 활용할 수 있다.

⑧ 알려져 있거나 예측 가능한 위해요인과 위해상황 파악(ISO 14971) : 식별한 사용자 인터페이스의 특성과 잠재적인 사용오류로부터 발생할 수 있는 위해요인을 파악한다.

㉠ 정보를 얻기 위한 출처 : 의료기기 사용 적합성 엔지니어링 프로세스에서 잠재적 사용오류를 파악하는 방법 중 '알려진 문제 파악 및 분석'에 대한 내용이다.

ⓐ 의료기기 설계 초반에 사용 적합성 엔지니어링 설문자들은 비슷한 속성을 지닌 다른 의료기기의 장점과 단점을 연구해 볼 수 있다.

㉮ 비슷한 속성을 지닌 다른 의료기기의 사용자 인터페이스를 평가하는 한 가지 방법은 주로 사용 적합성 전문가인 검토자에게 사용자 인터페이스의 좋은 특징과 나쁜 특징을 언급해 달라고 하는 것이다.

㉯ 다른 방법은 벤치마킹 사용 적합성 테스트를 수행하거나, 좀 덜 형식적인 제품

평가활동을 수행하는 것이다.

㉰ 활동수행 중에 대표적인 사용자들은 여러 가지 기존의 의료기기를 다루어 보고, 의료기기의 허용 가능한 위험, 효과, 사용 적합성, 의료기기의 매력도에 대한 의견을 서로 교환한다.

㉱ 필드 경험과 사건 보고는 비슷한 속성을 지닌 다른 의료기기들과 개발 중인 의료기기의 이전 모델들에서 일어났던 문제들에 대한 소중한 정보를 제공해 줄 수 있다.

정보를 얻기 위한 출처
- 의료기기 사용자와의 인터뷰
- 적절한 문헌 검토
- 고객 불만 분석
- 인터넷 검색
- 새로운 사용자가 맞닥뜨릴 수 있는 문제에 대한 통찰력이 있는 전문가와의 인터뷰

㉡ 의료기기 사용 적합성

ⓐ PCA 분석 : 사용 적합성 엔지니어링 프로세스에서 잠재적 사용오류를 파악하기 위한 태스크 분석방법으로, 비슷한 모델이 없는 새로운 의료기기 설계시 지각단계, 인지단계, 행동단계의 흐름을 파악하는 방법이다.

㉢ 의료기기 설계시 제조자가 사용오류를 초래할 만한 요소

ⓐ 해당 의료기기 종류에 대한 경험 부족

ⓑ 의료기기 사용되는 언어 및 관련 학습자료에서 사용되는 언어에 대한 유창성 부족

ⓒ 제조자가 사용오류를 초래할 만한 요소 : 산만한 환경, 과도한 업무량, 피로, 부주의, 해당 의료기기 종류에 대한 경험 부족, 사용 교육 부족, 용어 친숙도 부족, 의료기기 사용되는 언어 및 관련 학습자료에서 사용되는 언어에 대한 유창성 부족, 사용자의 장애, 이미 존재하는 다른 의료기기 사용 경험을 잘못 적용, 본인의 능력에 대한 과신, 조직적 위계질서, 서둘러서 작동, 태스크 방해 등이다.

⑨ 위해요인 관련 사용 시나리오의 파악 및 설명

㉠ 사용 시나리오는 의료기기 사용자가 수행할 작업의 순서 및 결과를 서술한 것이다.

㉡ 사용오류가 발생할 수 있고, 사용오류가 위해상황 또는 위해를 일으킬 수 있는 사용 시나리오를 파악해야 한다.

ⓐ 사용 시나리오(Use Scenario) : 특정 사용자가 특정 사용환경에서 수행한 태스크의 특정 순서 및 그에 따른 의료기기의 반응이다.

ⓑ 사용오류(Use Error) : 제조자의 의도 또는 사용자의 예상과 다른 결과를 야기하는 의료기기를 사용하는 동안의 사용자 행위 또는 사용자 행위 생략이다.

ⓒ 비정상 사용(Abnormal Use) : 정상사용에 역행하거나 이를 위반하고 제조자에 의한 사용자 인터페이스 관련 위험통제의 합리적 수단을 벗어난 의식적이고도 의도적인 행위 또는 의도적인 생략 행위이다.

ⓓ 부작용(Adverse Effect) : 의료기기 사용과 관련하여 환자, 사용자, 또는 다른 사람의 심각한 부상이나 사망을 초래한 사건 또는 재발하였을 때 환자나 사용자, 또는 다른 사람의 심각한 부상이나 사망을 초래할지도 모르는 사건이다.

⑩ 사용자 인터페이스 사양서 수립

㉠ 다음의 사항을 고려하여 사용자 인터페이스에 요구되는 사양을 수립한다.

ⓐ 사용 사양서

ⓑ 의료기기와 관련된 알려지거나 예측 가능한 사용오류

ⓒ 위해요인 관련 사용 시나리오

㉡ 사용자 인터페이스에는 다음의 사항이 포함되어야 한다.

ⓐ 위험통제 수단과 관련된 사용자 인터페이스 요구사항을 포함하여 사용자 인터페이스와 관련된 시험이 가능한 기술적 요구사항(버튼이나 손잡이의 배치, 색상, 문자 크기, 경보나 비상정지 장치 등)이다.

ⓑ 부속 문서(사용설명서 등)가 필요 한지 여부이다.

ⓒ 의료기기 관련 사용 교육이 필요한지 여부(사용경험이나 지식이 요구되는지 여부)이다.

⑪ 사용자 인터페이스 평가계획 수립

㉠ 형성평가 계획 다음 사항이 포함되어야 한다.

ⓐ 사용자 인터페이스 설계의 장점, 약점 및 예상하지 못한 사용오류를 총괄평가 이전에 확인하고, 발견된 설계상의 문제점을 개선하기 위한 평가이다.

ⓑ 사용 적합성 테스트가 아닌 전문가 검토와 같은 방법으로 실시할 수도 있다.

㉮ 형성평가 : 잠재적으로 위험한 사용오류를 초래할 수 있는 사용자 인터페이스의 설계 단점들을 가려내는 효과적인 방법이다.

㉯ 형성평가를 위한 계획 : 평가방법, 사용자 인터페이스, 사용자 인터페이스 평가의 수행시기 등을 다뤄야 한다.

㉰ 형성평가 : 사용자가 인터페이스의 단점을 찾아내는 활동이므로 한 번에 모든 것을 확인하기 어렵다. 그러므로 계획단계에서 의료기기의 복잡성, 위해가 될 수 있는 사용오류의 잠재성, 개발일정, 예산을 포함한 많은 요소에 따라 여러 번의 형성평가를 계획하는 것이 좋다.

㉱ 제조자 : 적어도 2~3회 정도의 형성평가의 시행을 계획하는 것이 좀 더 안전하다.

㉡ 형성평가 계획시

ⓐ 설계가 진행되면서 평가 규모가 커지고 공식적으로 되는 경향이 있다.

ⓑ 총괄평가에 비해 일반적으로 소규모이고 비공식적이다.

㉢ 형성평가를 통해 얻을 수 있는 자료

ⓐ 소비자 선호도 설문조사 결과

ⓑ 포커스 그룹 참여자들 의견(㉠ 코멘트)

ⓒ 사용 적합성 테스트 후 실제로 각각의 작업을 진행할 때와 후에 작업수행을 떠올리면서 표현한 사용 적합성 테스트 참여자들의 의견

ⓓ 사용 적합성 테스트 참여자들이 지금 하고 있는 작업과 관련한 점수평가와 순위평가

㉣ 형성평가에서 추천되는 방법

ⓐ 전문가 검토 : 사용 적합성 엔지니어링 활동에 대한 충분한 경험이 있거나 전문교육을 받은 사용 적합성 전문가들과 실제 의료기기 사용을 대변할 수 있는 전문가 등의 지식과 경험을 이용하는 방법이다.

ⓑ 기준 검토 : 이미 진행된 사용 적합성 엔지니어링 선례에 따라 한 명 이상의 사용 적합성 전문가가 사용자 인터페이스를 평가하도록 하고 상대적으로 빠르고 비용 대비 효과적이지만 사용 적합성 테스트와 같은 수단보다는 피상적인 결과만을 얻을 수 있다.

ⓒ 휴리스틱 분석 : 특화된 전문가 검토방식이며, 한 명 이상의 사용 적합성 전문가(5~10명 내외가 이상적임)에게 몇몇 선정된 사용 적합성 엔지니어링 설계에 관한 위반사항을 자신들의 전문적인 판단을 사용하여 검토하도록 한다.

ⓓ 인지적 시찰법(Congnitive Walkihrough) : 의료기기 사용자가 인터페이스에 대해 사용자 피드백을 얻기 위한 첫 번째 단계가 될 수 있다. 이 테크닉에서 제조자는 초기 설계 솔루션을 상대적으로 적은 수의 사람에게 짧을 수도, 조금 연장될 수도 있는 세션에서 한 번에 하나씩 보여준다.

ⓔ 사용 적합성 테스트 : 사용 적합성 테스트를 통해 가장 객관적이며 효과적으로 사용오류를 찾아내고 사용자 인터페이스의 단점을 찾을 수 있고, 형성평가 · 총괄평가에서 모두 사용할 수 있으며, 가장 널리 사용되는 방법이다.

㉤ 전문가 검토의 내용

ⓐ 사용 적합성 엔지니어링 활동에 대한 충분한 경험이 있거나, 전문교육을 받은 사용 적합성 전문가들과 실제 의료기기 사용을 대변할 수 있는 전문가의 지식과 경험을 이용하는 방법이다.

ⓑ 설계의 강점과 약점을 파악할 수 있고 추가적인 설계 개선방향을 제안할 수 있다.

ⓒ 설계 컨셉 초안, 작동 가능한 시제품 또는 이미 시장에 나와 있는 의료기기에 대해서도 이루어질 수 있다. 아직 마무리되지 않은 설계에 대한 전문가 검토의 경우, 주로 사용 적합성 테스트와 관련되는 높은 비용 발생 없이 많은 심각한 설계 결함들이 초반에 파악되나 하나만 적용했을 경우, 이 방법은 설계의 모든 단점을 다 잡아낼 수는 없다.

ⓗ 기준 검토의 내용

ⓐ 이미 진행된 사용 적합성 엔지니어링 선례에 따라 한 명 이상의 사용 적합성 전문가가 사용자 인터페이스를 평가하도록 한다.

ⓑ 상대적으로 빠르고 비용 대비 효과적이지만 사용 적합성 테스트와 같은 수단보다는 피상적인 결과만을 얻을 수도 있다.

ⓒ 기준 검토에 포함되어야 하는 주제는 다음과 같다.

㉮ 설계의 물리적인 측면(크기, 무게, 물리적 배열)

㉯ 조절 요건(조절 타입, 한계, 크기와 간격 요건 등)

㉰ 정보 표시 요건(글씨체와 크기, 색 사용, 정보 표시 장소와 배열, 줄임말 사용, 청각과 촉각 표시 사용 등)

㉱ 경보 신호(소리 크기, 색 사용, 경보신호 비활성화, 언제 어떻게 표시되나 등)

ⓢ 인지적 시찰법(Congnitive Walkihrough) : 특화된 전문가 검토방식이며, 한 명 이상의 사용 적합성 전문가(5~6명 내외가 이상적)에게 자신들의 전문적인 판단을 사용하여 몇몇 선정된 사용 적합성 엔지니어링 설계에 관한 위반사항을 검토하는 방식은 휴리스틱 분석에 대한 내용이다.

ⓐ 의료기기 사용자 인터페이스에 대해 사용자 피드백을 얻기 위한 첫 번째 단계가 될 수 있으며, 이 테크닉에서 제조자는 초기 설계 솔루션을 상대적으로 적은 수의 사람에게 짧을 수도, 조금 연장될 수도 있는 세션에서 한 번에 하나씩 보여주도록 한다.

ⓑ 충실도가 낮은 사용자 인터페이스 프로토타입만 만든 상태에서 한 시간 세션은 그렇게 드물지 않다는 것을 알아두어야 한다.

ⓒ 초기 디자인 솔루션은 스토리보드 형태를 띨 수도 있고, 컴퓨터 기반 시뮬레이션이 될 수 있고, 물리적 모델로서 보완될 수 있을 것이다. 이 테크닉은 연구참여들, 즉 대표되는 사용자들이 깊이 생각한 후 자신들의 생각이나 반응이나 상상한 행동들을 초기 설계 솔루션의 고정되거나 극히 미미하게 상호작용적인 표현을 바탕으로 말로 표현하는 것에 의존한다.

ⓓ 물리적인 조종을 직접하는 대신에 사용자는 그 조종행동을 묘사하고, 테스트 진행자는 의료기기의 반응을 표현하거나 의료기기의 새로운 상태를 나타낸다.

⑫ 사용자 인터페이스의 설계, 구현 및 형성평가의 수행

㉠ 사용자 인터페이스를 반영하여 구조적인 사용자 인터페이스와 소프트웨어 사용자 인터페이스를 포함한 전체적인 사용자 인터페이스 설계를 구현한다.

㉡ 구현한 사용자 인터페이스에 대한 평가를 형성평가 계획에 따라 수행한다.

㉢ 구현한 사용자 인터페이스의 장점, 약점 및 예상하지 못한 사용오류를 확인한다.

㉣ 발견된 사용오류나 개선해야 할 사항이 있을 경우, 사용자 인터페이스 설계를 수정한다. 이 경우 형성평가를 재수행 할 수도 있다.

㉤ IEC 62366-2 규격에서는 사용 적합성 테스트를 수행할 경우에 5~8명의 적은 인원을 대상으로 실시 할 것을 권장한다.

㉥ 특징의 그룹 묘사

ⓐ 해당 의료기기를 사용할 의도한 사용자 : 일반인(㉮ 환자, 일반 간병인, 최초 대처 일반인), 의사, 간호사, 의료기사(㉮ 방사선사 임상병리사, 치과기공사 등), 치료사, 약사, 응급의료 전문가(㉮ 응급구조사, 소방서 구급대원) 등을 포함할 수 있다.

ⓑ 주요 사용자로 고려되지 않는 사용자 : 조립 기술자, 설치 기사, 사용 교육자, 수송 기사, 의공학자, 유지관리자, 수리기사, 소독 공정관리 담당자, 행정직원 등이 있다.

ⓒ 사용자 프로필 : 간호사처럼 일반적으로 한 개의 뚜렷한 사용자 그룹의 특징을 묘사한다.

㉦ 의료기기 사용 적합성

ⓐ 사용 적합성 엔지니어링에서 평가하는 부분은 사용자 인터페이스이다.

ⓑ 협의의 평가라고 할 수 있지만, 의료기기의 인터페이스는 상당히 넓다.

ⓒ 기기가 내어 놓은 소리, 화면, 냄새, 촉감, 맛 그리고 인간이 명령하는 키보드 타이핑, 마우스 클릭, 패달 밟기, 음성명령, 지문, 눈의 깜빡임 등 모든 것이 인간과 기기 사이의 소통수단이 되는 소통의 수단을 우리는 인터페이스라고 한다.

㉧ 사용 적합성 엔지니어링에서 사용자(User)와 장치(Device)와의 관계를 표현한 그림

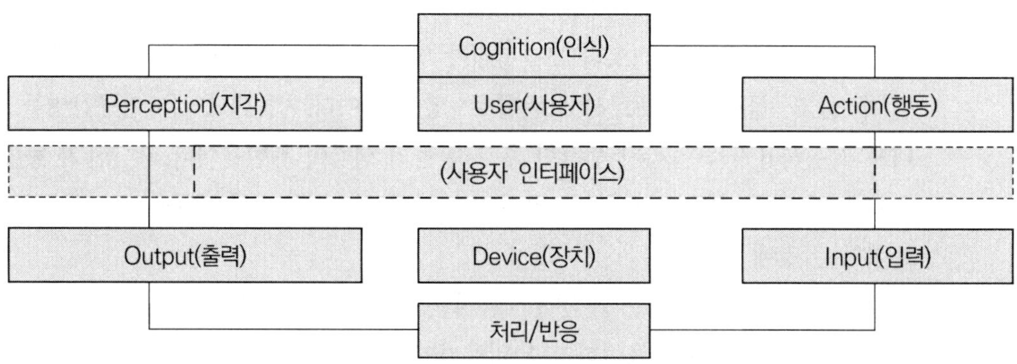

⑬ 사용자 인터페이스의 사용 적합성 총괄 평가수행

㉠ 사용자 인터페이스에 대한 평가를 총괄 평가계획에 따라 수행하고 데이터를 수집한다.

㉡ IEC 62366-2 규격에서는 사용자 그룹당 최소 15명의 참가자를 포함시킬 것을 권장하고 있다.

예시) 사용자별 분석결과

사용자	성별	사용자군	연령	유사제품 경험	질문1 평균점수	질문2 평균점수	작업 성공률	사용 오류수	만족도 평가평균	매뉴얼 참조횟수
1	남	일반인	20대	없음	5	5	100	0	5	0
2	남	일반인	20대	없음	5	5	100	0	5	0
3	남	일반인	20대	없음	5	5	100	0	5	0
4	남	일반인	20대	없음	5	5	100	0	5	0
5	남	일반인	20대	없음	5	5	100	0	5	0
6	여	일반인	20대	없음	5	5	100	0	5	0
7	여	일반인	20대	없음	5	5	100	0	5	0

⑭ 의료기기 사용 적합성 엔지니어링 : 사용 적합성 엔지니어링 프로세스는 사용오류를 파악하여 최소화하고, 이로 인한 사용 관련 위험을 줄이기 위한 프로세스를 정의해 놓은 것이다. 프로세스의 목차는 다음과 같다.

위험분석	5.1 사용 사양서 준비 5.2 안전성 및 잠재적 사용오류에 관련한 사용자 인터페이스의 특징 파악 5.3 알려져 있거나 예측 가능한 위해요인과 위해상황 파악 5.4 위해요인 관련 사용 시나리오의 파악 및 설명
위험평가	5.5 총괄평가를 위한 위해요인 관련 사용 시나리오 선택 5.6 사용자 인터페이스 사양서 수립 5.7 사용자 인터페이스 평가계획 수립 5.8 사용자 인터페이스의 설계, 구현 및 형성평가의 수행 5.9 사용자 인터페이스의 사용 적합성 총괄 평가수행

(5) 다음의 내용을 정리하여 사용 적합성 엔지니어링 활동의 내용 및 결론을 문서로 작성

- 의료기기 사용 적합성 엔지니어링 수행 계획
- 사용 사양서
- 사용자 인터페이스 사양
- 알려져 있거나 예측 가능한 위해요인

- 위해요인 관련 사용 시나리오와 선택이유
- 형성평가
- 총괄평가
- 결론
- 첨부파일(결과물)

6) 의료기기 사이버 보안

유 · 무선통신을 하는 의료기기가 증가함에 따라 이러한 의료기기의 보안성을 확보하기 위한 요구사항이다. 식품의약품안전처에서 요구하는 사이버 보안은 소프트웨어를 포함하는 의료기기 및 프로그램 가능 논리 제어기(PLC)를 포함하는 의료기기 또는 소프트웨어로만 존재하는 의료기기(소프트웨어 의료기기) 중, 유 · 무선통신을 사용하거나 통신 경로가 존재하는 의료기기에 적용한다.

(1) 사이버 보안 취약점 대응 프로세스

① 취약점 개선 : 취약점 제거/완화, 변경정보 보고, 업데이트 배포

② 정보공유 : 취약점 정보를 제공한다.

③ 지원종료 : 지원종료를 안내한다.

(2) 사이버 보안 취약점 대응 프로세스 모니터링 단계

① 취약점 확인 : 취약점 발견자 신고 접수 또는 자체적인 취약점 검증연구를 통해 의료기기 시판 후 발생할 수 있는 사이버 보안 취약점을 확인한다.

② 취약점 정보 보고 : 취약점에 대한 정보 및 조치계획을 규제 당국에 보고한다.

③ 취약점 정보 안내 : 의료기기 사용자에게 해당 의료기기의 정보, 사용자가 취해야 할 조치사항 등을 포함한 안내문을 통지한다.

④ 위험평가 : 확인된 취약점에 대한 악용 가능성 및 환자의 위해 심각도를 평가하여 위험이 허용 가능한 수준인지 또는 허용 불가능한 수준인지 결정한다.

⑤ 사이버 보안 취약점 대응 프로세스 정보공유 단계 : 취약점 정보제공은 의료기기의 보안과 관련된 정보를 의료기기가 안전하게 사용될 수 있도록 그 정보가 필요한 사람과 공유한다.

(3) 사이버 보안 요구사항 및 식별

① 사이버 보안 요구사항 : 유 · 무선 통신이 가능하거나 통신 경로가 존재하는 의료기기는 정보

의 위변조, 오작동 또는 의료기기에 승인되지 않은 접근 등을 방지하기 위한 대책을 마련하기 위해 다음 요구사항들을 만족하는지 확인해야 한다.

㉠ 보안 통신

ⓐ 의료기기가 다른 기기나 네트워크와 어떻게 접속(유·무선통신 등)하여야 할지를 고려해야 한다. ㉾ Wi-Fi, 이더넷, 블루투스, USB 등

ⓑ 내·외부의 모든 입력에 대한 유효성을 확인하는 설계 특성을 고려하여야 하며, 보안이 취약한 통신(㉾ 가정용 네트워크 혹은 기존 기기)만을 지원하는 기기 및 환경에서 이루어지는 통신도 고려한다.

ⓒ 비인가 접근/변경/반복을 방지하기 위한 의료기기의 보안이 보장된 데이터 송·수신 방법을 고려하여야 한다.

㉾ 기기/시스템 간 통신시 상호 인증방법, 암호화 필요 여부, 과거에 전송된 명령어 및 데이터의 비인가 반복에 대한 방지, 사전에 정의된 통신 종료 시점의 적절성 여부 등이다.

② 데이터 보호

ⓐ 안전과 관련된 데이터가 저장되거나 기기와 송·수신될 때 암호화와 같은 일정 수준의 보호가 요구되는지 고려하여야 한다.

㉾ 비밀번호는 암호화된 보안이 확보된 해쉬(단방향 해시 함수)로 저장되어야 함

ⓑ 기밀성에 대한 위험통제 수단이 요구될 때, 통신 프로토콜의 컨트롤/시퀀싱 필드의 메시지를 보호하거나 암호화의 키 관련 자료가 손상되는 것을 방지하도록 고려하여야 한다.

③ 기기 무결성

㉠ 데이터 부인 방지를 보장하기 위한 설계 특성이 필요한지를 결정하기 위해 시스템 레벨에서의 아키텍쳐를 평가하여야 한다.

㉾ 감사 로그 기록 기능 제공

㉡ 기기 소프트웨어의 비인가 된 변경과 같은 기기의 무결성에 대한 위험을 고려해야 한다.

㉢ 바이러스, 스파이웨어, 랜섬웨어 등 기기에서 실행될 수 있는 악성코드를 막기 위해 안티멀웨어 프로그램과 같은 통제조치를 고려하여야 한다.

④ 사용자 인증 : 기기의 사용이 입증된 사용자이거나, 다른 역할의 사용자에게 사용 권한 부여를 허용하거나, 응급상황에서 접근을 허용하는 사용자 접근통제에 대해 고려하여야 하며, 동일한 자격증 명은 기기와 고객들에게 공유되지 않아야 한다.

㉾ 비밀번호, 하드웨어 키, 생체인증 등

⑤ 소프트웨어 유지보수

㉠ 주기적인 업데이트의 구현과 배포를 위한 수행절차를 수립하고 통보하여야 한다.

㉡ 운영체제(OS) 소프트웨어, 제3자 소프트웨어, 오픈소스 소프트웨어가 업데이트나 통제될 경우에 대해 고려하여야 한다.

㉢ 외부의 통제에 의한 소프트웨어의 업데이트나 운영환경 만료에 대한 대응계획을 수립하여야 한다.

㉵ 보안이 보장되지 않은 운영체제 버전에서 운영되는 의료기기 소프트웨어

㉣ 새로운 사이버 보안 취약성에 대응할 의료기기 업데이트 방안을 고려하여야 한다.

㉵ 업데이트시 사용자 개입/자동 업데이트 여부, 기기의 안전과 성능에 영향을 보장할 수 있는 업데이트 유효성 검증

㉤ 업데이트를 수행하기 위해 어떤 연결이 필요한지와 코드 서명 및 기타 비슷한 수단을 통한 연결이나 업데이트의 진본성을 고려하여야 한다.

㉥ 물리적 접근 : 비 인가된 개인이 의료기기에 접근하는 것을 방지하기 위한 통제수단을 고려하여야 한다.

㉵ 물리적 잠금 혹은 포트 접근의 물리적 제한, 인증이 필요 없는 물리적 케이블의 접근 제한 등

㉦ 신뢰성 및 가용성 : 의료기기가 필수 성능을 유지하기 위해 사이버 보안 공격을 탐지, 서항, 대응 및 복구하도록 허용하는 설계 특성을 고려하여야 한다.

⑥ 사이버 보안 요구사항 식별

㉠ 의료기기의 잠재적 결함으로 인해 사용자에게 발생할 수 있는 위해(Harm)의 정도, 의료기기의 통신방법 및 사용환경을 고려하여 각 요구사항 적용 여부를 식별하고, 식별된 요구사항에 대해 사이버 보안 안전을 확인할 수 있는 자료(시험성적서 등)를 준비해야 한다.

㉡ 제품의 특성상 적용할 수 없는 일부 요구사항에 대해서는 해당 항목의 미적용 사유를 확인할 수 있는 근거자료(위험관리문서, 설계문서 등)를 준비해야 한다.

⑦ 의료기기 사이버 보안 고려사항

㉠ 가용성 : 데이터가 승인된 사용자에게 즉시 제공되어야 하며, 필요할 때에 필요한 곳에서 필요한 형태로 존재 되어야 한다.

㉡ 기밀성 : 데이터가 허가되지 않은 사람에게 공개되거나, 허가되지 않은 용도로 사용되지 않아야 한다.

㉢ 무결성 : 데이터가 허가되지 않은 방법으로 변환되거나 파괴되지 않아야 한다.

(4) 허가 · 심사를 위한 자료 작성

① 의료기기 사이버 보안 요구사항 체크리스트 : 사이버 보안 요구사항을 식별한 내용을 각 요구사항의 적용 여부, 적용되었음을 입증할 수 있는 입증방법을 포함한 체크리스트 형태로 작성한다.

② 사이버 보안 요구사항을 검증한 자료 : 사이버 보안의 요구사항이 설계에 적용되었음을 확인할 수 있는 자료를 준비한다.

㉮ 사이버 보안 위험관리 계획서/보고서, 소프트웨어 밸리데이션 계획서/보고서, 사이버 보안 시험성적서 등

③ 사이버 보안 요구사항 미적용 근거를 확인할 수 있는 자료 : 사이버 보안 요구사항 중 미적용된 항목이 있다면 그 사유에 대한 근거자료를 준비해야 한다.

㉮ 사이버 보안 위험관리 계획서/보고서, 통신구성도, 사용설명서 등

2. 규격에 따른 품질문서 작성

1) 품질경영시스템(QMS) 및 문서관리

QMS 수립은 고객 요구사항 및 의료기기 법령을 충족하며 의도된 성능 및 안전한 의료기기를 제공할 수 있도록 효과적인 QMS를 수립, 실행 및 유지해야 한다.

(1) 일반 요구사항

① 조직 : 이 기준 요구사항과 적용되는 법적 요구사항에 따라 품질경영시스템을 문서화하여야 하며, 품질경영시스템의 효과성을 유지하여야 한다.

② GMP 기준 요구사항과 적용되는 법적 요구사항에 의해 문서화되어야 하는 특정 요구사항, 절차, 활동 또는 방식을 수립, 실행 및 유지하여야 한다.

③ 적용되는 법적 요구사항에 따라 조직이 수행하여야 하는 역할에 대해 문서화하여야 한다.

④ 품질경영시스템에 사용되는 소프트웨어 : 모니터링, 측정 또는 분석, 유통, 재고관리, 문서관리, 데이터 관리 등에 사용될 수 있다. 다만, 소프트웨어 유효성에 해당되지 않는 경우는 다음과 같다.

㉠ 조직에서 사용하지만 QMS의 적합성과 관련이 없는 소프트웨어 또는 제품 요구사항 또는 적용 가능한 의료기기의 규제 요구사항(㉮ 회계에 사용하는 소프트웨어)

㉡ 품질 또는 의료기기의 안전성에 영향을 미치지 않는 사무용 소프트웨어

(2) 문서화 요구사항

품질경영시스템의 문서화에는 다음 사항이 포함되어야 한다.

① 문서화된 품질방침 및 품질목표

② 품질 매뉴얼

③ GMP 기준이 요구하는 문서화된 절차 및 기록

④ 조직이 절차의 효과적인 기획, 운영 및 관리를 보장하기 위하여 필요하다고 결정한 문서들로, 기록을 포함한다.

⑤ 그 밖에 적용되는 법적 요구사항에 규정된 다른 문서화 요구사항

(3) 품질 매뉴얼 문서화

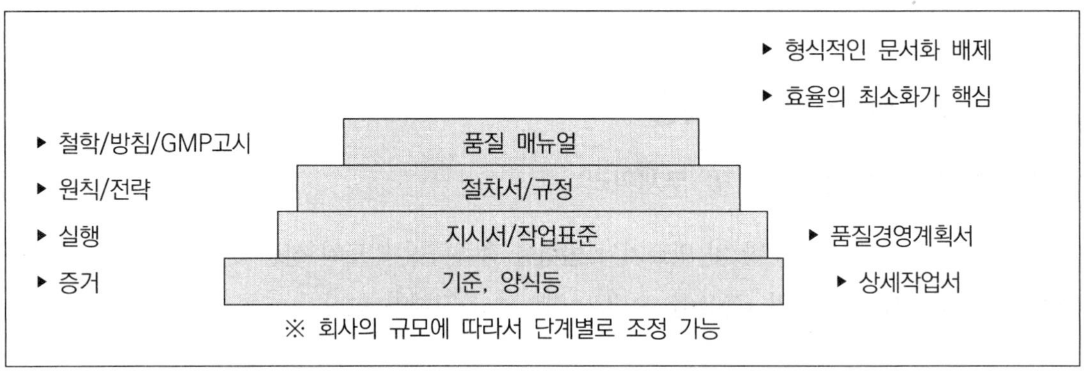

① 내 · 외부 문서관리에 대하여 수립된 시스템이 해당 여부에 따라 포함하는 항목

- 문서의 작성 · 검토 · 승인과 발행에 대한 책임의 부여
- 더이상 쓸모가 없는 문서 사본의 즉각적 철회
- 문서변경 이행일자의 기록방법
- 관리본과 비관리본의 구별

2) 품질목표

측정 가능해야 하고, 품질방침과 일관성이 있어야 한다.

① 위험기반 접근방법 : 품질경영시스템에 필요한 적절한 프로세스 관리를 위해 위험 기반 접근방법을 적용해야 한다.

② 기록 보존기간 : 품질기록은 제품의 수명주기에 상응하는 기간(최소 제조일로부터 5년 이상

이며, 시판 후 2년 이상) 동안 보유해야 한다.

③ 위탁 프로세스 관리 : 조직은 위탁한 프로세스에 대한 QMS 및 법적 요구사항 준수에 대한 책임을 유지해야 하며, 조직과 협력업체 간에는 문서화된 서면 품질합의서를 비치해야 하고, 주요 변경에 대한 통보사항을 포함해야 한다.

④ 협력업체에 대한 선정기준 : 위험을 고려하도록 명시하지 않았지만, 위험기반 접근방법을 적용할 수 있는 추가적인 예는 다음과 같다.

㉠ 경영 검토의 간격

㉡ 생산 및 서비스 관리

⑤ 부적합 제품이 처분 및 필요한 시정조치의 특성

⑥ 부적합 사항의 발생 또는 재발 방지를 위한 조치의 결정을 해야 한다.

⑦ 협력업체에 대한 선정기준에서 해당하는 프로세스에서 위험을 고려할 필요가 있다고 요구하는 예는 다음과 같다.

㉠ 유효성 확인범위(소프트웨어 포함)

㉡ 공급자의 선정 및 모니터링 방법

㉢ 직원교육의 유효성 판단방법

3) 의료기기 품질책임자(QM)

종업원에 대한 지도 · 감독, 제조관리 · 품질관리 · 안전관리(시판 후 부작용 등 포함) 직무 수행, 제조소의 품질관리 결과를 평가하고, 제품의 출하 여부를 결정하는 업무 수행하고. 품질경영 시스템을 확립 · 시행하고 유지하는 것과 관련된 업무 수행을 한다.

① 의무화 시점 : 「의료기기법」 개정(2014년 1월 28일) 이후 의무화되었다.

② 목적 : 불량 의료기기로 인한 사용자 피해 최소화 및 의료기기 신뢰성 제고이다.

③ 제조업자의 의무 : 제조업자는 QM의 업무를 방해하거나 정당한 사유 없이 요청을 거부하지 못한다.

④ 자격 요건(㊐ 경력) : 학력과 상관없이 의료기기 제조 · 수입 업체에서 6년 이상품질관리 업무에 종사한 경력이 있는 사람이다.

⑤ IVD QM 겸임 : 체외진단 의료기기 QM은 일반 의료기기 제조 또는 수입업의 QM을 겸임할 수 있다.

⑥ 교육 의무 : QM으로 지정된 사람은 매년 8시간 이상 의료기기의 최신 기술, 품질관리 및 안전관리에 관한 교육을 의무적으로 받아야 그 자격이 유지된다.

4) 책임, 권한 및 의사소통

(1) 책임과 권한

최고 경영자는 고객 요구사항과 적용되는 법적 요구사항이 결정되고 충족됨을 보장하여야 한다.

① 조직 내에서 책임과 권한이 규정되고, 문서화 되어 의사소통됨을 보장해야 한다.
② 품질목표가 적용되는 법적 요구사항과 제품에 대한 요구사항을 충족시키는데 필요한 사항을 포함하고, 조직 내의 관련 기능 및 계층에서 수립됨을 보장해야 한다.
③ 품질에 영향을 미치는 업무를 관리, 수행 및 검증하는 모든 인원의 상호관계를 문서화하고, 이러한 업무를 수행하는데 필요한 권한과 독립성을 보장해야 한다.

(2) 내부 의사소통

최고 경영자는 조직 내에서 적절한 의사소통 프로세스가 수립되고, 품질경영시스템 효과성에 대하여 의사소통이 이루어지고 있음을 보장해야 한다.

5) 경영 검토(Management Review)

최고 경영자는 품질경영시스템의 지속적인 효과성 보장을 위해 문서화된 계획된 주기로(최소 1년에 1회 이상) 검토를 수행해야 한다.

(1) 경영책임(경영의지)

최고 경영자 책임은 위험 허용기준을 수립하기 위한 방침을 결정하고 문서화해야 하며, 이는 합리적으로 실행 가능한 낮은 수준(ALARP)까지 위험을 감소시키는 접근법 등을 규정할 수 있다.

(2) 경영 검토

① 수행된 의료기기의 제조 및 품질관리 관련 행위 전반에 대하여 확보된 자료를 통해 주기적으로 GMP 실시 상황이 적절하게 유지되는지를 검토하는 것이다.
② 경영 검토에서 문제점을 나타낼 수 있는 경향에 초점을 두어야 한다.
③ 경영 검토 과정, 검토 주기 및 입력사항의 수준은 업체에 따라 다르다.
  ㉠ 제조업자 : 경영 검토가 적합하고, 적절하고, 효과적으로 수행됨을 보장하기 위하여 경영 검토에 대한 검토 주기를 포함하여 경영 검토 요구사항을 수립 · 문서화하여야 한다.
  ㉡ 경영 검토 주기 : 최소 1년에 1회 이상 실시해야 한다.

㉢ 경영 검토를 위한 절차 및 조직 : 품질경영시스템에 미리 정해져 있어야 한다.

㉣ 경영 검토 프로세스에 대한 적용 : '의료기기 GMP 품질문서 표준모델 민원인 안내서'를 참고하여 작성할 수 있다.

(3) 일반 요구사항

① 조직은 경영 검토에 대한 절차를 문서화하여야 한다.

② 최고 경영자는 문서화 되고 계획된 주기로 품질경영시스템을 검토하여 품질경영시스템의 지속적인 적합성, 적절성 및 효과성을 보장하여야 한다.

③ 경영 검토에서는 품질방침 및 품질목표를 포함하여 품질경영시스템의 변경 필요성 및 개선 가능성에 대한 평가가 이루어져야 한다.

④ 경영 검토에 관한 기록은 유지하여야 한다.

6) 자원관리

조직은 다음에 필요한 자원을 결정하고 확보해야 한다.

① 품질경영시스템의 실행 및 그 효과성 유지

② 적용되는 법적 요구사항 및 고객 요구사항 충족

7) 제품 실현

(1) 제품 실현의 기획

① 조직은 제품 실현에 필요한 프로세스를 계획하고 개발하여야 한다.

② 제품 실현의 기획은 품질경영시스템의 다른 프로세스 요구사항과 일관성 있어야 한다.

③ 조직은 제품 실현시 위험관리를 위한 하나 이상의 프로세스를 문서화 하여야 하며, 위험관리 활동에 대한 기록은 유지되어야 하고, 기획의 출력은 조직의 운영방식에 적절한 형태로 문서화되어야 한다.

(2) 고객 관련 프로세스

제품과 관련된 다음 사항을 결정해야 한다.

① 인도 및 인도후 활동에 대한 요구사항을 포함한 고객이 규정한 요구사항이다.

② 고객이 언급하지는 않았으나, 이미 알려져 있는 명시된 사용 또는 의도된 사용을 위해 필요

한 요구사항이다.

③ 제품과 관련하여 적용되는 법적 요구사항이다.

④ 의료기기의 명시된 성능 및 안전한 사용을 보장하기 위해 필요한 사용자 훈련이다.

⑤ 그 밖에 조직이 결정한 추가 요구사항이다.

(3) 설계 및 개발

① 일반사항

㉠ 조직은 설계 및 개발에 대한 절차를 문서화해야 한다.

㉡ 관련 절차서 및 기록(예시) : 설계 및 개발관리 절차서

② 설계 및 개발 검증(verification)

㉠ 설계 및 개발 출력이 입력 요구사항을 충족하는지 보장하기 위하여 계획되고 문서화된 방법에 따라 설계 및 개발 검증을 수행하여야 한다.

㉡ 조직은 검증방법, 합격 기준 및 해당하는 경우 샘플 크기에 대한 근거와 함께 통계기법을 포함한 검증계획을 문서화 하여야 한다.

㉢ 의도된 사용에서 해당 의료기기를 다른 의료기기와 연결 또는 접속하도록 요구한다면, 검증은 그렇게 연결되거나 접속될 때 설계 출력이 설계 입력을 충족한다는 확인을 포함하여야 한다.

㉣ 검증 결과 및 결론, 필요한 조치에 대한 기록은 유지되어야 한다.

③ 설계 및 개발 유효성 확인(vaildation)

㉠ 설계 및 개발 유효성 확인 : 결과물인 제품이 의도된 사용 또는 명시된 적용(specified application)에 대한 요구사항에 적합함을 보장하기 위하여 계획되고 문서화 된 방법에 따라 수행되어야 한다.

㉡ 조직은 유효성 확인의 방법, 합격 기준, 그리고 해당하는 경우, 샘플 크기에 대한 근거를 포함한 유효성 확인 계획을 문서화해야 한다.

㉢ 설계 유효성 확인 : 대표 제품에 대해 수행되어야 한다.

ⓐ 대표 제품은 초기 생산단위, 배치 또는 그와 동등한 제품을 포함한다.

ⓑ 유효성 확인에 사용된 제품 선택 근거는 기록되어야 한다.

㉣ 설계 및 개발 유효성 확인의 일부로서, 조직은 적용되는 법적 요구사항에 따라 임상평가를 수행해야 한다.

㉤ 임상평가를 위해 사용된 의료기기는 고객의 사용을 위해 출고된 것으로 간주하지 않는다.

ⓑ 의도된 사용에서 해당 의료기기를 다른 의료기기와 연결 또는 접속하도록 요구된다면, 그렇게 연결하거나 접속할 때 명시된 적용이나 의도된 사용에 대한 제품 요구사항이 충족되었다는 확인을 포함하여 유효성 확인을 해야 한다.

ⓢ 유효성 확인은 고객의 사용을 위해 제품을 출고하기 전에 완료되어야 한다.

ⓞ 유효성 확인결과와 결론 및 필요한 조치에 대한 기록은 유지되어야 한다.

④ 설계 및 개발 및 설계개발 입력 : 설계과정에서 설계 분석과정은 기초연구, 설계, 시제품 제작, 평가, 상품화 순서로 구성되어 작성되는 계획서이다.

㉠ 요구기준을 명확하고 포괄적으로 설정한 다음에 제품을 설계한 경우에는 재작업과 재설계가 크게 줄고 제품 품질이 개선된다.

㉡ 설계요구 기준, 즉 제품의 안정성 및 법적 요구사항 등은 설계 관리 절차 가운데서 첫 단계의 결과물이다.

㉢ 의료기기 제조 및 품질관리 기준 식품의약품안전처 고시 제2023- 31호(2023.5.12. 개정)에서는 다음과 같이 정의하였다.

ⓐ 설계 및 개발(Design and Development) : 요구사항을 규정된 특성이나 제품, 프로세스 또는 시스템의 시방서로 변환시키는 프로세스의 집합이다.

ⓑ 설계개발 입력 : 설계기준, 원자재와 가능성 및 적정성을 검증하기 위한 시제품을 포함한 개발과 분석을 요구하는 공정을 확인하여야 한다.

ⓒ 설계 입력 : 정기적으로 개정할 수 있도록 준비하여야 하며, '언제' 또는 '어떤 기준으로' 입력이 개정되어야 하는지, 개정될 것인지, 누가 개정 책임자인지, 어떤 환경에서 고객이 사본을 받는지를 명시하여야 한다.

- 상세한 요구사항을 개발 계획서라고 하며, 이를 기반으로 계획을 세울 수 있다.
- 시장분석과 요구사항에 의한 설계 입력은 조직에 의하여 정해지고, 검토되고, 승인되고, 기록되어야 한다.

㉣ 설계 및 개발의 출력 3가지 : 시방서, 제조 절차서, 연구 일지

(4) 의료기기 제조 및 품질관리기준

① 설계요건/기준 개발

㉠ 국제규격 IEC 62366(한국의료기기안전정보원, 2007년 Edition 1.0) : 설계기준/요건에서는 의도된 작동 조건, 사용자 특징, 기능, 잠재적 위해상황을 정의한다.

㉡ 전형적으로 설계기준/요건, 즉 설계 입력 구현 : 의료기기 설계가 성숙해짐에 따라 실질

적인 개정과 정제 과정을 겪으며 일반적인 진술에서 아주 특수하고 기술적인 요건으로 진보한다.

ⓒ 설계기준/요건 개발 : 가능한 설계 솔루션이 사용자 요구, 기술적인 제조 제약, 시장현실을 얼마나 잘 언급하고 있는지 실질적인 분석이 필요하다.

② 하드웨어 상세 설계와 규격

㉠ 단계의 초기 설계요건 : 의료기기 하드웨어 설계 제작자가 바라는 제품을 만들어 낼 수 있도록 충분한 세부사항을 제공해 준다.

㉡ 중요하게 요건 : 특정할 수 있는 테스트 기준이 포함되며, 그 기준은 결과 제품이 그 의도된 사용자 요구를 충족시킬 수 있도록 보장하는데 사용될 수 있다.

㉢ 설계과정이 진행됨에 따라 바라는 의료기기 속성의 엄격한 진술이 그런 속성의 구축을 가능하게 하는 기술 규격으로 전환된다.

③ 설계 출력(design output, 결과물)의 기준(GMP 고시 별표 2, 7.3.3) : 설계 및 개발 프로세스의 출력은 문서화하여야 하고, 설계 및 개발 입력사항과 비교하여 검증이 가능한 형태로 제공되어야 하며, 배포 전에 승인되어야 한다.

㉠ 설계 및 개발 출력은 다음과 같아야 한다.

ⓐ 설계 및 개발 입력 요구사항을 충족시킬 것

ⓑ 구매, 생산 및 서비스 제공을 위한 적절한 정보를 제공할 것

ⓒ 제품 적합 판정 기준을 포함하거나 인용할 것

ⓓ 안전하고 올바른 사용에 필수적인 제품의 특성을 규정할 것

㉡ 설계 및 개발 출력의 기록을 유지하여야 한다.

출처 : 식품의약품안전처(2012). 「의료기기 설계 관리 가이드라인」. p.20

(5) 의료기기 설계, 회로 설계관리 가이드라인에서 정의하는 용어

① 의료기기 설계관리

㉠ 설계관리가 필요한 의료기기는 원칙적으로 「의료기기 품목 및 품목별 등급에 관한 규정」(식약청 고시)에 따른 2~4등급 의료기기가 해당 된다.

㉡ 식품의약품안전처에서 발표한 의료기기 설계 관리 가이드 라인(2012.12.)에서 설계관리는 설계 입력의 설정과 승인에서 시작하며, 의료기기와 관련 제조공정의 설계를 포함한다.

㉢ 설계 및 개발 입력기준(GMP고시 별표 2, 7.3.2)

ⓐ 다음 사항을 포함하여 제품 요구사항에 관련된 입력을 결정하고 기록을 유지하여야 한다.

㉮ 의도된 사용에 필요한 기능, 성능 및 안전 요구사항

㉯ 적용되는 법적 요구사항

㉰ 적용 가능한 경우, 이전의 유사한 설계로부터 도출된 정보

㉱ 설계 및 개발에 필수적인 기타 요구사항

㉲ 위험관리 출력물

ⓑ 입력의 적정성을 검토하고 승인하여야 한다.

ⓒ 요구사항은 완전해야 하고 불명확하거나 다른 요구사항과 상충되지 않아야 한다.

② 의료기기 설계관리 가이드라인에서 정의하는 용어

㉠ 의료기기의 전기안전에 관한 규격을 작성한다. 의료기기의 전기·기계적 안전에 관한 규격에서 해당 규격을 선정하여 작성한다.

㉡ 개별 기준규격을 작성한다. 의료기기의 개별 기준규격에서 해당 규격을 선정하여 작성한다.

㉢ 주요 부품의 규격을 작성한다. 주요 부품회사 홈페이지를 참고하여 부품의 규격, 부품을 활용한 응용 회로를 검색하여 작성한다.

㉣ 설계평가

ⓐ 의료기기 설계의 구조화된 평가를 통해서만 설계가 기술적으로 건전하면서도 사용자의 요구를 충족시키고 있는지 확인할 수 있게 된다.

ⓑ 설계 출력이 설계 입력요건을 충족시키는지 확인하는 활동을 설계증명이라 하고, 설계 출력이 사용자의 요구와 의도된 사용을 강조하고 있는지 확인하는 활동을 설계검증이라고 한다

㉤ 설계증명 : 설계 출력이 설계 입력요건을 충족시키는지 확인하는 활동이다.

㉥ 설계검증 : 설계 출력이 사용자의 요구와 의도된 사용을 강조하고 있는지 확인하는 활동이다.

③ 의료기기 회로 설계

㉠ 의료기기 설계를 위해서 설계 사양에 맞는 적합한 부품들을 선택하면서 비용을 지속적으로 낮추고 전력 효율성을 극대화하며, 정확한 요구 평가는 설계기준 개발을 만족하는 성공에 필수적일 뿐만 아니라 상업상의 성공에도 영향을 준다.

㉡ 처음에는 설계요건이 폭넓고 일반적인 비전 진술 형태일 수도 있지만 설계가 진행됨에 따라 요건이 더욱 세부적이고 구체적으로 된다.

㉢ 설계요건의 반복 정제에 따라 설계의 진화가 이루어진다.

(6) 사양 명세서에 표시되는 용어

① 개발기술의 검토를 통해 제품개발기술의 존재 여부와 효율성 검증을 대상으로 지적 재산권(특허 등)을 분석할 수 있다.

② 주요 부품 명세서, 기자재 개요표, 기기 제원표 등을 포함한다.

③ 「의료기기 제조 및 품질관리기준」(식품의약품안전처 고시 제2023-31호] (2023.5.12, 개정)에서 정의하였다.

㉠ 원료(Raw materials) : 제품을 구성하는 원재료와 제품을 구성하지 않지만 제품의 품질에 영향을 미치는 것이다.

㉡ 재료(materials) : 제품을 구성 하지만 형태를 이루지 않는 것이다.

㉢ 부품(Components) : 제품을 구성하여 형태를 이루는 것이다.

④ 의료기기 설계를 위해서 설계 사양에 맞는 적합한 부품들을 선택하면서 비용을 지속적으로 낮추고 전력 효율성을 극대화하며, 정확한 요구 평가는 설계기준 개발을 만족하는 성공에 필수적일 뿐만 아니라 상업상의 성공에도 영향을 준다.

⑤ 처음에는 설계요건이 폭넓고 일반적인 비전 진술 형태일 수도 있지만 설계가 진행됨에 따라 요건이 더욱 세부적이고 구체적으로 된다.

⑥ 설계요건의 반복 정제에 따라 설계의 진화가 이루어진다.

⑦ 의료기기 설계의 여러단계들의 주기로 나타내고 있어도 설계 노력마다 엄격한 개발활동 요구를 따라야 하는 것은 아니다.

⑧ 반대로 주기 속에서 각 단계의 구체적인 사용성 엔지니어링 활동(또 그와 관련된 시간, 노력, 비용)은 개발 노력마다 달라진다.

국제규격 IEC 62366의 국제 표준의 하위조항에 매핑한 표로 주기 속의 각 단계마다 검토되어야 한다.

(7) 부품의 사용방법의 종류와 전자제품 제작 전 회로설계

① 부품의 사용방법 : 「의료기기의 전기 · 기계적 안전에 관한 공통기준 규격」에서 의료용 전기기기(medical electrical equipment) 또는 ME 시스템은 다음과 같이 정의한다.

㉠ ME 기기가 하나 이상이면서 기능 접속 또는 다중 소켓 아웃렛을 사용해서 제조자가 규정한 대로 서로 결합된 기기 아이템들의 조합이다. 이러한 기기를 제조하기 위해서 부품을 사용한다.

② 부품(component) : 완성되거나, 포장되거나, 라벨링된 의료기기의 원자재, 물질, 부품, 소프트웨어, 하드웨어, 라벨링, 조립품이며 제품(product)은 구성품, 자재, 반제품, 완제품

및 반송품이다.

㉠ 부품의 종류 : 동일한 부품이라도 여러 가지 종류가 있으며, 각 종류별로 독특한 특성이 있으므로 그 특성이나 특징을 잘 이해하고 사용해야 한다.

㉡ 부품의 규격 : 각 부품에는 부품이 갖춰야 하는 규격이 정해져 있으므로 규격을 잘 이해하고 능숙하게 다루는 것이 설계의 기본이 된다.

㉢ 최대 정격(rating) : 기기나 부품에서 열화 또는 파괴를 방지하기 위해 설정한 최대 허용치이므로 범위 내에서 사용되어야 한다.

㉣ 외형 및 크기 : 부품은 동일한 값을 가지는 경우에도 크기나 구조가 다양하므로 적용 시스템에 맞는 종류를 선택하여 사용해야 한다.

㉤ 발열의 고려 : 전자 부품의 대부분은 동작시 열을 발생하는 특징이 있으므로 큰 전류가 흐르는 경우에는 부품의 발열을 충분히 고려해야 한다.

③ 부품의 종류

㉠ 전원 부품 : 전원 인렛(appliance inlet), 공급 코드(supply cord), 전자파 장해 필터(emi filter), 코일(coils), 접지 접속(grounding connection), 스위치(switches), x/y 커패시터(capacitors) 등

㉡ 안전장치 : 퓨즈(fuses), 퓨즈 홀더(fuse holders), 온도 퓨즈(thermal cutoffs), 서킷 브레이커(circuit breakers) 등

㉢ 절연용 부품 : 변압기(transformers), 광아이 솔레이터(optici solators), 전자 계전기(relays) 등

㉣ 배선부품 : 내부 배선(internal wiring), 인터커넥터 케이블(interconnect cables), 커넥터(connectors), 인쇄 회로기판(printed wiring boards) 등

㉤ 열을 발생하는 부품 : 저항기(resistors), 반도체 소자(semiconductor devices), 열 싱크(heat sinks), 팬(fan), 모터(motor), 펌프(pumps), 배테리(battery), 전해질 축전지(electrolytic capacitor) 등

㉥ 기계적 손상을 보호하기 위한 부품 : 과 압방출기(over-pressure relief devices), 리밋 스위치(limit switches), 연동 스위치(interlock switch) 등

㉦ 외장(기구설계) : 인클로저(enclosure), 플라스틱 인클로저 팬(plastics enclosure pans) 등

④ 전자기기를 제작할 때 부품을 사용할 때 주의사항 : 동일한 부품이라도 여러 가지 종류가 있으며, 각 종류별로 독특한 특성이 있으므로 그 특성이나 특징을 잘 이해하고 사용해야 한다.

㉠ 각 부품에는 부품이 갖춰야 하는 규격이 정해져 있으므로 규격을 잘 이해하고 능숙하게 다루는 것이 설계의 기본이 된다.

㉡ 부품의 최대 정격을 고려하여 제작한다.

㉢ 높은 전류가 흐르는 경우 발열을 충분히 고려한다.

⑤ 전자제품 제작 전 회로설계

㉠ EDA(Electronic Design Automation) : 전자제품 제작 전 회로를 설계하고, 그 결과를 미리 예측하면서 설계를 수정하는 전자 설계용 툴 분야 전체이다.

㉡ CAD(Computer Aided Design)

ⓐ 컴퓨터를 이용한 모종의 디자인으로서 기판의 레이아웃을 그리고 관리하는 그림도구(drawing tool)를 지칭하는 경우가 많다.

ⓑ 원래 CAD는 시뮬레이션(모의 실험)이나 분석의 개념없이 단지 도면작성 및 관리용 tool이지만 현재에는 가장 일반적으로 사용되는 용어가 EDA(Electronic Design Automation)인데, 전자 분야에서 전자설계 자동화, 즉 제품을 만들기 전에 미리 설계를 하고, 그 결과를 미리예측하면서 설계를 수정하는 전자설계용 툴 분야 전체이다.

(8) 공정설계

① 공정설계의 원칙

㉠ 최종 제품에 부합되지 않는 공정을 삭제하여 최적화한다.

㉡ 공정을 세분화하여 종속과 독립을 구분하고 종속의 여유가 있는 곳에 배치한다.

㉢ 불필요한 제품, 설비, 작업내용을 줄여 최적화한다.

㉣ 불필요한 되 담기와 운반이동 동선을 파악하여 최적화한다.

㉤ 최적화 검사공정을 배치하여 품질향상과 검사공정 줄이기 작업을 한다.

㉥ 정체량 및 회수시간 줄이기를 한다.

② 공정 합리화 추진방법

㉠ 독립과 종속 : 제조 생산시 독립과 종속을 구분하여 라인 배치를 한다.

㉡ 삭제(E) : 불필요 공정의 삭제 또는 외주화를 진행하여 제조 리드 타임을 단축하고 자원의 과잉 투입을 방지한다.

㉢ 재조합(C) : 라인 밸런스, 공정 밸런스 등의 작업공정을 전체 흐름에 맞추어 조정한다.

㉣ 단순화(S) : 복잡한 생산구조를 단순한 제조흐름으로 변경한다.

㉤ 결합(R) : 경제성을 고려하여 공정간 결합을 통해 제조시간 및 효율을 향상시킨다.

(9) 회로제작공정

① 제작공정에서는 요구사항 명세서, 설계 명세서에 따른 개발의 부합성을 검토하고 연구소 단위의 시험검증을 통한 설계 오차범위를 도출하고, 연구개발계획서에 의거한 기능별 검증 사항을 검토한다.

㉠ 프로토타입(Prototype, P/T) 단계 : 보통 기능 단위에서 설계와 검증이 진행되며, 기본적인 디자인 목업을 통해 내·외부 고객의 요구사항 적합 제품인지 1차 심사를 진행하는 단계이다.

ⓐ 작업은 주로 연구소 범위에서 업무가 편중되는 경우가 많으나, 기능설계 후 검증단계에서 품질부서의 협업이 이루어진다면 개발자와 중간자 간의 검증 오차를 줄여 개발 전체 일정의 단축을 1차적으로 이룰 수 있는 중요한 단계이다.

ⓑ 프로토타입 단계의 성공의 핵심은 기능 단위인 하드웨어, 소프트웨어, 디자인, 기구 개발 담당자의 역량이라 할 수 있으며, 각 파트별로 갖춰야 할 보고서는 다음과 같다.

㉮ 하드웨어 : 보드별 회로도(Lay-Out), 부품 리스트(Part list, PL), 보드 검사기준서 및 성적서, 각 부품의 승인원 등

㉯ 소프트웨어 : 소프트웨어 요구사항 명세서 및 설계 명세서 확정, 소프트웨어 검증 시트, 사용자 설명서

㉰ 디자인 : 아이디어_스케치, 2D 렌더링 보고서, 디자인 시방서 등

㉱ 기구 : 기구도(본체, 액세서리), 부품 리스트(Part list, PL), 분해 사시도, 작업표준서

ⓒ 일반적으로 프로토타입 단계 종료 후, 품평회를 통해 설계 오차 및 사양변경 등의 과정을 진행하여 기능 단위의 완성도를 높이는 과정을 진행해야 한다.

ⓓ 개발일정이 촉박한 프로젝트인 경우에는 테스트 시제품(engineering sample) 개발 단계와 병행하면서 진행하는 경우도 있다.

㉡ 테스트 시제품(Engineering Sample, E/S) 제작

ⓐ 완제품(목업) 설계가 1차적으로 마무리 되는 단계로 제품의 특허출원이 가능하며, 품목허가를 준비하기 위한 의료기기 안전성, 성능시험이 진행되는 단계이다.

ⓑ 테스트 시제품 단계의 각 파트별 기술문서, 검증보고서, 시험성적서 등이 필요한 문서이고, 내부 유관부서 간 협의가 활발히 이루어지는 단계로 생산 이관단계 전 모든 제품의 신뢰성을 보증하는 절차와 활동을 진행한다.

㉢ 테스트 시제품 단계 : 유관부서 간 협의가 완료된 후, 테스트 시제품 품평회를 개최하여

개발품의 양산 가능성과 기술적 검토를 진행한 후, 양산 이관절차 진행이 결정되면 이관 일정을 협의하고 특허출원과 품목허가를 진행하기 위한 기술문서 최종보완을 진행한다.

② 회로설계 타당성 검토 및 검증

㉠ 식품의약품안전처에서 발표한 의료기기 설계관리 가이드라인에서 일반적으로 공식설계 검토를 하는 목적이다.

ⓐ 의료기기 설계와 생산 및 지원공정을 위한 관련 설계를 포함하여 설계 결과물을 체계적으로 평가한다.

ⓑ 기존의 문제점이나 새로운 문제점에 대한 의견을 설계자에게 제공한다.

ⓒ 프로젝트 진행상황을 평가한다.

ⓓ 다음 단계로 넘어갈 준비가 되었음을 확인한다.

설계가 진행됨에 따라 검토의 성격도 달라진다

- 초기 단계 : 설계요구기준과 관련된 검토에 중점을 둔다.
- 중간단계 : 설계팀이 제공한 솔루션을 평가하거나 선택하고 확정하는데 중점을 둔다.
  - 그리고 제조방법과 재료의 선택 같은 사안이 점차 중요해진다.
  - 전부는 아니지만 대다수 이런 활동은 공식 설계검토의 의미에 부합한다.
- 마지막 단계 : 검증, 밸리데이션, 생산 관련 주제가 부각된다. "검토"라는 용어는 다양한 설계 평가활동을 지칭하는데 흔히 사용된다.
- 예외상황 : 설계검토의 특성 차이를 이해하는데 도움이 된다.

ⓔ 설계업무의 공식 결과물 또는 성과물을 구성하는 각 설계문서는 일반적으로 평가활동의 대상이 된다.

ⓕ 비공식 상호 검토, 관리자 검토, 기술적 평가라고 하고. 이런 활동도 검토라고 하기는 하지만, 검증활동이라고 표현하는 것이 더 좋다.

ⓖ 범위가 제한적이고 여러 분야를 종합적으로 살펴보지 않기 때문이며, 그보다는 설계 결과물이 설계요구기준에 부합하는지 확인 하는데 목적이 있다.

ⓗ 검증활동은 설계 결과물에 영향을 주고 설계 결과물을 보완하며, 그 결과 역시 이후에 설계검토 대상이 된다.

ⓘ 개발자가 정기회의 또는 특별 회의를 통해 주요 사안을 논의하고 활동을 조정하며 개발과정을 평가할 수 있다.

ⓙ 회의에서 결정된 사항은 공식 문서화가 필요하지 않을 수 있다.

ⓚ 중요한 결정을 내린 경우에는 문서화를 해야 하고, 그에 따라 승인받은 설계 문서가 변경된다면 변경관리 절차를 따라야 한다.

㉡ 설계의 평가

ⓐ 대다수 설계검토는 회의 형식으로 진행된다.

ⓑ 회의시에 설계자가 프레젠테이션을 하며 설계에 대해 설명하고, 검증활동을 책임지는 자가 검증결과를 검토자에게 발표한다.

ⓒ 검토자는 특정 사안에 대한 추가 정보나 자세한 설명을 요구하고 의견을 제시하고, 이때 문제의 해결이 아니라 문제의 파악에 중점을 둔다.

㉢ 설계검토와 검증 · 밸리데이션과의 관계

ⓐ 설계검토, 검증, 밸리데이션이 서로 중첩되며, 이들 사이의 관계도 분명하지 않을 수 있다.

ⓑ 일반적으로는 검증, 검토, 밸리데이션 검토의 순서로 진행된다.

ⓒ 설계검토에 앞서 검증활동이 완료되며, 검증결과를 다른 설계 결과물과 함께 검토자에게 제출한다. 또는 일부 검증활동을 설계검토의 하나로 취급할 수 있다.

ⓓ 검증활동이 복잡하고 여러 분야의 검토가 필요한 경우에 특히 그렇다.

ⓔ 밸리데이션도 여러 활동으로 구성되며, 검증과 검토가 적절하게 완료되었는지 확인하는 것도 밸리데이션의 일부이다.

ⓕ 밸리데이션 종료시에 밸리데이션이 완전하고 적절하게 수행되었음을 확인하는 검토가 필요하다.

㉣ 검증활동의 종류

ⓐ 의료기기 설계의 모든 단계에서 검증활동을 실시한다.

ⓑ 검증의 토대는 테스트(test), 검사(inspection), 분석(analysis) 등 세 개의 방법이다.

ⓒ 설계 요구기준에 부합함을 확립하기 위해서는, 그 요구기준에 대비하여 설계를 검증하는 적합한 수단이 필요할 것이다. 대개는 다양한 방법을 적용할 수 있다.

ⓓ 설계관리의 목적 : 검증활동을 공식적으로 실시하고 얼마나 철저하게 했는지 평가함으로써 적절하게 관리하고 감독하기 위한 것이다.

검증방법과 활동의 예는 다음과 같다.

- 구성부품의 출력이 적절하게 조정되었고 취급 및 사용시에 과도한 부하가 걸리지 않는지 확인하기 위한, 조립품의 최악의 경우 분석
- 내부 또는 표면 온도가 지정기준을 초과하는지 확인하기 위한 조립품의 열분석
- 공정 또는 설계의 FTA(fault tree analysis)
- FMEA(failure modes and effects analysis)
- 패키지 완전성 테스트

- 재질의 생체 조화성 시험
- 멸균할 제품의 바이오버든 시험
- 성공했던 이력이 있는 기존 제품과의 설계 비교설계 검증의 방법으로 FMEA의 전개 방식은 신뢰성 있는 제품을 위한 위험분석 절차로 많이 사용되는 방법

㉤ 설계검토의 목적 : 기존의 문제점이나 새로운 문제점에 대한 의견을 "설계자"에게 제공하여 회로 설계 타당성을 검토하고 검증하는데 있다.

③ 의료기기 설계관리 가이드라인 : 회로설계 타당성 검토 및 검증 식품의약품안전처에서 발표한 의료기기 설계관리 가이드라인에서 일반적으로 공식설계 검토를 하는 목적은 다음과 같다.

㉠ 의료기기 설계와 생산 및 지원공정을 위한 관련 설계를 포함하여 설계 결과물을 체계적으로 평가한다.

㉡ 기존의 문제점이나 새로운 문제점에 대한 의견을 설계자에게 제공한다.

㉢ 프로젝트 진행상황을 평가한다.

㉣ 다음 단계로 넘어갈 준비가 되었음을 확인한다.

ⓐ 설계가 진행됨에 따라 검토의 성격도 달라진다.

ⓑ 초기 : 설계요구 기준과 관련된 검토에 중점을 둔다.

ⓒ 다음 : 설계팀이 제공한 솔루션을 평가하거나 선택하고 확정하는데 중점을 둔다.

ⓓ 제조방법과 재료의 선택 같은 사안이 점차 중요해진다.

ⓔ 마지막 단계 : 검증, 밸리데이션, 생산 관련 주제가 부각된다.

ⓕ "검토"라는 용어 : 다양한 설계 평가활동을 지칭하는데 흔히 사용된다.

ⓖ 전부는 아니지만 대다수 이런 활동은 공식설계 검토의 의미에 부합한다.

ⓗ 다음의 예외상황은 설계검토의 특성 차이를 이해하는데 도움이 된다.

㉤ 설계업무의 공식 결과물 또는 성과물을 구성하는 각 설계 문서는 일반적으로 평가활동의 대상이 된다.

ⓐ 비공식 상호 검토, 관리자 검토, 기술적 평가라고 한다.

ⓑ 활동도 검토라고 하기는 하지만, 검증활동이라고 표현하는 것이 더 좋다.

ⓒ 범위가 제한적이고 여러 분야를 종합적으로 살펴보지 않기 때문이다.

ⓓ 설계 결과물이 설계요구 기준에 부합하는지 확인하는데 목적이 있다.

ⓔ 검증활동은 설계 결과물에 영향을 주고 설계 결과물을 보완하며, 그 결과 역시 이후에 설계 검토대상이 된다.

㉥ 개발자가 정기회의 또는 특별 회의를 통해 주요 사안을 논의하고 활동을 조정하며, 개발 과정을 평가할 수 있다.

ⓐ 회의에서 결정된 사항은 공식 문서화가 필요하지 않을 수 있다.

ⓑ 중요한 결정을 내린 경우에는 문서화를 해야 한다.

ⓒ 승인받은 설계 문서가 변경된다면, 변경관리 절차를 따라야 한다.

④ FMEA 설계 검증방법

㉠ 의료기기 설계의 모든 단계에서 검증활동을 실시하며, 검증의 토대는 테스트, 검사, 분석 등 3개 방법이다.

㉡ 설계검증의 방법 : 다양한데 loop와 같이 고장요인과 이러한 고장으로 초래될 수 있는 위험을 구조화 시켜 미연에 예방하는 방법은 FMEA(Failure Modes and Effects Analysis)이다.

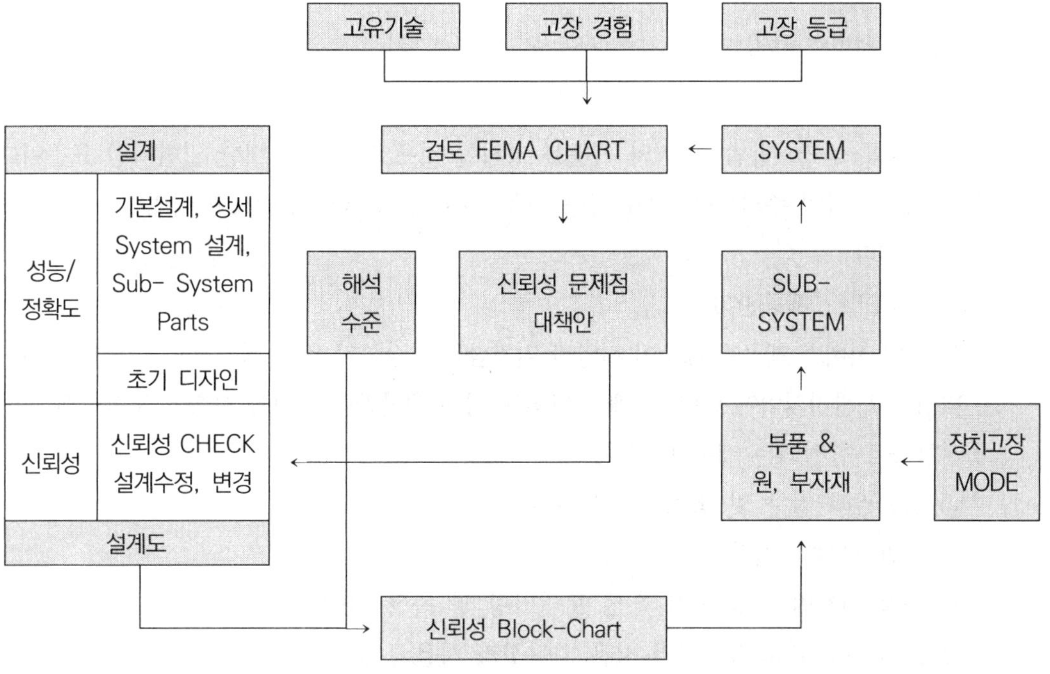

⑤ 사후처리 : 일반적인 공학용 툴 들은 도면설계를 위한 전처리(pre-processor), 해석을 위한 솔버(solver), 결과를 보기 위한 사후처리(post-processor)의 3단계 구조로 되어있다.

(10) 구매 프로세스

① 조직은 구매한 제품이 규정된 요구사항에 적합함을 보장하는 절차를 문서화해야 한다.

② 조직은 공급자를 평가하고 선정하는 기준을 수립해야 한다.

③ 기준은 다음 사항을 근거로 해야 한다.

㉠ 조직의 요구사항을 충족하는 제품을 공급할 수 있는 공급자의 능력

㉡ 공급자의 성과

㉢ 구매한 제품이 의료기기의 품질에 미치는 영향

㉣ 의료기기와 관련된 위험에 비례(위험기반 접근방법을 활용)

④ 조직은 공급자에 대한 모니터링 및 재평가 계획을 세워야 하고, 구매한 제품의 요구사항을 충족시키는 공급자의 성과를 모니터링해야 하고, 모니터링 결과는 공급자 재평가 프로세스의 입력으로 제공해야 한다.

⑤ 구매 요구사항의 불이행은 구매 제품과 관련된 위험, 그리고 적용되는 법적 요구사항 준수와 비례하여 공급자와 함께 처리되어야 한다.

(11) 생산 및 서비스 제공

① 작업 표준서

㉠ 생산인력, 물건, 방법, 관리의 기준을 명시한 것으로 작업에 대한 일반적인 표준이다.

㉡ 작업순서, 작업 주의사항, 필요 공구, 필요 자재 등의 생산에 필요한 작업내용들이 기술되어 있다

② 생산 및 서비스 제공관리

㉠ 생산 및 서비스 제공은 제품이 사양과 일치함을 보장하기 위해 계획되고, 실행되며, 모니터링되고 관리되어야 한다. 이에 해당되는 경우 생산관리는 다음 사항을 포함하되, 다음 사항들로 한정되는 것은 아니다.

ⓐ 생산관리 절차 및 방법에 대한 문서

ⓑ 기반 시설의 적격성

ⓒ 공정 매개변수 및 제품 특성 모니터링 및 측정 실행

ⓓ 모니터링 및 측정장비의 사용 가능성과 사용

ⓔ 기재사항 및 포장작업을 위하여 정해진 활동의 실행

ⓕ 제품 출고, 인도 및 인도 후 활동의 실행

㉡ 추적성을 제공하고, 생산 및 판매 승인된 수량을 식별할 수 있도록 각 의료기기별 또는 의료기기 배치별 기록을 수립 · 유지하여야 한다.

③ 생산공정의 종류

㉠ 연속공정 : 대량 생산하는 공정으로 자동차, 전자제품 조립 공장, 사출 공장, 제지 회사

등에서 이루어지며, 생산품의 이동 경로가 고정되어 있어 컨베어 방식이 주로 사용된다.

㉡ 단속공정 : 개별공정으로 다품종 소량 생산방식에서 많이 사용되며, 생산흐름을 유동적으로 조절할 수 있으며, 설비와 작업자를 기능별로 배치하는 셀 방식이 대표적인 방식이다.

㉢ 프로젝트 공정 : 규모가 매우 큰 비반복적 생산방식으로 댐 건설, 조선, 항공기 제작, 영화 제작 등이 이에 해당하고, 생산품목은 고정되어 있으며, 생산을 하는 주체가 이동하면서 작업을 하는 방식이다.

④ 생산실적 체크리스트 : 작업표준서의 세부 공정별 작업내용을 완료한 공정을 확인하고 생산실적을 취합하여 생산품목, 생산수량, 세부 공정명, 생산시작과 완료일, 작업자, 해당 설비, 작업내용 등의 생산을 수행한 전반적인 내용을 기록한 문서이다.

㉠ 가공작업에서의 생산실적 체크리스트의 주요 항목과 그 기준 체크리스트에는 일반적으로 제품명, 가공량, 가공불량률, 사용된 재료와 기계, 가공작업자, 검사결과 등의 항목이 포함된다.

㉡ 각 항목의 기준은 GMP 규정, 회사의 내부 품질기준 및 해당 제품의 특성에 따라 다르게 설정될 수 있다.

⑤ 생산실적 체크리스트의 중요성

㉠ 의료기기 제조업체에서 생산실적 체크리스트의 필요성

ⓐ 의료기기 제조업체 : GMP(Good Manufacturing Practice)에 따라 생산과정 및 결과에 대한 기록을 철저히 관리해야 한다.

ⓑ 생산실적 체크리스트는 이러한 기록의 체계화를 돕는 핵심 도구로서, 제품의 안전성 및 품질을 확보하는데 중요한 역할을 한다.

㉡ 체크리스트를 통한 품질보증 및 품질향상의 중요성

ⓐ 체크리스트의 사용 : 품질관리의 핵심적이다.

ⓑ 의료기기 제조 분야 : 체크리스트를 통한 지속적인 품질검증과 개선활동은 제품의 안전성과 품질을 보장하는데 필수적이다.

⑥ 가공작업에서의 생산실적 체크리스트의 기본 구성

㉠ 가공작업에서의 생산실적 체크리스트의 주요 항목과 그 기준

ⓐ 체크리스트 : 일반적으로 제품명, 가공량, 가공 불량률, 사용된 재료와 기계, 가공작업자, 검사결과 등의 항목이 포함된다.

ⓑ 각 항목의 기준 : GMP 규정, 회사의 내부 품질기준 및 해당 제품의 특성에 따라 다르게 설정될 수 있다.

㉡ 가공작업의 특성을 반영한 체크리스트 항목 설정

ⓐ 가공작업의 특성(예 CNC 가공, 정밀 가공, 표면처리 등의 과정, 사용된 가공도구나 기계의 특성, 가공시간 등)을 고려하여 체크리스트의 항목을 선정한다.

ⓑ 가공작업의 실적을 정확히 파악하기 위한 것이다.

⑦ 가공작업에서의 체크리스트 항목 선정

㉠ 가공작업에서 확인해야 하는 주요 실적 항목

ⓐ 가공작업 : 가공 완성도, 불량부품 사용 여부, 작업자별 가공량, 도구나 기계의 상태 등을 주로 확인한다.

ⓑ 항목들 : 제품의 품질 및 생산효율성과 직접 연관되어 있다.

㉡ 가공작업 생산품질의 측정지표

ⓐ 품질 측정지표 : 가공 불량률, 가공 효율, 기계 가동시간 등을 포함한다.

ⓑ 지표 설정시 GMP 및 회사의 내부 규정을 기반으로 지속적인 모니터링 및 평가로 기준을 개선한다.

(12) 작업표준서, 제조공정도, 설비매뉴얼, 치공구 사용 및 점검기준서 문서

제조현장에서는 여러 가지 표준문서가 있으나, 여기에서는 공정관리 담당자가 제정 혹은 개정을 하는 작업표준서, 제조공정도, 설비매뉴얼, 치공구 사용 및 점검기준서 문서와 표준문서의 대부분은 제품표준서에 연계되어 있으므로 상호 일치 여부 및 누락되는 사항이 없도록 해야 한다.

① 작업 표준서 : 생산인력, 물건, 방법, 관리의 기준을 명시한 것으로 작업에 대한 일반적인 표준이다.

㉠ 단위작업에 대하여 사용설비, 작업방법, 작업조건, 작업 주의사항을 명기하여 작업자가 직접 작업을 이행할 수 있는 문서이다.

㉡ 작업 항목들 중에 변경사항이 발생한 경우 정해진 절차에 따라 작업 표준서를 개정하며, 기 작성된 양식에 변경된 내용을 기입한다.

㉢ 작성할 때와 동일한 기준으로 수정한다.

㉣ 개정 이력 : 작업 표준서에 명기하여 누구나 쉽게 이력을 확인할 수 있어야 한다.

㉤ 작업표준서 개정 여부 판단

ⓐ 작업표준서 개정을 요청하는 부서는 변경 내용을 상세히 기록한 요청서를 관리부서에 전달한다.

ⓑ 관리부서는 변경 내역을 확인하여 작업 표준서을 개정 여부를 판단한다.

㉮ 안전상에 문제가 발생하는 공정 작업

㉯ 불량이 많이 발생하는 작업

㉰ 현 작업방법보다 좋은 작업방법이 있는 경우

㉱ 작업표준서의 내용이 잘못 작성된 경우

㉲ 제조공정, 관리항목 또는 설계변경이 있는 경우

ⓑ 작업표준서 변경 내용 수정 : 작업표준서의 변경 내역을 상세히 수정 작성하여 관련 부서에 개정 합의 및 책임과 권한에 따른 문서 승인절차에 따라 작성/검토/승인되어야 한다.

ⓐ 작업표준서 변경내역 수정 및 변경일, 변경 차수 기록

ⓑ 관련 부서와 개정 합의

ⓒ 작성/검토/승인

ⓓ 사용부서로 배포

㉦ 작업표준서 개정시 : 처음 작성할 때와 동일한 기준으로, 작성된 양식에 따라 변경된 내용을 입력하여야 한다.

② 제조공정도 : 제조과정을 도시기호로 표현한 문서로, 제조과정 및 사용 자재와 주요 관리사항을 자세히 기록하여 작업공정 간 품질문제를 사전에 예방하고, 효율적인 작업순서를 수립하는데 사용한다.

㉠ 제조 공정도의 항목

ⓐ 공정의 분류 : 공정은 재료, 부품, 반제품 또는 제품에 대하여 변화를 주는 과정이며, 그 과정을 구성하는 각 요소 공정의 순서관계이다.

ⓑ 요소 공정 : 기능과 상태에 따라 가공, 운반, 저장 및 검사로 분류한다.

ⓒ 가공(조립) : 원재료, 반제품 또는 제품이 작업목적에 따라 형태와 성질의 변화(물리적, 화학적)를 받는 상태 또는 공정을 위한 준비가 행해지는 상태이다.

ⓓ 운반 : 원재료, 반제품 또는 제품이 어떤 위치로부터 다른 위치로 이동하는 경우에 일어나는 상태이다.

ⓔ 저장 : 원재료, 반제품 또는 제품이 가공, 검사되지 않고 저장된 상태이다.

ⓕ 검사 : 반제품, 제품의 품질 특성을 시험하고, 그 결과를 기준과 비교하여 합격과 불량을 판정하는 과정이다.

ⓖ 흐름선 : 요소 공정의 순서관계를 나타내며, 공정과 공정 사이를 가는 선으로 도시한다.

③ 제품표준서 : 의료기기 모델 또는 품목에 대해, 적용되는 법적 요구사항을 준수하고 있음을 입증하기 위해 생성된 문서를 포함하거나 참조하는 하나 이상의 파일이며 다음을 포함하되,

이것들로 한정하는 것은 아니다.

㉠ 의료기기에 대한 일반적인 설명, 사용용도/사용 목적 및 모든 사용지침을 포함한 기재사항

㉡ 제품에 대한 사양

㉢ 제조, 포장, 보관, 취급 및 유통에 관한 규격 및 절차

㉣ 측정 및 모니터링 절차

㉤ 해당되는 경우, 설치에 대한 요구사항

㉥ 해당되는 경우, 서비스 절차

④ 설비 매뉴얼 : 제조현장에서는 여러 가지 표준문서가 있으나, 여기에서는 공정관리 담당자가 제정 혹은 개정을 하는 작업표준서, 제조 공정도, 설비 매뉴얼, 치공구 사용 및 점검기준서 문서에 대해서 알아본다. 이러한 표준문서의 대부분은 제품 표준서에 연계되어 있으므로 상호 일치 여부 및 누락되는 사항이 없도록 해야 한다.

㉠ 작업표준서와 검사표준서 주요 사항들을 확인하여 설비를 운영하기 위한 설명서이다.

㉡ 설비운영자가 쉽게 이해하고 운영할 수 있도록 작성하며, 생산품목, 사용공정, 설비 사양 및 구조설명, 설비작동법, 유지보수에 대한 내용을 기술해야 한다.

⑤ 제조 공정도 구성 및 구분

㉠ 공정흐름도 구성

ⓐ 적합한 장비 사용과 환경을 확보하도록 작성한다.

ⓑ 인용된 규격, 기준 및 절차를 준수하여 작성한다.

ⓒ 공정 변수 및 제품 특성의 감시와 관리가 나타나도록 한다.

ⓓ 공정 및 설비의 승인 상태를 표기한다.

ⓔ 작업표준 준수에 대한 판정기준을 명확히 표현한다.

㉡ 공정흐름도 구분

ⓐ 부품가공용 : 가공공정을 부품 약도에 나타내고 공정번호, 작업내용, 사용기계, 공구류, 재료, 주요 치수, 표준시간 등을 기입한다.

ⓑ 조립작업용 : 부품가공용과 형식은 동일 하나 조립순서에 따라 부품명을 기재하며, 내외 작업 구분 또는 관리 구분을 나타낸다.

⑥ 제조 공정도 작성

㉠ 제품 또는 공정의 요구사항을 파악 : 특별 제품, 공정 특성, 필요 생산량 등

㉡ 공정 구성요소를 파악 : 설비, 금형, 게이지, 시험장비, 소요인원, 작업방법 등(각 요소의 특성 및 사양)

㉢ 제조공정도 작성 : 구성요소 현황, 공정의 흐름 방식으로 구분 작성(기존 및 신규장비로 구분)

ⓐ 구성요소 : 세분화된 공정(메인, 서브, 외주 공정), 제품 및 공정 특성, 4M 요소 등

ⓑ 흐름 방식 : 전체적인 공정의 형태와 자동화 또는 수작업 방식

제조 변동요소(4M)

- 장비(Machine, Installation Qualification)
- 공정(Method, Operation Qualification)
- 인력(Man, 멸균공정 담당자)
- 멸균대상(Meterial, Bioburden)

⑦ 제조공정 유효성 분석

㉠ 기본분석

ⓐ 현상을 반드시 관찰한다.

ⓑ 공정마다 작업조건을 빠짐없이 조사한다.

ⓒ 공정목적에 따른 기호를 분석한다.

ⓓ 로트(lot) 크기를 조사한다.

㉡ 중점분석 : 기본분석을 통해 공정계열과 시간적 · 공간적 조건을 알고, 특정한 중점항목을 선정하여 깊이 있게 분석하는 것이다.

㉢ 중점분석의 종류

ⓐ 제품분석 : 제품의 재질, 기능, 성능, 형상, 외관, 완성 정도를 분석하는 기법으로 구조의 간소화, 부품 점수의 감소, 재료의 절약, 재료의 표준화를 목적으로 한다.

ⓑ 품질분석 : 공정별 품질표준을 달성하기 위해 작업표준을 명확히 하는 기법이다.

ⓒ 정체분석 : 공정 내의 정체 현상의 원인, 기간, 상태 및 보관 책임 부서를 명확히 하는 분석이다.

ⓓ 경로분석 : 상품 흐름이 복잡하게 되어있는 경우 유사공정을 그룹화하여 한 곳에서 생산하도록 하며, 가공경로와 기계설비의 공간배열을 분석하여 레이아웃 개선을 도모할 수 있다.

ⓔ 흐름분석 : 작업장, 기계, 치장 등의 배치와 운반방법을 분석하는 기법이다.

ⓕ 운반분석 : 운반량, 운반자, 운반 수단, 운반경로를 분석하는 기법이다.

ⓖ 여력분석 : 사람 혹은 설비의 여력을 분석하는 기법으로 작업자와 기계설비가 합리적으로 배치되어 있는지 여부를 검토한다.

ⓗ 유동수 분석 : 부품의 입고 불출실적을 분석하여 정체수 및 정체기간을 파악하여 개선하는 기법이다.

ⓘ 일정분석 : 재료의 입고부터 제품의 출하까지의 생산기간, 공정관리 시스템을 조사하여 일정경과를 명확히 하는 분석기법이다.

ⓙ 설비분석 : 설비 생산량의 균형을 관리하기 위해 생산능력을 분석하는 기법이다.

(13) 레이아웃(layout)의 종류와 특징 및 계획순서

장치, 설비, 자재, 인력, 전력 등의 사용 효율성을 확보하는 것으로 회사 내의 시설물을 재배치하고 조직화하는 활동이다.

① 레이아웃의 목적

- 원가절감
- 인적 자원, 장비, 공간, 에너지의 효율적 활용
- 생산 리드타임(Lead Time) 단축
- 품질최적화
- 안전한 작업환경

② 레이아웃의 종류 및 특징

㉠ 신공장 증축 : 여러 사항들을 반영하여 레이아웃을 배치하므로 제약조건이 적다.

㉡ 신제품 개발 : 기존 레이아웃과의 연관성 및 호환성 고려한다.

㉢ 제품설계 변경 : 설계변경 내용이 연관되는 부분에 대해서만 고려한다.

㉣ 원가절감 활동 : 기존 레이아웃을 합리화한다.

③ 레이아웃(layout) 계획순서

㉠ 예비분석

ⓐ 레이아웃 계획의 목적과 목표를 설정한다.

ⓑ 전제가 되는 생산계획을 수립한다(제품, 생산량 예측).

ⓒ 레이아웃의 계층 및 수준(level)을 결정한다(사내 혹은 외주제작).

ⓓ 레이아웃 계획의 범위를 파악한다.

ⓔ 관리방침 및 제도를 수립한다.

ⓕ 제약조건을 파악한다.

ⓖ 추진 조직 및 계획을 수립한다.

㉡ 생산시스템 구상

ⓐ 제조공정 및 조립공수를 조사한다.

ⓑ 필요 설비의 종류와 수량을 파악한다.

ⓒ 예상 소요 인력계획을 수립한다.

ⓓ 작업방식을 구상하여 진행한다.

ⓔ 생산, 재고, 운반시스템의 운영방식을 구상하여 실시한다.

㉢ 기본계획

ⓐ 계층적 구성요소를 결정한다.

ⓑ 물류 및 공정 흐름을 분석한다.

ⓒ 생산방식을 결정한다.

ⓓ 공간계획을 수립한다.

ⓔ 공정간 운반 강도 및 근접성 평가를 진행한다.

ⓕ 각 공정들에 대한 구획을 설정한다.

ⓖ 물류장비 심사를 진행한다.

㉣ 상세계획

ⓐ 최종 건물 레이아웃을 계획한다.

ⓑ 작업 또는 설비배치에 대한 대안을 세워 둔다.

ⓒ 유틸리티와 사무공간을 세운다.

ⓓ 레이아웃을 여러 가지로 작성하여 평가를 진행한다.

ⓔ 마스터 플랜(Master Plan)을 수립한다.

㉤ 생산계획

ⓐ 기업의 생산활동에 있어서 그 목적을 달성하기 위해 조직적인 예정을 수립하는 사고활동 생산 개시에 앞서서 제품의 종류, 수량, 가격, 생산방식, 장소, 기간 등에 대한 계획을 세우는 활동이다.

ⓑ 제품의 종류, 수량, 생산일정 등을 포함하여 원활한 생산과정을 도모하는데 중요한 역할을 한다.

㉥ 생산계획의 유형

ⓐ 장기 생산계획 : 재무계획

ⓑ 중기 생산계획 : 생산능력

ⓒ 단기 생산계획 : 납기

(14) 설비배치 계획의 목표와 설계설비효율

① 설비배치 계획의 목표

㉠ 생산의 효율성

ⓛ 조업의 안정성

ⓒ 적은 공정 재고

ⓡ 생산의 유연성과 적응성

ⓜ 생산의 경제성

② 설비배치의 기본 형식

㉠ 제품별 설비배치(product or flow-line or production-line layout) : 제품의 제작순서 맞춰서 설비를 배치하는 것으로 다품종 소량생산에 적합하며 라인 설비배치와 뜻이 같다.

ⓛ 공정별 설비배치(process or functional layout) : 같은 종류의 기능을 가진 공정들을 한곳에 모아 배치하는 것으로 설비 하나가 고장 나더라도 손실이 적다.

ⓒ GT 설비배치(group-technology or cellular layout) : 그룹별 배치는 자재의 운반, 대기시간을 줄이는 한편, 다양한 품목을 생산할 수 있도록 고안된 설비배치의 형태로 생산공정 또는 제품구조의 특성에 따라 생산 품목을 몇 개의 그룹으로 나누어 각 그룹별로 생산설비를 배치하는 방법이다.

③ 설비배치 설계

㉠ 총 생산시간 및 비용의 최소화

ⓛ 자재 운반의 시간과 비용의 최소화

ⓒ 자재 운반상비의 각종 형식변화 최소화

ⓡ 장비에 대한 투자의 최소화

ⓜ 배열과 작업의 융통성 유지

ⓑ 설비배치 부가설명 : 형태나 공정이 유사한 제품을 제품군으로 묶고, 제품군들이 거치는 설비들을 설비군으로 묶어 셀에 배치함으로써 셀 안에서 제품군의 생산이 이루어지는 방식이며 공정 흐름의 복잡성을 줄이고 생산시간을 최소화하는 설비배치 방식

④ 설비효율

㉠ 시간 가동률 : 설비를 가동하려고 계획한 시간 중에서 설비고장 또는 정지 없이 운전된 시간의 비율이다.

시간 가동률 = [(부하시간 − 정지시간)/부하시간] × 100[%]

ⓛ 성능 가동률 : 정미 가동시간에 대한 가동시간의 비율이다.

ⓐ 설비가 고장 및 정지가 없고 성능상의 손실(loss) 없이 운전된 시간을 나타낸다.

ⓑ 속도가동률 = (기준 사이클 타임 / 실제 사이클 타임) × 100[%]

ⓒ 정미가동률 = [(생산량 × 실제 사이클 타임)/(부하 시간-정지 시간)] × 100[%]

성능 가동률 = 속도가동률 × 정미가동률

㉢ 양품률 : 총생산에 대한 양품과 불량의 비율이다.

불량 = 일반 양품 로스(loss) + 공정 불량 수량 + 재가공 수량

㉣ 설비 종합 효율 : 기간 가동률, 성능 가동률 및 양품률을 곱한 값의 비율로 주어진 작업계획에서 생산을 효율적으로 달성할 정도로 관리하는 지표를 종합적으로 나타낸 것이다.

설비 종합 효율 = 시간 가동률 × 성능 가동률 × 양품률 × 100[%]

⑤ 설비의 시간가동률 계산식

㉠ 시간가동률 = $\frac{\text{부하시간} - \text{정지시간}}{\text{부하시간}} \times 100[\%]$

㉡ 속도가동률 = $\frac{\text{기준사이클타임}}{\text{실제사이클타임}} \times 100[\%]$

㉢ 정미가동률 = $\frac{\text{생산량} \times \text{실제사이클타임}}{\text{부하시간} - \text{정지시간}} \times 100[\%]$

㉣ 성능가동률 = 속도가동률 × 정미가동률

㉤ 설비 종합 효율 = 시간가동률 × 성능가동률 × 양품률 × 100[%]

(15) 생산계획서, 작업지시서, 부품 명세서(BOM : bills of material)의 용도

① 생산계획서

㉠ 제품의 효과적인 생산을 위해 생산수량, 제조공정, 작업방법, 작업순서, 작업기준, 생산일정, 작업자, 설비, 소요 자재 등의 모든 사항을 확인하고, 가용할 수 있는 자원을 적절하게 분배하여 최적의 계획을 수립한 문서이다.

㉡ 생산계획서 : 작업지시가 쉽도록 제품명, 수량, 제조공정, 납기, 고객 또는 납품처, 생산시작일, 생산종료일 등이 명확하게 표현되어 있다.

② 작업지시서 : 생산계획서에 따라 해당 품목을 생산하기 위하여 작업자에게 지시를 내리는 문서로 생산품목, 생산수량, 작업자, 생산시작일, 생산종료일, 설비, 작업내용, 작업장소 등이 구체적으로 명시되어 있다.

㉠ 생산품목 : 생산계획에 따라 생산해야 하는 제품의 명칭, 모델명 등이다.

㉡ 생산수량 : 생산계획에 따라 생산해야 하는 생산품목의 계획된 수량이다.

㉢ 생산시작일 : 생산계획에 따라 해당 생산품목의 생산을 시작해야 하는 일자이다.

㉣ 생산종료일 : 생산계획에 따라 해당 생산품목의 생산을 완료해야 하는 일자이다.

㉤ 작업내용 : 생산계획에 따라 해당 생산 품목의 생산을 위해 어떠한 작업이 필요한지를 작업자가 이해하기 쉽게 구체적으로 표현해 놓은 것이다.

㉥ 작업장소 : 해당 생산품목의 생산을 위한 작업내용을 어느 장소에서 수행할 것인지이다.

③ 원자재

㉠ 생산품목을 생산하기 위해 세부적인 생산공정별로 필요한 재료와 자재이며, 필요한 재료와 자재목록은 일반적으로 작업표준서 또는 BOM에 명시된다.

㉡ 원자재는 기계적 · 물리적 · 화학적 · 전기적 특성으로 구분되며, 해당 특성을 고려하여 가공 방법이나 작업방법을 선택해야 한다.

④ 자재목록(BOM list) : BOM('Bill of material') : 품목을 생산하는데 필요한 재료 및 자재별 단위 부품과 상위 생산 품목과의 종속관계, 사용량, 단위 등을 표시한 목록, 도표 또는 그림이다.

⑤ 설비 : 품목을 생산하는데 필요한 가공장비, 계측장비, 작업시설 등이며, 세부 생산공정별로 필요한 설비는 생산계획 확정시 결정하고, 해당 설비의 내역은 작업표준서 또는 작업지시서에 명시된다.

⑥ 작업 인력

㉠ 품목을 생산하는데 필요한 작업자이며, 세부생산 공정별로 필요한 작업자는 생산계획에서 결정하고, 해당 작업자는 작업지시서에 명시된다.

㉡ 작업자를 결정할 시에는 작업자의 숙련도, 교육 정도 등을 고려한다.

⑦ 작업표준서

㉠ 작업에 대한 표준을 기록한 문서로 생산품목을 생산설비에서 균일한 품질의 생산에 필요한 작업조건, 작업방법, 관리방법, 재료, 자재, 사용설비, 작업 환경 등을 규정하고 이를 문서로 표준화한 것이다.

㉡ 작업표준서 : 작업자가 이해하기 쉽도록 구체적이고 명료하게 명시해야 하며, 사진, 도면, 그림 등을 활용하는 것이 효과적이다.

⑧ 재료 및 자재의 특성 파악

㉠ 생산계획에 따라 해당 품목을 가공하기 위해 작업공정별로 필요한 재료 및 원자재를 준비하고 정해진 작업방법에 따라 원활하게 가공이 되도록 해당 재료 및 원자재의 특성

을 육안이나 시방서(Spec.) 데이터 시트(Data Sheet) 등의 자료를 통해 파악할 수 있어야 한다.

ⓛ 재료 및 자재의 특성은 기계적 특성, 물리적 특성, 화학적 특성, 전기적 특성 등으로 분류될 수 있다.

ⓐ 기계적 특징 : 재료 및 자재에 외부의 힘이 가해졌을 경우, 외력에 대응해서 나타나는 그 재료와 자재 고유의 역학적 특징이며 일반적으로는 탄성율, 항복점, 내력, 인장강도, 압축 강도, 연신율, 굽힘 강도, 항절력, 휨, 피로 한도, 경도 등이 특징이다.

ⓑ 물리적 특징 : 재료 및 자재 자체가 가지고 있는 특유한 성질을 나타내며, 기본적으로는 밀도, 녹는점, 끓는점, 전도율, 열전도율, 점성도, 결정의 쪼개짐 면 등으로 표현되고 색과 빛의 흡수 스펙트럼, 자기적 성질도 중요한 물리적 특성에 해당한다.

ⓒ 화학적 특징 : 재료 및 자재가 화학적 반응에서 보이는 특징으로 산성, 알칼리성, 가연성, 폭발성, 산화성, 환원성 등이 해당한다.

ⓓ 전기적 특징 : 재료 및 자재에 외부에서 전기가 가해졌을 경우, 발생하는 고유한 성질로 도체, 부도체, 반도체, 전도성, 전압, 전류, 정전용량 등이 해당한다.

⑨ 가공방법

㉠ 용접 : 같은 종류 또는 서로 다른종류의 금속 재료를 열, 압력, 전기 등을 이용하여 금속 재료가 결합 되도록 접합시키는 것이다.

ⓛ 절삭 : 여러 가지 다양한 재료를 절삭공구를 이용하여 깎는 것이다.

ⓐ 절삭가공의 방법 : 목재 등에 사용하는 톱과 공작기계를 이용하여 가공하는 선반 가공, CNC 가공, 밀링 가공, 머시닝 센터 등이 있다.

ⓑ 절삭가공시 : 열이 발생하는데, 이를 방지하기 위해 절삭유를 사용한다.

㉢ 판금 : 얇고 넓은 금속판을 여러 가지 다양한 모양으로 구부리거나(bending) 접합하거나 구멍을 뚫거나(punching) 절단(cutting)을 하는 금속가공이다.

㉣ 도장 : 여러 가지 다양한 재료의 표면에 페인트 등으로 칠을 하여 피막을 형성시키는 것이며 부식과 해충, 표면 마모 등을 방지하고 내구성을 높이거나 표면의 광택효과를 얻기 위하여 사용한다.

㉤ 납땜 : 납을 이용하여 금속과 금속을 접착하는 것이며, 일반적으로 회로 기판에 전선을 연결하고자 할 때 많이 사용한다.

㉥ 금형과 사출

ⓐ 금형 : 제품의 정확한 형태와 구조를 만들어 내는 틀 또는 모형이며 다양한 재료를

원하는 형태로 만들어 내는 데 사용되며, 특히 복잡한 형상을 가진 부품이나 제품을 대량으로 생산할 때 필수적이다.

ⓑ 사출 : 금형에 원재료(일반적으로 플라스틱 또는 금속)를 녹여서 주입한 후, 재료가 굳어져 원하는 형태를 가진 제품을 만드는 과정으로 금형을 이용하여 제품을 대량으로 빠르게 제작하는 데 있어 매우 효과적이다.

⑩ 시방서(Spec) 데이터 시트(Data Sheet) : 재료 또는 자재가 가지고 있는 고유한 특성을 데이터로 보여 주는 표이다.

⑪ 표준문서의 배포 : 제조에서 사용되는 표준문서의 제정 및 개정이 발생하면, 관련 부서에 배포하여 해당 업무를 수행 함에 있어 문제되지 않도록 한다.

㉠ 배포관리대장의 항목

- 문서명
- 문서번호
- 개정번호
- 배포일자
- 구분(관리본/비관리본)
- 발행처
- 회수 여부(일자/확인)
- 비고

㉡ 배포관리, 대장관리 및 목적

ⓐ 작업표준서 등과 같은 표준문서는 반드시 배포되는 사항과 관련된 기록이 유지되어야 한다.

ⓑ 개정, 폐기 등과 같이 문서의 변경이 발생할 경우 이전 문서를 회수하고 개정된 문서가 적절히 배포되고, 유지 및 사용되고 있는지를 확인하기 위해서는 배포관리가 매우 중요하다.

⑫ 관리본, 비관리본

㉠ 관리본 : 제정이나 개정된 문서를 최신의 상태로 유리 및 관리해야 하는 문서이다.

㉡ 비관리본 : 제정이나 개정된 사항을 다시 배포 또는 관리할 필요가 없는 문서이다.

⑬ 부품 명세서(BOM : bills of material)는 다음과 같이 정의한다.

㉠ 제품을 만드는 데 필요한 모든 조립품, 반 조립품, 부품 그리고 원자재의 목록으로 제품을 위해 필요한 수량을 제품구조 정보로 보여 준다.

㉡ 조립품이나 제품 등 상위 품목을 만드는 데 필요한 조립품, 반 조립품, 부분품, 원자재의 목록으로 구성된 것으로 제품구조 이상이며, 생산활동에 필요한 제품의 모든 정보를 체계화, 데이터베이스화한 것이다.

㉢ BOM이 가진 부품 기준 및 제품구조 정보는 생산 및 판매활동의 전 부문에서 활용되고 있다.

㉣ 제품의 물리적 특성과 제품구조 정보는 제품이 어떻게 설계되었는가를 보여 준다. 이는 제품 설계자에 의해 구체화된 정보이지만, 이에 앞서 판매자와 고객에 의해 기본 사양으로 만들어진 것이다.

㉤ 설계자는 기술적 배경하에 제품을 구체화시키며, 이는 생산자로 전달된다.

⑭ 부품 명세서(BOM : bills of material)의 용도

㉠ 제품 구조상 상호관계와 수량으로 특정 품목을 만드는 데 필요한 부품이 무엇인가를 알 수 있다.

㉡ 향후 생산 및 구매 일정에 관련된 모든 계획 및 실적의 추적에 활용된다.

㉢ 역으로 특정 부품이 무엇을 만드는 데 사용되는가 하는 문제도 알 수 있게 해 준다.

㉣ 일반적으로 BOM에는 원가정보가 들어 있다.

㉤ 표준 원가방식을 사용할 경우 BOM 정보는 제품 원가산정에 직접적으로 이용될 수 있으며, 기타 선입선출(FIFO), 후입 선출(LIFO), 이동평균, 실제 원가 등의 방식에는 기준자료로 활용된다.

㉥ 실제 원가를 기준으로 하는 제품 원가 산정의 경우 각 부품의 원가는 별도로 보관되며, 이는 원가 롤 업(Cost Roll-up)이 가능하도록 재료비, 노무비, 경비 등의 원가요소를 가지고 생산의 BOM이 관리되어야 한다.

㉦ 결산이나 성과 측정 목적의 원가 산정뿐만 아니라 구매나 외주가공의 견적 및 협상에도 기존 자료로 활용된다.

㉧ BOM의 원가정보는 제품의 수주시 원가를 미리 산출해 보는 자료로 또는 경영계획 등의 중장기 계획시 구매 및 생산원가 산정의 기준자료로 사용된다.

(16) 검 사

① 목적에 따른 분류

㉠ 의료기기 제품검사 : 공정과정에 따라 입고 검사(수입검사), 공정 검사(중간검사), 완제품 검사(최종검사), 출하 검사 등으로 분류할 수 있다.

㉡ 각 검사 종류별로 시험대상이 상이 하므로 검사기준 및 검사방법 등에 차이가 있을 수 있으므로 반드시 확인하여야 한다.

ⓐ 수입검사(입고 검사) : 협력 회사로부터 납입된 원자재, 부품, 부자재 등이 회사의 자재 규격 또는 규정의 요구사항을 만족 하는지 여부를 판정하는 것이다.

- 의료기기 제조사는 협력업체를 통하여 구매하는 원자재, 부품, 부자재 등에 대한 검사기준을 수립하여 구매품이 규정된 품질 요구사항에 적합한지 (수입) 검사를 수행해야 한다.
- 구매품이 공급업체의 규격에 적합한 것으로 선언되었다면, 회사는 구매품이 합의된 규격(승 인원, 자재 규격서, 구매 사양서 등)에 적합한지 점검해야 하고, 그 방법에는 회사 (품질) 시스템의 요구사항과의 비교, 공급업체의 인증 및 성적서 확인, 전수 혹은 샘플링 검사 등이 있으며, 조항은 구매품이 반드시 시험되어야 함은 아니다.
- 구매품에 대한 신뢰성을 다른 공정 중 또는 다른 절차를 통하여 확인이 가능하거나, 공급업체로부터 제공된 정보가 충분하면 무검사 진행이 가능할 수 있다.
- 수입검사를 무검사로 진행하려면 회사 내부적으로 그 정당성을 입증할 수 있는 근거를 마련해야 한다.

ⓑ 공정검사 : 공정 중의 반제품이 다음의 공정으로 이동해도 적합한지 판정하기 위해 실시하는 검사로 부적합품이 다음 공정으로 투입되지 않도록 하기 위함이며, 중간 공정이 아니면 확인이 어려운 제품의 특성을 파악하여 검사를 수행해야 한다.

ⓒ 완제품검사(최종검사) : 완성된 제품이 제품으로서의 물리적 및 성능(기능) 요구사항을 만족하는지 최종적으로 확인하는 검사이다.

ⓓ 출하검사 : 최종검사를 마친 완제품을 고객 출하에 앞서 제품창고에 보관하던 중 품질 및 포장 상태의 변질 여부를 확인하는 검사로 제품 표준서 및 절차서에서 정한 모든 활동이 적합하게 이뤄졌다는 품질보증 수단이다.

ⓔ 출하검사 성적서 : 생산물품을 납품하기 전에 이루어지는 단계로 거래처나 고객에게 하자가 발생하지 않도록 사전에 표준검사 기준이나 조건에 적합한지 검사하는 과정이다.

- 출하 직전 마지막 검수단계라고 볼 수 있으며, 최종검사 결과에 따라 출하 여부를 결정한다.
- 제품 출하에 따른 검사항목은 다르게 실시될 수 있으며, 불량 수와 불량률이 높을경우 불합격 판정을 받을 수 있으며 외관, 구성품, 포장 등 제품의 특성이나 품질 등을 정확하게 검사한다.

② 수입검사 방법의 선택 : 전수검사, 샘플링 검사, 체크 검사, 무검사 방식 등으로 수행할 수 있고, 각 검사방법마다 개개의 장단점을 가지고 있으므로 회사 내부에서 결정해야 한다.

③ 수입검사 방법에 따른 분류

㉠ 전수검사 : 검사대상 물품의 개개의 단위에 대하여 그 모두를 검사하는 방식이다.

ⓐ 전수검사 조건 : 다음과 같은 조건이라면 전수검사를 수행할 수 있다.

ⓑ 다음 공정에서 검증이 가능하면 품질비용을 고려하여 결정할 수 있다.

- 전수검사를 실시하지 않고서는 불량의 식별이 불가능한 경우
- 전수검사가 용이하고 경제적인 경우
- 불량품이 혼입되어 생산에 투입된 경우, 치명적 혹은 중대한 결함이 발생할 수 있는 경우 등

㉡ 샘플링 검사 : 검사대상 물품의 로트(lot)에서 발췌한 시료를 조사하여 그 결과를 통하여 해당 로트에 대한 합격 · 불합격을 결정하는 방식의 검사이다.

ⓐ 샘플링 검사 조건 : 다음과 같은 조건이라면 샘플링 검사를 수행할 수 있다.

ⓑ 품질비용을 고려하여 결정할 수 있다.

- 파괴검사가 필요한 경우
- 단일 로트의 다량 제품인 경우
- 샘플링 검사가 비용적으로 효율성이 있다고 판단되는 경우
- 검사항목이 많을 경우 등

㉢ 체크 검사 : 로트 크기에 상관없이 시료 수를 일정 크기로 정하여 합부 판정을 하는 검사 방식이다.

㉣ 무검사 : 품질이 안정되어 있는 일반 소모품, 제품의 품질에 직접적인 영향이 없거나 또는 계측설비의 구축이 어려운 경우 등 기본적인 수량 검사 또는 외부 성적서 확인 방식의 검사이다.

㉤ 자주검사 : 생산현장 작업자 스스로 본인이 제작한 제품을 검사하는 방식이다.

㉥ 파괴검사 : 검사대상 물품을 손상시켜 수행하는 검사이다.

㉦ 로트(LOT) : 생산이 이루어지는 단위 수, 한 작업을 위하여 작업 준비를 하고 다른 작업으로 전환하기 전까지 생산하는 제품의 수량이다.

④ 자가검사

㉠ 작업자 자신이 제조공정에서 생산된 제품을 공정 검사 기준에 따라 자주적으로 실시하는 검사로 일반적으로 공정검사라 한다.

㉡ 제조 부문의 품질 마인드 구현을 위한 수단으로 활용되고 있고, 제조 부문에서 검사를 수행함으로써 완제품에서 발생할 수 있는 불량을 사전에 점검하고 조치할 수 있는 효과가 있어 자가검사 방식을 선호하는 경향이 있다.

⑤ 공정검사 기준서

㉠ 생산제품을 생산하는 가공 및 조립공정 과정에서 부적합품이 다음 공정으로 이송되는 것을 방지하기 위해 공정 단위별로 수행하는 공정검사를 위해 해당 공정의 검사항목, 검사기준, 검사방법, 검사수준(샘플링 검사 또는 전수검사) 등을 명시해 놓은 문서이다.

㉡ 같은 의미로 자가검사, 자주 검사, 반제품검사 등으로도 표현한다.

⑥ 공정검사 성적서 : 공정검사 기준서에 명시된 검사방식, 검사기준, 검사방법, 검사수준에 따라 작업자가 자주적으로 검사를 수행하고, 그 결과를 작성한 문서이다.

⑦ 검사장비

㉠ 공정검사 기준서에 따라 해당 항목을 검사하기 위해 필요한 계측장비나 테스트(test) 지그 등이다.

㉡ 계측장비 : 반드시 검·교정이 된 유효한 것을 사용한다.

⑧ 검사원의 기준 및 자격

㉠ 검사원의 업무 : 제품의 품질에 영향을 미치는 것이므로 회사는 검사원의 선별과 자격에 대한 기준을 정립하여야 한다.

㉡ 정해진 기준에 따라 검사원을 선별하고, 교육훈련을 통해 검사원의 자격을 부여하여 검사업무를 수행하도록 하고, 검사원은 반드시 독립성이 보장되도록 책임과 권한을 부여한다.

㉢ 검사원 : 해당 제품의 특성과 성능, 원자재 특성 및 계측장비에 대한 이해가 바탕이 되어야 하므로 고졸 이상의 학력이 요구되고, 전기·전자·기계·제어계측 등의 공학적인 기초지식과 경험 및 능력이 요구된다.

(17) 문서양식

각 공정별 수립한 검사기준에 따라 측정한 구매품, 반 제품 또는 완 제품등의 측정 데이터를 기록하는 문서양식으로 검사일자, 검사자, 검사수준, 로트 수량, 검사방법, 계측장비명, 최종 결과 등을 기록할 수 있다.

① 제품의 도면 그리고(또는) 검사기준서의 검사항목을 직접적으로 명기하여 특정 양식화할 수 있고, 검사기준서 문서번호 등을 사용하여 표시할 수도 있다.

㉠ 검사기록(data) : 알고자 하는 모집단, 제품, 프로세스 또는 서비스를 관찰하여 얻어진 정성적, 정량적의 가공되지 않은 모집단을 대표하는 표본이다.

㉡ 검사기록의 구분 : 부적합품의 수, 흠이나 이물을 포함하는 불량 수량, 사고, 분실, 혼입 등 단수 카운터를 통하여 얻어진 데이터를 계수치 데이터(기록)라 한다. 또한 계측장비를 이용하여 측정한 두께, 치수, 온도, 전원, 저항 등의 데이터는 계량치 데이터(기록)이라 한다.

㉢ 검사기록의 활용 : 검사성적서에 기록된 내용은 해당 검사품의 품질 특성을 파악할 수 있는 요소이며, 구매품 또는 양산품에 대하여 수립한 품질지표의 달성도를 평가할 수 있는 주요 항목이 될 수 있다.

㉣ 검사기록 : 일반적으로 검사를 통하여 측정된 데이터는 QC 7가지 수법(체크) 체크시트, 특성 요인도, 파레토그림, 산점도, 히스토그램, 관리도, 층별을 사용하여 통계적으로 분

석이 제품의 불량 발생 가능성을 파악한다.

ⓐ 체크시트 : 데이터의 간단한 정리 및 관리 목적, 데이터의 누락 및 착오 방지, 정보(숫자, 현상)의 관리한다.

ⓑ 히스토그램 : 데이터의 산포 상태를 파악 목적, 분포의 모양 파악 및 규격 비교, 중심 위치와 산포의 크기 파악한다.

ⓒ 산점도 : 두 종류 데이터의 도식화와 관계 파악, 변수간 상관관계 파악, 개선방안 파악, 대응하는 2종류의 데이터에 대하여 산포된 상태를 보고 상관관계가 있는지 없는지를 분석한다.

ⓓ 파레토 차트 : 수많은 문제 가운데서 중요한 항목을 압축하는 것 이외에 개선 효과의 확인, 보고와 기록을 한다.

ⓔ 특성 요인도 : 주로 부적합의 원인분석 또는 공정 중 주요 관리항목을 평가하기 위한 목적이다.

- 특성 요인도의 정의 : 작업의 결과와 그것이 미치는 영향을 계통적으로 정리한 그림으로 특성에 대하여 어떤 요인이 어떤 관계로 영향을 미치고 있는지를 명확히 하여 원인분석을 용이하게 하는 기법이다.
- 특성 요인도의 목적 : 주로 부적합의 원인분석 또는 공정 중 주요 관리항목을 평가하기 위한 목적으로 사용한다.
- 일의 결과 또는 공정에서 생겨나는 결과가 개선 또는 관리가 필요한 경우 해당일의 수많은 품질원인 중 가장 큰 원인을 발견하고, 개선 또는 관리할 목적을 가진다.

ⓕ QC 7가지 도구 중 그림의 도구에 대한 설명 : 주로 부적합의 원인분석 또는 공정 중 주요 관리항목을 평가하기 위한 목적으로 사용한다.

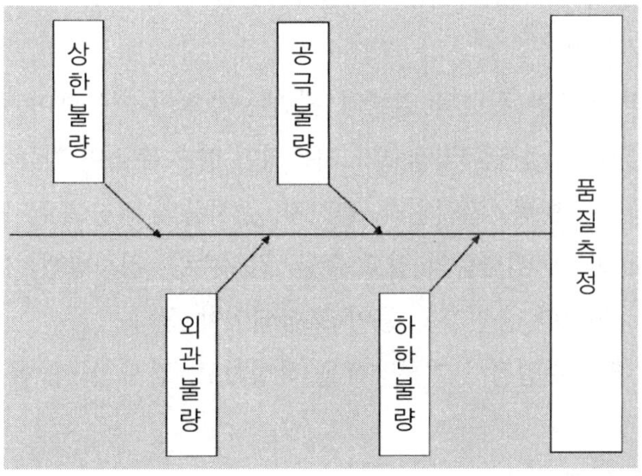

② 제품검사는 반드시 검사기준서 혹은 검사계획서에 따라 진행하여 계획한 대로 이루어져야

하며, 절차상 빠짐없이 수행해야 한다.

㉠ 검사계획서 작성

ⓐ 검사는 보통 규격이나 판정 기준과 비교해서 각 물건의 상태를 판단하는 것이다.

ⓑ 검사결과를 기준으로 합격, 불합격 여부를 판단하게 되는데, 여기까지가 검사의 과정에 포함된다.

ⓒ 검사장비에 대해서 성능 및 기능이 이상 여부를 검사하는 것은 물론이고, 장비의 위험성을 없애도록 검사하는 것도 검사에 포함된다.

㉡ 검사계획서

ⓐ 검사를 어떻게 실시할지에 대한 전체적인 계획을 작성한 문서로 검사방법과 시기, 검사담당자 등을 정하여 기록해 놓은 것이다.

ⓑ 검사계획서에는 검사의 대상이 되는 품목에 대한 정보를 기록하고, 검사항목을 기록한다.

ⓒ 검사자에 대한 정보도 간략히 기재하여, 후에 검사결과에 대한 질의가 있을 경우 참고할 수 있도록 한다.

③ 작성한 수입검사 기준서에 명기된 원·부자재의 수입검사 기준 및 방법에 따라 해당 사내 양식으로 등록되고, 배포된 검사성적서 양식에 검사항목, 검사기준, 검사방법을 작성한다.

㉠ 검사성적서 작성하기

ⓐ 작성한 검사성석서에 따라 해당 원자재에 대한 시험검사를 실시한다.

ⓑ 사내에서 등록되고 배포된 검사성적서 양식을 사용하여 상기 '항의 수입검사기준서 부속서 작성사례'의 검사기준 및 검사방법을 작성한다.

㉡ 검사성적서 기록항목

ⓐ 의료기기의 제조와 관련된 일체의 행위는 추적이 가능해야 한다.

ⓑ 수입검사성적서 : 검사품의 정보가 기록되어 향후 추적이 가능하도록 관리해야 한다.

ⓒ 수입검사성적서 항목 : 검사일자, 검사자, 검사품의 명칭 또는 모델번호, 검사품의 제조번호(Lot 번호), 검사품의 입고 수량, 검사수량, 검사방법, 사용된 계측기의 정보, 합부 판정, 적합한 승인기록 등이 포함되어야 한다.

ⓓ 검사품에 대한 수입검사 기록양식을 작성하고, 검사 실시 후 측정결과를 기록해야 한다.

㉢ 제품성적서의 이해

ⓐ 제품 품질검사 : 제품이 유통되기 전에 최종적으로 시행하는 검사이다.

ⓑ 제품 검사성적서 : 제품에 따라 제품명, 의료기기 종류, 납품 업체 및 제품의 규격 등의 항목으로 되어 있으며, 소비자에게 제품에 대한 안정성을 제공하기 위한 절차이므로 가장 중요한 절차이다.

ⓒ 검사관 : 검사항목에 따라 반드시 정확을 기하여 검사를 하여야 하며, 판정결과 및 제품검사 성적서에 기록된 사항에 대해 책임을 져야 한다.

ⓓ 검사성적서 : 각 공정별 수립한 검사기준에 따라 측정한 구매품, 반제품 또는 완제품 등의 측정 데이터를 기록하는 문서양식으로 검사일자, 검사자, 검사수준, 로트 수량, 검사방법, 계측장비명, 최종 결과 등을 기록할 수 있는 성적서

㉣ 제품 성적서 작성절차

ⓐ 공정이 끝난 제품은 연구개발 팀장이 검사 담당자에게 최종검사를 의뢰한다.

ⓑ 검사방법 : 제품별에 따라 다르며 검사계획서에 따라 검사한다.

ⓒ 최종검사 후, 부적합품은 부적합품 관리절차에 의거해 처리한다.

ⓓ 최종검사 후, 부적합품 중 수리가 불가능한 제품은 폐기한다.

ⓔ 최종검사 후, 적합품에 한하여 제품관리 절차에 의거해 제조번호를 부여하고 완제품 입·출고대장에 기록한 후 제품 검사성적서에 이를 기록한다.

ⓕ 최종검사가 완료된 제품은 제품 검사성적서를 첨부하여 보관한다.

ⓖ 상기 내용은 회사마다 순서의 차이가 있을 수 있다.

㉤ 검사표준서, 검사작업표준서, 검사지침서 등 여러 가지 형태의 문서로 표현되는 검사기준서는 판정의 오류가 발생하는 것을 예방하고, 합리적인 검사를 수행하기 위하여 표준화가 필요함에 따라 회사에서 수행하는 각 검사단계 및 검사항목에 대한 표준을 수립해 놓은 것이다.

ⓐ 검사표준(기준)의 정의 : 구매 또는 제조한 제품에 대하여 후공정 또는 고객에게 출하해도 되는지를 확인하기 위하여 검사를 수행할 때 검사의 순서, 방법 및 결과의 판정 등의 업무표준을 문서화한 것이다.

ⓑ 검사표준(기준)의 작성 목적

㉮ 검사표준을 수립하여 자재 규격, 승 인원, 도면 등의 규격에 적합하지 않은 물품이 입고되거나, 제조공정에서 부적절한 반제품(가공품)이 차기 공정으로 유입되는 것을 차단하고, 고객에게 양질의 제품이 공급됨을 보증해야 한다.

㉯ 검사를 통하여 자재 규격, 승 인원, 도면 등의 규격에 적합하지 않은 물품이 나오지 않도록 예방해야 하고, 자사 제품에 대한 품질확보 및 각 공정상황에 대한 확신과

일상적으로 생산되는 제품의 품질특성을 파악하기 위하여 검사표준이 필요하다.

ⓒ 검사기준서의 작성요건

㉮ 미래지향적 : 검사기준 : 기술적 발전동향과 환경변화에 신속히 대응할 수 있도록 미래 지향적으로 수립해야 한다.

㉯ 실행 가능성 : 검사기준 : 사내에서 실행 가능한 내용으로 작성해야 한다.

- 수립된 검사기준을 지키지 못하면 의미가 없으므로 실행 가능한 내용으로 구성해야 한다.
- 법적 요구사항인 경우 반드시 포함되어야 한다.

㉰ 협의를 통한 표준 수립 검사기준 : 사내의 관련 부서(연구, 생산, 품질 등)에서 협의되어야 하며, 협의 과정이 없는 경우 준수 여부가 불투명할 수 있다.

㉱ 관련 표준과의 모순성 : 검사표준은 국가 법령 또는 국제규격에서 요구하는 사항은 물론 다른 사내표준과 모순되는 사항이 포함 되어서는 안된다.

㉲ 개정 검사기준서 : 작업환경, 생산활동, 관련 규정 등의 변화에 따라서 신속한 개정 또는 보완이 필요하다.

(18) 관리도 사용목적

① 해석용 관리도 : 공정이 안정 상태에 있는지의 여부를 조사하는 관리도이다.

② 관리용 관리도 : 공정이 바람직한 상태로 유지 되는지 여부를 관리하는 관리도이다.

③ 관리도 사용의 궁극적인 목적 : 우연 원인과 이상 원인에 의한 변동을 합리적으로 구분하고, 이상 원인이 발생할 경우 그 원인을 규명하여 공정에 적절한 조치를 취해줌으로써 공정을 안정된 상태, 즉 관리상태로 유지하기 위해 사용하는 것이다.

(19) 공정과정에 따른 검사의 분류와 공정 간에서 발생하는 부적합에 대한 품질지표

① 공정과정에 따른 검사의 분류

입고(수입) → 공정(중간) → 완제품(최종) → 출하

② 공정 간에서 발생하는 부적합에 대한 품질지표 : 일반적으로 공정 간에서 발생하는 부적합에 대한 품질지표는 PPM 단위로 측정이 가능하다. 단, 해당 공정 간 생산 로트(lot)가 소량인 경우는 PPM 단위보다 [%] 단위를 사용하는 것이 수월하며, 수입검사의 경우 대부분 샘플링 기법을 사용하는 관계로 ([%])단위로 측정을 수행하고 있으며, 구매하는 원 · 부자재가 종류

가 많지 않으며, 매 로트 구매량이 대량이라면 PPM 단위의 측정이 가능하다.

③ 품질지표 측정 통계적 분석 분류 : 품질지표 측정은 검사일지에 대한 통계적 분석은 주간, 월간, 분기, 연간 등으로 분류되며, 다품목 소량의 원자재가 주기적으로 입고되는 경우 월 단위 분석으로 품질지표를 측정하는 것이 수월하다.

④ PPM 단위 측정 : (불합격 수량 ÷ 납품 수량) × 1000000[PPM]

⑤ [%] 단위 측정 : (불합격 수량 ÷ 납품 수량) × 100[%]

⑥ 1[PPM] = 0.0001 [%] : 1 [%] = 10000[PPM]

(20) 의료기기 적합성 평가기준 관련 사항

[의료기기 제조 및 품질관리기준 제 2015-71호(2015.9.25 개정). 식품의약품안전처. p.39]

1. 목적
   의료기기의 설계, 개발, 생산, 설치 및 서비스를 제공 함에 있어 적용되는 품질경영시스템의 요구사항 규정을 목적으로 한다.
2. 적용범위
   의료기기의 특성으로 인하여 제품 실현의 어떠한 요구사항이 적용되지 아니한 경우 품질경영 시스템에 적용하지 않아도 되나 이러한 적용 제외의 정당함을 입증해야 한다.
3. 인용 규격 및 용어의 정의
   용어의 정의는 『산업표준화법』에 따른 한국산업표준 품질경영시스템의 기본사항 및 용어(KSQ ISO 9000)에 의거하여 사용한다.

8) 측정, 분석 및 개선

(1) 일반 요구사항

다음에 필요한 모니터링, 측정, 분석 및 개선 프로세스를 계획하고 실행하여야 한다.

- 제품의 적합성 입증
- 품질경영시스템의 적합성 보장
- 품질경영시스템의 효과성 유지

통계적 기법을 포함한 적절한 방법 및 사용범위에 대한 결정을 포함하여야 한다.

(2) 모니터링 및 측정

① 모니터링의 정의 : 임상시험이 적절히 실시되고 있는지에 대한 여부 및 관련 사항의 기록 유무를 확인하는 것이다.

② 모니터링의 목적 : 피험자의 권리와 복지 보호, 보고된 관련 자료의 정확성 및 완전성 확인, 근거 문서와의 대조 확인, 그리고 시험계획서, 의료기기 임상시험 관리기준 및 관련 규정의 준수 확인 등이다.

③ 모니터링의 방문 관련 절차의 순서 : 모니터링에 대한 계획 수립 → 모니터링 방문일, 시간 협의 → 모니터링 수행 → 연구자와 모니터링 결과에 대해 논의

㉠ 모니터링의 방법, 주기 등을 포함한 모니터링 계획은 모니터링을 실시하기 앞서 사전에 수립되어야 한다.

㉡ 모니터링의 계획이 수립되었다면 이 계획에 따라 방문일을 계획하고 기관의 연구 간호사와 일정을 협의하여 확정한다.

㉢ 방문일에는 중대한 이상 사례 확인, 동의서 확인, 계획서 준수 여부, 근거 문서와 증례 기록서 대조 등의 모니터링 활동을 수행한다.

㉣ 모니터링 업무가 끝나면 연구자와 모니터링 결과에 대한 논의를 하여 오류/위반사항 등은 개선할 수 있도록 하고 피험자 등록을 독려하여 임상시험이 원활하게 진행되도록 한다.

④ 임상시험용기기 배송 : 임상시험계획 승인 후 개시 전 입고하고 임상시험 기간 중 필요시 추가적으로 배송할 수 있으며, 모니터링 시에는 임상시험용 기기의 사용과 관리사항에 대해 확인한다.

⑤ 피드백

㉠ 품질경영시스템 효과성 측정의 하나로, 조직은 고객 요구사항을 충족 시켰는지 여부에 대한 정보를 수집하고 모니터링 하여야 한다.

㉡ 정보의 획득 및 활용방법을 문서화하여야 한다.

㉢ 피드백 프로세스를 위한 절차를 문서화하여야 하고, 생산뿐만 아니라 생산 후 활동으로부터 자료를 수집하기 위한 조항을 포함하여야 한다.

㉣ 피드백 프로세스에서 수집된 정보는 제품 요구사항 뿐만 아니라 제품 실현 또는 개선 프로세스를 모니터링하고, 유지하기 위하여 위험관리의 잠재적 입력으로 사용되어야 한다.

㉤ 적용되는 법적 요구사항에서 조직이 생산 후 활동으로부터 정보를 수집하도록 요구할 경우, 해당 정보에 대한 검토는 피드백 프로세스의 일부가 되어야 한다.

⑥ 불만 처리

㉠ 조사하지 않는 불만이 있는 경우, 정당한 이유가 문서화 되어야 한다.

㉡ 불만 처리 프로세스에 의한 모든 시정 및 시정조치 결과는 문서화 되어야 한다.

ⓒ 조사결과 조직 외부의 활동이 불만의 원인이 되었다고 판명된 경우, 조직 내·외부 간에 관련 정보를 교환하여야 한다.

ⓓ ⓒ의 불만 처리 기록은 유지되어야 한다.

⑦ 규제 당국에 보고 : 적용되는 법적 요구사항에 따라 부작용 보고대상 또는 권고문 발행 보고대상에 해당되는 불만이라면, 조직은 규제 당국에 이를 보고하는 절차를 문서화 하여야 하고 규제 당국에 보고한 기록은 유지되어야 한다.

⑧ 프로세스의 모니터링 및 측정

ⓐ 품질경영시스템 프로세스에 대한 모니터링 및 해당되는 경우 측정을 위한 적절한 방법을 적용하여야 하며, 해당 프로세스가 계획된 결과를 달성할 수 있음을 입증하여야 한다.

ⓑ 계획된 결과가 달성되지 못한 경우 제품의 적합성이 보장될 수 있도록 적절한 시정 및 시정조치가 이루어져야 한다.

⑨ 제품의 모니터링 및 측정

ⓐ 제품에 대한 요구사항이 충족됨을 검증하기 위하여 제품의 특성을 모니터링 및 측정하여야 하며, 계획되고 문서화 된 결정사항 및 문서화 된 절차에 따라 제품 실현 프로세스의 적절한 단계에서 수행되어야 한다.

ⓑ 합격판정 기준에 적합하다는 증거를 유지하여야 하고 제품 출하를 승인한 사람의 신원이 기록되어야 하며, 측정 활동에 사용된 시험 장비가 식별되도록 기록하여야 한다.

ⓒ 계획되고 문서화 된 사항이 만족스럽게 완료되기 전에 제품이 출고 또는 서비스가 제공되어서는 아니 된다.

ⓓ 추적 관리대상 의료기기의 경우, 조직은 모든 검사 또는 시험을 수행하는 인원의 신원을 식별하고 기록해야 한다.

⑩ 압력계는 클린룸 안쪽과 바깥 쪽의 압력을 확인하기 위해 클린룸 내부 벽면에 부착되어 있다. 관련된 요구조항은 '7.6 모니터링 및 측정장비의 관리'이며, 심사원은 교정의 유효성을 점검해야 한다.

(3) 측정기 일상관리

ISO9001의 측정 요건의 일반사항과 산업기술시험원의 적합성 제도(KOLAS)에서 측정기기의 교정주기를 선정하는 방법으로는 법적으로 제시된 교정주기를 따르는 방법과 측정기의 사용환경을 고려한 자체적인 교정주기에 따르는 방법이 있을 수 있다.

① 측정기의 교정주기를 자체적으로 결정하여 사용하는 경우 : 회사 규정에 교정주기를 표준화

하여야 한다.

② 규정에 의한 자료를 확인하기 어려운 경우 : 통상적으로 12개월 주기로 교정을 실시하는 경우가 많다.

㉠ 측정기기의 보관관리

ⓐ 측정기 : 보관 환경에 따라 성능이 변할 수 있고, 길이 및 관련 양의 경우 각 부분이 정밀하게 다듬질된 것이므로 약간의 녹, 먼지, 돌기 등이 생겨도 사용할 수 없게 된다.

ⓑ 측정기의 정밀 정확도 유지 : 항상 청결한 상태를 유지하여야 하며, 측정기의 분실 및 재고관리를 위하여 지정된 장소에 보관되어야 한다.

㉡ 측정기기의 일상점검

ⓐ 측정기의 정밀 정확도를 유지 : 정기적인 교정만으로는 불충분하며, 평상시 수시로 실시하는 일상점검이 필요하다.

ⓑ 측정기의 일상점검 : 측정기의 사용자가 항상 측정기의 이상 유무를 확인하는 정도 점검과 외관 상태, 세척 등을 포함한다.

㉢ 측정기기의 일상점검 내용 : 일상점검은 측정기의 사용자가 항상 측정기의 이상 유무를 확인하는 정도 점검과 외관 상태, 세척 등을 포함하며, 영점 조정이 틀리는 경우 측정 데이터에 큰 영향을 미치므로 매 작업 전 반드시 측정기의 영점조정을 하여야 한다.

ⓐ 영점조정 점검 : 측정기의 영점 조정이 틀리는 경우는 측정 데이터에 지대한 영향을 미치게 되므로, 작업 전에는 반드시 측정기에 대한 영점 조정을 하여야 한다.

ⓑ 외관상태 점검 : 측정기의 손상, 변형, 타흔, 각부의 느슨함 등으로 측정오차를 발생시킬 수 있으므로, 작업 전에는 반드시 측정기의 외관 상태를 점검하여야 한다.

ⓒ 작동상태 점검 : 측정자는 작업 전에 측정기 각 부위의 작동상태를 점검하여야 한다.

ⓓ 에너지원 공급상태 점검 : 정밀 측정장비를 사용하는 경우는 전원 및 공기압 등이 일정하게 유지되어야 하기 때문에 항상 공급상태를 확인해 주어야 한다.

ⓔ 일상점검 결과 : 작동이 원활하지 못하거나 정도가 미달인 측정기는 교정을 의뢰하여 사용가능 여부를 확인하도록 한다.

ⓕ 측정기를 사용 후 보관할 경우 : 절삭유, 먼지 등 이물질을 제거하여 보관하고, 1개월 이상 장시간 미사용시에는 측정 면에 녹 발생이 우려되므로 방청유를 도포 하여 보관한다.

ⓖ 월 1회 정도 측정기의 보관상태를 점검해 주는 것이 좋다.

㉣ 직접 측정과 간접 측정 : 측정은 일반적으로 직접 측정방법을 사용하는데, 이유는 간접

측정법이 불확실 요인이 많다고 생각되기 때문이다.

ⓐ 직접 측정 : 측정량과 함수관계에 있는 다른 양을 측정하지 않고 측정량의 값을 직접 구하는 측정(예 전압계로 전압 측정, 버니어 캘리퍼스로 길이 측정)

ⓑ 간접 측정 : 측정량과 일정한 관계에 있는 개개의 양에 대하여 측정을 하고, 그것으로부터 측정치를 유도해 낸 것(예 부하의 전압과 전류를 측정하여 저항이나, 전력을 측정)

㉤ 편위법과 영위법

ⓐ 편위법 : 측정량의 지침 등의 움직임으로 지시하는 측정법으로 변환이나 각 단계에서 생긴 오차를 모두 더하고, 또 측량계가 측정량 자체를 흩트리는 일도 생긴다.

ⓑ 영위법 : 측정량과 기지 표준량의 차이를 영(0)으로 하는 방식으로서 정밀한 측정에 사용된다(예 휘스톤 브리지).

㉥ 오차와 정밀도

ⓐ 오차 : 측정값과 참값의 차이를 오차라고 하며, 그 원인이 알려져 이것을 제거하거나 경감할 수 있는 것을 계통오차 또는 정오차라 하고, 원인이 알려지지 않은 것을 우연오차 또는 확률적 오차라고 한다.

ⓑ 정밀도 : 측정값의 오차의 크기를 가리키고 참값에 가까운 정도이다.

ⓒ 정확도 : 측정값이 실제 측정된 양과 얼마나 가까운가로 정의하고, 측정기기의 교정으로 개선되며, 정밀도를 넘을 수가 없다.

(4) 부적합 제품의 관리

의도하지 않은 사용 또는 인도를 방지하기 위하여 요구사항에 적합하지 않은 제품이 식별되고 관리됨을 보장하여야 한다.

① 조직은 부적합 제품의 식별, 문서화, 분리, 평가 및 처리에 대한 관리 및 관련 책임과 권한을 규정하는 절차를 문서화하여야 한다.

② 부적합의 평가에는 부적합에 대한 책임이 있는 외주업체의 조사와 통보 필요 여부에 대한 결정을 포함하여야 한다.

③ 평가, 조사 및 결정의 근거를 포함하여 부적합 상태와 취해진 모든 후속 조치에 대한 기록은 유지되어야 한다.

④ 인도 전에 확인된 부적합 제품의 대응 조치 : 인도 전에 확인된 부적합 제품은 입고, 공정, 출고검사에서 발생한 부적합품이다.

㉠ 조직은 부적합 제품을 다음의 방법으로 처리하여야 한다.

ⓐ 발견된 부적합의 제거를 위한 조치 실시

ⓑ 본래 의도된 사용 또는 적용을 배제하는 조치의 실시

ⓒ 특채 하에 사용, 출고 또는 수락을 승인

㉡ 타당한 근거가 제시되고, 승인되고, 적용되는 법적 요구사항을 충족하는 경우에만 특채가 허용됨을 보장하여야 한다.

㉢ 특채에 의한 수락 및 특채 승인자를 식별할 수 있도록 기록을 유지하여야 한다.

⑤ 인도 후에 확인된 부적합 제품의 대응 조치 : 인도 후에 확인된 부적합 제품은 판매 후 제품 결함이나 사용자의 과실로 발생한 부적합품이다.

㉠ 부적합 제품이 인도 또는 사용 후 발견되면 조직은 부적합으로 인한 영향 또는 잠재적 영향에 대한 적절한 조치를 취하여야 하며, 취해진 조치에 대한 기록은 유지되어야 한다.

㉡ 적용되는 법적 요구사항에 따라 권고문 발행절차를 문서화하여야 하고, 절차는 언제든지 실행 가능하여야 한다.

㉢ 권고문 발행과 관련된 조치기록은 유지되어야 한다.

⑥ 재작업

㉠ 제품에 재작업으로 인해 발생 가능한 부정적인 영향을 고려하여 문서화된 절차에 따라 재작업을 수행하여야 하며, 이러한 절차는 최초 절차와 동일한 검토 및 승인을 받아야 한다.

㉡ 재작업 완료 후, 제품이 적용되는 합격 기준과 법적 요구사항을 충족하였음을 보장하기 위하여 검증되어야 한다.

㉢ 재작업에 대한 기록은 유지되어야 한다.

관련 절차서 및 기록(예시)

- 부적합품 관리절차서
- 부적합품 관리대장
- 부적합품 보고서

⑦ 부적합품의 식별 표시 및 통보

㉠ 수입검사 담당자 : 수입검사 기준서에 따라 수입검사를 실시하고, 부적합이 발생하면 식별조치 후 구매부서로 불합격 로트를 통보한다.

㉡ 수입취급 담당자 : 부적합이 발생하는 경우 시정조치 요구서를 발행하여 구매부서를 통하여 협력업체로 부적합 사항에 대한 개선대책을 요구한다.

㉢ 구매부서 담당자 : 부적합 원자재 로트에 대하여 지정된 장소에 격리보관 후 반품, 폐기

등의 조치를 취한다.

⑧ 부적합품의 처리

㉠ 부적합품을 반품하는 경우 선별, 재작업, 폐기 등의 조치가 이루어지도록 협력업체로 요청을 해야 하고, 만일 재작업을 하는 경우 해당 로트는 재작업을 수행하였다는 것을 식별한 후 검사를 수행해야 하며, 선별 후 재입고되는 경우에도 해당 자재에 대해서 추가적으로 검사를 수행해야 한다.

㉡ 반품된 자재에 대한 협력업체의 조치가 적절하지 않을 경우 협력업체를 방문하여 시정조치가 이뤄지도록 관리해야 하며, 현장 방문검사를 통하여 제품을 인수할 수 있도록 한다.

⑨ 개선대책 수립 및 이행확인

㉠ 시정조치 요구서를 접수한 협력업체 : 재발 방지를 위한 개선대책을 수립하여 발행서로 회신해야 하며, 수립한 대책방안에 따라 개선활동을 수행해야 한다.

㉡ 품질 담당자 : 접수된 개선대책에 대한 이행현황을 현장 또는 해당 제품으로 확인해야 하며, 지속적인 모니터링을 통하여 유효성을 확인해야 한다.

(5) 데이터의 분석

측정된 데이터로부터 결론을 도출하기 위한 검토이며, 분석과정 또한 문서화 된 절차를 갖춰야 하며 측정된 데이터로부터 부적합이나 잠재적 부적합 또는 추가 조사가 필요한 경우인지를 확인하기 위한 작업이며, 적절한 통계 및 비통계적 방법을 적용할 수 있다.

① 데이터의 분석 : 불량 및 통계 보고서, 고객 만족도 조사 보고서, 고객 불만 보고서, 내부감사 보고서 등의 모니터링 결과로 발생한 데이터를 분석한다.

㉠ 조직은 품질경영시스템의 적합성과 적절성 및 효과성을 입증하기 위하여 적절한 데이터를 결정 · 수집 및 분석하는 절차를 문서화하여야 하고, 절차는 통계적 기법 및 그 기법의 적용 범위와 함께 적절한 방법에 대한 결정을 포함하여야 한다.

㉡ 데이터의 분석 : 모니터링 및 측정의 결과로부터 그리고 다른 관련 출처로부터 생성된 데이터를 포함하여야 하고, 최소한 다음 입력사항을 포함하여야 한다.

㉢ 데이터 분석결과 품질경영시스템이 적합, 적절 또는 효과적이지 않다고 밝혀지면 조직은 개선을 위한 입력으로 이 분석을 사용하여야 한다.

㉣ 데이터 분석결과에 대한 기록은 유지되어야 한다.

㉤ 관련 절차서 및 기록(예시) : 데이터 분석 절차서

② 데이터 분석방법

㉠ t-test(분산분석 : 일원배치법) : 엑셀에서는 student t-test에 근거한 확률을 반환하는 검정방법을 제공하고 있다.

• 함수 예 [=ttest(array1, array2, tail, type)]
㉥ 전력을 공급하는 부품의 변경 전후로 완성된 제품의 최대 전력출력의 정확성의 비교

㉡ correlation 분석(상관관계 분석) : correlation은 두 비교 대상 간의 상관계수를 반환하는 함수로 상관계수를 이용하여 두 비교 대상 간의 사이를 알아볼 수 있다.

• 함수 예 [=CORREL(array1, array2)]
㉥ 제품의 접착결합 불량의 수량은 작업환경의 습도와 상관관계가 있을 것이다.
작업환경의 습도와 불량 수량 간의 상관관계 분석을 실시한다.

㉢ histogram 분석 : histogram은 그래프 방법 중 하나로 이를 통해 보다 직관적인 통계적 결과를 볼 수 있다.

㉥ 1년간 불량률의 변화를 주 단위로 나타낼 때 그 분포의 상태를 시각적으로 알아보기 쉽고 분포의 정도를 그래프로 나타낼 수 있다.

㉣ 파레토 차트 : 순차적 histogram 차트에 내림차순으로 정렬된 열과 함께 총 누적 백분율을 나타내는 선을 모두 포함하는 차트로 품질관리에서 자주 이용된다.

㉥ 부적합품, 부적합, 고장 등의 발생 건수를 항목별로 나누어 크기 순서대로 나열해 놓아 그림으로 표기하여 가장 문제인 항목과 문제의 크기의 순서를 알 수 있다. 또한 각 항목이 전체의 어느 정도를 차지하는지 알 수 있으며, 개선책이 어느 정도 효과가 있는지 예측할 수 있다.

㉤ 기타 분석법 : 엑셀에서는 위의 설명된 통계적 기법들 이외에도 회귀분석, 공분산분석, 기술통계법 등의 다양한 통계분석 기능을 포함하고 있으며, 도움말을 통해 쉽게 배우고 이용할 수 있다.

③ 통계적 방법의 데이터 분석

㉠ 통계적 공정관리(SPC : Statistical Process Control) 차트 : 통계적 공정관리 시스템은 생산현장에서 발생하는 품질 관련 모든 데이터를 수집하여 통계적 품질관리 기법에 의한 그래프를 분석함으로써 현 공정 상태에 대한 분석, 대책, 조치를 할 수 있는 시스템이다.

ⓐ 공정이 안정된 상태, 즉 관리상태에 있을 때, 그 공정이 얼마나 균일한 품질의 제품을 생산할 수 있는지를 나타내는 공정 고유의 능력을 통계적인 방법을 통해 차트로 나타

내는 방법으로 프로세스가 규격에 맞는 제품 및 서비스를 얼마나 잘 생산해 내는가를 평가한다.

㉡ 파레토 분석 : 내부 자료를 이용하여 불량 및 결점 수 등의 데이터를 현상이나 원인별로 분류하여 불량률을 최소화시키는 분석방법이다.

㉢ 데이터 트렌딩(Data trending) : 누적되어온 데이터 분석자료를 토대로 분석하여 현재의 문제점과 앞으로 발생할 수 있는 문제점에 대해 예측하기 위한 분석방법이다.

㉣ 선형 및 비선형 회귀분석 : 하나 혹은 그 이상의 독립변수의 종속변수에 대한 영향의 추정을 할 수 있는 통계기법으로 품질관리에서는 재료, 설비, 인력 등 생산요소들을 어떻게 조합해야 불량이 줄고, 생산성이 높아지는지를 분석하는 방법으로 이용한다.

㉤ 실험적 설계(DOE–실험 설계) 및 분산분석(DOE – 실험 설계) : 두 집단 이상의 평균 간의 차이를 검증하는 것으로 검정을 일반화한 분석방법으로 품질관리에서는 수많은 생산활동 중에서 불량원인을 통계적으로 손쉽게 도출하여 개선할 수 있도록 하는 분석방법이다.

㉥ 그래픽법(히스토그램, 산포도 등) : 히스토그램과 산포도 등은 측정 가능한 데이터가 어떠한 분포를 나타내는지 알아보기 쉽게 그림으로 나타내는 분석방법이다.

④ 비통계적 방법의 데이터 분석

㉠ 관리자 검토 : 통계적인 방법을 통해 분석한 결과를 토대로 해당 전문지식을 보유한 관리자가 검토하여 분석방법 및 분석결과가 적절하게 수행되었는지를 판단한다.

㉡ 품질회의 결과 : 다양한 분석방법을 통해 품질과 관련된 전문가들의 품질회의를 통하여 품질의 개선안과 현재의 문제점 등을 도출하는 방법이다.

㉢ 안전 위원회(내부/외부) : 의료기기의 경우 품질에 따라 인체에 위해를 가할 수 있는 경우가 발생할 수 있어 내부/외부의 안전 위원회를 통해 해당 제품의 품질이 인체에 무해하게 제품화하기 위한 검증 및 지속적인 관리를 요구한다.

㉣ 고장형태 및 영향분석(FMEA) : 시스템에 영향을 미치는 모든 요소의 고장을 형별로 해석하여 그 영향을 검토하는 분석방법이다.

ⓐ 고장의 종류 : 일반적으로 사용되는 고장의 형은 개로 또는 개방의 고장, 폐로 또는 폐쇄의 고장, 기동 고장, 정지 고장, 운전 계속 고장, 오작동 등이 있다.

㉤ 고장나무 분석(FTA) : 신뢰성 또는 안전성에서 좋지 않은 사상이 발생했을 때, 논리 기호를 써서 그 발생 경과를 거슬러 올라가 수형도로 전개한 다음 발생 경로와 발생원인, 발생확률을 분석하는 방법이다.

⑤ 데이터 분석 보고서의 정의 : 의료기기 품질관리의 효율적인 품질개선을 위한 데이터 분석에 해당하는 결과 및 개선사항을 도출하기 위한 문서화된 분석결과이다.

⑥ 데이터 분석 보고서의 목적 : 문제점 파악, 발생 빈도 확인, 중요사항 판정, 기록 및 보관을 통한 데이터 분석에 대한 절차의 전반적인 문서화된 분석이다.

⑦ 데이터 분석 보고서의 작성순서

취급할 데이터와 분류 항목을 정한다 → 기록 및 점검을 하기 위한 양식을 정한다 → 기간을 정해서 데이터를 모은다 → 데이터를 기입한다 → 데이터의 수집기간, 작성자, 목적 등을 기입한다

⑧ 데이터 분석 보고서의 활용절차

㉠ 분석목적을 명확히 한다.

㉡ 데이터 분석보고서를 작성한다.

㉢ 체크를 실시한다.

㉣ 발생원인을 명확히 한다.

㉤ 대책 수립 및 개선을 실시한다.

⑨ 데이터 분석 보고서의 활용 유의사항

㉠ 자료수집뿐만 아니라 향후 해석을 위해서 기록표는 단순하게 만든다.

㉡ 기록표를 만들 때 해당 작업을 잘하는 사람을 참여시킨다.

㉢ 기록해야 할 항목의 누락이 없도록 주의한다.

⑩ 데이터 시트 검토

㉠ 부품(전자 부품 등), 하부 시스템(전원 공급 장치 등), 소프트웨어 등의 성능, 특성 등을 모아 놓은 문서이다.

㉡ 일반적으로 데이터 시트는 제조사에서 만들게 되며, 부품을 선정함에 있어서 부품의 특성과 동작조건 등을 검토할 수 있는 필수적인 자료이지만 몇 가지 제약이 있다.

㉢ 다음 사항을 고려하여 검토하여야 한다.

ⓐ 부품 제조업체에 따라 데이터 시트의 내용이 상세하게 기술되어 있지만 형식적으로 허술하게 작성되어 있는 데이터 시트도 많다.

ⓑ 부품승인을 진행하는 경우 제조업체의 기술자료 등을 첨부하고, 검사항목의 데이터를 첨부하여 데이터 시트의 완성도를 높인다.

ⓒ 부품 사용법을 설명하기 위한 기본 회로의 제공이 되지 않는 데이터 시트도 많으나 부품의 원리를 설명하는 데이터 시트는 거의 찾아보기가 힘들다.

ⓓ 데이터 시트가 부품의 원리를 설명해 주는 문서는 아니지만 전용 IC의 경우 기본

회로와 부품의 동작에 대한 상세한 정보는 제품개발 일정이나 회로의 성능확보에 중요한 요소이므로 확보하여야 한다.

- 바이어스 캐패시터나 풀업, 풀다운 저항 등 꼭 추가해야 하는 다른 부품에 대한 언급이 없는 데이터 시트도 많아 범용부품이 아닌 경우 데이터 시트의 내용 검토를 신중히 진행하여야 한다.

ⓔ 데이터 시트를 통해 비교 구매를 진행하는 경우에도 부품선정이 쉽지는 않다.

ⓕ 대부분의 데이터 시트에는 자사 부품과 타사 부품을 비교하지도 않고, 심한 경우에는 부품 제조업체에서 생산하고 있는 다른 대체 부품에 대한 정보도 누락되어 있는 경우도 많아 부품 전문 사이트를 통해 정보를 검색하도록 한다.

ⓖ 데이터 시트에는 부품의 정격이나 전기적 특성에 대한 내용을 주로 표시하고 있어 사용과정에서 개발자들이 흔히 저지를 수 있는 실수나 부품 자체의 문제에 대한 언급이 없다.

ⓗ 의료기기 인증을 받은 부품을 사용해야 하는데, 웹사이트에서 회사 이름 또는 부품 이름으로 검색하면, 미국 규격 인증기관인 UL의 인증 여부를 확인할 수 있다.

(6) 가설검정에 관련된 내용

표준정규분포의 전체 넓이는 1이고, 기각역이 α영역이면, 채택역은 1-α 영역이어서 기각역이 증가하면 채택역이 감소하고 귀무가설이 기각되며 대립가설을 채택한다.

① 가설검정에 관련된 내용 : 가설은 설정된 집단의 특성에 대해 이론적으로 도출된 결과를 검증하여 예측하기 위한 해답으로 설정된 집단의 특성을 가정하는 것이다.

㉠ 추정 : 모집단의 전체 데이터가 아닌 분석하고자 하는 데이터에서 표본을 추출하여 추출한 데이터를 기반으로 모집단에 대한 정의를 내리기 위해 분석하는 방법이다.

ⓐ 추정에는 표본을 추출하여 분석하게 되어 약간의 오차가 발생하게 되며, 이를 추정표본오차라 하고 오차에 의해 추정에 의한 분석이 잘못된 결과를 초래할 수 있다.

ⓑ 표본의 크기에 따라 오차를 줄여주며 일반적으로 표본의 크기가 30 이상 일때 안정적인 추정을 실행할 수 있다.

㉡ 가설검정

ⓐ 귀무가설 : 차이 또는 관계가 없다고 가정하는 것으로 대립가설과 상반되는 가설로서 Ho 또는 Ha로 표기하며, 일반적으로 알려져 있는 사실을 귀무가설로 설정한다. 이것은 기각할 만한 충분한 증거가 제시될 때까지 참인 것으로 간주한다.

ⓑ 대립가설 : 차이 또는 관계가 있다고 가정하는 것으로 샘플로 부터 확실한 근거에 의하여 입증하고자 하는 가설로서 H1으로 표기하여 Ho가 기각될 경우 참으로 간주 된다.

ⓒ 단측검정과 양측검정

㉮ 단측검정 : 대립 가정에서 모수의 영역이 한쪽으로만 주어지는 검정이다.

㉯ 양측검정 : 대립가설에서 모수의 영역이 양쪽에 주어지는 검정이다.

ⓓ 가설검정에서의 오류

㉮ 제1종 오류(type 1 error) : 귀무가설이 실제로 참인데도 불구하고 귀무가설을 기각하는 오류이다.

- 1종 오류(α 영역) : α영역은 유의확률(p값)이 작을수록 수직선이 오른쪽으로 이동하여 기각역이 좁아지고 1종 오류가 나타날 확률이 감소한다. ㉠ 검사한 백신이 치료에 효과가 없는데 효과가 있는 것으로 잘못 판단한 것이다.

㉯ 제2종 오류(type 2 error) : 귀무가설이 실제로 거짓인데도 불구하고 귀무가설을 잘못 채택하는 오류이다.

- 제2종 오류(β-오류) : 유의확률이 높을수록 오류가 나타날 확률은 줄어들어서 제2종 오류에 대한 손실이 큰 경우 유의확률을 높게 하여 확률을 낮추는 것이 이득이다. ㉠ 0.05에서 0.1로 변경하여 사용한다.

② 가설검성의 오류에 관한 내용 : 다음 표의 경우에는 제2종 오류기 발생하는 것이 제1종 오류가 발생하는 것보다 치명적 이기 때문에 암을 검사하는 경우에는 제2종 오류가 발생하는지를 중점적으로 확인하고, 제1종 오류가 발생하는 것이 제2종 오류가 발생하는 것보다 치명적인 경우에는 제1종 오류가 발생하는지를 중점적으로 확인한다. 만약 암을 진단하는 경우를 가정하는 경우 다음과 같은 결과가 나온다.

실제진리 / 판단	귀무가설 참 (암이 발생하지 않음)	귀무가설 거짓 (암이 발생함)
귀무가설 채택 (암 진단 결과 음성판정)	옳은 결정(TP)	제2종 오류(FN) (암 진단시 음성판정이나 암이 발생함)
귀무가설 기각 (암 진단 결과 양성판정)	제1종 오류(FP) (암진단시 양성판정이나 암은 발생하지 않음)	옳은 결정(TP)

③ 층별에 대한 설명 : 수집된 데이터를 어떤 특징에 따라 몇 개의 그룹 혹은 부분 집단으로 나누는 것이다.

㉠ 층별의 목적 : 층별하기 전의 전체 데이터의 특징과 층별한 후의 각 부분 집단에 속하는

데이터 의 특징을 비교하는데 있다. 이렇게 층별을 하여 비교함으로써 품질에 영향을 끼치는 원인을 명확하게 찾아내고, 그 원인이 품질에 미치고 있는 정도를 파악할 수 있다.

④ 데이터의 수량을 결정하는 방법 : 연속형 데이터와 이산형 데이터로 분류하고 연속형 데이터를 수집하는 것은 다량의 정보를 얻을 수 있으나 비용적인 측면에서 효율성이 낮으며, 연속성 수준이 낮은 이산형 데이터는 상대적으로 비용이 적게 소요되나 획득할 수 있는 정보 또한 제한적이다.

(7) 시정 및 예방조치 개선

조직은 품질방침, 품질목표, 감사결과, 시판 후 감시, 데이터 분석, 시정조치 및 예방조치, 경영검토 등의 활용을 통하여 품질경영시스템의 지속적인 적합성・적절성과 효과성뿐만 아니라 의료기기 안전성 및 성능을 보장하고 유지하는데 필요한 모든 변경을 식별하고 실행하여야 한다.

① 시정조치

㉠ 부적합의 재발 방지를 위하여 부적합의 원인을 제거하기 위한 조치를 취하여야 한다.

㉡ 필요한 시정조치는 지체 없이 취하여야 한다. 시정조치는 당면한 부적합의 영향에 비례하여야 한다.

㉢ 모든 조사결과와 취해진 조치에 대한 기록은 유지되어야 한다.

② 예방조치

㉠ 부적합의 발생방지를 위하여 잠재적 부적합의 원인을 제거하기 위한 예방조치를 결정하여야 한다.

㉡ 예방조치는 잠재적인 문제의 영향에 대하여 비례하여야 한다.

㉢ 문서화된 절차에는 다음 요구사항이 규정되어야 한다.

㉣ 모든 조사 및 취해진 조치의 결과의 기록은 유지되어야 한다.

- 관련 절차서 및 기록(예시)
  - 시정 및 예방조치절차서
  - 시정 및 예방조치보고서(CAPA)

③ 시정 및 예방조치 관련 용어 : 부적합한 사항에 대한 개선을 위해 수행하는 시정 및 예방조치 업무절차와 관련된 용어는 기술표준원(2015) KS Q ISO 9000 및 식품의약품안전처(2013)(의료기기 시정 및 예방조치 프로세스 운영을 위한 가이드라인)에 따라 다음과 같이 정의한다.

㉠ 시정(correction) : 발견된 부적합 사항을 제거하기 위한 활동이다.

㉡ 시정 조치(corrective action) : 발견된 부적합 또는 기타 바람직하지 않은 상황의 원인을 제거하기 위한 조치활동이다.

㉢ 예방 조치(preventive action) : 잠재적 부적합 또는 기타 바람직하지 않은 잠재적 상황의 원인을 제거하기 위한 조치 활동이다.

㉣ 부적합(nonconformity) : 품질 또는 규정의 요구사항이 불충족이다.

㉤ 데이터 출처(data source) : 부적합 또는 잠재적 부적합을 식별하는데 적용할 수 있는 품질정보를 제공하는 품질관리 시스템 내의 프로세스이다.

④ 시정 및 예방조치에 대한 계획

㉠ 시정 및 예방조치에 대한 계획 : 시정 및 예방조치 프로세스를 계획하는 단계에 있어 의료기기의 의도된 목적, 판매, 사용자 및 규제 요구사항을 기반으로 프로세스 및 관련 자원을 명확하게 해야 한다.

ⓐ 데이터 출처와 기준을 수립하기 이전에 측정, 분석, 개선을 위해 품질과 관련된 규제 요구사항, 주요 프로세스를 검토해야 한다.

㉡ 시정 및 예방조치를 위한 데이터 출처의 기준 마련 : 시정 및 프로세스를 계획하는 단계에 있어 데이터의 출처와 기준을 마련하기 위해 관련된 데이터 출처와 조직에 대한 내·외부 데이터 요소를 확인하고 문서화한다.

㉢ 측정 : 여러 데이터 출처로부터 데이터값을 획득하는 일련의 모니터링 및 분석 프로세스를 통하여 측정 데이터의 정밀도와 정확도를 확인한다.

ⓐ 시정 및 예방조치의 모든 프로세스 과정은 문서화해야 하므로 측정단계에서 얻은 데이터도 기록으로 보관한다.

㉣ 분석 : 측정한 데이터로부터 결론을 도출하기 위한 검토단계로 분석과정 또한 문서화한 절차를 보유해야 한다.

ⓐ 분석은 측정한 데이터로부터 부적합 또는 잠재적 부적합, 추가 조사의 필요성 등에 대한 확인 작업으로 적절한 통계 및 비통계적 방법이 활용 가능하다.

㉤ 측정 및 분석결과 : 측정 및 분석은 데이터 출처 내에서뿐만 아니라 데이터 출처 전반에 걸쳐 부적합이나 잠재적 부적합의 정도와 심각성을 파악하는 것이 중요하며, 여러 데이터 출처로부터 얻은 데이터의 연계(수평적 분석)를 통하여 시정, 시정조치 및 개선조치의 필요성을 검토한 후 추가적인 프로세스의 진행 등의 결과를 도출한다.

㉥ 개선 : 데이터 출처로부터 전반적인 측정과 분석을 완료하면 부적합이나 잠재적 부적합을 제거하거나 완화시키는 개선단계를 진행해 한다.

ⓐ 개선단계는 조사, 근본 원인 식별, 조치 식별, 식별된 조치 결과에 대한 검증, 개선조치, 유효성 결정 등의 세부단계로 나뉜다.

⑤ 개선조치 실행 후 유효성 확인

㉠ 조사 : 부적합이 발견되는 경우 해당 부적합에 대한 개선을 위하여 부적합 사항에 대한 원인분석, 시정, 시정조치, 예방조치, 유효성 확인 등의 각 개선활동을 순차적으로 수행해야 한다.

ⓐ 수행한 활동에 대한 기록은 문서화하고 유지해야 한다.

ⓑ 시정 및 예방조치를 위한 데이터 출처의 기준이 되는 품질시스템 내의 데이터 요소는 부적합 또는 잠재적 부적합의 근본 원인을 파악하고, 해결책에 대한 권고사항을 제시하는 것으로 조사를 수행하기 전에 문서화 계획을 수립해야 한다. 계획에는 부적합에 대한 설명, 조사의 범위, 조사팀 및 책임자, 수행해야 할 활동, 자원, 방법 및 도구, 시간 등에 대해서 기술해야 한다.

㉡ 근본 원인의 식별 : 파악한 부적합이나 잠재적 부적합의 원인 또는 기여 요소는 재발을 예방하기 위해 시정조치가 취해질 수 있도록 또는 발생을 예방하기 위해 예방조치가 취해질 수 있도록 신속하게 확인해야 한다.

㉢ 조치사항의 식별 및 수행 : 근본 원인을 식별(파악)하고 나면 필요한 시정 및 시정조치, 예방조치를 확인하고 이를 문서화해야 한다. 모든 필요한 조치를 확인했음을 보장하기 위해 검토과정을 거쳐야 하고 문서화해야 한다.

㉣ 식별된 조치의 검증

ⓐ 조치를 최종적으로 실행하기 전에 실행하기로 결정한 조치 사항에 대한 검증을 진행해야 한다.

ⓑ 검증활동은 제안된 조치의 모든 요소들이 제안된 조치의 요구사항을 충족함을 보장한다.

㉤ 개선조치의 실행 및 문서화 : 결정된 개선조치에 대한 실행 및 문서화가 있어야 한다.

㉥ 유효성 확인 : 개선조치 실행 후 유효성 확인을 위해서는 다음과 같은 사항을 고려하여야 하며, 개선 조치의 유효성이 없다고 판단되는 경우, 필요한 조치를 다시 식별하는 단계를 수행해야 한다.

ⓐ 단계에서 취해진 조치가 효과적이고 새로운 문제를 야기하지 않는지 검토하고 확인해야 한다.

⑥ 프로세스 접근방법

㉠ 입력을 받아 그것들을 출력으로 변환하는 활동이 프로세스이다.

㉡ 프로세스의 파악과 상호작용 및 이들 프로세스의 관리를 포함하여, 조직 내에서 프로세스 시스템을 적용하는 것이다.

㉢ 조직의 기능을 효과적으로 발휘하기 위하여 수많이 연결된 활동을 파악하여야 한다.

3. GMP 심사 인증절차의 이해

1) GMP 적합성 인정 심사

① 심사주체 및 방법 : 지방식품의약품안전청장 및 품질관리심사기관장이 합동으로 심사하는 것을 원칙으로 하며, 현장조사와 서류검토로 구분하여 수행한다.

② 심사신청 및 통보 : 품질관리심사기관이 신청접수 사실을 보고하면, 지방식약청은 보고받은 날부터 10일 이내에 현장조사 해당 여부 및 심사주체를 결정하여 통보해야 한다.

③ 보완기한 : 심사결과 보완이 필요할 경우 「민원 처리에 관한 법률」에 따라 2회까지 요청 가능하며, 1차 보완기한은 10일이다. (2회 연장 가능).

④ 현장조사 중단 : 전시 · 전염병 · 천재지변 등 상황 발생으로 현장조사가 불가능하거나, 조사자료 제출 지연/거부 등으로 정상적인 실시가 어려운 경우 중단된다.

⑤ 부적합 처리 : 신청인이 보완기한까지 보완결과를 제출하지 않을 경우(또는 보완되지 아니한 경우) 부적합으로 판정하며, 즉시(근무시간 중 3시간 이내)지방식약청에 보고해야 한다. (신속한 판매 중지소치를 하기 위함이다).

⑥ 적합성 인정서 유효기간 : 정기심사의 경우, 기존 유효기간 만료일 다음 날부터 3년이 부여된다.

⑦ 1등급 의료기기 : 심사가 면제될 수 있으나, GMP 기준을 준수해야 함. 자발적 신청 시 특정 항목(4.1, 4.2, 5.5, 6.4, 7.1, 7.4, 7.5, 7.6, 8.2.1, 8.2.2, 8.2.3, 8.2.6, 8.3, 8.5항)에 대해서만 심사 가능하다.

⑧ IVD GMP 보유시 : 「체외진단 의료기기법」에 따른 유효한 GMP 적합 인정서를 보유한 경우, 「의료기기법」에 따른 품목허가 신청시 현장조사가 면제되고 서류검토만 실시된다.

⑨ 변경심사 : 제조소가 소재지를 변경(이전, 확장, 축소 등) 하는 경우에 해당한다.

⑩ 최초심사 : 해당 제품을 기존 제조소가 아닌 다른 제조소에서 제조하는 경우이다.

⑪ 혁신 SW 제조소 : 소재지 변경이 심사대상에서 제외되며, 정기심사에서 적정 여부를 평가한다.

⑫ 현장조사 보류 제조소 : 서류검토만 실시하며, 한시적 적합 인정서의 유효기한은 "상황 종료일까지"로 기재된다. 매 제조/수입시 자가품질관리 시험성적서 등을 관할 지방식약청장에게 제출해야 한다.

2) GMP 심사 및 적합 인증 발급

(1) GMP 심사실시

① 절차 : 시작 회의 → GMP 적합성 평가 → 심사단 종합 평가회의 → 종결(종료)회의

② 평가 : 요구 항목별 'A(적절함), B(보완 필요), C(부적절함), D(해당없음)'로 구분하여 평가

③ GMP 적합성 평가결과 판정기준

구분	세부사항
적합	심사기준별 심사표의 평과결과 모든 항목이 'A(적절함)'인 경우
보완	심사에서 심사표의 평과결과 1개 이상의 'B(보완 필요)'가 있는 경우
부적합	• 보완결과가 제출되지 않거나, 보완되지 아니한 경우 • 심사에서 심사표의 평과결과 1개 이상의 'C(부적절함)'가 있는 경우

(2) GMP 적합 인증 발급

① 발급은 심사결과가 적합한 제조·수입업체에 한함

㉠ 1, 2등급 : 단속심사의 경우, 품질관리 심사기관의 단독 명의 발급

㉡ 3, 4등급 : 합동심사의 경우, 심사기관 및 지방청 합동 명의 발급

② 적합 인정서 유효기간(발급일로부터 3년)

※ 비율 : 가로 : 세로 = 1 : 0.83/색상 : 팬텀 칼라 2736CVC	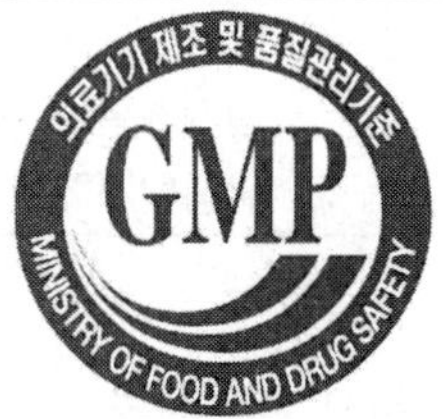

(3) 처리기간

① GMP 심사 처리기간

㉠ 신청서 접수된 날(수수료 납부일)로부터 30일 이내 : (현장조사 + 서류검토)

㉡ 출장종료일로부터 7일 이내 또는 처리 기간 이내 : (서류검토) 신청서 접수일로부터 30일 이내

② 보완사항 처리기간

㉠ 1차 보완시 보완기간은 특별한 사유가 없는 경우 처리기간 30일이다.

㉡ 1차 보완시 보완기간에 대한 타당한 사유가 있는 경우 2회 기간연장이 가능하며, 연장기

간은 민원인과 협의하여 결정한다.

㉢ 2회의 연장요청 이후에도 보완하지 아니 하였을 때에는 보완을 독촉할 수 있으며, 보완 독촉기간은 10일이다.

(4) 의료기기 GMP 심사 접근법

의료기기 GMP 심사는 심사의 목적, 심사의 구분에 따라 적절한 심사 접근법의 선택이 필요하다.

심사 접근법	설명	활용
하향식 (Top-down) 접근법	• 상부 시스템 → 하부시스템 순서로 심사 • 품질경영시스템의 구조를 먼저 평가 • 설계 및 개발, 공정관리, 시정 및 예방조치 등 하부시스템으로 평가 • 필요절차를 적절히 수립하고 이행하였는지 검증(PDCA Cycle 활용)	최초심사, 변경심사
상향식 (Bottom-up) 접근법	• 품질경영시스템 → 경영진의 책임 여부 검증순서로 심사 • 각종 하부 시스템 및 프로세스에 대해 그 효과성을 빠르게 검증	특정 품질문제 추적 용이
혼합식 (Combination) 접근법	• 품질경영시스템의 최상층부 심사 (하향식) → 제조 프로세스 등 하부시스템의 실행측면 심사(상향식) → 적절한 절차가 사용되고 있는지 검증(상향식) - 품질경영시스템 전반에 대해 평가 가능 - 세부적인 문제에 대한 조사도 가능	정기심사 등
제품 (Product) 접근법	• 특정 의료기기의 로트를 정한 다음 품질경영시스템 내의 다양한 단계(계획, 설계 및 개발, 구매, 제조, 포장, 유통 등)를 역으로 이력 추적 - 설계계획단계에서 순차적 추적 가능 - 유통단계에서 역으로 추적 가능	시정 및 예방조치 프로세스 심사

(5) GMP 심사시 제출자료

- 제조소 개요
- 평가대상이 되는 각 제조소의 시설현황
- 제조소의 품질 매뉴얼
- 제조소 대표 품목에 대한 완제품 시험 관련 절차서 및 시험성적서
- 제조소의 대표 품목에 대한 구매 · 위탁 절차서, 주요 부품 공급업체명 및 업무 범위
- 대표 품목의 제품 표준서 및 멸균 유효성 확인 절차서
- 제조소의 기준 점검표
- 제조소의 기준 적합 선언문
- 대표 품목의 혁신 의료기기 지정서

① 제조소 개요

㉠ 제조소의 명칭 및 시설별 주소 : 제조소가 다수인 경우, 모든 제조소를 포함하여 작성한다.

㉡ 조직도 및 종업원 수와 역할, 제조소에서 제조하는 의료기기 목록 : 품목군, 품목명, 등급, 대표 품목 여부 등을 포함하여 작성한다.

② 평가대상이 되는 각 제조소의 시설현황

㉠ 작업소 · 시험실 · 보관소의 구역이 포함된 평면도 : 소프트웨어 의료기기 제조소인 경우에는 작업소 · 시험실 · 보관소가 있는 경우에만 해당 시설에 대한 사항을 평면도에 포함한다.

㉡ 시설 · 장비 목록 : 생산장비 및 시험장비의 목록

㉢ 청정실 관련 절차서 : 해당하는 경우

㉣ 계측기 등의 모니터링 주기를 확인할 수 있는 모니터링 및 측정장비 관련 절차서

ⓐ 교정 대상 장비의 검 교정 주기와 검 교정 내역을 포함하여 작성한다.

ⓑ 정기심사의 경우에는 최근 3년간의 내역이 포함되어야 한다.

③ 제조소의 품질 메뉴얼 : 품질방침이 포함되어야 한다.

④ 제조소 대표 품목에 대한 완제품 시험 관련 절차서 및 시험성적서

㉠ 시험관리 절차서와 최종출하 검사 성적서(완제품 검사성적서)를 제출한다.

㉡ 멸균제품의 경우 입증할 수 있는 자료를 포함한다(해당하는 경우).

⑤ 제조소의 대표 품목에 대한 구매 · 위탁 절차서, 주요 부품 공급업체명 및 업무 범위 : 공정에 대한 위탁업체도 포함한다(해당하는 경우).

⑥ 대표 품목의 제품표준서 및 멸균 유효성 확인 절차서

㉠ 제품 표준서에는 멸균, 소프트웨어 등 특정 제조공정에 대한 설명을 포함한다. (해당하는 경우)

㉡ 멸균 유효성 확인 절차서는 해당하는 경우에만 제출한다.

⑦ 제조소의 기준 점검표

㉠ 「의료기기 제조 및 품질관리기준」에 대한 기준 점검표를 작성한다.

㉡ 기준 점검표는 GMP 요구사항의 각 조항을 품질시스템에 적용 하는지 여부와 함께 해당 내용이 포함된 시스템 문서의 문서명, 문서번호, 버전, 제 · 개정 일자를 기재한다.

㉢ 기준 점검표는 서류 심사일 경우에만 제출하고, 현장심사가 포함된 경우에는 제출하지 않는다.

㉮

GMP 기준 점검표				
관련 조항	요구사항	해당 여부	준수 여부	추가 확인사항
4. 품질경영 시스템 4.1 일반 요구 사항 4.1.1	가. 조직은 이 기준 요구사항과 적용되는 법적 요구사항에 따라 품질경영시스템을 문서화하여야 하며 품질경영시스템의 효과성을 유지하여야 한다. 나. 조직은 이 기준 요구사항과 적용되는 법적 요구사항에 의해 문서화 되어야 하는 특정 요구사항, 절차, 활동 또는 방식을 수립, 실행 및 유지하여야 한다. 다. 조직은 적용되는 법적 요구사항에 따라 조직이 수행하여야 하는 역할에 대해 문서화하여야 한다.	□	□	해당 내용이 포함된 절차서 문서명 : 문서번호 : 최종버전 : 제 · 개정 일자 :
4.1.2	조직은 다음 사항을 실행하여야 한다. 1) 조직이 수행하는 역할을 고려하여 품질경영시스템에 필요한 프로세스를 결정하고 조직 전반에 해당 프로세스를 적용 2) 품질경영시스템에 필요한 적절한 프로세스 관리를 위해 위험 기반 접근방법을 적용 3) 이러한 프로세스의 순서 및 상호작용을 결정	□	□	해당 내용이 포함된 절차서 문서명 : 문서번호 : 최종버전 : 제 · 개정 일자 :
4.1.3	각 품질경영시스템 프로세스에 대해 조직은 다음 사항을 실행하여야 한다. 1) 프로세스의 운영 및 관리가 효과적임을 보장하는데 필요한 기준의 방법 및 결정 2) 프로세스의 운영 및 모니터링을 지원하는데 필요한 정보와 자원이 이용 가능하도록 보장 3) 계획된 결과를 달성하고 이러한 프로세스의 효과성을 유지하기 위해 필요한 조치를 실행 4) 이러한 프로세스의 모니터링, 해당 되는 경우 측정 및 분석 5) 이 기준 요구사항에 적합하고 적용되는 법적 요구사항을 준수하고 있음을 입증하기 위해 필요한 기록을 작성하고 유지	□	□	해당 내용이 포함된 절차서 문서명 : 문서번호 : 최종버전 : 제 · 개정 일자 :

⑧ 제조소의 기준 적합 선언문 : 「의료기기 제조 및 품질관리기준」의 준수에 대한 선언문을 제출한다(예시).

의료기기 제조 및 품질관리기준 적합 선언문

• 제조소 명 :
(해당될 경우) 제조의뢰자 :
제조자 :

• 제조소 소재지 :
(해당될 경우) 제조의뢰자 :
제조자 :

• 적용 범위 : 「의료기기 제조 및 품질관리 기준(식품의약품안전처 고시)」 [별표 2]

당사는 대한민국의 「의료기기 제조 및 품질관리 기준」 요구사항에 따라 합하게 품질경영시스템을 수립, 문서화, 실행 및 유지하고 있으며, 모든 제출자료는 최신의 자료로 유효함을 선언합니다.

20○○. ○. ○

품질책임자 또는 업무 대행자 : (인)

⑨ 심사대상 제조소가 「의료기기 제조 및 품질관리 기준」 별표 2에 제공된 기준 점검표를 제출할 때 고려할 사항

㉠ 기준 점검표를 작성할 때 : 각 품질관리 기준 요구사항의 적용 및 준수 여부를 체크하고, 해당 내용이 포함된 문서의 문서명, 문서번호, 최종 버전 및 제·개정 일자 등을 기재한다.

㉡ 작성된 기준 점검표 : 제출서류 '품질문서관리 개요'에 기재된 정보와 다르지 않도록 연계하여 작성한다.

㉢ 기준 점검표 : 심사대상 제조소가 작성하여야 하며, 품질책임자 또는 이와 동일 이상의 책임과 권한을 가진 사람의 서명을 포함하여야 한다.

㉣ 제조소 : '제조의뢰자-제조자'에 해당하는 경우, 의료기기 적합성 인정 등 심사신청서와 연계하여 작성한다.

⑩ 의료기기 제조 및 품질관리 기준(식품의약품안전처 고시) 부칙에 따른 사용 적합성에 대하여 각 등급별 요구사항 적용일

1등급	2등급	3등급	4등급
2022년 7월 1일	2022년 1월 1일	2021년 7월 1일	2021년 1월 1일

㉠ 의료기기 사용 적합성(4등급에서 1등급 까지 6개월 차이로 터울을 주며 2년이 걸림)

㉡ 「의료기기 제조 및 품질관리 기준」(식품의약품안전처 고시) 부칙 〈제2029-25호 2019.3.25.〉

제1조(시행일) 이 고시는 2019년 7월 1일부터 시행한다. 다만, [별표 2] 의료기기 적합성 인정 등 심사기준에 있어 7.3.3 가목1 중 사용 적합성, 7.3.9 가목 중 사용 적합성에 대해서는 다음 각 호의 구분에 의한 날부터 시행한다.

1. 4등급 의료기기 : 2021년 1월 1일
2. 3등급 의료기기 : 2021년 7월 1일
3. 2등급 의료기기 : 2022년 1월 1일
4. 1등급 의료기기 : 2022년 7월 1일

⑪ 대표 품목의 혁신 의료기기 지정서 : 혁신 의료기기 소프트웨어일 경우에만 제출한다.

(6) GMP 심사 인증절차에 관한 규정

제8조(적합성 인정등 심사 절차)

① 품질관리심사기관의 장은 제7조에 따라 적합성 인정등 심사를 신청 받은 경우에는 다음 각 호에 따라 지방식약청장에게 접수 사실 보고 및 제6조 제3항에 따른 현장조사 여부 확인 요청을 하여야 한다.

다만, 제6조 제5항 및 별표 4에 따라 심사 주체가 '단독'이고, 제6조 제6항에 해당하지 않는 경우에는 지방식약청장에게 접수 사실 보고를 하지 아니할 수 있다.

1. 제7조 제1항부터 제7항까지에 따른 첨부자료의 제출 여부를 5일 이내에 확인하여 흠이 없는 경우에는 접수 후, 7일 이내에 보고 및 요청을 하여야 한다.
2. 제1호에 따른 첨부자료의 제출 여부 확인 결과 첨부자료의 미비 등 흠이 있는 경우에는, 행정절차법에서 정한 바에 따라 첨부자료의 제출에 대한 보완 기한을 설정하여 신청인에게 보완 요구하여야 한다.
3. 제1호에도 불구하고, 추가로 현장조사 희망일을 확정하여 신청 받은 경우에는 접수 다음날까지 보고 및 요청을 하여야 한다.

② 지방식약청장은 품질관리심사기관의 장으로부터 제1항에 따른 보고 및 요청을 받은 날로부터 10일 이내에 제6조 제3항에 따른 현장조사 해당 여부, 제6조 제5항에 따른 심사 주체, 방법 등을 결정하여 품질관리심사기관의 장에게 통보하여야 하며, 품질관리심사기관의 장은 통보받은 내용을 신청인에게 통보하여야 한다.

③ 품질관리심사기관의 장은 제6조에 따른 심사결과를 신청인에게 적합성 인정등 심사 신청서가 접수된 날로부터 30일 이내에 문서로 통보하여야 한다. 다만, 제2항에 따라 제조소 현장조사가 필요한 경우 신청인에게 통보된 날부터 제3항에 따른 현장조사 시작일까지의 기간은 처리기한에 산입하지 않는다.

④ 제2항에 따라 제조소 현장조사가 필요한 경우, 품질관리심사기관의 장은 다음 각 호에 따라 현장조사를 실시하여야 한다.

1. 제2항에 따라 결정된 심사 주체는 신청인에게 통보한 조사일에 현장조사를 실시하고, 품질관리심사기관의

장은 현장조사 출장종료일로부터 7일 이내 또는 제3항에 따른 처리기한 이내에 신청인에게 문서로 그 결과를 통보하여야 한다. 다만, 현장조사 결과 부적합으로 판정한 경우에는, 지방식약청장에게 즉시 보고하여야 한다.

2. 제1호에 따른 현장조사 실시 기간 중 전시, 전염병, 천재지변 등 상황 발생으로 현장조사가 불가능하거나, 조사자료 제출 지연 또는 거부 등으로 현장조사를 정상적으로 실시하기 어려운 경우 현장조사를 중단할 수 있으며, 이 경우 즉시 신청인에게 중단 사유 등을 기재하여 문서로 그 내용을 통보하고, 지방식약청장에게 보고하여야 한다.
3. 제2호에 따른 중단 사유가 없어진 것이 확인되면 현장조사를 재개할 수 있으며, 현장조사 출장 종료일로부터 7일 이내에 또는 제3항에 따른 처리기한 이내에 신청인에게 문서로 그 결과를 통보하여야 한다.

⑤ 품질관리심사기관의 장은 천재지변 등 부득이한 사유로 제3항 및 제4항에 따른 처리 기간내 적합성 인정등 심사결과 통보를 할 수 없는 때에는 미리 신청인에게 지연 사실을 통보하여야 한다.

⑥ 품질관리심사기관의 장은 적합성 인정등 심사결과가 별표 2 9.4 제2호 가목 2)에 해당하는 경우에는 다음 각 호에 따라 조치하여야 한다.

1. 신청인에게 시정 자료 및 시정조치 계획서를 제출하도록 요구하여 적합성 인정등 심사 종료일로부터 15일 이내에 적합 여부를 평가한다.
2. 제1호에 따른 제출자료를 검토하고 그 결과를 신청인에게 문서로 통보한다.
3. 신청인이 15일 이내에 요구자료를 제출하지 아니하거나, 제출자료가 적합하지 아니한 경우에는 제7항에 따라 보완에 해당하는 조치를 하여야 한다.
4. 신청인이 3개월 이내에 제1호에 대한 시정조치 이행 결과를 제출하지 아니하거나, 제출한 이행 결과가 적합하지 아니한 경우에는 즉시 지방식약청장에게 보고하고, 신청인에게 문서로 통보한다.

⑦ 품질관리심사기관의 장은 보완사항이 있는 경우에는 적합성 인정등 심사결과에 대하여 다음 각 호에 따라 조치하여야 한다.

1. 신청인에게 보완 절차, 보완 기한 등은 민원 처리에 관한 법률에서 정한 바에 따라 보완요구하고, 제2항에 따른 심사 주체는 신청인이 제출한 보완요구에 대한 결과를 검토한 후 적합 여부를 평가한다.
2. 신청인이 보완기한 내에 보완결과를 제출하지 아니한 경우, 제2항에 따른 심사 주체는 부적합으로 판정한다.
3. 제2호에 따라 부적합으로 판정된 경우에는 즉시 지방식약청장에게 보고하고, 신청인에게는 문서로 통보한다.

⑧ 품질관리심사기관의 장은 심사결과에 대해 별지 제3호서식의 결과보고서를 작성하고, 다음 각 호에 따라 지방식약청장에게 제출하여야 한다. 다만, 제6조 제5항 및 별표 4에 따라 심사 주체가 '단독'이고, 제6조 제6항에 해당하지 않는 경우에는 제출하지 아니할 수 있다.

1. 제3항에 따른 심사결과는 제3항에 따른 처리기한 이내에 제출하여야 한다.
2. 제4항 제1호에 따른 심사결과는 현장조사 종료한 날로부터 7일 이내에 제출하여야 한다.
3. 제4항 제3호에 따라 현장조사가 재개될 경우에는 현장조사 출장종료일로부터 7일 이내 또는 제3항에 따른 처리기한 이내에 제출하여야 한다.

⑨ 품질관리심사기관의 장은 제6조에 따라 적합성 인정등의 심사결과가 적합한 경우에는 별표 5에 따라 별지 제2호서식 또는 별지 제2호의 2서식의 의료기기 제조 및 품질관리기준 적합 인정서(이하 "적합 인정서"라 한다)를 신청인에게 발급하여야 한다. 다만, 다음 각 호의 어느 하나의 경우에는 해당되는 한시적 적합 인정서를 발급할 수 있다.

1. 적합성 인정등 심사의 결과가 별표 2 9.4 제2호 가목 2)에 해당하는 경우에는 3개월 이내에 시정조치 이행을 조건으로 하는 적합 인정서
2. 제6조 제6항에 따라 서류검토 결과가 적합한 경우에는 한시적 적합 인정서

⑩ 신청인은 제6조에 따른 심사결과에 이의가 있는 경우에는 민원 처리에 관한 법률이 정하는 바에 따라 해당

품질관리심사기관의 장에게 이의 신청을 할 수 있다.
⑪ 제9항에 따라 이의 신청을 받은 품질관리심사기관의 장은 신청 내용 및 처리 결과를 각각 지방식약청장에게 보고하여야 한다.
⑫ 지방식약청장 및 품질관리심사기관의 장은 제7조 제4항에 따라 다수의 정기심사 대상 제조소를 일괄 신청한 경우 1개의 제조소에 대하여 현장조사를 실시하되 다음의 기준을 종합적으로 고려하여 선정할 수 있다.
1. 최상의 등급의 품목을 보유하는 제조소
2. 국내 생산 · 수입량이 많은 제조소
3. 현장조사를 받은 적이 없는 제조소
⑬ 품질관리심사기관의 장은 제7조 제7항에 따라 적합성 인정등 심사를 신청한 제조소에 대하여 신청일로부터 90일 이내 현장조사를 실시하여야 한다.
의료기기 제조 및 품질관리 기준 [시행 2025.4.7.] [식품의약품안전처고시 제2025-22호, 2025.4.7., 일부개정]

① GMP 심사 제출자료 여부 확인 : GMP 심사 신청시 동 고시 제7조 제1항부터 제7항까지에 따른 첨부자료의 제출 여부를 5일 이내에 확인하고 있으며, 첨부자료의 제출 여부 확인결과 첨부자료의 미비 등 흠이 있는 경우에는 보완 및 반려될 수 있으므로 주의하여야 한다.
　㉠ 제출자료가 미비한 경우 보완기간(5일) 부여 → 기간 내 미제출시 신청 반려

② GMP 심사접수 및 보고
　㉠ GMP 심사신청을 받은 품질관리심사기관은 7일 이내에 접수 사실 및 위해 우려 제조소 등 대상 여부 확인을 지방식약청에 보고 · 요청하고 있으며, 의료기기 제조 · 수입업체에서는 미리 해당 제조소가 위해 우려 제조소 등에 해당되는지 여부를 확인하여 신청서(별지 제1호 서식)에 기재하여야 하고 관련 자료들을 준비하는 것이 필요하다.
　　ⓐ 심사주체가 품질관리심사기관 '단독'일 경우, 품질관리심사기관은 접수 사실을 보고하지 않을 수 있으나, 위해 우려 제조소 대상 여부 확인은 반드시 지방청에 요청하여야 한다.
　　ⓑ 한시적으로 현장조사를 보류하는 제조소에 해당되는 심사의 경우에는 품질관리심사기관은 반드시 지방청에 접수 사실보고 및 결과보고서를 제출하여야 한다.
　　ⓒ 품질관리심사기관은 현장조사 희망일을 확정하여 신청 받은 경우 접수 다음날까지 보고 및 요청하여야 한다.
　㉡ 지방식약청은 품질관리심사기관으로부터 보고 · 요청받은 날부터 10일 이내에 위해 우려 제조소 등 대상 여부, 심사주체 및 방법 등에 대해 회신하고, 품질관리심사기관은 이를 신청인에게 통보하도록 규정하고 있다.

③ GMP 현장조사 사전협의 : 신청인은 현장조사와 관련된 심사일정 등 모든 활동에 대해 사전

협의를 철저히 하여야 하며, 사전협의가 충분히 이루어지지 않아 현장조사 계획에 차질이 발생하는 경우를 막기 위함이다.

㉠ 사전협의 내용 : 1개 제조단위 이상의 품질관리 실적 유무, 심사대상 국가 입국요건 및 사전 요구사항, 심사대상 제조소, 심사 참석 인원, 심사 및 출장 일정, 심사 세부 일정, 교통편, 심사기준, 심사언어, 출장여비 등이 포함될 수 있다.

- 신청인은 심사단과 대면 회의 또는 전화, 이메일 등으로 충분한 사전협의 진행
- 외국 제조원 GMP 심사시 사전협의 등 세부 추가정보는 우리 처 홈페이지(www.mfds.go.kr) 법령 · 자료 → 공무원지침서 · 민원인 안내서에서 〈의료기기 GMP 기본 운영 지침(공무원 지침)〉을 참고

㉡ (국내 제조소) 현장조사 시작시간을 고려하여 심사 당일 또는 하루 전에 출장지에 도착할 수 있도록 출장일정을 수립한다.

㉢ (해외 제조소) 심사 시작일 기준 하루 전 출장지에 도착하도록 일정을 수립한다.

㉣ 항공 일정, 공항에서 제조소까지의 이동 시간을 포함하여 숙소 도착시간이 현지 시각 기준 자정 이후일 경우, 도착일 다음날 심사일정 수행한다.

㉤ 다수의 제조소 심사 등에 따른 이동시간 소요가 예상되는 경우, 이동시간을 포함하여 일정 수립한다.

ⓐ 출장 현지상황을 고려하여, 신청인과 협의 후 출장 일정 조율

㉥ (입국요건 등) 외교부 홈페이지(외교부 해외 안전여행(www.0404.go.kr))에서 국가별 입국 허가요건(비자 등), 안전소식 및 여행경보단계 등을 확인한다.

ⓐ 코로나19 백신접종 증명서, 스위스의 경우 심사 30일 전 스위스메딕 통지문 송부 등

④ 국가별 의료기기 GMP 적합 인정서

㉠ 미국(QSR)

㉡ 유럽(EN LSO 13485)

㉢ 캐나다(MDSAP)

㉣ 일본(QMS)

02 GMP 심사수검 및 사후관리

1. 심사결과에 대한 적정성 여부 확인

1) 의료기기 GMP 심사결과 판정

GMP 심사결과는 적합(A), 보완(B), 부적합(C)으로 구분하며, 심사단이 심사기준 각 요구사항에 대하여 준수 여부 등을 확인하고 최종 종합하여 심사결과를 판정한다.

구 분	판정기준	처리
적합	심사기준별 모든 요구사항이 적절한 경우	적합 인정서 발행
보완	요구사항을 이행하고 있지 않거나, 준수하고 있으나 입증 근거 또는 실현 가능성, 기록의 적절성 등이 미흡한 경우	보완공문 발행
부적합	보완조치가 이루어지지 않거나 의료기기법령 사항을 위반한 경우	연계 감사 실시

2) 적합 이외의 통보

① (보완) 심사기관 : 보완사항을 신청인에게 문서로 통보한다.

② (부적합) 심사기관 : 신청인에게 부적합 사항 문서 통보 및 지방식품의약품안전청에 '부적합' 사항 즉시 보고 → 지방식품의약품안전청은 신청인에게 부적합 사실 등 알림 및 관련 기관에 해당 정보를 공유한다.

3) 부적합 처리절차

① 심사기관 : '현장조사' 중 의료기기법령 위반으로 인한 부적합 사항이 확인될 경우, 즉시 전화 등을 통해 관할 지방청에 보고하고, 심사결과 보고서에 기재한다.

② 지방식품의약품안전청 : 의료기기법령 위반에 해당되는 부적합 사항은 "제조 · 수입업자에 대한 연계 감시" 실시토록 조치한다.

2. 심사결과 이행계획 및 시정조치

1) GMP 심사결과 지적사항에 대한 조치

① GMP 심사결과 보완이 필요한 사항이 지적된 경우, 통상 30일 이내 기간을 정하여 1차 보완기간이 주어진다.

② 신청인이 보완기간 내에 보완을 할 수 없는 경우에는 2회에 걸쳐 보완에 필요한 기간 및 타당한 사유를 명시하여 기간 연장요청을 할 수 있으며, 2회의 연장요청 이후에도 보완되지 않은경우 최종 10일의 보완독촉 기간이 주어진다.

③ 최종 보완독촉 기한까지 보완결과를 제출하지 아니한 경우에는(보완되지 아니한 경우 포함) 부적합 판정되므로 주의하여야 한다.

2) 현장조사 중단 및 재개

① 현장조사 기간 중 현장조사가 불가능한 상황 발생 또는 정상적으로 심사를 진행하기 어려운 경우 심사단은 심사를 중단할 수 있다.

② 현장조사 기간 중 심사가 중단된 경우, 즉시 심사 중단 사유를 확인하고 해소할 수 있는 방안을 모색하여야 한다.

③ 심사 중단 사유가 해소된 경우 품질관리 심사기관으로 심사 재개 신청을 할 수 있다.

※ 심사중단 사유 해소가 확인 및 현장조사 희망일 등을 기재하여 심사기관에 심사 재개 신청 → 심사 중단기간 동안 해당 제조소의 GMP 변경사항 등을 종합 검토하여 현장조사 출장기간이 결정

[참고] 심사중단 사유

- 심사기간 중 전시 · 질병 · 천재지변 등 상황 발생
- 조사자료 제출 지연 또는 거부, 통역 문제 등
- 현장조사를 정상적으로 실시하기 어려운 경우

3) GMP 적합 인정서 발급

① 품질관리 심사기관은 GMP 심사결과 적합한 경우 의료기기 GMP 적합 인정서를 발급한다.

② 의료기기 GMP 적합 인정서에는 발급번호, 제조소(제조 의뢰자 포함)명칭, 소재지, 품목군, 발급 일자와 유효기간 만료일이 있다.

㉠ 수입 의료기기의 경우 수입업자의 명칭 및 소재지 등이 포함되어 있다.

③ 2등급 의료기기 GMP 적합 인정서는 품질관리심사기관 단독 명의로 발급되고, 3 · 4등급

의료기기 GMP 적합 인정서는 지방식약청과 함께 합동 명의로 발급된다.

㉠ 전시, 전염병, 천재지변 등의 상황 발생으로 현장조사가 불가능한 경우에는 한시적 적합 인정서를 발급할 수 있다.

④ 유효기간이 5년인 제품이 대량으로 제조되어 관리번호가 붙여져 포장되고 있다. 품질시스템 규정에 따르면 이렇게 완성된 제품의 배포 기록에는 만료일을 제외한 모든 정보가 포함되어야 한다.

⑤ 의료기기 품질시스템 규정에 따라 기기 포장은 장치가 변경되거나 손상되지 않도록 보호을 위하여 설계되어야 한다.

4) GMP 심사결과에 대한 이의 신청

① 의료기기 제조·수입업자 : GMP 적합성 평가결과에 이의가 있는 경우, GMP 고시 제8조 제9항에 따라 해당 품질관리 심사기관에 이의 신청을 할 수 있다.

② 품질관리 심사기관 : 이의 신청이 접수되면 원인조사 등 조치하고, 그 신청내용과 처리결과를 식품의약품안전처장 또는 지방식품의약품안전청장에게 보고하도록 규정하고 있으며, GMP 심사의 공정성 및 투명성을 제고 하기 위하여 품질관리 심사기관 운영에 대해 정기적으로 평가하고 있다.

5) 현장조사 제조소 선정기준

다수의 정기 심사대상 제조소를 일괄 신청한 경우 1개의 제조소에 대하여 현장조사를 실시하고, 나머지 제조소에 대하여는 서류검토만을 통해 심사를 수행한다.

① 현장조사는 다음의 기준을 종합적으로 고려하여 신청인과 협의하여 현장조사 대상 제조소를 선정한다.

㉠ 최상위 등급의 품목을 보유하는 제조소

㉡ 국내 생산·수입량이 많은 제조소(최근 3년간)

㉢ 현장조사를 받은 적이 없는 제조소

※ 유의사항

- 현장조사 대상 선정시 「의료기기 제조 및 품질 관리기준」 제8조 제11항 제1호부터 3호의 해석은 순차적으로 기준을 이해하는 것보다 병렬적으로 해석하여 종합판단하는 것이 타당하다.
- 사전 협의시 충분한 의사소통 되어야 하며, 의료기기 등급(위해도), 생산·수입량, 현장조사 이력, 제조공정

복잡성, 품목수, 현지 상황, 교통편, 위해정보 등을 종합적으로 고려하여 최종 심사단이 현장조사대상 제조소를 선정한다.
- 전시, 전염병, 천재지변 등의 상황 발생으로 현장조사가 유예된 제조소가 상황이 종료되어 GMP 심사를 신청한 경우 신청일로부터 90일 이내에 현장조사를 실시하여야 한다.
- 현장조사 희망일에 부득이한 사유로 현장조사를 실시할 수 없을경우 현장조사 희망일을 신청인과 협의하여 조정할 수 있으며, 신청인이 10일 이내에 알리지 않았거나 90일 이내에 현장조사를 받지 않았을 경우 즉시 판매금지가 통보될 수 있으니 유의 하여야 된다.

② 해외 제조소에 대한 현지실사와 관련한 내용 : 식품의약품안전처장은 현지실사를 마친 날부터 30일 이내에 그 조사결과와 필요한 조치에 관한 의견을 지방청장에게 알려야 한다.
　㉠ 해외 제조소에 대한 현지실사는 「의료기기법」 제32조의2에 따른다.
　㉡ 식품의약품안전처장은 의료기기 제조업자, 의료기기 수입업자, 해외 제조소의 관리자 또는 수출국 정부에 현지실사 실시일 20일전에 현지실사에 관한 내용을 문서로 알려야 한다.

6) 의료기기 광고

의료기기 광고는 소비자의 피해를 예방하기 위해 엄격하게 관리한다.

① 금지되는 광고의 범위 (의료기기법 제24조 및 시행규칙 [별표7])
　㉠ 거짓 또는 과대광고 : 허가받은 성능 · 효과를 벗어나는 광고, 부작용을 전부 부정하거나 안전성을 부당하게 강조하는 광고이다.
　㉡ 오해를 유발하는 광고 : 의사, 치과의사, 대학교수 등이 보증 · 추천하는 것으로 오해할 수 있는 광고, 특정 의료기관이 추천하는 것처럼 암시하는 광고이다.
　㉢ 부적절한 표현 및 방법 : 사용자의 감사장이나 체험담을 이용한 광고, "최고", "최상" 등 절대적 표현을 사용한 광고이다.
　㉣ 절차 위반 광고 : 자율심의기구의 심의를 받지 않거나, 심의받은 내용과 다른 내용의 광고이다.

② 행정처분 및 벌칙
　㉠ 행정처분 : 위반 내용에 따라 해당 품목 판매(임대)업무정지 1개월부터 허가 취소 까지의 처분을 받을 수 있다.
　㉡ 벌칙 : 불법 광고행위를 한 경우 3년 이하의 징역 또는 3천만원 이하의 벌금에 처해 질 수 있다.

③ 「의료기기법 시행규칙」, 제45조 별표 7에서 금지되는 광고의 범위

㉠ 의사, 치과의사, 한의사, 수의사 또는 그 밖의 자가 의료기기의 성능이나 효능 및 효과를 보증한 것으로 오해할 염려가 있는 기사를 사용한 광고

㉡ 의료기기의 성능이나 효능 및 효과를 암시하는 기사, 사진, 도안 또는 그 밖의 암시적 방법을 이용한 광고

㉢ 효능이나 성능을 광고할 때에 사용 전후의 비교 등으로 그 사용결과를 표시 또는 암시하는 광고

㉣ 의료기기 시행규칙 제45조(의료기기 광고의 범위) [별표 7]에 따라 광고가 금지되는 항목 중에 기 허가사항에 따른 효능효과는 허용하고 있다.

[별표 7] 금지되는 광고의 범위(제45조 제1항 관련)

- 의료기기의 명칭 · 제조방법 · 성능이나 효능 및 효과 또는 그 원리에 관한 거짓 또는 과대광고
- 법 제6조 제2항 또는 제15조 제2항에 따라 허가 또는 인증을 받지 않거나 신고를 하지 않은 의료기기의 명칭 · 제조방법 · 성능이나 효능 및 효과에 관한 광고
- 의료기기의 부작용을 전부 부정하는 표현 또는 부당하게 안정성을 강조하는 표현의 광고
- 허가 또는 인증을 받거나 신고한 의료기기의 효능 및 효과 등과 관련하여 의학적 임상 결과, 임상시험성적서, 관련 논문 또는 학술 자료를 거짓으로 인용하거나 특허 인증을 받은 것처럼 거짓으로 표시한 광고
- 의사, 치과의사, 한의사, 수의사 또는 그 밖의 자가 의료기기의 성능이나 효능 및 효과를 보증한 것으로 오해할 염려가 있는 기사를 사용한 광고
- 의사, 치과의사, 한의사, 약사, 한약사, 대학교수 또는 그 밖의 자가 의료기기를 지정 · 공인 · 추천 · 지도 또는 사용하고 있다는 내용 등의 광고, 다만, 국가, 지방자치단체, 그 밖에 공공단체가 국민 보건의 복석으로 지정하여 사용하고 있는 내용의 광고의 경우에는 그렇지 않음
- 외국 제품을 국내 제품으로 또는 국내 제품을 외국 제품으로 오인하게 할 우려가 있는 광고
- 사용자의 감사장 또는 체험담을 이용하거나 구입 · 주문이 쇄도한다거나 그 밖에 이와 유사한 표현을 사용한 광고
- 효능 · 효과를 광고할 때에 "이를 확실히 보증한다"라는 내용 등의 광고 또는 "최고,"최상" 등의 절대적 표현을 사용한 광고
- 의료기기를 의료기기가 아닌 것으로 오인하게 할 우려가 있는 광고
- 특정 의료기관의 명칭과 진료과목 및 연락처 등을 적시하여 의료기관 등이 추천하고 있는 것처럼 암시하는 광고
- 의료기기의 성능이나 효능 및 효과를 암시하는 기사, 사진, 도안 또는 그 밖의 암시적 방법을 이용한 광고
- 효능이나 성능을 광고할 때에 사용 전후의 비교 등으로 그 사용 결과를 표시 또는 암시하는 광고
- 사실 유무와 관계없이 다른 제품을 비방하거나 비방하는 것으로 의심되는 광고
- 의료기기에 관하여 낙태를 암시하거나 외설적인 문서나 도안을 사용한 광고
- 의료기기의 효능 · 효과 또는 사용 목적과 관련되는 병의 증상이나 수술 장면을 위협적으로 표시하는 광고
- 법 제25조 제1항에 따라 심의를 받지 않거나 심의받은 내용과 다른 내용의 광고
- 법 제25조 제1항에 따른 심의의 결과 재심의 요청을 받은 광고

④ 「의료기기 광고 자율심의」를 위반했을 경우, 회사 대표가 받는 행정처분

• 제조사로서 저주파 자극기를 통증 완화를 사용 목적으로 허가를 득하였으나 최초 판매를 위해 제품 판매시 근육의 신장력 증가, 혈류량 증가, 세포기능 증가 등을 통한 통증관리 등의 내용을 포함한 인터넷 광고를 하여 판매하였다.

[광고] 회사는 의료기기법 제24조(기재 및 광고의 금지 등) 제2항 및 제26조 제7항에 따른 불법 광고 행위를 한 경우에는 법 제52조(벌칙)에 따라 3년 이하의 징역 또는 3천만원 이하의 벌금에 처할 수 있으며 「의료기기법 시행규칙」 별표 7에 따른 금지되는 광고행위를 1차 위반한 경우 회사는 해당 품목 판매업무 정지 1개월에 해당되는 행정처분을 받을 수 있다.

⑤ 해당 위반이 4차 위반일 경우 제조사가 받을 행정 처분 : 해당 품목 판매업무 정지 6개월

제조사가 「의료기기법 시행규칙」 [별표 7] 금지되는 광고의 범위(제45조 제1항 관련)
1. 의료기기의 명칭, 제조방법, 성능이나 효능 및 효과 또는 그 원리에 관한 거짓 또는 과대광고의 「의료기기법 시행 규칙」 [별표7]의 제1호를 위반하였고, 해당 위반이 4차 위반일 경우

⑥ 제조사가 「의료기기 시행규칙」, [별표7]의 제6호를 위반했을 경우, 판매업자에게 내려지는 행정처분을 1차 위반 시부터 4차 위반 시까지 순서

㉠ 해당 품목판매 업무정지 7일 → 해당 품목판매 업무정지 15일 → 해당 품목판매 업무정지 1개월 → 해당 품목판매 업무정지 3개월

「의료기기법 시행규칙」 [별표 7] 금지되는 광고의 범위(제45조 제1항 관련)
6. 의사, 치과의사, 한의사, 약사, 한약사, 대학교수 또는 그 밖의 자가 의료기기를 지정, 공인, 추천, 지도 또는 사용하고 있다는 내용 등의 광고. 다만, 국가, 지방자치단체, 그 밖에 공공단체가 국민 보건의 목적으로 지정하여 사용하고 있는 내용의 광고의 경우에는 그렇지 않다.

3. 품질문서 재 · 개정

1) 품질문서 재 · 개정(문서관리 및 기록관리)

(1) 문서관리

① 품질경영시스템에 필요한 문서는 관리되어야 한다.

② 기록은 문서의 특별한 형식이며 관리되어야 한다.

③ 조직은 문서 변경이 조직의 결정 근거가 되는 배경 정보에 접근할 수 있는 최초 승인권자 또는 다른 지정된 권한자에 의하여 검토되고 승인되도록 보장하여야 한다.

④ 조직은 효력이 상실된 관리문서의 최소 1부를 제품의 수명주기에 상응하는 기간동안 보유하여야 하며, 이 기간은 최소한 기록의 보유기간 이상이어야 한다.

⑤ 문서변경은 최초 승인권자 또는 다른 지정된 권한자에 의하여 검토 및 승인되도록 보장해야 한다.

⑥ 폐지 문서보존은 효력이 상실된 관리문서의 최소 1부는 제품의 수명 주기에 상응하는 기간 동안 보유해야 한다.

⑦ 다음 사항의 관리에 필요한 절차를 문서화하여야 한다.

㉠ 발행 전에 문서의 적절성을 검토, 승인

㉡ 필요시 문서의 검토, 갱신 및 재승인

㉢ 문서의 변경 및 최신 개정 상태가 식별됨을 보장

㉣ 적용되는 문서의 유효본이 사용되는 장소에서 이용 가능함을 보장

㉤ 문서가 읽기 쉽고, 쉽게 식별됨을 보장

㉥ 조직이 품질경영시스템의 계획 및 운영에 필요하다고 결정한 외부 출처문서가 식별되고 배포 상태가 관리됨을 보장

㉦ 문서의 손상이나 손실을 방지

㉧ 효력이 상실된 문서의 의도되지 않는 사용을 방지하고, 어떠한 목적을 위하여 보유할 경우에는 적절한 식별 방법을 적용

(2) 기록관리

① 품질경영시스템의 효과적인 운영과 요구사항에 적합함을 입증하는 기록을 작성하고 유지하여야 한다.

② 조직은 기록의 식별, 보관, 보안 및 완전성, 검색, 보존기간 및 처리에 필요한 관리방법을 규정한 절차를 문서화하여야 한다.

③ 조직은 적용되는 법적 요구사항에 따라 기록에 포함된 개인 건강정보를 보호하기 위한 방법을 규정하고 실행하여야 한다.

④ 모든 기록은 읽기 쉽고, 즉시 확인할 수 있으며, 검색이 가능해야 한다. 기록에 대한 변경은 식별이 가능하도록 유지되어야 한다.

⑤ 조직은 기록을 제품의 수명주기에 상응하는 기간동안 보유하여야 한다. 이 기간은 최소한 제조일로부터 5년 이상이어야 하며, 시판 후 2년 이상이어야 한다.

※ 품질문서의 재·개정 : GMP 품질문서의 문서관리와 기록관리 항목에 의거해 재·개정을 실시한다.

4. GMP 유지관리

1) GMP 적합 인정서 유지관리

(1) 용어의 정의

① 부작용 : 부작용 정보 중 정상적인 의료기기 사용으로 인해 발생하거나 발생한 것으로 의심되는 모든 의도되지 아니한 결과이며, 의도되지 않은 바람직한 결과를 포함한다.
② 이상 사례 : 부작용 중 바람직하지 않은 결과이며, 해당 의료기기와 반드시 인과 관계를 가져야 하는 것은 아니다.
③ 중대한 이상 사례 : 이상 사례 중 다음에 해당하는 경우
㉠ 사망하거나 생명에 위협을 주는 부작용을 초래한 경우
㉡ 입원 또는 입원 기간의 연장이 필요한 경우
㉢ 회복이 불가능하거나 심각한 불구 또는 기능 저하를 초래하는 경우
㉣ 선천적 기형 또는 이상을 초래하는 경우
④ 예상하지 못한 이상 사례 : 허가·인증받거나 신고한 사항과 비교하여 위해 정도, 특이사항 또는 그 결과 등에 차이가 있는 이상 사례
⑤ 이상 사례 표준코드 : 의료기기 이상 사례를 환자 문제 코드, 의료기기 문제 코드, 구성요소 코드로 구분하여 코드화한 것

(2) 의료기기 부작용 등 안전성 정보의 보고

① 의료기기 취급자 : 의료기기 이상 사례 보고서를 식품의약품안전처장에게 제출한다.
② 의료인 : 식품의약품안전처장 또는 의료기기 취급자에게 보고 가능하다.
③ 환자 소비자 : 식품의약품안전처장 또는 의료기기 취급자에게 신고 가능하다.
④ 부작용 보고에서 규정하고 있는 이상 사례 보고방법
㉠ 최초 보고시 이상 사례 보고는 의료기기 통합정보시스템의 방법으로 보고한다.
㉡ 이상 사례 보고방법에는 단계별로 최초/추가/최종 보고가 있다.
㉢ 최종 보고는 필요시 부작용 조사결과 및 제조원의 자체 품질조사 결과 위주로 보고한다. 다음 사항에 따라 추가 보고 필요시 사망이나 생명에 위협을 주는 부작용일 경우 최초 보고일로부터 8일 이내로 한다.

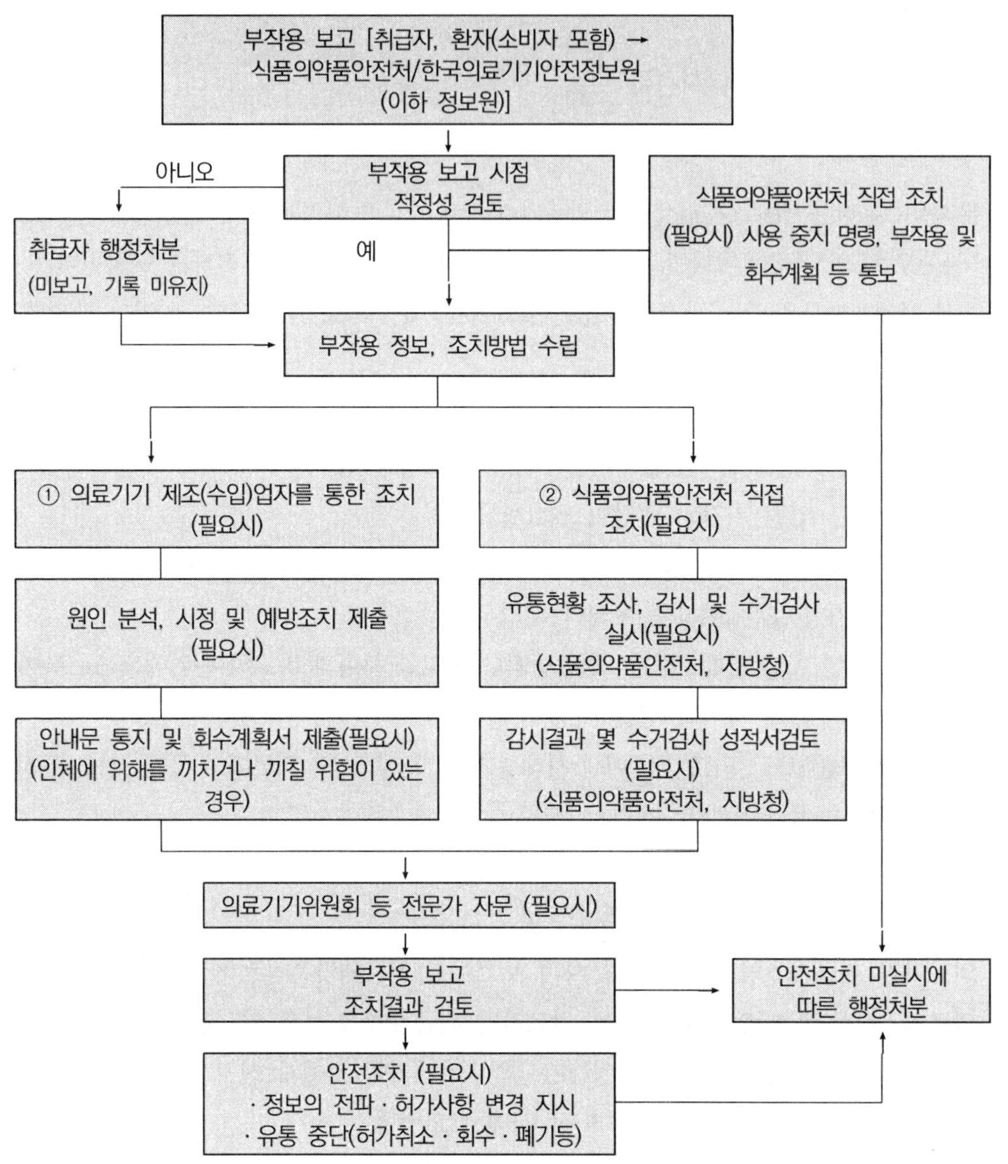

- 의료기기 이상 사례와 관련하여 시간순서에 따른 절차 및 활동에 대한 내용이다.
- 의료기기 (이상 사례 보고서) 검토 → 부작용 보고 조치방법 수립 → 의료기기 업체의 후속 조치

(3) 부작용 정보수집 대상 및 방법

① 부작용 정보수집 방법에 따라 의료기기 제조 수입업자의 해외 정보수집 방법에 해외공급자 평가의 자료는 해당되지 않는다.

② 다음 평가표는 '7장의 구매관리 절차서'에서 요구되는 제조사의 외주업체 등의 주요 공급업체의 평가표이다.

부작용 정보 수집방법

ⓐ 의료기기 제조 · 수입업자 등

해외 정보수집 방법	• 제조원 품질경영시스템(모니터링 및 측정)에 따른 정보수집 (예 고객 불만 보고, 설문조사, 피드백 카드, 방문 조사, 학술 발표(논문 등) 등 • 해당 규제 당국의 안전성 정보수집 예 FDA, MHRA, CFDA, PMDA 등 • 언론 보도, 동영상 채널 및 SNS 모니터링에 따른 정보수집 예 TV, 신문, 유튜브, 페이스북, 블로그, 인스타그램 등

ⓑ 의료기관 개설자 등

구분	수집 방법(예시)
국내 정보	의료기기의 취급사용시 발생한 의료기기의 이상 사례 또는 이상 사례 발생이 우려되는 사례를 수집 예 환자, 진료, 학술 발표(논문 등), 진료 기록 및 진단서, 의료기기 사용 중 품질과 관련된 제품의 결함 정보 등

ⓒ 환자(소비자 포함 등)

국내정보 수집방법	• 의료기관에서 의료기기를 사용한 의료행위 과정이나 가정에서 의료기기 사용시 발생한 이상 사례 또는 이상 사례 발생이 우려되는 사례를 수집 예 진료기록, 진단서 및 의료기관 진료, 의료기기를 이용한 시술 후 이상 사례 등

(4) 의료기기 부작용 등 안전성 정보에 관한 정의

「의료기기 부작용 등 안전성 정보에 관한 규정」 제2조에서 규정하고 있는 정의이다.

① 안전성 정보 : 허가 · 인증받거나 신고한 의료기기의 안전성 및 유효성과 관련된 자료나 정보로 부작용 발생사례를 포함한다.

② 부작용(Side Effect) : 정상적인 의료기기 사용으로 인해 발생하거나 발생한 것으로 의심되는 모든 의도 되지 아니한 결과이며, 의도되지 않은 바람직한 결과를 포함하는 것이다.

③ 이상 사례(Adverse Event) : 의료기기 사용으로 인해 발생하거나 발생한 것으로 의심되는 모든 의도 되지 아니한 결과 중 바람직하지 아니한 결과이다.

④ 의료기기 부작용 등 안전성 정보 업무처리 지침 : 중대한 이상 사례(Serious Adverse Event)

㉠ 이상 사례 중 다음 중 어느 하나에 해당하는 경우이다.

ⓐ 사망이나 생명에 위협을 주는 부작용을 초래하는 경우

ⓑ 입원 또는 입원기간의 연장이 필요한 경우

ⓒ 회복이 불가능하거나 심각한 불구 또는 기능 저하를 초래하는 경우

ⓓ 선천적 기형 또는 이상을 초래하는 경우

㉡ 예상하지 못한 이상 사례 : 의료기기의 허가 인증받거나 신고한 사항과 비교하여 위해 정도(severity), 특이사항 또는 그 결과 등에 차이가 있는 이상 사례이다.

(5) 부작용 정보를 의료기기 취급자가 수집해야 하는 경우

「의료기기 부작용 등 안전성 정보 관리에 관한 규정」

제4조(수집 대상 정보) 의료기기 취급자가 수집해야 하는 안전성 정보 및 부작용 정보는 다음 각 호와 같다.

- 중대한 이상 사례
- 예상하지 못한 이상 사례
- 중대한 이상 사례가 발생하지는 않았으나 재발할 경우 중대한 이상 사례를 초래할 수 있는 사례
- 의료기기와의 연관성이 확실하지 않으나 중대한 이상 사례가 발생한 사례
- 외국 정부의 의료기기 안전성 관련 조치에 관한 자료
- 그밖의 허가·인증받거나 신고한 의료기기의 새로운 안전성 정보

(6) 안전성 정보의 관리 체계도

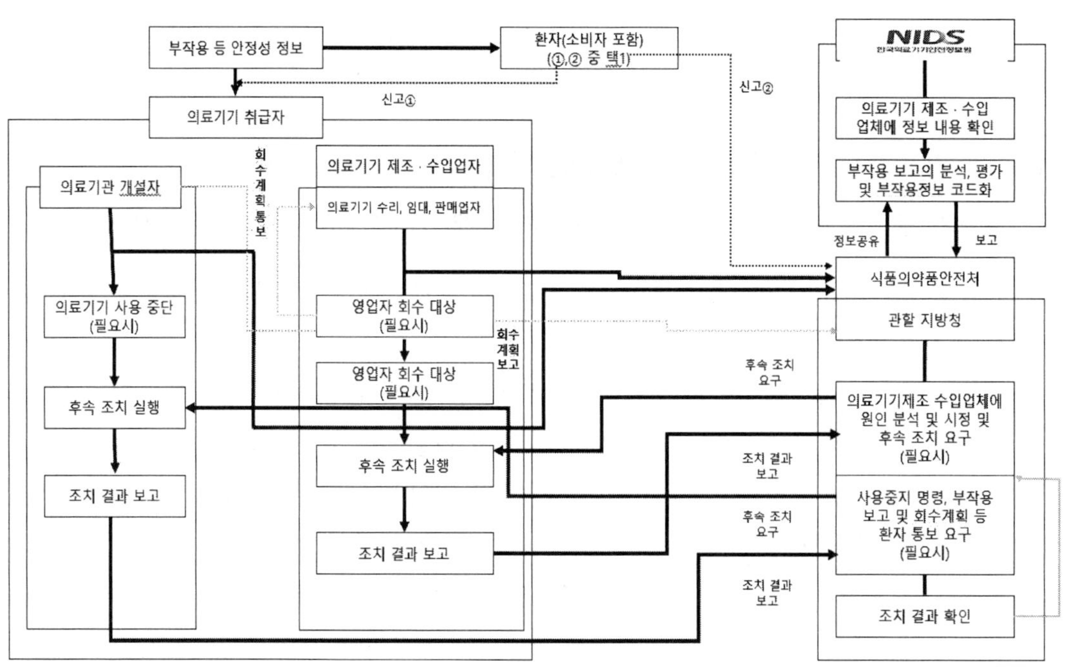

(7) 「의료기기 부작용 등 안전성 정보 업무처리 지침」

① 의료기기 안전성 정보관리체계

㉠ 의료기기 취급자 : 의료기기를 사용하는 도중에 사망 또는 심각한 부작용이 발생하였거나 발생할 우려가 있음을 인지한 경우 이를 식품의약품안전처장에게 보고한다.

※ 의료기기 취급자는 별지 제1호 서식, 소비자는 별지 제2호 서식으로 보고

㉡ 한국의료기기안전정보원 : 보고된 이상 사례의 수집 · 분석 및 평가를 위한 자료제출을 요구하고, 그 분석 평가결과를 식품의약품안전처(의료기기안전평가과)에 보고한다.

※ 의료기기로 인한 이상 사례로서 사망 또는 생명에 위협을 주는 경우 즉시 보고

㉢ 식품의약품안전처 : 평가결과에 따라 업체에 원인분석 및 시정조치 요구 또는 회수, 제조 · 판매업무 정지 등 조치한다.

(8) 부작용 보고 이후 후속 조치로 연결된 것

① 의료기기 부작용 등 안전성 정보 업무처리 지침(공무원지침서) 중 부작용 보고 조치방법 수립에 대한 가이던스이다.

② 해당 방법은 긴급정보, 관심정보, 참고정보 3가지로 나눠지며 각각의 방법에 따라 진행되고 있다.

의료기기 부작용 등 안전성 정보 업무처리 지침(공무원지침서)

1. (긴급정보 등) 식품의약품안전처 직접 조치

유통현황 조사 [식품의약품안전처]	생산 및 수출 · 수입 · 수리 실적 등 유통현황 조사 * 의료기기 관리과 협조(필요시)
감시 및 수거검사 실시 요청 [식품의약품안전처 → 지방청]	식품의약품안전처(지방청) 감시 요청 및 유통 의료기기 수거 검사 요청 * 지방청 협조(필요시)
감시결과 및 수거검사 성적서 검토 [지방청, 시험 검사기관 → 식품의약품안전처	해당 의료기기 취급자에 대한 감시 결과(지방청) 및 유통 의료기기 수거검사 성적서(시험 검사기관) 검토

2. (관심 정보) 의료기기 업체를 통한 조치

① 이상 사례 보고 적정성 검토를 위한 자료제출 요구[정보원 → 의료기기제조(수입)업자]

* 보고된 부작용의 위해 정도 · 발생 가능성 · 민감도 · 잠재 요인 · 예상된 이상 사례 여부, 인과관계 등을 평가하여 부작용 등 안전성 정보의 분석결과 조치가 필요한 경우에 한함

가. 이상 사례에 대한 원인분석, 시정사항, 시정 및 예방조치 및 근거자료 등 제출요청

② 안내문 전달 또는 회수계획서 제출요청[식품의약품안전처 → 의료기기제조(수입)업자]

* 의료기기가 품질 불량 등으로 인체에 위해를 끼치거나 끼칠 위험이 있음을 알게 된 경우

안내문 전달	안전성 정보를 보고하려는 의료기기 제조(수입)업자가 출고된 의료기기의 사용과 관련하여 위해 방지를 목적으로 의료기기 취급자 및 사용자에게 주의사항 등을 알려야 하는 경우
회수 계획서 제출	• 의료기기의 사용으로 완치될 수 없는 중대한 부작용을 일으키거나 사망에 이르게 하거나, 그러한 부작용 또는 사망을 가져올 우려가 있는 의료기기(5일 이내) • 의료기기의 사용으로 완치될 수 있는 일시적 또는 의학적인 부작용을 일으키거나, 그러한 부작용을 가져올 수 있는 의료기기(15일 이내) • 의료기기의 사용으로 부작용은 거의 일어나지 아니하나 법 제19조에 따른 기준규격에 부적합하여 안전성 및 유효성에 문제가 있는 의료기기(15일 이내)

3. (참고정보) 데이터베이스(DB) 기록 및 모니터링
   - 보고된 이상 사례를 DB화 하여 한국의료기기안전정보원을 통해 모니터링을 함(위해성, 발생 빈도 및 경향 분석 등에 활용)
   - 향후 유사 이상 사례의 위해성, 발생 빈도 및 경향성 분석 등에 활용
     * 모니터링 결과 조치가 필요한 경우 후속 조치 실시

(9) 의료기기 취급자보고 범위 및 기한

① 사망이나 생명에 위협을 주는 부작용을 초래한 경우 : 7일 이내 보고(상세 내용을 최초 보고일부터 8일 이내에 추가 보고)

② 인원 또는 입원기간의 연장이 필요한 경우 : 15일 이내 보고

③ 회복이 불가능하거나 심각한 불구 또는 기능 저하를 초래하는 경우 : 15일 이내 보고

④ 선천적 기형 또는 이상을 초래하는 경우 : 15일 이내 보고

⑤ 기타 중대한 정보 또는 그 밖의 이상 사례로서 식품의약품안전처장이 보고를 지시한 경우

㉠ ① ~ ④에 해당하지 않는 이상 사례 : 30일 이내 보고(시행규칙 제51조 제1항에 해당하지 않는 이상 사례)

㉡ 외국 정부의 발표 등 조치사항 : 30일 이내 보고(회수계획을 보고한 경우에는 생략 가능)

※ 단, 보고기간은 그 사실을 의료기기 취급자가 안 날부터 법정 공휴일을 모두 포함하여 산출

⑥ 의료기기 취급자에 대한 설명 : 안전성 정보 및 부작용 정보를 수집하여야 하고, 부작용 중 바람직하지 않은 결과(이상 사례)에 대하여 알게 된 때에는 식품의약품안전처장에게 보고해야 한다.

㉠ 이물 발견을 보고받은 식품의약품안전처 : 이를 즉각 관할 지방 식약청에 알려야 한다.

㉡ 이후 지방식품의약품안전청장 : 해당 의료기기 제조·수입업자를 대상으로 원인조사를 실시해야 한다.

㉢ 조사내용 : 이물의 종류, 위치, 이물이 인체에 미치는 영향 등이 종합적으로 포함돼야 하며, 현장 또는 서류조사를 실시할 수 있다.

㉣ 조사결과에 위해 발생 우려가 경미 할 경우 : 지방식품의약품안전청장은 해당 업체에 시정 및 예방조치만을 명할 수 있다.

㉤ 위해 발생 우려가 큰 경우 : 의료기기법 제54조의 4 제5항에 따라 검사, 회수 · 폐기, 사용 중지 또는 수리 등 조치를 취할 수 있다.

(10) GMP 적합 인정서 유지관리에 대한 규정

① 제9조(적합 인정서 유효기간)

① 최초 심사에 따른 적합 인정서의 유효기간은 적합 인정서 발행일로부터 3년으로 한다.
② 추가심사 및 변경심사에 따른 적합성 인정을 받은 경우에는 기존의 유효기간에 영향을 미치지 않는다.
③ 정기심사에 따른 적합 인정서의 유효기간은 기존 적합 인정서의 유효기간 만료일 다음날 부터 3년으로 한다. 다만, 적합 인정서 발행일이 기존 유효기간 만료일보다 경과 하거나 정기심사를 일괄신청한 경우에는 적합 인정서 발행일부터 3년으로 한다.
④ 제6조 제2항 제3호에 해당 되어적합성 인정등 심사를 받은 경우에는 해당 제조소에 대하여 기존에 적합성인정등 심사를 받은 제조 · 수입업자의 유효기간과 동일하게 산정한다.
⑤ 제6조 제2항 제5호에 해당 되어 적합성 인정등 심사를 받은 경우에는 해당 제조소에 대하여 기존에 적합성인정등 심사를 받은 체외진단 의료기기 제조 · 수입업자의 유효기간과 동일하게 산정한다.
⑥ 의료기기 공동심사프로그램을 활용하여 적합성 인정등 심사를 받은 경우에는 해당 제조소에 대하여 MDSAP 적합 인정서의 유효기간과 동일하게 산정한다.
⑦ 제1항 및 제3항에도 불구하고, 신청인이 원하는 경우 적합 인정서의 유효기간을 3년 이내의 기간으로 산정할 수 있다. [시행 2025.4.7.] [식품의약품안전처고시 제2025-22호, 2025.4.7., 일부개정]

② 제10조(적합성 인정서 재발급 등)

① 제8조 제9항에 따라 적합 인정서를 발급 받은 제조 · 수입업자는 적합 인정서의 분실 등의 사유로 재발급이 필요한 경우에 해당 적합 인정서를 발급한 품질관리심사기관에 재발급을 신청하여 재발급 받을 수 있다.
② 품질관리심사기관의 장은 제1항에 따라 적합 인정서 재발급 신청을 받은 경우에는 별표 5에 따라 적합 인정서를 재발급하여야 한다.
③ 의료기기 제조 또는 수입업자는 다음 각 호의 변경사항에 대하여 적합 인정서를 재발급을 받거나 적합 인정서 이면에 기재하여 관리 할 수 있다.

1. 제조 · 수입업소명 변경
2. 제조업소의 소재지 변경(제4조 제1항 제3호 단서에 따른 변경에 한한다.)
3. 수입업소의 소재지 변경
4. 제조의뢰자 또는 제조자의 상호 변경
5. 제조의뢰자 또는 제조자의 소재지 변경(제4조 제1항 제3호 단서에 따른 변경에 한한다.)

④ 의료기기 제조 또는 수입업자는 제3항에 따라 적합 인정서의 이면에 기재한 경우 변경허가를 받은 일자와 내용을 추가 기재하여야 한다.
⑤ 제8조 제9항 제1호에 따라 적합 인정서를 발급 받은 제조 · 수입업자는 시정조치가 완료된 경우에 한하여 해당 적합 인정서를 발급한 품질관리심사기관의 장에게 적합 인정서 교체를 신청하여 발급받을 수 있다.
[시행 2025.4.7.] [식품의약품안전처고시 제2025-22호, 2025.4.7., 일부개정]

③ 제10조의2(적합성 인정서 반납)

① 제8조 제9항에 따라 적합 인정서를 발급 받은 제조 · 수입업자는 다음 각 호의 어느 하나에 해당하는 사유가 발생한 때에는 해당 적합 인정서를 발급한 품질관리심사기관에 그 사유를 구체적으로 명시하여 반납할 수 있다.
1. 제조 · 수입업 허가가 취소된 경우
2. 제조 · 수입 허가 또는 인증 등이 취소된 경우
3. 그 밖에 제조 · 수입업자가 적합 인정서를 반납해야 하는 사유가 있는 경우
② 제1항에 따라 적합 인정서를 반납받은 품질관리심사기관의 장은 적합 인정서를 반납받은 즉시 지방식약청장에게 반납 사실을 보고하여야 한다.
[시행 2025.4.7.] [식품의약품안전처고시 제2025-22호, 2025.4.7., 일부개정]

④ 제11조(적합성 인정등 심사 표시)

의료기기 제조업자 및 수입업자는 적합성 인정등 심사를 받은 제조소의 동일 품목군에 속하는 의료기기에 대하여 별표 6에 따른 적합성인정등 심사표시를 할 수 있다.

2) 의료기기 이물(異物) 발견 보고제도

2017년 수액 세트 등에서 벌레가 발견되는 사건이 발생하면서 2019년 6월 12일부터 이물 보고제도가 도입

(1) 의료기기 이물의 정의

의료기기 내부나 용기 또는 포장에서 정상적으로 사용된 원재료가 아닌 것으로 사용시 인체에 위해가 발생할(주거나) 우려가 있거나 사용하기에 부적합한 물질이다.

① 의료기기 이물 중 금속, 플라스틱 등의 의료기기 제조공정 중 사용된 원재료가 아닌 다른 물질로서의 이물 파편이 내부에 들어가 있거나 묻어 있어 사용시 인체에 위해가 발생할 우려가 있는 물질에 속한다.

② 의료기기의 사용 과정에서 인체에 직 · 간접적인 위해나 손상을 줄 수가 있거나 사용하기에 부적합한 물질이다. 다만, 다음의 각 목의 물질이 의료기기 원재료에 혼입되어 고정된 형태

로 박혀 있어 인체에 위해가 발생할 우려가 거의 없는 물질 제외

㉠ 제조설비 등 원재료 이외의 물질에서 떨어진 파편

㉡ 작업복 등에서 분리된 섬유 물질, 고무류 등

㉢ 정전기로 인해 발생한 먼지

㉣ 그 밖에 위에 준하는 것으로서의 식품의약품안전처장(이하"식품의약품안전처장"이라 한다)이 인정하는 물질

(2) 의약품 직접 주입기구에서 발생 가능한 이물 사례

이물 종류	원인	비고
머리카락	• 정전기로 인하여 작업자의 머리카락이 유입 • 외통 사출시 작업자에게서 유래된 머리카락 • 사출 및 조립공정에서 작업자의 헤어캡 착용 불량 • 정전기 및 작업자의 개인위생 부주의로 인하여 발생한 이물 • 공정 중 복장 착용 불량	공정 중 사출시
미상의 물체	• 금형 분할 면에 찌꺼기가 붙어 성형시 발생 • 사출시 조건이 잘못 설정되어 생긴 불량 • 수입검사 미비로 인해 불량을 파악하지 못함 • 주사기 포장공정 중 발생한 불량 • 컨베이어 벨트 일부 파손에 따른 이물이 공급기 내부로 유입 • 프라스틱 포장시 사용하는 필름이 뜯겨 포장과정 중 유입 • 포장재 파손에 따른 이물 유입 • 정전기로 인하여 이물질이 유입	공정 중 원자재 유통
플라스틱	• 조립 라인의 설비 노후화(진동에 의한 불량) • 사출시 파편 조각이 외통 내부로 유입 • 외통의 TIP 부분이 파손 • 부분품에 사출품이 붙어 생긴 불량	원자재
잉크	• 주사기 인쇄공정 중 설비에 순간적인 오작동 • 사출 과정에서 열이 응축되어 검은색 탄화체로 변한 이물 • 외통 표면에 인쇄 가루가 묻어 생긴 불량 • 프린터의 청소 및 점검 불량으로 유입	공정 중
이물질	• 롤러에 경화된 분진이 떨어져 조립품 표면에 유입 • 수입검사 미비로 인해 불량을 파악하지 못함 • 포장시 사용하는 필름이 뜯겨 포장과정 중 유입 • 가스 켓 조간이 밀대에 유입	공정 중
파편	• 사출 작업시 사출 온도 및 사출 조건이 불충분 • 정전기로 인하여 원자재를 호퍼 안으로 넣을 때 이물질이 유입	원자재 공정 중

이물 종류	원인	비고
	• 실리콘 과량 주입으로 인한 불량 • 부품 공급기계에 부품 일부분의 파편이 발생하여 유입	
벌레	• 방충망 미흡으로 인해 제조소로 유입되어 발생 • 원자재 사출시 외통에 유입	원자재 공정 중
고무	• 사출시 압력 부족으로 인하여 일부 물질 흡착 • 외통시 사출과정에서 이물질 유입	사출
테이프	• 포장 작업시 테이프 조각이 제품 내부로 유입 • 포장 작업시 설비운전 후 주변 정리 소홀 및 청소 불량	포장

(3) 이물의 범위([의료기기법 시행규칙] 제54조의4)

보고대상 이물은 금속·플라스틱 파편, 곤충 및 그 알, 동물의 사체, 머리카락 등이 해당한다.

① 금속, 플라스틱 또는 제조공정 중 발생한 파편 등 의료기기의 정상적 재료가 아닌 것으로서 의료기기의 사용 과정에서 인체에 직간접적인 위해나 손상을 줄 수 있는 물질이다.

㉠ 제조설비 등 원재료 이외의 물질에서 떨어진 파편이다.

㉡ 작업복 등에서 분리된 섬유 물질, 고무류 등이다.

㉢ 정전기로 인해 발생한 먼지이다.

㉣ 그 밖에 위에 준하는 것으로서 식품의약품안전처장이 인정하는 물질이다.

② 곤충 및 그 알, 기생충 및 그 알, 동물의 사체 등 생명체와 관련된 것으로서 의료기기의 사용과정에서 인체에 직간접적인 위해나 손상을 줄 수 있는 물질이다.

㉠ 파리, 바퀴벌레 등 곤충류 및 그 알이다.

㉡ 기생충 및 그 알이다.

㉢ 쥐 등 동물의 사체이다.

㉣ 머리카락, 눈썹 등 인체 유해 물질이다.

㉤ 그 밖에 위에 준하는 것으로서 식품의약품안전처장이 인정하는 물질이다.

※ 그 밖에 위에 준하는 물질로서 의료기기의 사용에 따른 위해 방지를 위해 식품의약품안전처장이 정하여 고시하는 물질이다.

[시행 2025.8.1.] [총리령 제2044호, 2025.8.1., 일부개정]

(4) 이물 보고절차

① 의료기기 취급자 : 사용 중 이물 발견시 식품의약품안전처장에게 보고한다.

② 식품의약품안전처장 : 지방식품의약품안전청장에 통보한다.

③ 지방식품의약품안전청장 : 이물 혼입 원인조사 및 관련 조치한다.

※ 관련 조치 : 검사 명령, 회수・폐기 또는 그 밖의 처치나 공표 명령, 사용 중지 또는 수리 등의 필요한 조치의 명령한다.

④ 식품의약품안전처장 : 필요시 [의료기기법] 제32조의 2에 근거하여 해외 제조소 현지실사

㉠ 해외에서 위탁 제조되거나 수입되는 의료기기의 위해 방지를 위하여 현지실사가 필요하다고 식품의약품안전처장이 인정하는 경우이다.

㉡ 국내외 수집된 수입 의료기기 등의 안전성 및 유효성 정보에 대한 사실 확인이 필요하다고 식품의약품안전처장이 인정하는 경우이다.

(5) 의료기기 이물 발견 보고제도 및 이물 변경시 보고방법

보고 의무는 의료기기 취급자는 이물을 발견한 경우 지체없이 식품의약품안전처장에게 보고한다.

① 의료기기 이물 발견 보고제도의 도입 배경에 관한 설명

㉠ 2017년 병원에서 사용하는 수액 세트, 수액 백, 주사기 등에 날벌레 등이 포함되는 사례가 연이어 발생하며 이물 보고제도에 대한 개선 필요성이 공론화 되었다.

㉡ 의료기기 이물 발견 보고 또는 「의료기기법」, 개정(2018.12.11.)에 따라 도입되어 2019.6.12.에 시행되었다.

㉢ 식품의약품안전처는 '의료기기 이상 사례 보고서'를 통해 이물 발견사항을 보고하도록 안내하던 방침을 정리하여 '의료기기 GMP 이물관리 민원인 안내서'를 발간하였다.

㉣ 「의료기기법」개정에 따른 이물 발견 보고제도 도입 이전에도 식품의약품안전처는 이물 발견시 의료기기 이상 사례 보고서를 통해 이물 발견을 보고하도록 안내해 왔다.

② 의료기기 이물 발견 보고제도에 관한 설명 : 의도하지 않은 원재료가 의료기기 내부나 용기 또는 포장에 포함될 경우 이것은 이물에 해당한다.

㉠ 이물이 발견된 경우 의료기기 취급자는 식품의약품안전처장에게 지체없이 보고한다.

㉡ 의료기기 취급자는 이물 발견과 관련하여 직접적인 보고 당사자에 해당한다.

㉢ 의료기기 이물 보고 관련 직접적인 보고 대상자는 의료기기 취급자이며, 의료기기 취급자는 의료기기 제조업자, 수입업자, 수리업자, 판매업자, 임대 업자 및 의료기관 개설자, 동물병원 개설자 등이다.

㉣ 이물의 정의 : 「의료기기법」 제31조의 5제 1항에 따라 의료기기 취급자(의료기기 제조업자, 수입업자, 수리업자, 판매업자, 임대 업자 및 의료 기관 개설자, 동물병원 개설자)

ⓐ 의료기기 내부나 용기 또는 포장에서 정상적으로 사용된 원재료가 아닌 것으로 사용 시 위해가 발생할 우려가 있거나 사용하기에 부적합한 물질인 이물을 식품의약품안전처장에게 지체없이 보고하여야 한다.

ⓑ「의료기기법 시행규칙」, 제54조의 4에는 식품의약품안전처장에 보고해야 하는 이물의 범위를 규정하고 있다.

③ 의료기기 이물 발견 보고제도 중 이물 혼입조사의 절차순서

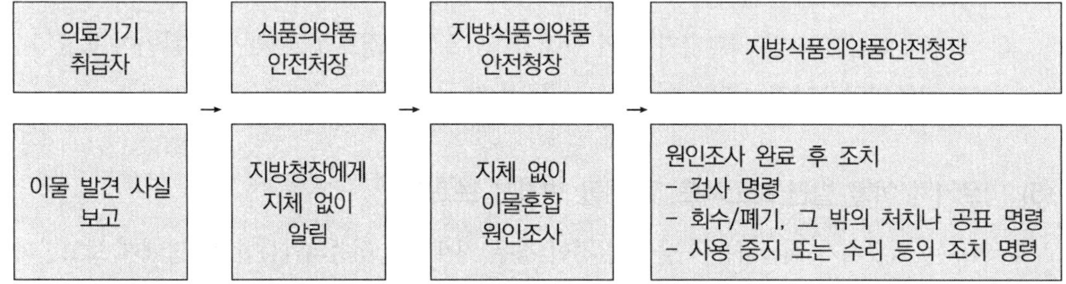

④ 의료기기 이물의 발견시 보고방법

㉠ 의료기기 취급자는 이물을 발견하여 식품의약품안전처장에게 보고하려는 경우, 전자 민원 창구를 통하거나「의료기기법 시행규칙」[별지 제48호의 3서식]을 이용하여 서면으로 제출할 수 있다.

㉡ 법제처가 운영하는 국가법령정보센터에 접속하여「의료기기법 시행규칙」을 검색 후, [이물 발견 보고서 서식]을 다운 로드하여 내용을 작성 및 식품의약품안전처 의료기기 관리과에 우편, 팩스, 방문 등을 통해 제출 하기로 결정한다.

이물 발견시 보고방법

- 전자 민원 창구를 통한 보고 : 식품의약품안전처 홈페이지의 의료기기 전자 민원 창구를 통한 보고
- 서면 보고 :「의료기기법 시행규칙」 별지 제48호의3 서식 작성 후 식품의약품안전처 의료기기 관리과에 제출하여 보고

⑤ 이물 발견 사실 보고 이후의 처리절차별 기관

㉠ 이물 발견 사실 보고 : 의료기기 취급자

㉡ 지방청장에게 지체없이 알림 : 식품의약품안전처장

㉢ 지체없이 이물 혼입 원인조사 : 지방식품의약품안전청장

㉣ 원인조사 완료 후 조치 - 검사, 회수/폐기, 사용중지 명령 : 지방식품의약품안전청장

⑥ 이물 변경시 보고방법

㉠ 보고자는 이물의 발견 사실을 보고하는 경우 이물 발견 증거자료를 제출 또는 보관하여

야 한다.

ⓛ 이물 발견 사실을 확인할 수 있는 자료(사진, 동영상 등) 증거자료에 해당한다.

ⓒ 이물 발견시 의료기기 취급자는 이물 발견 보고서에 증거자료를 첨부하여 식품의약품안전처장에게 제출해야 한다.

ⓔ 이물에 대한 조사는 식품의약품안전처가 아닌 지방식품의약품안전청에서 수행한다.

[참고] 지방식품의약품안전청장은 「의료기기법」 제31조의 제2항에 따라 지체없이 이물혼합 원인조사를 실시해야 한다. 이 경우 지방식품의약품안전청장은 이물 혼입 원인조사를 위해 관계 중앙행정기관, 지방자치단체, 공공기관, 법인 및 단체 또는 전문가 등에게 필요한 협조를 요청할 수 있다.

(6) 의료기기의 사용과정에서 인체에 직 · 간접적인 위해나 손상을 줄 수 있는 물질을 발견한 경우

① 금속, 플라스틱 또는 제조공정 중 발생한 파편 등 의료기기의 정상적 재료가 아닌 것으로서 의료기기의 사용과정에서 인체에 직 · 간접적인 위해나 손상을 줄 수 있는 물질은 이물에 해당한다.

② 위해가 발생할 우려가 있거나 사용하기에 부적합한 이물은 식품의약품안전처장에게 보고하여야 한다.

「의료기기법 시행규칙」 제54조의4

① 법 제31조의5 제1항에 따라 의료기기 취급자가 식품의약품안전처장에게 보고해야 하는 이물(이하 "이물(異物)"이라 한다)의 범위는 다음 각호와 같다.

- 금속. 플라스틱 또는 제조공정 중 발생한 파편 등 의료기기의 정상적 재료가 아닌 것으로서 의료기기의 사용과정에서 인체에 직 · 간접적인 위해나 손상을 줄 수 있는 물질
- 곤충 및 그 알, 기생충 및 그 알, 동물의 사체 등 생명체와 관련된 것으로서 의료기기의 사용 과정에서 인체에 직 · 간접적인 위해나 손상을 줄 수 있는 물질
- 그 밖에 제1호 또는 제2호에 준하는 물질로서 의료기기의 사용에 따른 위해 방지를 위해 식품의약품안전처장이 정하여 고시하는 물질

[참고] 이물 발견 보고는 전자 민원 또는 서면 보고 모두 가능하다.

(7) 보완기간 내에 자료를 보완하지 아니한 경우에는 며칠 이내의 기간을 정하여 다시 보완을 요구

① 제출한 재평가 자료에 보완이 필요한 경우에는 상당한 기간을 정하여 민원인에게 보완을 요구하여야 한다.

② 식품의약품안전처장은 보완요구를 받은 민원인이 보완요구를 받은 기간 내에 보완을 할 수 없음을 이유로 보완에 필요한 기간을 분명하게 밝혀 기간연장을 요청하는 경우에는 이를 고려하여 다시 보완기간을 정하여야 한다.

③ 이 경우 민원인의 기간 연장요청은 2회로 한정한다.

④ 보완기간 내에 자료를 보완하지 아니한 경우에는 10일 이내의 기간을 정하여 다시 보완을 요구할 수 있다.

(8) 이물 발견 보고 관련 행정처분 기준

① 처벌 : 과태료는 이물 발견 사실을 보고하지 않거나 거짓으로 보고하면 100만원 이하의 과태료가 부과된다.

② 행정처분 : 위반시 해당 품목판매 업무정지 15일부터 6개월까지의 행정처분을 받을 수 있다.

위반행위	근거 법조문	행정처분의 기준			
		1차 위반	2차 위반	3차 위반	4차 이상 위반
의료기기 취급자가 이물 발견 사실을 보고하지 않거나 거짓으로 보고한 경우	법 제36조 제1항 제18호				
제조업자 또는 수입업자		해당 품목판매 업무정지 15일	해당 품목판매 업무정지 1개월	해당 품목판매 업무정지 3개월	해당 품목판매 업무정지 6개월
수리업자, 판매업자 또는 임대업자		수리·판매 1차 위반 임대 업무정지 7일	수리·판매 1차 위반 임대 업무정지 15일	수리·판매 1차 위반 임대 업무정지 1개월	수리·판매 1차 위반 임대 업무정지 3개월

(9) 이물 발견 보고서 양식

「의료기기법」 제31조의 5 및 같은 법 시행규칙 제54조의4 제2항에 따라 이물 발견 보고서를 제출한다. 이때 보고서에 포함되어야 하는 내용은 '보고일, 이물 발견 시점, 위치, 이물 종류, 세부 내용, 이물 혼입 제품 처리 상태' 등이다.

이물 발견 보고서

[ ]에는 해당 되는 곳에 V표를 합니다.

<table>
<tr><td rowspan="2">보고자 정보</td><td colspan="3">명칭(상호)</td><td colspan="2">성명(법인의 경우에는 대표자 성명)</td></tr>
<tr><td colspan="3">소재지</td><td colspan="2">전화번호</td></tr>
<tr><td colspan="6"></td></tr>
<tr><td>보고자 유형</td><td colspan="5">[ ] 의료기기 제조업자 [ ] 의료기기 수입업자 [ ] 의료기기 수리업자
[ ] 의료기기 판매(임대)업자 [ ] 의료기관 개설자 [ ] 동물병원 개설자</td></tr>
<tr><td rowspan="5">의료기기 정보</td><td colspan="5">제조원/수입원(수입한 경우에만 기재한다.)</td></tr>
<tr><td colspan="5">품목명(모델명)</td></tr>
<tr><td colspan="5">분류번호(등급)</td></tr>
<tr><td colspan="5">허가번호/승인번호/신고번호</td></tr>
<tr><td colspan="5">제조번호</td></tr>
<tr><td rowspan="7">이물 발생 정보</td><td rowspan="2">보고일</td><td rowspan="2">년 월 일</td><td>발생 일자</td><td colspan="2">년 월 일</td></tr>
<tr><td>인지 일자</td><td colspan="2">년 월 일</td></tr>
<tr><td>이물발견 시점</td><td colspan="4">[ ] 환자에게 적용 전 [ ] 환자에게 적용 후</td></tr>
<tr><td>이물발견 위치</td><td colspan="4">[ ] 제품 내부 [ ] 제품 외부</td></tr>
<tr><td>(이물 종류)</td><td colspan="4">[ ] 금속, 플라스틱, 또는 제조공정 중 발생한 파편 등
( )
[ ] 곤충 및 그 알, 기생충 및 그 알, 동물의 사체 등
( )
[ ] 식품의약품안전처장이 정하여 고시하는 물질
( )</td></tr>
<tr><td>세부 내용</td><td colspan="4"></td></tr>
<tr><td>이물 혼입 제품 처리 상태</td><td colspan="4"></td></tr>
<tr><td colspan="6">「의료기기법」 제31조의 5 및 같은 법 시행규칙 제54조의4 제2항에 따라 위와 같이 이를 발견 보고서를 제출합니다.

년 월 일
신청인 (서명 또는 인)</td></tr>
</table>

(10) 이물 혼입 원인조사를 완료한 경우

지방식품의약품안전청장은 이물 혼입 원인조사를 완료한 경우에는 해당 조사결과의 내용, 의료기기 안정성 및 위해 방지의 필요성 등을 종합적으로 고려하여 지체없이 다음의 조치를 취해야 한다.

- 「의료기기법」 제33조에 따른 검사 명령
- 「의료기기법」 제34조에 따른 판매 중지 · 회수 · 폐기 및 공표 명령
- 「의료기기법」 제35조에 따른 사용 중지명령

① 이물 혼입에 대한 조치와 시정 및 예방조치

의료기기 이물 보고대상 및 절차 등에 관한 규정
[시행 2021.10.29.] [식품의약품안전처고시 제2021-84호, 2021.10.29., 제정]
제6조(이물 혼입에 대한 조치) ① 지방식품의약품안전청장은 제5조에 따른 조사 결과 이물이 사용자(환자 등)에게 끼치는 위해 발생 우려가 크다고 판단 되는 경우에는 이물이 발견된 의료기기와 동일한 제조 번호의 제품 또는 품목에 대하여 시행규칙 제54조의4 제5항 각 호에 따른 필요한 조치를 명하여야 한다.
② 지방식품의약품안전청장은 제1항에 따른 이물 혼입에 대한 조치를 완료한 경우 그 결과를 지체없이 식품의약품안전처장에게 보고하여야 한다.
제7조(시정 및 예방조치) ① 지방식품의약품안전청장은 의료기기에 혼입된 이물이 사용자(환자 등)에게 끼치는 위해 발생 우려가 매우 경미 하다고 판단되는 경우에는 제5조 및 제6조에 따른 이물 혼입 원인조사와 조치 등에 갈음하여 해당 의료기기의 제조 · 수입업자(이하 "조치자"라 한다)에게 시정 및 예방조치만을 명할 수 있다.
② 제1항에도 불구하고 지방식품의약품안전청장은 조치자가 시정 및 예방조치 명령을 적절하게 이행하지 않거나 최초 보고된 이물 관련 사항과 다른 새로운 사실을 알게 된 경우에는 제5조 및 제6조에 따른 필요한 조사 및 조치 등을 실시할 수 있다.

의료기기법
[시행 2025.8.1.] [법률 제20753호, 2025.1.31., 일부개정]
제33조(검사명령) 〈개정 2013.3.23., 2013.7.30., 2015.12.29., 2020.2.18.〉
제34조(판매중지 · 회수 · 폐기 및 공표 명령 등) [제목개정 2021.8.17.]
제35조(사용중지명령 등) 〈개정 2013.3.23., 2017.12.19.〉

② 의료기기 이물 발견 보고 관련 과태료 및 행정처분

② 실제 부과하는 과태료 금액은 「의료기기법 시행령」 [별표 2] 과태료의 부과 기준에 규정되어 있다.
③ 「의료기기법」 제56조(과태료) 제1항 제3호에 따라 「의료기기법」 제31조의5를 위반하여 이물 발견 사실을 보고하지 않거나 거짓으로 보고한 경우 100만원 이하의 과태료를 부과한다
④ 이물 발견 보고에 대한 행정처분 기준은 「의료기기법 시행규칙」 [별표 8]에 규정되어 있다.

「의료기기법」 제36조(허가 등의 취소와 업무의 정지 등) 제1항 제18호에 따라 「의료기기법」 제31조의5를 위반하여 이물 발견 사실을 보고하지 아니하거나 거짓으로 보고한 경우에 대해 업무정지를 명할 수 있다.

(11) 이물 혼입 원인조사

① 이물 혼입에 대한 조치 : 지방식품의약품안전청장은 이물 혼입 원인조사를 완료한 경우에는 해당 조사결과의 내용, 의료기기 안정성 및 위해 방지의 필요성 등을 종합적으로 고려하여 지체없이 다음의 조치를 해야 한다.

- 「의료기기법」 제33조에 따른 검사 명령
- 「의료기기법」 제34조에 따른 판매 중지 · 회수 · 폐기 또는 그 밖의 처치나 공표 명령
- 「의료기기법」 제35조에 따른 사용 중지 또는 수리 등 필요한 조치의 명령

㉠ 이와 같은 조치 이외에도 식품의약품안전처장은 「의료기기법」 제32조의2(해외 제조소에 대한 현지실사 등) 규정에 근거하여 의료기기 제조업자, 의료기기 수입업자, 해외 제조소(의료기기의 제조 및 품질관리를 하는 해외에 소재하는 시설)의 관리자 또는 수출국 정부와 사전에 협의를 거쳐 해외 제조소에 대한 출입 및 검사를 할 수 있다.

② 해외 제조소에 대한 현지실사를 하는 경우

㉠ 해외에서 위탁 제조되거나 수입되는 의료기기의 위해 방지를 위하여 현지실사가 필요하다고 식품의약품안전처장이 인정하는 경우

㉡ 국내외에서 수집된 수입 의료기기 등의 안전성 및 유효성 정보에 대한 사실 확인이 필요하다고 식품의약품안전처장이 인정하는 경우

3) 재평가

이미 허가된 의료기기 중 최신 과학 수준에서 안전성 및 유효성을 재검토하는 제도이다.

(1) 의료기기 재평가 제도방법 및 절차에 따른 후속 조치

① 의료기기 재평가 제도 : 품목허가(인증)를 받거나 신고한 의료기기 중 시판 후 정보 등에 의해 문제가 발생하였거나 문제발생 우려가 있어 안전성 및 유효성에 관한 재검토가 필요하다고 식품의약품안전처장이 인정하는 의료기기를 재평가하는 제도이다.

② 용어의 정의

㉠ 재평가 : 품목허가 · 인증 · 신고된 의료기기 중 최신의 과학 수준에서 안전성 및 유효성

에 대한 검증 필요성이 인정되는 의료기기에 대해 재검토하는 제도이다.

㉡ 예시 기간 : 재평가에 필요한 제출자료 등을 수집 및 준비하는 기간이다.

※ 재평가 신청일 이전 1년의 기간이 주어지며 경우에 따라 3년으로 연장 가능하다.

㉢ 이상 사례 : 의료기기 사용으로 인해 발생 또는 발생 의심되는 모든 의도되지 않고 바람직하지 않은 결과이다.

㉣ 재심사 : 신개발 의료기기, 희소 의료기기에 대한 품목류 허가시 시판된 후 일정기간 내에 그 안전성과 유효성을 검증할 수 있는 제도이다.

㉤ 후속 조치 : 식품의약품안전처장이 재평가 결과에 따라 수거, 폐기, 허가변경 등 행정적인 조치사항을 명할 수 있다.

③ 재평가 방법 및 절차

㉠ 재평가 대상 : [의료기기법] 제6조 및 제15조에 따라 허가·인증 또는 신고된 의료기기 중 시판 후 정보 등에 의해 문제가 발생하거나 문제 발생 우려가 있어 안전성 및 유효성에 대하여 재검토가 필요하다고 식품의약품안전처장이 인정하는 의료기기이다.

ⓐ [의료기기법]의 규정에 의한 시판 후 조사기간 중인 의료기기, 재평가 기간 중 취하·취소된 의료기기, 수출만을 목적으로 허가, 인증 또는 신고된 의료기기, 희소 의료기기 및 국내에 대체 가능한 의료기기가 없고 국민 보건상 안정적 공급지원이 필요하다고 식품의약품안전처장이 인정하는 의료기기(국내 대체 가능 의료기기가 신규 허가·인증·신고되거나 수급 상황이 개선되어 공급 문제가 해소된 의료기기 제외)이다.

ⓑ 제출자료 : 수집 기간(3년) 내에 이상 사례 및 안전성 정보에 대한 자료를 수집·분석하여 제출한다.

㉡ 재평가 절차

ⓐ 재평가 대상 공고 : 식품의약품안전처장은 의료기기위원회의 심의를 거쳐 재평가 대상 품목, 신청 기간, 제출자료 등을 홈페이지에 공고한다.

ⓑ 재평가 신청 : 대상 업체는 공고된 신청 기간 내에 재평가 신청서와 이상 사례 분석보고서 등 필요한 자료를 제출해야 한다.

ⓒ 자료심사 및 결과 확정 : 식품의약품안전처는 제출된 자료를 심사하고, 의견 수렴 및 의료기기위원회의 심의를 거쳐 최종 결과를 확정한다.

ⓓ 결과 공고 및 후속 조치 : 확정된 재평가 결과에 따라 허가사항 변경, 수거·폐기 등의 후속 조치가 명령 될 수 있다

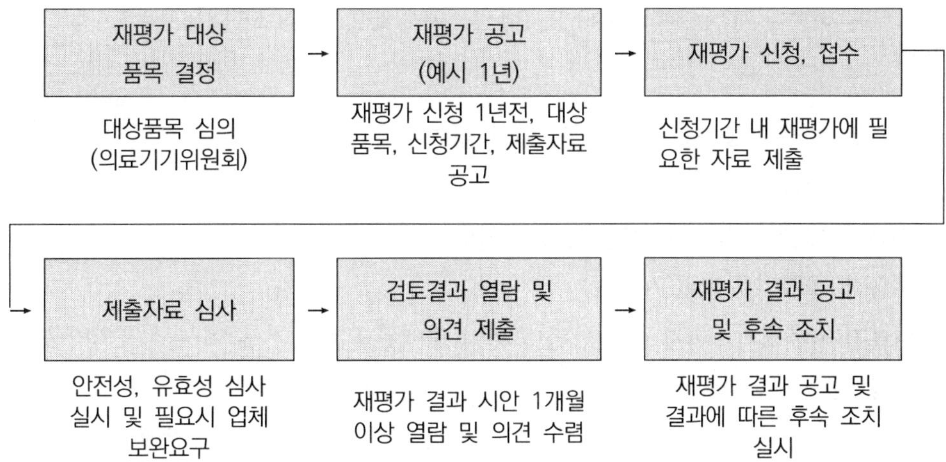

④ 재평가 방법에 대한 설명

㉠ 식품의약품안전처장은 재평가 대상 품목, 신청기간, 제출자료 등을 재평가 신청일로부터 1년 전까지 예시해야 한다.

㉡ 재평가 대상 품목은 「의료기기법」 제9조에 따라 안전성 및 유효성에 대한 재검토가 필요하다고 식품의약품안전처장이 인정하는 의료기기로 결정된다.

㉢ 시판 후 조사(PMS) 기간 중인 의료기기, 수출용 의료기기, 희소의료기기 등이다.

㉣ 지난 2009년부터 2012년까지 공통 기준규격 미적용 허가 품목을 대상으로 시험검사 성적서(공통 기준규격)을 제출받아 평가하였다.

㉤ 의료기기 재평가는 품목허가(인증)를 받거나 신고한 의료기기 중 안전성 및 유효성에 관한 재검토가 필요하다고 식품의약품안전처장이 인정하는 의료기기를 평가하는 제도이다.

㉥ 자료수집 기간(3년) 동안 발생한 이상 사례 자료를 분석하여 허가인증, 신고사항에 반영 가능한 사항을 도출한다. 이미 변경을 통해 허가인증, 신고증에 반영된 내용은 이상 사례 분석보고서 면제 대상이다.

⑤ 식품의약품안전처장은 재평가 결과에 따라 수거, 폐기, 허가 변경 등의 행정적인 조치사항을 명할 수 있다.

재평가 대상

- 의료기기법 제6조 및 제15조에 따라 허가, 인증 또는 신고된 의료기기 중 시판 후 정보 등에 의해 문제가 발생하거나 문제 발생 우려가 있어 안전성 및 유효성에 대해 재검토가 필요하다고 식품의약품안전처장이 인정하는 의료기기이다.
- 수출만을 목적으로 하는 의료기기와 재심사 중, 재평가 기간 중 취하, 취소된 의료기기는 이 재평가 대상에서 제외된다.

• 재평가를 위해 제출하는 자료는 수집 기간(3년) 내에 이상 사례 및 안전성 정보에 대한 자료를 수집하고 분석한 자료이다.

⑥ 재평가 관련 시정 및 예방조치(CAPA)의 범위

㉠ 품질 부적합에 관한 사항

㉡ 제품에 대한 소비자의 불만 및 요구사항

㉢ 제품 리콜(회수) 관련 사항

㉣ 의료기기 재평가 : 허가 · 인증 · 신고되어 판매된 의료기기 중에서 식품의약품안전처가 선정 및 공고한다.

⑦ 재평가 신청시 제출자료 : '재평가 신청서', '이상 사례 분석 보고서', '안전성 정보자료' 등이 주로 요구되고, 이 책자의 재평가 신청, 접수, 제출자료의 심사 등의 사항은 일반적인 재평가를 기준으로 설명되고 있다.

㉠ 재평가 신청시 제출자료

체외진단 의료기기 재평가

• 공산품 또는 의약품에서 전환된 체외진단 의료기기를 대상으로 진행되는 재평가이다.

• 체외진단 제품을 의료기기로 전환시킬 때, 현행규정과 같은 기술문서 심사자료를 충분히 확보하고자 진행되는 재평가이다.

• 재평가 신청시 제출자료 : '재평가 신청서,「체외진단 의료기기 허가 · 신고 · 심사 등에 관한 규정」제3장 허가 · 인증신청서 및 신고서 항목기재 세부사항 등에 따른 작성자료,「체외진단 의료기기 허가 · 신고 · 심사 등에 관한 규정」제25조, 제27조에 적합한 근거 자료 등 기술문서 심사자료가 주로 요구되고 있다.

㉡ 재평가 제외 대상

식품의약품안전처장은「의료기기 재평가에 관한 규정」제2장(재평가 대상)에 따라「의료기기법」제8조의 규정에 의한 시판 후 조사기간 중인 의료기기, 재평가 기간 중 취하 또는 취소된 의료기기, 수출만을 목적으로 허가, 인증 또는 신고된 의료기기, 희소 의료기기, 국내에 대체 가능한 의료기기가 없고 국민 보건상 안정적 공급지원이 필요하다고 식품의약품안전처장이 인정하는 의료기기(국내 대체 가능 의료기기가 신규 허가 · 인증 · 신고되거나 수급 상황이 개선되어 공급 문제가 해소된 의료기기 제외)를 제외 대상으로 하고 있다.

⑧ 재평가 제출자료 작성방법

㉠ 재 평가시 제출하여야 할 자료의 요건과 작성요령 :「의료기기 허가 신고심사 등에 관한 규정」,「체외진단 의료기기 허가 신고심사 등에 관한 규정」에 준하며, 부작용 등 안전성 정보(시판 후 수집 사례, 문헌정보, 시정 및 예정조치 등)에 관한 자료를 포함한다.

㉡ 외국의 자료 : 원칙적으로 주요 사항을 발췌한 한글 요약문 및 원문을 첨부하여야 하며,

필요한 경우에 한하여 전체 번역문을 첨부한다.

㉢ 이상 사례 작성방법 : 재평가 대상 의료기기 사용으로 인해 발생하거나 발생한 것으로 의심되는 모든 의도되지 아니한 결과 중 바람직하지 아니한 결과에 대하여 '의료기기 재평가 업무 해설서'의 이상 사례 분석보고서 양식에 맞춰 작성한다.

㉣ 이상 사례 분석보고서 : 재평가 대상 제품과 관련된 「시정 및 예방조치(CAPA)」 자료를 보고서에 반영하여 제출하되, CAPA 자료를 면밀히 분석하여 허가사항에 반영할 필요가 있는 '사용시 주의사항', '사용방법'을 작성하여 제출한다.

⑨ 재평가에 따른 후속 조치

㉠ 허가사항의 변경이 필요한 경우, 공고일로부터 1개월 이내에 허가사항을 변경(경미한 변경일 경우 2개월 이내)한다.

㉡ 변경허가일 이후 출고되는 모든 제품은 별도의 변경 내용을 첨부(부착)하여 유통한다.

㉢ 해당 의료기기의 사용이 국민 건강에 중대한 피해를 주거나 치명적 영향을 줄 가능성이 있는 것으로 인정되는 경우, 재평가 결과 공고일로부터 2월 이내에 유통되고 있는 제품을 수거 · 폐기하고 식품의약품안전처장에게 수거 · 폐기 결과 보고서 및 품목허가증을 제출한다.

㉣ 후속 조치 : 식품의약품안전처장은 안전성 및 유효성에 대한 재평가 결과에 의하여 대상 품목의 의료기기 제조 업자 및 수입 업자에게 품목허가 변경 등 후속 조치를 명할 수 있다.

㉤ 「의료기기법」제36조 제2항의 규정에 의하여 허가사항의 변경이 필요한 경우이다.

㉥ 공고일로부터 다음에 해당하는 기일 이내에 허가사항의 변경, 이 경우 허가사항의 변경은 「의료기기법」 제12조 및 제15조 규정에 의한다.

- 변경 내용에 「의료기기 허가 · 신고 · 심사 등에 관한 규정」 제19조 제4항 제2호 또는 「체외진단 의료기기 허가 · 신고 · 심사 등에 관한 규정」 제19조 제6항에 따른 경미한 변경에 해당하는 경우에는 공고일로부터 2개월 이내
- 변경 내용이 상기 이외의 경우에는 공고일로부터 1개월 이내 변경 허가일 이후 출고되는 모든 제품은 별도의 변경 내용을 첨부(부착)하여 유통하도록 하고, 이미 유통 중인 제품에 대하여는 당해 품목의 의료기기 취급자에게 재평가 결과를 통보한 후 이를 당해 제조업자 또는 수입업자의 홈페이지에 게재한다.

㉦ 안전성 및 유효성이 인정되지 아니한 품목으로서 해당 의료기기의 사용이 국민건강에 중대한 피해를 주거나 치명적 영향을 줄 가능성이 있는 것으로 인정되는 경우 재평가 결과 공고일로부터 2개월 이내에 시중 유통품을 수거 · 폐기하고 식품의약품안전처장에게 수거 · 폐기 결과 보고서와 품목허가증을 제출한다.

⑩ 재평가 관련 CAPA(Corrective Action and Preventive Action) 자료 : 제조자가 일련의 프로세스를 통하여 정보를 수집 및 분석하고, 이를 통하여 실질 및 잠재적으로 내재하는

제품, 품질상의 문제를 식별 및 예방하는 시스템이다.

- 소비자 불만 및 요구사항
- 품질 부적합에 관한 사항
- 이상 사례 및 부작용에 관한 사항
- 제품 리콜(회수) 관련 사항

⑪ 행정처분 기준

㉠ 재평가를 받지 않은 경우

ⓐ 1차 위반 : 해당 품목판매업무정지 2개월

ⓑ 2차 위반 : 해당 품목판매업무정지 6개월

㉡ 재평가 결과 안전성·유효성을 갖추지 못한 경우 : 해당 품목 허가·인증 취소 또는 제조·수입 금지

(2) 안전성 정보 작성 순서도

안전성 정보 작성 순서도

재평가 대상의 동일 제품 해당 여부 검토(허가·인증·신고번호별 작성 원칙)
㉠ 대상 제품이 동일 제품에 해당되는 경우 여러 허가·인증·신고번호의 제품을 한(양식)에 작성
㉡ 동일 제품에 해당되지 않는 경우 허가·인증·신고번호별 작성
※ 동일 제품군 : 제조국, 제조사, 품목명이 동일한 의료기기 중 사용 목적, 사용방법, 제조방법 및 색소나 착향제를 제외한 원재료(기구·기계는 제외한다)가 동일한 것으로 색상, 치수 등에 차이가 있거나 구성 부분품이 변경 또는 추가되는 일련의 모델(시리즈 제품)들로 구성된 제품군

↓

작성하고자 하는 자료를 선택					
㉠	국내외 학술논문	㉡	임상시험자료	㉢	(제조원의 제품 설명서)
㉣	국내외 정부기관 발표자료	㉤	위험관리 분석보고서		
※ 안전성 정보 : 허가·인증·신고된 의료기기의 안정성 및 유효성과 관련된 새로운 자료나 정보					

↓

선택한 사항의 제출자료					
㉠	양식 ⓐ, 입증자료	㉡	양식 ⓑ, 입증자료	㉢	양식 ⓒ, 입증자료
㉣	양식 ⓓ, 입증자료	㉤	양식 ⓔ, 입증자료		
※ 입증자료 제출시 해당 부분을 발췌하여 제출 가능하며, 해당 부분에 한하여 번역본 제출한다(논문자료 제외).					

① 국내 대체 가능한 의료기기가 없고 국민 보건상 안정적 공급지원이 필요하다고 식품의약품안전처장이 인정하는 의료기기는 재평가에서 제외되는 의료기기

② 재평가 대상 : 「의료기기법」 제6조 및 제15조에

㉠ 허가 · 인증 또는 신고된 의료기기 중 시판 후 정보 등에 의해 문제가 발생하거나 문제발생의 우려가 있어 안전성 및 유효성에 대하여 재검토가 필요하다고 식품의약품안전처장이 인정하는 의료기기로 한다.

㉡ 단, 「의료기기법」 제8조 규정에 의한 시판 후 조사 기간 중인 의료기기, 재평가 기간 중 취하 · 취소된 의료기기, 수출만을 목적으로 허가, 인증 또는 신고된 의료기기, 희소 의료기기 및 국내에 대체 가능한 의료기기가 없고 국민 보건상 안정적 공급지원이 필요하다고 식품의약품안전처장이 인정하는 의료기기(국내 대체 가능 의료기기가 신규 허가 · 인증 · 신고되거나 수급 상황이 개선되어 공급 문제가 해소된 의료기기는 제외)는 재평가 대상에서 제외된다.

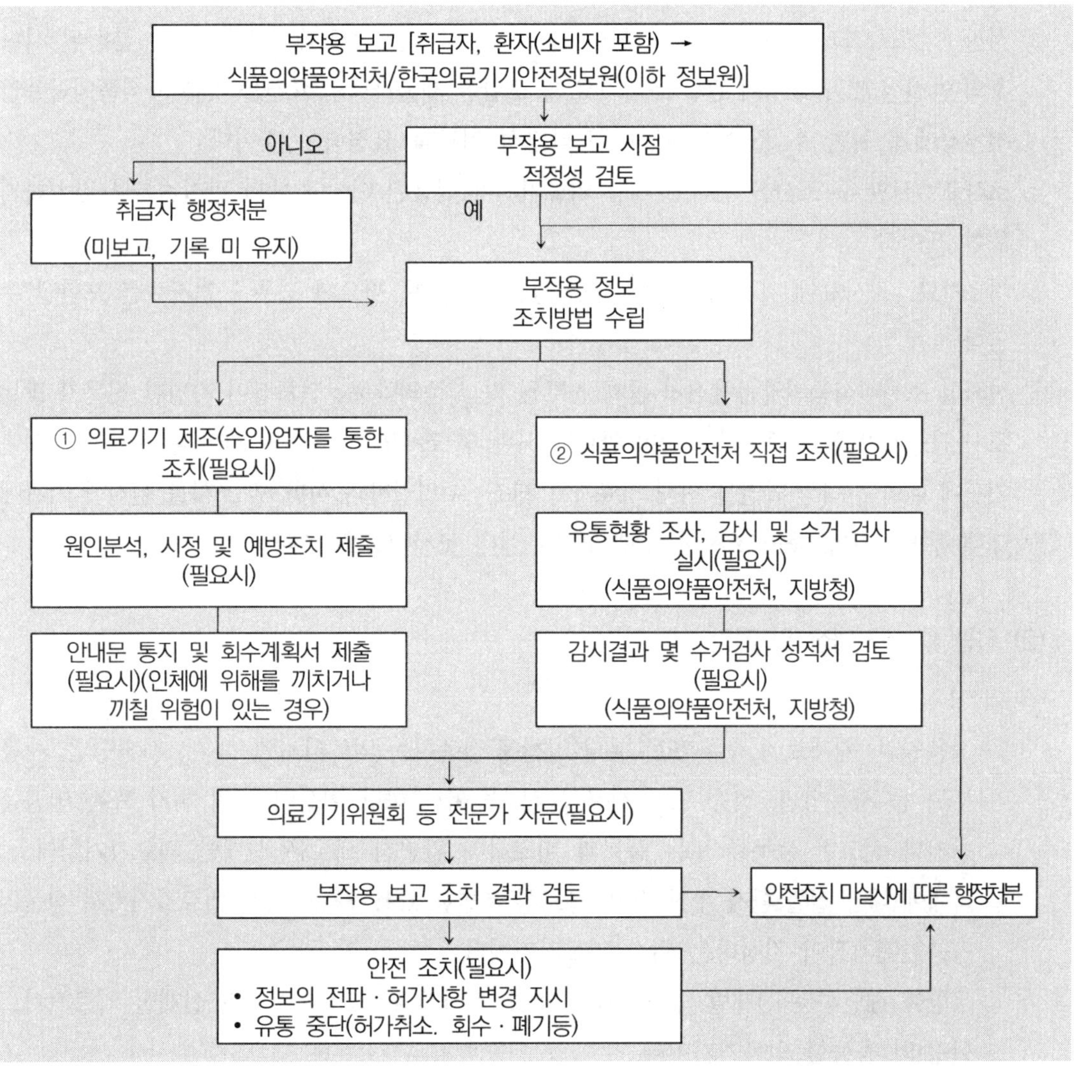

4) 의료기기 시판 후 조사(PMS)(구 재심사)

시판 후 조사는 허가 이후 지정된 기간동안 의료기기의 안전성 · 유효성을 지속적으로 확인하고, 수집된 정보를 허가사항에 반영하기 위한 제도이며, 2022년 2월, '재심사'에서 '시판 후 조사'로 용어가 변경되었다.

(1) 용어의 정의

① 시판 후 조사 : 신개발 의료기기, 희소 의료기기 등에 대하여 시판 이후 일정기간 동안 안전성 및 유효성 등에 관한 정보를 수집 · 검토 · 확인 또는 검증하는 제도이다.

② 시판 후 조사기간 : 시판 후 조사대상 의료기기에 대하여 시판 후 조사가 이루어지는 기간이다.

③ 시판 후 조사결과에 대한 검토 신청 : 시판 후 조사기간 종료 후 '국내 수집 · 분석된 시판 후의 안전성 및 유효성에 관한 조사자료'를 포함한 제출자료의 요건을 갖추어 식품의약품안전처장에게 시판 후 조사결과에 대한 타당성 검토를 요청하는 것이다.

④ 조사표 : 시판 후 조사를 위하여 해당 의료기기가 적용된 대상에 대한 관찰기록을 작성하기 위한 표이다.

⑤ 기초자료 : 조사표에 기재된 대상에 대한 관찰기록이며, 필요한 경우 근거자료를 포함할 수 있다.

⑥ 신뢰성 조사 : 식품의약품안전처 관계 공무원 및 식품의약품안전처장이 지명한 전문가 또는 조사 담당자가 실시 중이거나 이미 완료된 시판 후 조사의 적정성 및 시판 후 조사를 실시한 기관에 대한 신뢰성 확인을 위해 의료기기 제조 · 수입업자와 시판 후 조사를 실시한 기관에 대해 문서 · 기록 등을 조사하는 행위이며 실태 조사라고도 한다.

(2) 시판 후 조사대상 및 기간

① 대 상

㉠ 작용원리, 원재료의 종류 또는 분량(인체에 접촉하는 의료기기인 경우), 시술방법, 사용부위 등 사용방법, 성능 또는 사용 목적 중 어느 하나 이상이 이미 허가 또는 인증을 받거나 신고한 품목류 또는 품목과 비교하여 완전히 새로운 신개발 의료기기이다.

㉡ 국내에 대상 질환 환자 수가 적고, 용도상 특별한 효용가치를 갖는 의료기기로서 식품의약품안전처장이 지정하는 희소 의료기기이다.

㉢ ㉠항에 해당하는 신개발 의료기기(시판 후 조사가 완료되지 아니한 신개발 의료기기로 한정)와 동등한 의료기기이다.

② 시판 후 조사 증례수 및 기간

<table>
<tr><th>대상</th><th>기간</th><th colspan="2">증례수</th></tr>
<tr><td>신개발 의료기기</td><td rowspan="2">4년</td><td>작용원리, 원재료, 사용방법 등이 기존 제품과 완전히 새로운 의료기기</td><td>600명 이상(제품의 특성에 따라 식품의약품안전처장이 인정하는 경우 증례수 조정 가능) 증례수는 제품 특성에 따라 별도 산정</td></tr>
<tr><td>추적 관리대상 의료기기</td><td></td><td>전수조사</td></tr>
<tr><td>희소 의료기기</td><td>6년</td><td>국내 환자 수가 적고 특별한 효용가치를 갖는 의료기기</td><td>전수조사, 별도의 증례수 없이 사용한 모든 증례를 조사</td></tr>
</table>

(3) 의료기기 시판 후 조사절차 순서

시판 후 조사 대상 지정 → 시판 후 조사계획서 제출(시판 후 조사대상 업체는 시판 30일 전까지 식품의약품안전처장에게 시판 후 조사계획서를 제출하여 승인을 받아야 한다.) → 시판 후 조사계획서 검토 → 시판 후 조사실시(최초 1년까지는 6개월마다, 그 이후는 매 1년 마다 정기보고서를 제출해야 한다.) → 정기 보고서 제출 → 시판 후 조사계획서 검토 → 시판 후 조사 결과 검토 신청(조사기간이 끝난 날부터 3개월 이내에 최종 조사결과를 종합하여 식품의약품안전처장에게 검토를 신청해야 한다.) → 후속 조치

(4) 시판 후 조사제도의 실시에 관한 설명

시판 후 조사 대상임을 통보받으면, 시판 후 조사계획서를 시판 30일 전까지 식품의약품안전처장에게 제출해야 한다.

① 제조·수입 허가시 시판 후 조사 대상임을 통보받은 경우, 해당 업체는 「의료기기법 시행규칙」 [별지 제16호 서식]과 시판 후 조사계획서를 시판 30일 전까지 식품의약품안전처장에게 제출해야 한다.

② 계획서 승인일로부터 최초 1년은 6개월마다 정기적으로 보고해야 한다.

※ 시판 후 조사계획서 : 품목허가 후 시판 후 조사대상 제품의 시판 1개월 이전 식품의약품안전처에 제출하는 문서이다.

(5) 의료기기 시판 후 조사기간에 관한 설명

신개발 의료기기로서 3등급 또는 4등급 의료기기인 경우 품목류 또는 품목의 제조·수입허가일로부터 4년, 희소 의료기기의 경우는 6년으로 설정한다.

① 시판 후 조사 : 신개발 의료기기 및 신개발 의료기기와 동등한 의료기기는 4년 동안, 희소의료기기는 6년 동안 실시한다.
② 시판 후 조사기간 : 의료기기의 작용원리, 성능, 사용 목적, 대상 환자 등을 고려하여 신개발 의료기기로서 3등급 또는 4등급 의료기기는 4년, 희소 의료기기는 6년으로 시판 후 조사기간을 설정한다.

(6) 시판 후 조사결과 검토 및 후속 조치

① 신청일로부터 6개월 이내에 의료기기위원회의 심의를 거쳐 실시한다.
② 결과를 통지할 때 허가사항(사용 목적, 사용방법 등) 변경이 있는 경우, 그 후속 조치에 관한 세부사항을 상세히 명시한다.
③ 판매 중지, 회수폐기 등의 조치를 받은 제조수입업자는 통지일로부터 30일 이내에 필요한 조치를 하고 그 결과를 식품의약품안전처장에게 알려야 한다.

(7) 각 제조자는 모든 불만사항을 검토하고 평가하여 조사가 필요한지 여부를 결정해야 한다

① 조사가 이루어지지 않을 경우 제조자는 조사가 이뤄지지 않은 이유와 조사하지 않기로 결정한 사람의 신원이 포함된 기록을 보관해야 한다.
② 모든 불만사항은 접수된 방식이 다르다고 하더라도 공식 지정된 방법으로 시기적절하게 처리되어야 한다.

(8) 행정처분 기준

① 시판 후 조사를 실시하지 않은 경우 : 1차 위반 시 해당 품목판매 업무정지 3개월
② 정기 보고를 기한 내 하지 않은 경우 : 1차 위반 시 해당 품목판매 업무정지 1개월
③ 최종 결과 검토 신청을 기한 내 하지 않은 경우 : 1차 위반시 해당 품목판매 업무정지 6개월
④ 자료 보존 의무(검토 신청일로부터 2년)를 지키지 않은 경우 : 1차 위반시 해당 품목판매 업무정지 1개월

5) 의료기기 추적관리

추적관리제도는 사용 중 부작용 또는 결함 발생시 인체에 치명적인 위해를 줄 수 있는 고위험 의료기기의 소재를 파악하여 신속하게 조치하기 위한 제도이다.

(1) 추적 관리대상 의료기기

사용 중 부작용 또는 결함이 발생하여 인체에 치명적인 위해를 줄 수 있어 그 소재를 파악해 둘 필요가 있어 식품의약품안전처장이 별도로 정하여 관리하는 의료기기이며, 「의료기기법 시행규칙」, 식품의약품안전처 고시에서 정하여 관리하는(52개의 품목)

① 식품의약품안전처장 : 인체 안에 1년 이상 삽입되는 의료기기와 생명 유지용 의료기기 중 의료기관 이외의 장소에서 사용이 가능한 의료기기를 대상으로 추적 관리대상 의료기기를 정하여 관리하고 있다.

② 추적 관리대상 의료기기 : 2004년부터 지정하여 관리하고 있으며, 해당 품목의 지정 시행일 이후에 제조 또는 수입된 의료기기부터 적용한다.

(2) 대상([의료기기법], [의료기기법 시행규칙]의 정의 및 식품의약품안전처장이 고시)

① 인체 안에 1년 이상 삽입되는 의료기기(㉮ 이식형 심장박동기/심장충격기, 혼합재질 인공심장판막, 중심순환계 인공혈관 등)

② 생명 유지용 의료기기 중 의료기관 외의 장소에서 사용이 가능한 의료기기[㉮ 개인용 인공호흡기(상시착용), 저출력/고출력 심장출력기, 호흡 감시기(상시착용)] 기록 제출 의무

③ 의료기기법」 제29조, 「의료기기법 시행규칙」 제49조의 추적 관리대상 의료기기에서 규정하고 있는 추적 관리대상 의료기기

㉠ 인체 안에 1년 이상 삽입되는 의료기기 : 이식형 심장박동기, 이식형 심장박동기 전극, 혼합재질 인공심장판막, 생체재질 인공심장판막, 비생체 재질 인공심장판막, 이식형 심장충격기, 전동식 이식형 의약품 주입 펌프 등, 그 밖에 식품의약품안전처장이 소재 파악의 필요성이 있다고 정하여 고시하는 의료기기 및 생명 유지용 의료기기 중 의료기관 외의 장소에서 사용이 가능한 의료기기[개인용 인공 호흡기(상시착용하는 것으로 한정) 등, 그 밖에 식품의약품안전처장이 소재 파악의 필요성이 있다고 정하여 고시 하는 의료기기]이다. 이에 따라, 인공치아는 추적관리대상 의료기기에 해당하지 않는다.

㉡ 개인용 인공호흡기(상시 착용하는 것으로 한정) : 생명 유지용 의료기기 중 의료기관 외의 장소에서 사용이 가능한 의료기기이므로 추적관리대상 의료기기에 해당한다.

(3) 제출서류

추적 관리대상 의료기기 제조·수입 현황, 판매·임대 현황, 수리현황이다.

(4) 추적 종료대상

① 추적 관리대상 의료기기를 사용하는 환자가 사망하는 등 해당 의료기기를 더 이상 사용할 수 없게 된 때이다.

② 일회용이 아닌 추적 관리대상 의료기기에 관하여 새로이 기록하여 이전 기록을 보존할 이유가 소멸할 때이다.

㉠ 추적 관리대상 의료기기를 사용하는 환자의 성명, 주소, 생년월일 및 성별

㉡ 추적 관리대상 의료기기를 사용한 연 월 일

③ 그 밖에 추적 관리의 필요성이 없게 되어 해당 기록을 보존할 이유가 소멸할 때

㉠ 해당 의료기기가 반환, 파괴, 적출 등에 의하여 사용되지 아니하는 경우

㉡ 해당 의료기기의 유효수명 동안은 추적기록이 유지되어야 함

[참고] 의료기기의 판매자업 허가 소멸된 경우에도(환자에게 적용된 잠재적인 의료기기의 위험성은 여전히 존재하므로) 발생 추적 관리대상 의료기기의 추적은 계속된다.

(5) 추적관리대상 의료기기 제조 및 수입 현황 작성양식의 작성방법

식품의약품안전처 「추적관리대상 의료기기 기록과 자료제출에 관한 규정」 [별지 제1호 서식]에 따라 추적관리대상 의료기기 제조수입현황 양식을 작성하여 제출한다.

① 비고란 : 건강보험심사평가원에서 부여한 급여/비급여 코드를 기재한다.

② 공급형태 : 추적 관리대상 의료기기의 공급의 형태로 제조, 수입, 판매 또는 임대 등을 구분하여 기재한다.

③ 분류번호 : 「의료기기 품목 및 품목별 등급에 관한 규정」에 따른 분류번호를 기재한다.

④ 수량 : 제조, 수입 또는 판매, 임대한 추적 관리대상 의료기기의 수량(포장단위 기준)을 기재한다.

(6) 기록작성, 보존 및 제출 의무

① 기록주체 : 추적 관리대상 의료기기를 취급하는 제조 · 수입 · 판매 · 임대 · 수리업자(취급자) 및 이를 사용하는 의료기관 개설자 등(사용자)은 관련 기록을 작성하고 보존해야 한다.

② 기록제출 의무

㉠ 취급자(제조 · 수입 · 판매업자 등) : 매월 작성한 유통기록을 다음 달 말일까지 식품의약품안전처에 제출해야 한다.

㉡ 사용자(의료기관) : 특정 의료기기(실리콘겔 인공유방, 금속재질 인공엉덩이 관절)는 매 반기별 자료를 반기가 지난 다음 달 말일까지 제출해야 한다.

㉢ 식품의약품안전처의 자료제출 요구시 요구받은 날부터 10일 이내에 제출해야 한다.

(7) 의료기기 추적 관리대상 의료기기를 기록해야 하는 주체

2.3. 각 주체별 추적 관리기록	• 취급자(제조 · 수입업자) • 취급자(판매 · 임대 · 수리업자) • 사용자(의료기관 개설자 및 의료기관 종사자 등)
2.4 추적 관리기록의 보존 · 제출 · 행정처분 및 벌칙	
2.5 추적 관리대상 표준코드 운영	

(8) 추적 관리대상 의료기기 기록을 작성하지 않은 경우의 행정처분 기준

제조업자 또는 수입업자가 1차 위반시	해당 품목판매업무 정지 1개월
제조업자 또는 수입업자가 2차 위반시	해당 품목판매업무 정지 3개월
제조업자 또는 수입업자가 3차 위반시	해당 품목판매업무 정지 6개월
제조업자 또는 수입업자가 4차 위반시	해당 품목 제조 및 수입허가(인증) 취소

(9) 행정처분 및 벌칙

① 기록을 작성 · 보존 · 제출하지 않거나 거짓으로 한 경우, 해당 품목판매 업무정지 1개월(1차)부터 허가 취소까지의 행정처분을 받을 수 있다.

② 처벌 : 판매 업무정지 1개월~ + 벌금 500만원 이하

(10) 의료기기 추적관리 흐름도

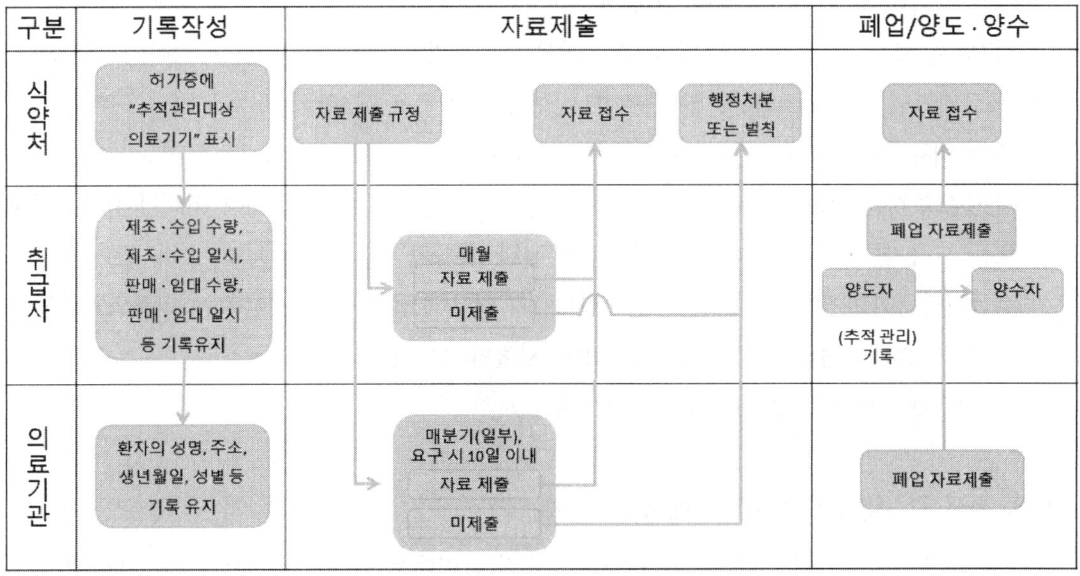

(11) 추적 관리대상 의료기기 제조수입현황

추적 관리대상 의료기기 제조 및 수입업자는 추적 관리대상 의료기기 기록과 자료제출에 관한 규정 [별지 제1호 서식]에 따라 추적 관리대상 의료기기 제조수입현황 양식을 작성하여 제출한다.

추적 관리대상 의료기기 제조수입현황				업체명					
				업허가번호					
				대표자					
				소재지					
연번	**공급 형태**	품목허가 (신고, 인증) 번호	**분류 번호**	제품명 (품목명, 모델명)	**포장 단위**	제조번호 (로트번호 시리얼번호)	제조 · 수입 현황	판매 · 임대 현황	비고

(12) 추적 관리대상 의료기기 수리현황 작성양식

[별지 제3호 서식] 추적 관리대상 의료기기의 수리현황 작성양식이다.

추적 관리대상 의료기기 수리현황	업체명	
	업 허가번호	
	대표자	
	소재지	

연번	공급 형태	품목 허가번호	분류번호	제품명	수리량	제조번호	수리현황			비고
							일시	**상호**	**주소**	

① 추적 관리대상 의료기기 수리 업자는(추적 관리대상 의료기기 기록과 자료제출에 관한 규정)(별지 제3호 서식)에 따라 추적 관리대상 의료기기 수리현황 양식을 작성하여 제출한다.

② 「의료기기법」 제30조 제3항 및 같은 법 시행규칙 제50조 제2항의 규정에 의하여 추적 관리대상 의료기기의 수리현황을 위와 같이 보고한다.

③ 제50조(추적관리대상 의료기기의 기록에 관한 사항 등) ② 추적관리대상 의료기기의 취급자 또는 사용자는 추적관리대상 의료기기에 관한 기록과 자료를 다음 각 호의 구분에 따라 식품의약품안전처장에게 제출하여야 한다. 이 경우 취급자 또는 사용자는 식품의약품안전처장이 정하는 전산프로그램을 이용하여 제출할 수 있다.
〈신설 2016.6.15., 2021.6.24., 2025.8.1.〉

(13) 추적 관리대상 의료기기 판매-임대 현황

추적 관리대상 의료기기 판매 및 임대업자는 「추적 관리대상 의료기기 기록과 자료제출에 관한 규정」[별지 제2호 서식]에 따라 추적 관리대상 의료기기 판매-임대현황 양식을 작성하여 제출한다.

<table>
<tr><td colspan="7" rowspan="4">추적 관리대상 의료기기
판매-임대현황</td><td colspan="2">업체명</td><td colspan="4"></td></tr>
<tr><td colspan="2">입허가번호</td><td colspan="4"></td></tr>
<tr><td colspan="2">대표자</td><td colspan="4"></td></tr>
<tr><td colspan="2">소제지</td><td colspan="4"></td></tr>
<tr><td colspan="13"></td></tr>
<tr><td rowspan="2">연변</td><td rowspan="2">공급
형태</td><td rowspan="2">품목
허가번호</td><td rowspan="2">분류
번호</td><td rowspan="2">제품명</td><td rowspan="2">포장
단위</td><td rowspan="2">제조
번호</td><td colspan="4">판매-임대현황</td><td rowspan="2">비고</td></tr>
<tr><td>(수량)</td><td>(일시)</td><td>(상호)</td><td>(주소)</td></tr>
</table>

(14) 제2조(추적 관리대상 의료기기 취급자 기록과 자료제출)

① 추적 관리대상 의료기기 취급자 : 다음 각 호의 구분에 따라 추적 관리대상 의료기기에 관한 기록과 자료를 정보통신망 또는 식품의약품안전처장이 정한 전산프로그램을 이용하여 식품의약품안전처장에게 매월 다음 달 말일까지 제출하여야 한다.

- 「의료기기법」 제31조의2 제1항에 따라 공급내역을 보고를 한 경우에는 추적 관리대상 의료기기에 관한 기록과 자료를 제출한 것으로 본다.
- 제조업자 및 수입업자 : 별지 제1호서식
- 판매업자 및 임대업자 : 별지 제2호서식
- 수리업자 : 별지 제3호서식

② 제1항 단서에도 불구하고 추적 관리대상 의료기기 취급자가 의료기관, 의료기기 판매업자·임대업자 이외의 대상에게 추적 관리대상 의료기기를 공급한 경우에는 해당 기록과 자료를 식품의약품안전처장에게 제출하여야 한다.

<table>
<tr><td rowspan="4">추적 관리대상 의료기기
사용현황</td><td>요양기관명</td><td></td></tr>
<tr><td>요양기관번호</td><td></td></tr>
<tr><td>소재지</td><td></td></tr>
<tr><td>연락처</td><td></td></tr>
</table>

(앞쪽)

<table>
<tr><td>제출
구분</td><td>[ ] 「의료기기법 시행규칙」 제50조 제2항 제2가목(폐업시)
[ ] 「의료기기법 시행규칙」 제50조 제2항 제2나목(반기별 제출)
[ ] 「의료기기법 시행규칙」 제50조 제2항 제2다목(식품의약품안전처 요구시 10일 이내)</td></tr>
</table>

연번	환자정보					제품정보				제조번호 (로트번호 또는 시리얼번호)		비고
	환자 성명	환자 주소	환자 성별	환자 생년월일	사용 연월일	품목허가 (인증)번호	표준코드 (UDI-DI)	품목명	모델명	로트 번호	시리얼 번호	
1												
2												
3												
4												
5												
6												
7												
8												
9												

(15) 정부 회수 절차도에 따른 회수의무자의 회수절차에 대한 사항

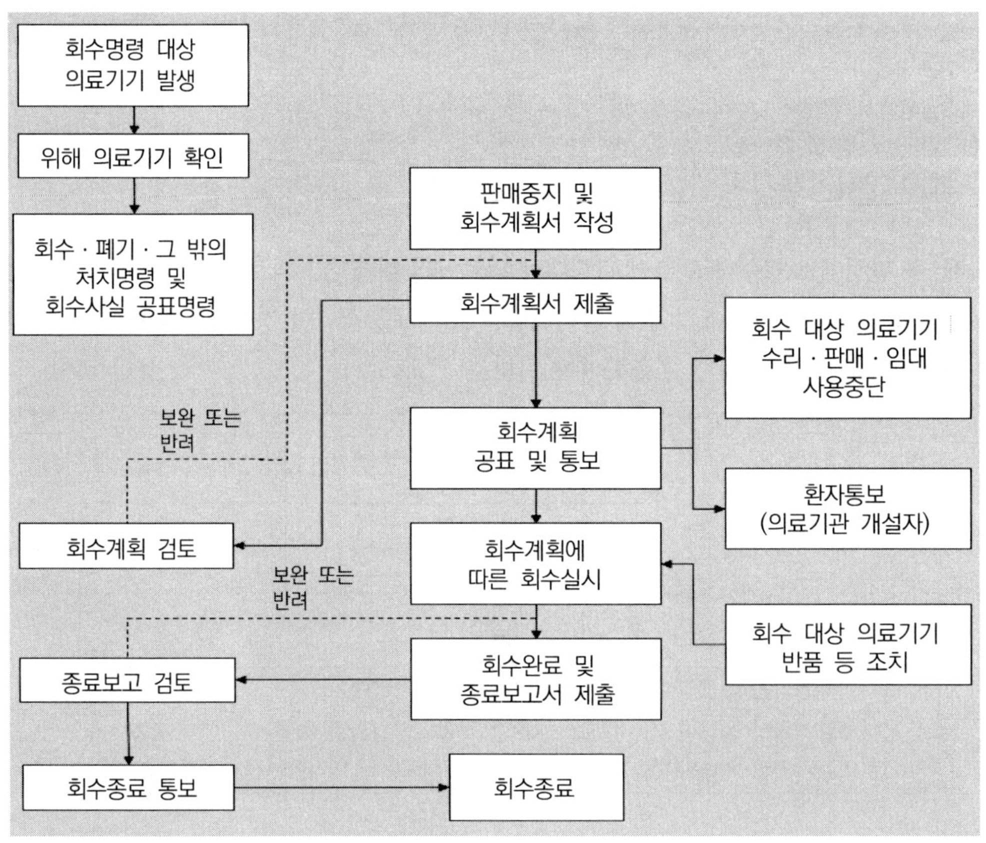

6) 보고와 검사, 회수 · 폐기, 사용중지 명령

(1) 보고와 검사, 회수 · 폐기, 회수 예정인 의료기기에 해당하는 위해성 정도

① 보고와 검사

㉠ 보건복지부장관, 식품의약품안전처장 또는 특별자치도지사, 시장 · 군수 · 구청장이 필요하다고 인정하는 경우이다.

㉡ 의료기기 취급자 또는 의료기기 기술문서 심사기관 · 임상시험기관 · 비임상시험 실시기관 · 품질관리 심사기관에 필요한 보고를 하게 하거나, 질문 · 수거 등의 행위가 가능하다.

② 해외 제조소 현지실사

㉠ 해외 제조소의 현지실사가 필요하다고 식품의약품안전처장이 인정하는 경우이다.

㉡ 이해 관계자와의 사전협의를 거쳐 해외 제조소에 대한 출입 및 검사 가능하다.

③ 검사명령

㉠ 식품의약품안전처장(수리업자에 대해서 특별자치시장 · 특별자치도 · 시장 · 군수 · 구청장을 포함)이 해당 의료기기가 국민 보건에 위해를 끼칠 우려가 있다고 인정하는 경우이다.

㉡ 의료기기 취급자에 대하여 지정된 비임상시험 실시기관 또는 의료기기 시험 검사기관 검사 지시가 가능하다.

④ 회수 · 폐기 제도 : 품질 불량 등으로 인체에 위해를 끼치거나 끼칠 우려가 있는 의료기기를 유통되지 않도록 하는 조치이다.

㉠ 회수대상 및 주체

ⓐ 영업자 회수 : 의료기기 제조업자 등이 의료기기가 품질 불량 등으로 인체에 위해를 끼치거나 끼칠 위험이 있다는 사실을 알게 된 의료기기이다.

ⓑ 정부 회수 : [의료기기법] 제26조 규정을 위반하여 제조, 수입, 판매, 저장, 진열한 의료기기이다.

㉮ 사용으로 인하여 국민 건강에 위해가 발생하였거나 발생할 우려가 현저한 것으로 인정되는 의료기기

ⓒ 자율 회수 : 정부 회수 또는 영업자 회수 이외에 위해 가능성은 없으나 품질관리 등의 사유로 제조 · 수입업자 스스로 회수한다.

ⓓ 회수 절차

- 회수계획서 제출 : 회수의무자(제조 · 수입업자)는 위해 사실을 안 날로부터 5일 이내에 관할 지방식약청장에게 회수계획서를 제출해야 한다.
- 회수계획 공표 : 위해성 등급에 따라 지정된 매체(방송, 신문, 전문지, 자사 홈페이지 등)에 회수 사실을 공표해

야 한다.
• 회수실시 및 종료 보고 : 계획에 따라 회수를 실시하고, 회수가 끝나면 회수평가보고서, 폐기확인서 등을 첨부하여 회수종료보고서를 제출한다.

㉡ 위해성 정도(회수등급) 분류 및 회수기간

위해성 정도	세부사항	회수기간
1	의료기기 사용으로 완치될 수 없는 중대한 부작용을 일으키거나 사망에 이르게 하거나, 그러한 부작용 또는 사망을 가져올 우려가 있는 의료기기	회수시작일로부터 15일
2	의료기기 사용으로 완치될 수 있는 일시적 또는 의학적인 부작용을 일으키거나, 그러한 부작용을 가져올 수 있는 의료기기	회수시작일로부터 30일
3	의료기기 사용으로 부작용은 거의 일어나지 아니하나 법 제19조에 따른 기준규격에 부적합하여 안전성 및 유효성에 문제가 있는 의료기기	회수시작일로부터 30일

ⓐ 행정처분 : 회수 명령에 따르지 않으면 위반 횟수에 따라 전 제조·수입 업무정지 1개월부터 제조·수입업 허가 취소까지의 처분을 받을 수 있다.

⑤ 회수 예정인 의료기기에 해당하는 위해성 정도 : [의료기기법 시행규칙] 제53조 제1항에 따른 공표 방법은 다음과 같다.

㉠ 위해성 정도 1 : 방송, 일간신문 또는 이와 같은 수준 이상의 대중매체(회수대상 의료기기의 사용 목적, 사용방법 등을 고려하여 식품의약품안전처장이 인정하는 매체를 포함한다)에 공고한다.

㉡ 위해성 정도 2 : 의학, 의공학 전문지 또는 이와 같은 수준 이상의 매체에 공고한다.

㉢ 위해성 정도 3 : 회수 의무자의 인터넷 홈페이지 또는 이와 같은 수준 이상의 매체에 공고한다.

(2) 의료기기 회수와 관련하여 제출 기한의 연장요청이 가능한 제출기한

「의료기기법 시행규칙」 제52조 제3항~제5항은 다음과 같다.

• 제출주체 : 회수 의무자로서 지방식품의약품안전청장에게 회수계획서를 제출하며, 회수계획서는 [별지 제1호 서식]으로 한다.
• 회수계획서 제출기한 : 5일 이내이며, 긴급 회수가 필요한 경우 즉시 회수계획서 제출을 요구할 수 있다.
• 위해성 정도 3의 의료기기로서 5일 이내에 회수계획서 제출이 어려운 경우에는 지방식품의약품안전청장에게 그 사유를 밝히고 10일의 범위에서 한 차례 제출기한의 연장요청이 가능하다.

(3) 의료기기의 보고와 검사의 내용

의료기기법」 제32조 제1항에 따라 보건복지부장관, 식품의약품안전처장 또는 특별자치도지사, 시장, 군수, 구청장은 필요하다고 인정할 때에는 의료기기 취급자 또는 의료기기(기술문서심사기관, 임상시험기관, 비 임상시험 실시기관, 품질관리심사기관)에 필요한 보고를 하게 하거나 관계 공무원에게 하도록 할 수 있다.

(4) 위해성 정도 분류

① 의료기기 사용으로 부작용은 거의 일어나지 아니하나 법 제19조에 따른 기준규격에 부적합하여 안전성 및 유효성에 문제가 있는 의료기기는 위해도 정도 3에 해당한다.

② 「의료기기법 시행규칙」 제52호 제2항 규정에 따른 위해성 정도(회수등급) 분류

㉠ 위해성 정도 1(가장 심각) : 의료기기 사용으로 완치될 수 없는 중대한 부작용을 일으키거나 사망에 이르게 하거나, 그러한 부작용 또는 사망을 가져올 우려가 있는 의료기기

㉡ 위해성 정도 2(중간) : 의료기기 사용으로 완치될 수 있는 일시적 또는 의학적인 부작용을 일으키거나, 그러한 부작용을 가져올 수 있는 기기

㉢ 위해성 정도 3(경미) : 의료기기 사용으로 부작용은 거의 일어나지 아니하나 법 제19조에 따른 기준규격에 부적합하여 안전성 및 유효성에 문제가 있는 의료기기

[참고] • 의료기기 회수등급은 위해도에 따라 3등급(가장 낮음)- 2등급-1등급(가장 높음)으로 분류된다.
• 위해성 정도 1, 2, 3등급 외에는 없다.

(5) 제52조 제3항~제5항에 따라 위해성 정도에 따른 회수기한

「의료기기법 시행규칙」 제52조 제3항~제5항에 따라 회수종료 예정일은 다음과 같다.

- 위해성 정도 1 : 회수 시작일부터 15일 이내
- 위해성 정도 2, 3 : 회수 시작일부터 30일 이내
- 그 기한 내에 회수가 어려운 경우에는 그 사유를 밝히고 회수기한을 초과하여 정할 수 있다.
- 회수의무자 : 신속한회수를 위해 회수계획서 제출과 동시에 또는 그 이전이라도 회수를 진행하여야 한다.

(6) 해외 제조소에 대한 현지실사와 관련한 것

「의료기기법」 제32조의2(해외제조소에 대한 현지실사 등) 제1항은 다음과 같다.

① 식품의약품안전처장 : 다음 중 하나에 해당하는 경우에는 의료기기 제조업자, 수입업자, 해외 제조소(의료기기의 제조 및 품질관리를 하는 해외 소재 시설)의 관리자 또는 수출국 정부와 사전에 협의를 거쳐 해외 제조소에

대한 출입 및 검사를 할 수 있다.
- 해외에서 위탁 제조되거나 수입되는 의료기기의 위해 방지를 위해 현지실사가 필요하다고 인정하는 경우
- 국내외에서 수집된 수입 의료기기 등의 안전성 및 유효성 정보에 대한 사실 확인이 필요하다고 인정하는 경우

[시행 2025.8.1.] [법률 제20753호, 2025.1.31., 일부개정]

(7) 의료기기 회수와 시정 및 예방조치에 대한 자료, 평가위원회 운영절차

① 의료기기 회수에 대한 설명 : 의료기기 회수와 관련하여 위해성 정도와 회수종료예정일 「의료기기법 시행규칙」 제52조 제3항에서 5항까지에 따라 제출주체는 회수의무자이며, 회수계획서는 [별지 제1호 서식]으로 지방식품의약품안전청장에게 제출한다.

- 「의료기기법 시행규칙」 제52조에 따라 회수 계획서 제출기한 : 5일 이내이며, 긴급 회수가 필요한 경우 즉시 회수계획서 제출을 요구 할 수 있다. (위해성 정도 3의 의료기기로서 5일 이내 회수계획서 제출이 곤란할 경우 지방식품의약품안전청장에게 그 사유를 밝히고, 10일의 범위에서 한 차례 연장요청이 가능하다).
- 회수종료 예정일 : 위해성 정도 1의 경우, 회수 시작일로부터 15일 이내 2, 3의 경우, 회수 시작일로부터 30일 이내여야 한다.
- 그 기한 내에 회수가 어려운 경우에는 그 사유를 밝히고 회수기한을 초과하여 정할 수 있다.

② 의료기기 회수계획 통보방법 : [의료기기법] 제53조 제3항에 따른 의료기기 회수계획 통보에 대한 설명은 다음과 같다.

㉠ 통보주체 : 회수의무자 → 회수대상 의료기기의 취급자

㉡ 통보방법 : 방문, 우편, 전화, 전보, 전자우편, 팩스 또는 언론 매체를 통한 공고 등 통보 사실을 증명할 수 있는 자료는 회수종료일부터 2년간 보관한다.

③ 의료기기 회수내용 공고(공개)에 대한 설명 : 의료기기 회수내용 공개 : 「의료기기법 시행규칙」 제52조 제2항에 따라 다음과 같이 수행된다.

㉠ 공개주체 : 지방식품의약품안전청장

㉡ 공개방법 : 홈페이지 게재한다.

㉢ 공개시점 : 회수계획서 승인시(영업자 회수), 회수 명령시(정부 회수)

㉣ 게재내용 : 회수의무자의 업체명, 연락처, 제품명, 제조번호, 제조일, 사용기한 및 유효기간, 회수 사유 등이다.

㉤ 회수정보 : '리콜 공통 가이드라인(공정거래위원회,' 17.10.11제정)'에 따른 표준양식(내용)에 맞추어 공개한다.

※ 공개시 별도양식 없음, 소비자가 리콜 정보를 쉽게 이해할 수 있도록 쉬운 용어를 사용하여 작성하되 회수 사유 등을 포함하여 공개한다.

④ 영업자 의료기기 회수 세부절차 : 회수 명령 대상 의료기기 발생 → 위해 의료기기 확인 → 회수, 폐기, 그 밖의 처치 명령 및 회수 사실 공표 명령 → 판매중지 및 회수계획서 작성 → 공표 및 통보 → 회수 실시 → 회수 완료 및 종료 보고서 제출 → 검토 및 회수종료 통보 → 회수종료

⑤ 의료기기 회수의무자가 해야 하는 시정 및 예방조치에 대한 자료
㉠ 변경허가 완료된 해당 품목허가증
㉡ 식품의약품안전처장이 지정한 시험검사기관에서 발급한 시험검사 성적서 등
㉢ 품질 부적합의 경우에는 반드시 식품의약품안전처장이 지정한 시험검사 기관에서 발급한 시험성적서 확인
㉣ 기타 시정 및 예방조치 관련 문서(절차서)에 따른 기록물

⑥ 의료기기 정부 회수절차에서 회수관리 기관의 역할 : 식품의약안전처, 의료기기 영업자 회수 업무 처리지침에 따라 의료기기 회수와 관련하여 관리기관(지방식품의약품안전청)은 회수 명령대상 의료기기 발생시 다음의 역할을 담당한다.

- 위해 의료기기 확인
- 회수, 폐기, 그 밖의 처치 명령
- 회수사실 공표
- 회수계획 검표
- 종료보고 검토
- 회수종료 통보

[참고] 회수계획 공표 : 회수의무자, 환자 통보(의료기기 취급자의 역할에 해당한다.)

⑦ 의료기기 회수평가위원회 운영절차의 순서 : '위해성 정도 판단 곤란 → 관련 부서 검토요청(의료기기 관리과, 안전평가과 등) → 회수평가위원회개최 → 위해성 정도 확정' 순으로 이루어진다.

[참고]
- 위해 평가위원회는 관련 부서 업무 담당자, 외부 전문가 등(위원장 : 회수명령 기관 부서장)으로 구성되어 있다.
- 회수평가위원회를 거쳐 위해성 정도를 확정한 지방식품의약품안전청장은 지체없이 본부(의료기기 관리과, 의료기기안전평가과)에 통보하고, 본부는 일관성 확보를 위하여 6개 지방식품의약품안전청에 이를 적용토록 안내한다.

(8) 보건복지부장관 등이 필요하다고 인정할 때, 관계 공무원에게 의료기기 보고 및 검사와 관련하여 지시할 수 있는 행위

「의료기기법」 제32조(보고와 검사 등) 제1항
- 보건복지부장관, 식품의약품안전처장 또는 특별자치도지사, 시장, 군수, 구청장은 필요하다고 인정할 때에는 의료기기 취급자 또는 의료기기 기술문서심사기관, 임상시험기관, 비임상시험 실시기관, 품질관리 심사기관에

필요한 보고를 하게 하거나 관계 공무원에게 다음 행위를 하도록 할 수 있다.
- 「의료기기법」 제32조 제1항에 따라 출입, 검사, 질문, 수거를 하려는 공무원은 그 권한을 표시하는 증표를 지니고 이를 관계인에게 내보여야 한다.
- 제1항과 제2항에 따른 관계 공무원의 권한, 직무의 범위 및 증표 등에 관하여 필요한 사항은 보건복지부장관과 협의하여 총리령으로 정한다.
  - 의료기기를 취급하는 의료기관, 공장, 창고 또는 점포나 사무소, 의료기기 기술문서 심사기관, 임상시험기관, 비임상시험 실시기관, 품질관리 심사기관, 그 밖에 의료기기를 업무상 취급하는 장소에 출입하여 그 시설 또는 관계 장부나 서류. 그 밖의 물건의 검사 또는 관계인에 대한 질문을 하는 행위
  - 「의료기기법」 제34조 제1항 각 호의 어느 하나에 해당한다고 의심되는 의료기기 또는 시험이나 품질검사에 필요한 의료기기를 최소량만 수거하는 행위

(9) 의료기기 회수에 관한 공표

제목 : 의료기기 회수에 관한 공표(18P, HY헤드라인M)

(위해성정도 2)(15P)

의료기기법 제34조 규정에 따라 아래 의료기기를 회수함을 공표 합니다.(13P)

1. 품목명 : 매일 착용소프트 콘택트렌즈 (12P)
2. 제품명 :
3. 모델명 : mfds123
4. 허가 · 인증 · 신고 번호 : 제허00-000호
5. 분류 번호(등급) : A77030.01(2)
6. 제조번호 또는 로트번호 : mids0416
7. 제조 일자 또는 사용(유효)기한 : 년 월 일
8. 회수 사유 : 정점 굴절력 시험부적합
9. 회수 방법 및 판매업자 협조 사항 등 : 반송
10. 소비자가 취해야 하는 행동 : 제품에 표시된 고객센터에 문의 또는 구매처에 반품
11. 회수개시일 : 년 월 일
12. 회수의무자 : MFDS메디칼(대표자 000)
13. 소재지 : 강원특별자치도 원주시
14. 연락처 : TEL) 02-0000-0000. FAX) 02-0000-0000
15. 작성연월일 : 2026년 5월 5일

* 위 의료기기를 보관하고 있는 의료기기 판매업자, 의료기관 등은 즉시 판매사용을 중지하고 회수의무자가 조치할 수 있도록 회수에 협조하여 주시기 바랍니다. (13p)

(10) 사용으로 인하여 국민 건강에 위해가 발생하였거나 발생할 우려가 현저한 것으로 인정되어 보고와 검사, 회수, 폐기 사용 중지가 요구되는 의료기기에 대한 정보로 해당 의료기기와 관련 내용

시판 전 임상시험에서 부작용이 확인된 의료기기는 미허가 의료기기에 해당하므로 허가(신고)된 의료기기 보고와 검사, 회수·폐기 사용 중지 등과는 관련이 없다.

사용으로 인하여 국민건강에 위해가 발생하였거나 발생할 우려가 현저한 것으로 인정되는 의료기기
- 국내외 부작용이 발생한 의료기기
- 변경 미허가 의료기기(기술문서 심사가 불필요한 변경 및 경미한 변경사항 제외)
- 의료기기 수거검사 결과 부적합 판정을 받은 의료기기
- GMP 기준을 위반하고 판매된 의료기기
- 회수평가 위원회에서 회수가 필요하다고 판단한 의료기기

(11) 의료기기 행정처분 기준에서 제조 또는 수입업자가 회수계획서를 제출하지 않거나 거짓으로 제출한 경우에 대한 설명

「의료기기법 시행규칙」 [별표 8] 행정처분 기준

제조 또는 수입업자가 회수계획서를 제출하지 않거나 거짓으로 제출한 경우
- 1차 위반시 해당 품목판매업무 정지 3개월 및 회수 또는 폐기 명령에 따르지 않은 경우
- 3차 위반시 전 제조, 수입업무 정지 3개월이 올바른 내용에 해당

(12) 사용중지 명령

식품의약품안전처장 등은 의료기관 개설자에게 검사결과 부적합하거나 회수대상이 될 우려가 있는 의료기기에 대해 사용중지, 수리 등의 조치를 명할 수 있다. 이를 위반할 경우 500만 원 이하의 벌금에 처해질 수 있다.

7) 의료기기 통합정보

(1) 의료기기 통합정보시스템(UDI System)

① 의료기기의 허가부터 제조·수입·판매·사용에 이르기까지 의료기기에 관한 정보를 효율적으로 기록·관리하기 위한 전자정보처리 시스템이다.

② 의료기기 통합정보의 등록 : 의료기기 표준 코드에 관한 정보, 의료기기 제품에 관한 정보, 의료기기 제조·수입업자에 관한 정보이다.

(2) 의료기기 통합 정보관리 기준

① 제조업자 또는 수입업자는 등록된 의료기기 정보등이 변경된 경우에는 변경한 날부터 10일 이내에 변경등록 하여야 한다.

② 의료기기 허가인증 신고의 취하 또는 취소 및 그 밖의 사유로 인해 의료기기가 판매 중단된 경우에는 판매가 중단된 날부터 3년간 의료기기 정보등에 관한 기록을 보관해야 한다.

③ 제조업자 또는 수입업자 의료기기정보 등을 포함한 의료기기 통합정보를 효율적 · 체계적으로 관리하기 위하여 관리 책임자를 두어야 하며, 이를 의료기기 통합정보 관리책임자라고 한다.

(3) 의료기기 통합정보시스템 추진현황 및 계획에 대한 설명

① 국내외 이상 사례 정보에 대한 정확한 분석, 안전 사용, 바림직한 유통환경 조성에 이바지할 것을 기대한다.

② 의료기기 출고시 제조, 수입업자가 의료기기 정보를 의료기기통합 정보시스템에 등록한다.

③ 의료기기통합 정보시스템 고도화를 통해 기관 간 공유, 연계시스템을 구축하여 유관기관과 의료기기정보 공동활용체계를 마련할 예정이다.

의료기기 통합정보시스템 추진현황 및 계획
- 의료기기 표준코드의 관리, 연구, 홍보 수행을 위한 의료기기통합 정보센터를 한국의료기기안전정보원에 두고 운영하고 있다.
- 식품의약품안전처는 2019년부터 의료기기 통합정보시스템 운영을 단계적으로 도입하였다.

(4) 의료기기 표준 코드

의료기기를 식별하고 체계적 · 효율적으로 관리하기 위하여 용기나 외장 등에 표준화된 체계에 따라 표기되는 숫자 또는 문자의 조합이다.

① 의료기기 고유식별자(UDI-DI)와 의료기기 생산 식별자(UDI-PI)로 구성되며, 표준화된 체계에 따라 고유한 숫자 또는 문자가 조합된 코드이다.

㉠ 고유식별자(Device Identifier : UDI-DI) : 의료기기 모델명별(제품명별)로 부여되는 고유 코드

㉡ 생산 식별자(Production Identifier; UDI-PI) : 로트번호, 일련번호, 사용기한, 제조 연월 등 해당 제품의 제조정보를 포함한 코드

② 의료기기 표준코드 제도 관련 법령

- '의료기기통합 정보센터'에 의료기기 표준코드 관리 등 의료기기통합 정보시스템 운영에 관한 업무를 위탁할 수 있도록 근거를 마련하였다.
- 2019년 7월 1일부터 4등급 의료기기를 시작에 대한 의료기기 표준코드 제도를 단계적으로 시행하도록 정하고 있다.
- 공급내역은 전 주기에 걸쳐 제조업자 · 수입업자 · 판매업자 · 임대업자가 의료기관 등에 의료기기를 공급한 경우 그 공급내역을 보고하여야 한다.

③ 의료기기 표준코드(UDI) : UDI는 의료기기를 식별하고 체계적으로 관리하기 위해 용기나 외장에 표시하는 표준화된 코드이다.

㉠ UDI의 구성

ⓐ 의료기기 고유식별자(제품별 고유 코드, UDI-DI) : 제품별로 고유하게 생성되는 코드로, 모델이나 버전을 식별한다.

ⓑ 의료기기 생산 식별자(생산 정보 코드, UDI-PI) : 생산 단위별 정보(제조번호, 제조연월, 사용기한 등)를 담고 있는 코드이다.

㉡ UDI 의무사항

ⓐ 표시 의무 : 제조 · 수입업자는 등급별 시행일에 맞춰 의료기기 용기 · 외장에 UDI를 표시 (바코드 등)해야 한다.

ⓑ 통합정보시스템 등록 의무 : 허가받은 의료기기를 출고하기 전에 '의료기기통합 정보시스템'에 UDI-DI 및 제품정보를 등록해야 한다.

ⓒ 시행일 : 2019년 4등급을 시작으로 2022년 1등급까지 단계적으로 의무화 한다.

㉢ 행정처분 및 과태료

ⓐ 통합정보시스템에 정보를 등록하지 않은 경우 : 1차 위반시 해당 품목판매업무정지 1개월의 행정처분을 받는다.

ⓑ 미등록 시 판매업무정지 1개월 + 과태료 100만원

(5) 의료기기 정보등록에 대한 설명

「의료기기법 시행규칙」 [별표 제7호의2] 의료기기통합 정보관리기준(제54조의3 제2항 관련)

의료기기 정보등록

- 제조업자 또는 수입업자는 허가부터 제조 · 수입 · 판매 · 사용에 이르기까지 의료기기에 관한 통합정보를 효율적으로 기록 · 관리하기 위하여 모델명별로 의료기기 정보 등을 의료기기통합 정보시스템에 등록하여야 한다.
- 제조업자 또는 수입업자는 의료기기 허가 또는 인증을 받거나 신고한 후 의료기기를 출고하기 전에 의료기기 정보 등을 의료기기통합 정보시스템에 등록하여야 한다.

- 제조업자 또는 수입업자는 등록된 의료기기 정보등이 변경된 경우에는 변경한 날부터 10일 이내에 변경등록을 하여야 한다.
- 제조업자 또는 수입업자는 사용방법, 주의사항 등 식품의약품안전처장이 정하는 의료기기 정보등의 변경으로 표준코드를 신규로 부여하여야 하는 경우에는 변경된 의료기기 정보등을 의료기기통합 정보시스템에 등록하면서 새로운 표준 코드도 함께 등록하여야 한다.
- 의료기기통합정보센터의 장은 등록된 의료기기 정보등이 부정확하거나 식품의약품안전처장이 정하는 요건에 적합하지 않은 경우에는 제조업자 또는 수입업자에게 해당 정보의 수정 또는 변경을 요청할 수 있다. 이 경우 제조업자 또는 수입업자는 요청받은 날로부터 20일 이내에 정확한 정보를 등록하거나 이를 보완할 수 있는 자료를 제출하는 등 필요한 조치를 하여야 한다.
- 의료기기통합정보센터의 장은 제조업자 또는 수입업자가 마목 후단에 따른 필요한 조치를 하지 않거나 등록한 정보가 사실과 다른 것이 명확한 경우 해당 정보를 삭제하거나 수정할 수 있다. 이 경우 의료기기통합정보센터의 장은 해당 제조업자 또는 수입업자에게 지체 없이 통보하여야 한다.
- 제조업자 또는 수입업자는 의료기기정보등을 거짓으로 등록(변경 등록을 포함한다)하여서는 안된다.

의료기기법 시행규칙 [별표 제7호의2] 〈개정 2019.10.22.〉

8) 의료기기 공급내역 보고

의료기기 유통 투명성을 확보하고 신속한 사후관리를 위해 도입된 제도이다.

(1) 보고 의무자 및 대상

① 보고 의무자 : 의료기기 제조업자, 수입업자, 판매업자, 임대업자

② 보고 대상 : 의료기관, 다른 판매업자 · 임대업자에게 의료기기를 공급한 내역을 보고하는 것

③ 대상 : 제조 · 수입 · 판매 · 임대업자 → 의료기관 · 다른 업체 공급시

(2) 보고절차 및 시기

의료기기를 공급한 달을 기준으로 다음 달 말일까지 의료기기 통합정보시스템을 통해 보고해야 한다.

(3) 보고항목

공급하는 자 정보, 공급방법, 공급받은 자 정보, 표준코드 및 제품 정보, 수량, 일자, 단가 등

(4) 의료기기 공급내역 보고에 대한 설명

① "제조번호"는 제조 단위번호 또는 제조 일련번호를 적고, 모두 있는 경우는 둘 다 적는다.

② "포장단위"는 의료기기가 공급된 포장단위를 적고, 포장단위가 여러 개인경우에는 의료기기가 개별 유통될 수 있는 최소 포장단위를 적는다.

③ 의료기기 공급내역 보고서

<table>
<tr><th colspan="7">접수번호</th><th colspan="7">접수일자</th></tr>
<tr><th rowspan="2">①
연번</th><th rowspan="2">②
공급자</th><th rowspan="2">③
공급
구분</th><th rowspan="2">④
공급
형태</th><th colspan="3">공급받은 자</th><th rowspan="2">⑧
제조(수입)
허가 · 인증
· 신고 번호</th><th rowspan="2">⑨
분류
번호</th><th rowspan="2">⑩
품목명</th><th rowspan="2">⑪
모델명</th><th rowspan="2">⑫
표준코드
(UDI-DI)</th><th colspan="2">⑬ 제조번호</th></tr>
<tr><th>⑤
상호
또는
명칭</th><th>⑥
사업자
등록
번호</th><th>⑦
요양
기관
기호</th><th>제조
단위
번호</th><th>일련
(Serial)
번호</th></tr>
<tr><td></td><td></td><td></td><td></td><td></td><td></td><td></td><td></td><td></td><td></td><td></td><td></td><td></td><td></td></tr>
<tr><td></td><td></td><td></td><td></td><td></td><td></td><td></td><td></td><td></td><td></td><td></td><td></td><td></td><td></td></tr>
<tr><td></td><td></td><td></td><td></td><td></td><td></td><td></td><td></td><td></td><td></td><td></td><td></td><td></td><td></td></tr>
</table>

(5) 의료기기 공급내역 보고서상의 공급형태

「의료기기법」 제31조의2 제1항에 따라 의료기기 공급내역을 보고하려는 자는 의료기기를 공급한 달을 기준으로 그 다음달 말일까지 법 제31조의3 제1항에 따른 의료기기통합 정보시스템(이하 "의료기기통합 정보시스템"이라 한다)을 통해 별지 제48호의 2서식의 의료기기 공급내역 보고서(전자문서를 포함한다)를 식품의약품안전처장에게 제출해야 한다.

① 「의료기기법 시행규칙」, [별지 제48호의 2의 서식]에 따라 공급형태는 의료기기를 공급한 형태에 따라 다음의 해당 번호를 적는다.

- 의료기기 제조업자 · 수입업자 · 판매업자 · 임대업자에게 공급한 경우
- 의료기관에 공급한 경우
- 약 개설자 또는 의약품 도매상에게 공급한 경우
- 견본품, 기부용 또는 군납용 등으로 공급한 경우

② 「의료기기법 시행규칙」 별지 제48호의 2의서식] 공급 내역 보고서는 별지양식의 뒤쪽에 있는 작성방법에 유의하여 기재하여야 한다.

- "공급구분"은 의료기기를 공급한 경우(출고), 공급한 의료기기를 반품받은 경우(반품), 의료기기를 폐기한 경우(폐기), 의료기기를 임대한 경우(임대), 임대한 의료기기를 회수한 경우(회수)에 따라 다음의 해당 번호를 적는다.
  ① 출고 ② 반품 ③ 폐기 ④ 임대 ⑤ 회수

(6) 의료기관에 공급하는 경우 수입업자가 이행할 의무

① 3등급 의료기기는 2020년 7월 1일부터 표준코드 부착 대상에 해당하며, 2021년 7월 1일부

터 공급내역 보고 대상에도 해당한다.

② 이때 보고서는 보건복지부장관이 아닌 식품의약품안전처장에게 제출한다.

③ 시행일 : 2020년 4등급 의료기기를 시작으로 2023년 1등급 의료기기까지 단계적으로 시행되었다.

④ 「의료기기법 시행규칙」 별지 제48의2 서식에 따라 견본품, 기부용 등으로 수여한 경우에도 공급내역 보고 대상에 해당한다.

> **제31조의2(의료기기 공급내역 보고 등)** ① 의료기기 제조업자 · 수입업자 · 판매업자 · 임대업자는 의료기관, 의료기기 판매업자 · 임대업자에게 의료기기를 공급한 경우 식품의약품안전처장이 보건복지부장관과 협의하여 총리령으로 정하는 바에 따라 식품의약품안전처장에게 그 공급 내역을 보고하여야 한다.
> ② 보건복지부장관은 식품의약품안전처장에게 제1항에 따라 보고받은 자료를 제공하여 줄 것을 요청할 수 있다.
> ③ 식품의약품안전처장은 의료기기 유통정보를 효율적으로 활용하기 위하여 보건복지부 등 관계 기관의 직원으로 구성된 협의체를 운영할 수 있다.
> [본조신설 2016.12.2.]

(7) 행정처분 및 과태료

① 공급내역을 보고하지 않은 경우 : 1차 위반시 경고, 2차 위반시 해당 품목판매 업무정지 15일(제조 · 수입업자 기준)의 행정처분을 받는다.

② 거짓으로 보고한 경우 : 1차 위반시 해당 품목판매 업무정지 1개월의 행정처분을 받는다.

③ 위반시 100만 원 이하의 과태료도 부과한다.

9) 의료기기 갱신

주기적인 안전성 · 유효성 재검토를 통해 의료기기를 효율적으로 관리하고, 시판되지 않는 제품을 정리하기 위한 제도이다.

① 허가 · 인증을 받거나 신고한 전 등급 의료기기를 대상으로 한 번 허가(인증 · 신고)된 후 안전성 · 유효성을 주기적으로 재검토하고 제조(수입)하지 않는 제품을 정리함으로써 효율적인 관리가 이루어 지도록 하기 위해 5년마다 갱신(수출용 의료기기, 조건부 의료기기 제외)한다.

② 허가 후 영구적으로 효력을 유지하던 기존과 달리 5년 동안 제품의 안전성 · 유효성을 평가함으로써 허가 유지를 결정한다.

[의료기기법] 제49조(제조허가 등의 갱신)

- 제6조 제2항에 따른 제조허가 · 제조인증 · 제조 신고 및 제15조 제2항에 따른 수입허가 · 수입 인증 · 수입 신고(이하 "제조허가 등"이라 한다)의 유효기간은 허가 · 인증을 받거나 신고가 수리된 날부터 5년으로 한다. 다만, 수출만을 목적으로 생산하는 수출용 의료기기 등 총리령으로 정하는 의료기기의 경우에는 유효기간을 적용하지 아니한다.
- 제1항에도 불구하고 제8조에 따른 시판 후 조사대상 의료기기에 대한 유효기간은 해당 의료기기에 대한 시판 후 조사 기간이 끝난 후부터 5년으로 한다.
- 제조업자 및 수입업자는 제1항 및 제2항에 따른 유효기간이 끝난 이후에 계속하여 해당 의료기기를 제조 또는 수입하려면 그 유효기간이 끝나기 전에 식품의약품안전청장에게 제조허가 등을 갱신받아야 한다.

10) 의료기기 갱신제도

(1) 기존 제도의 한계

① 기존의 의료기기 허가 제도하에서는 품목허가에 별도의 유효기간이 존재하지 않았으며, 최초의 품목허가 이후 경미한 변경이 아닌 의료기기의 변경이 있을 경우에만 의료기기의 안전성과 유효성을 확인하기 위해 의료기기 시험을 요구하였다.

② 의료기기 시험은 시험절차와 방법을 국제/국가 시험규격에 따라 실시하는데, 시험규격은 새로 발견된 문제나 부작용 등의 이슈를 반영한 새로운 규격으로 업데이트가 지속적으로 이루어진다.

③ 이 경우 최초허가 시험 이후 시간이 지남에 따라 최신의 시험규격에서 요구하는 사항에 부합하지 않는 의료기기가 시장에서 유통되는 문제가 있으므로 의료기기 갱신제를 통해 이러한 문제를 해결하려 하고 있다.

(2) 의료기기 갱신제

① 품목허가의 유효기간을 5년으로 지정하고 5년마다 갱신심사를 실시한다.

② 갱신심사 신청은 유효기간이 만료하기 9개월 전부터 가능하며, 6개월 전까지만 신청이 가능하다.

(3) 갱신제도의 핵심 내용

① 유효기간 : 의료기기 허가 · 인증 · 신고는 5년의 유효기간을 가진다.

② 신청기한 : 유효기간이 끝나기 180일 전까지 갱신을 신청해야 한다.

③ 갱신 제외 대상 : 수출용 의료기기, 조건부 허가 의료기기이다.

(4) 갱신의 핵심 요건

① 생산 또는 수입 실적이 있을 것 : 유효기간 동안 생산 · 수입 실적이 없는 제품은 원칙적으로 갱신이 불가능하다.

② 안전성 · 유효성 유지 입증 : 최신 규격 반영자료, 안전성 정보자료 등을 제출하여 안전성 · 유효성이 유지되고 있음을 증명해야 한다.

③ 중대한 안전성 문제가 없어야 한다.

④ 처분 : 갱신 없이 유효기간 만료 후 제조 · 수입시 전 업무정지 6개월이다.

(5) 갱신시 필요자료

① 제조(수입) 허가증 원본 : 유효기간 중 허가사항에 변경이 있었던 경우 변경사항이 기재된 최신의 허가증이어야 한다.

② 의료기기의 안전성 · 유효성 자료

㉠ 최신 규격 반영 검토서 : 최초로 허가받은 당시에 시험했던 시험규격이 유효기간 동안 개정되어 갱신 시점에 다시 적용해야 하는 규격이 있는지 검토서를 작성해야 한다.

㉡ 성능 및 안전성을 확인할 수 있는 자료 : 적용해야 할 최신 규격이 있다면 해당 규격으로 시험한 시험성적서를 제출해야 한다.

㉢ 적합성 확인서 : 1등급 의료기기와 같이 신고대상인 의료기이거나 생산 · 수입 중단시 보고해야 하는 의료기기의 경우 업체의 적합성 확인(DOC) 문서를 제출해야 한다.

③ 이전 유효기간 동안 해당 의료기기의 생산 또는 수입 실적에 관한 자료이다.

④ 그 밖의 자료

㉠ 유효기간 동안 수집된 안전성 정보 및 조치 자료

ⓐ 재평가 대상, 추적관리 대상 의료기기의 관리자료 또는 부작용 보고 관리자료를 제출한다.

ⓑ 상기의 자료가 없다면 고객불만 처리 기록, 시정 및 예방조치 관련 자료를 제출한다.

㉡ 유효기간 적용 제외인 의료기기나 부득이한 사유로 제조 또는 수입을 하지 못해 갱신을 할 수 없는 경우 그 사유에 대한 자료이다.

(6) 갱신신청 및 처리

① 신청자는 정해진 서식과 첨부자료(허가증 원본, 안전성 · 유효성 입증자료, 생산 · 수입 실적 자료 등)를 식품의약품안전처(허가)또는 한국의료기기안전정보원(인증 · 신고)에 제출한다.

② 검토결과 갱신기준에 적합하면 새로운 유효기간(5년)이 부여된 허가증 등이 발급되고, 부적합하거나 갱신을 신청하지 않으면 유효기간 만료와 함께 허가 효력이 상실한다.

11) 의료기기 허가 · 인증신청서 및 신고서 항목기재 세부사항 등

(1) 제9조(모양 및 구조) 모양 및 구조

다음 각 호에 따라 기재한다.

1. 해당 제품의 작용원리를 포함하여 모양 · 구조 · 중량 및 치수 등을 기재한다.
2. 제1호에도 불구하고 전기 · 기계적 원리를 이용하는 의료기기의 경우에는 다음 각 목에 해당하는 내용을 기재한다.
   - 모양 · 구조 · 중량 · 치수 및 각 부분의 기능
   - 전기적 정격
   - 전기충격에 대한 보호 형식 및 보호 정도
   - 안전장치
   - 작동계통도(유 · 무선 통신을 사용하는 의료기기에 한하여 통신 구성도 포함) 및 작동계통도에 따른 작동 원리
   - 전기 · 기계적 안전성을 검증 할 수 있는 절연부의 전기회로도(전원부, 장착부 등을 포함한다) 또는 전기절연도(Insulation Diagram)
   - 내장형 소프트웨어(내장형 소프트웨어의 기능을 가지는 모바일 의료용 앱을 포함한다)의 구조 및 주요기능
3. 제1호에도 불구하고 독립형 소프트웨어(독립형 소프트웨어의 기능을 가지는 모바일 의료용 앱을 포함한다)의 경우에는 다음 각 목에 해당하는 내용을 기재한다.
   - 모양 · 구조 및 각 부분의 기능
   - 의료기기 소프트웨어의 구조(유 · 무선 통신을 사용하는 의료기기에 한하여 통신 구성도 포함) 및 주요기능
4. 한벌구성 의료기기의 경우에는 각각의 의료기기의 목록을 작성하고 제1호 · 제2호 또는 제3호의 규정에 따라 기재한다.

(2) 제11조(제조방법)

① "제조원의 제조방법에 따른다"라고 기재한다. 다만, 다음 각 호에 해당하는 경우에는 해당 사항을 추가하여 기재한다. 멸균 의료기기의 제조방법의 경우 멸균방법은 별표 2의 멸균 방법 또는 이와 동등 이상 규격의 멸균방법을 기재한다.

- 최종 제품이 동물유래 성분을 함유하거나 제조과정 중 동물유래 성분을 사용하는 경우 동물의 명칭, 원산국, 연령, 사용부위, 처리공정 및 성분명과 해당 처리공정 결과가 적합함을 확인할 수 있는 규격(KS, ISO, ASTM 등)을 기재한다.

② 제1항에도 불구하고 4등급 의료기기는 다음 각 호에 따라 기재한다.

- 위탁공정 · 검사공정 및 멸균 공정을 포함하는 원재료 구입부터 최종 제품 출하까지의 전체 제조공정에 대한 흐름도를 기재하고, 각 공정에 대한 설명을 기재한다.
- 제조원 이외의 장소에서 제품설계 및 제조공정을 수행하는 경우 제조공정흐름도에 각 제조소의 제조국, 제조사명, 주소를 기재한다.
- 멸균 의료기기의 제조방법의 경우 별표2의 멸균방법 또는 이와 동등이상 규격의 멸균방법 및 멸균조건을 부가하여 기재한다.

(3) 제12조의2(성능)

① 성능은 해당 제품이 표방하는 제품의 물리 · 화학, 전기 · 기계적 특성, 의료기기 소프트웨어의 특성을 기재한다. 다만, 1등급 의료기기 중 제품의 특성상 성능을 표방할 수 없는 경우에는 기재하지 아니할 수 있다.
② 조합 의료기기의 경우에는 조합된 기기의 상태로, 한벌구성 의료기기의 경우에는 각각의 의료기기별로 제1항의 규정에 따라 성능을 기재한다.

(4) 제13조(사용방법)

사용방법은 다음 각 호에 따라 기재한다.

- 사용방법은 사용 전의 준비사항, 조작방법, 사용 후의 보관 및 관리방법을 상세히 기재하되, 전문가가 아닌 일반 소비자가 직접 사용하는 의료기기의 경우에는 사용 대상별(장애인, 임산부, 소아 등) 사용에 불편하지 않도록 알기 쉬운 용어로 기재하여야 한다. 다만, 독립형 소프트웨어(독립형 소프트웨어의 기능을 가지는 모바일 의료용 앱을 포함한다)의 경우에는 사용 전의 준비사항과 사용 후의 보관 및 관리방법에 대한 기재는 생략할 수 있다.
- 사용 전 멸균을 하여야 하는 경우에는 별표 2에 따라 식품의약품안전처장이 인정하는 멸균방법을 정확히 기재한다.
- 의료기기 소프트웨어의 경우에는 프로그램의 기능들을 확인할 수 있는 화면사진(화면 출력기능이 있는 경우에만 해당한다)과 함께 그 기능에 대한 사용방법을 정확하게 기재한다.
- 일회용 의료기기의 경우 "재사용 금지"를 명확하게 기재한다.

(5) 제14조(사용시 주의사항)

사용시 주의사항은 다음 각 호에 따라 기재한다.

1. 사용시 주의사항은 해당 의료기기가 안전하고 합리적으로 사용할 수 있도록 필요한 최신의 안전성 관련 사항을 모두 기재하여야 한다. 이 경우 의학 용어사전 등을 참고하여 이해하기 쉽도록 작성하여야 한다.
2. 다음 각 목에 의한 순서와 요령에 따라 기재한다.
   - 경고 : 치명적이거나 극히 중대하고 비가역적인 의료기기 이상 반응이 나타날 경우 또는 의료기기 이상 반응이 나타난 결과 극히 중대한 사고에 관련될 가능성이 있으므로 특히 주의를 환기할 필요가 있을 경우를 기재한다.
   - 의료기기의 특성을 고려한 사용대상 연령, 성별 또는 건강상태 등에 대한 주의사항을 기재한다.
   - 의료기기의 사용결과 발생할 수 있는 의료기기 이상 반응 사용상의 부주의에 따른 치명적인 부작용 · 사고발생 등에 대한 주의사항을 기재한다.
   - 일반적 주의 : 의료기기로 인한 중대한 사고를 방지하기 위하여 사용 중 주의사항을 기재하고 필요한 경우 사고발생시 처리방법 등도 기재한다.
   - 상호작용 : 다른 의료기기와 병용시 해당 의료기기가 병용 의료기기의 작용을 증강 또는 감약 시키거나 의료기기 이상 반응의 증강이 일어날 경우 또는 새로운 의료기기 이상 반응이 발생하거나 원 질환의 악화 등이 일어날 경우로서 임상적으로 의의가 있는 사항을 기재한다. 다만, 독립형 소프트웨어(독립형 소프트웨어의 기능을 가지는 모바일 의료용 앱을 포함한다)의 경우에는 이를 생략할 수 있다.
   - 임부, 수유부, 가임여성, 신생아, 유아, 소아, 고령자에 대한 사용 : 해당 의료기기의 기능적 특성 · 사용방법

등으로 볼 때 다른 환자에 비하여 특히 주의할 필요가 있다고 판단되는 사항을 기재한다.
- 적용상의 주의 : 사용방법 등에 따른 필요한 주의를 기재한다.
- 안전사고의 예방에 필요한 사항이 있는 경우에는 관련 주의사항을 기재한다.

(6) 제15조(포장단위)

의료기기의 포장단위는 제조업자 또는 제조원이 정하는 최소 포장단위로 기재하되, 제조 의료기기의 경우에는 "자사 포장단위"로, 수입 의료기기의 경우에는 "제조원 포장단위"로 기재할 수 있다.

(7) 제16조(저장방법 및 사용기간)

① 저장방법은 의료기기의 특성을 고려하여 안정성이 보장될 수 있도록 구체적인 보관조건(온도 등) 및 유의사항 등을 병기하여야 한다. 다만, 독립형 소프트웨어(독립형 소프트웨어의 기능을 가지는 모바일 의료용 앱을 포함한다)의 경우에는 이를 생략할 수 있다.
② 사용기간 또는 유효기간은 다음 각 호의 어느 하나에 해당하는 경우에는 식품의약품안전처장이 고시한 「의료기기의 안정성시험 기준」(식품의약품안전처 고시)에 따라 저장방법 및 사용기간 또는 유효기간을 설정하여 기재한다.
- 멸균 의료기기
- 시간이 경과됨에 따라 원재료 등의 물리 · 화학적 변화로 인한 안전성 또는 성능의 변화가 예측되는 의료기기

(8) 제17조(시험규격)

① 시험규격에는 해당 제품의 안전성 및 성능을 검증하기 위하여 필요한 시험을 다음 각 호에 따라 기재한다.
1. 안전성의 경우 해당 제품의 특성에 따라 식품의약품안전처장이 고시한 「의료기기의 전기 · 기계적 안전에 관한 공통 기준규격」, 「의료기기의 전자파 안전에 관한 공통기준규격」, 「의료기기의 생물학적 안전에 관한 공통기준규격」,「의료기기 기준규격」 또는 식품의약품안전처장이 공고한 규격 중 해당 규격을 기재하거나 이와 동등 이상의 국제 규격(IEC, ISO 등)을 기재한다. 다만, 식품의약품안전처장이 고시하거나 공고한 규격이 없는 경우에는 해당 의료기기의 국제규격(IEC, ISO 등)을 기재한다.
2. 성능은 자사가 설정한 근거 또는 국제규격(IEC, ISO 등)에 의한 시험항목, 시험기준 및 시험방법을 다음 각 목에 따라 기재한다.
   - 시험기준은 시험 결과의 적부 판정의 기준이 되는 기준치의 허용범위를 명확히 기재하여야 하며, 시험 결과가 온도 · 습도 등 주위 조건에 영향을 받는 경우에는 그 조건을 명시하여야 한다.
   - 시험방법은 구체적으로 순서에 따라, 시험결과를 정확히 산출할 수 있도록 개조식으로 기재한다.
   - 물리 · 화학적 시험은 인체에 접촉 · 삽입되거나 인체에 주입하는 혈액 · 체액 또는 약물 등에 접촉하는 의료기기의 경우 식품의약품안전처장이 공고한 규격이나 관련 규격(IEC, ISO, KS, EN, ASTM 등)을 기재한다. 다만, 식품의약품안전처장이 공고한 규격이나 관련 규격이 없는 제품의 경우 자사가 설정한 근거에 의한 시험항목, 시험기준 및 시험방법을 가목 및 나목에 따라 기재한다.

② 조합 의료기기의 경우에는 의료기기 전체로서 평가하여야 하는 부분과 각각의 의료기기별로 평가하여야 할 부분의 시험규격을 각각 설정하고, 한 벌 구성의료기기의 경우에는 각각의 의료기기별로 평가하여야 할 부분의 시험규격을 각각 설정한다.

(9) 제18조(제조원)

제조원은 다음 각 호에 따라 기재한다.

- 수입 의료기기의 경우에는 제조원의 제조국, 제조사명 및 주소를 기재한다.
- 모든 제조공정을 위탁하여 제조하는 경우에는 제조 의뢰자와 제조자의 상호와 주소를 모두 기재한다. 다만, 제조자가 외국 회사일 경우에는 제조국을 추가로 기재한다.

(10) 제19조(의료기기의 허가 · 인증 · 신고의 변경 처리)

수입 의료기기의 수출국 제조자 변경 : 제품의 안전성 및 유효성에 영향을 미치는 변경에 해당한다. 따라서 이에 해당하는 적합한 절차를 거쳐, 변경 사실을 확인 할수 있는 서류를 제출하여 경미한 변경이 아닌 변경 인증 · 허가(기술문서 심사불필요)절차에 따른다

① 제조(수입)허가 · 인증을 받거나 신고한 제품의 허가 · 인증 · 신고된 항목 중 변경이 있는 경우에는 변경허가 · 인증을 받거나 변경신고를 하여야 한다. 다만, 다음 각 호의 어느 하나에 해당하는 변경의 경우에는 신규로 허가 · 인증을 받거나 신고를 하여야 한다.

1. 작용원리의 변경으로 인한 기허가 · 인증 · 신고사항의 변경
2. 해당 품목에 대하여 국내에 최초로 사용하는 원재료의 변경(의료용품에 한한다)

② 별표 4에 따라 안전성이나 유효성에 영향을 미치는 변경이 있는 경우에는 시행규칙 제26조 제3항 각 호의 서류를 제출하여 변경허가 · 인증을 받거나 변경 신고를 하여야 한다. 다만, 다음 각 호의 어느 하나에 해당하는 경우에는 시행규칙 제26조 제3항 제2호의 서류를 제출하지 아니할 수 있다.

1. 법 제19조에 따른 기준규격 등의 개정 등으로 식품의약품안전처장이 변경을 지시한 경우
2. 별표 4에 따라 '기술문서심사 불필요'에 해당하는 변경이 있는 경우
3. 품목 신고한 제품의 변경

④ 시행규칙 제26조 제5항에 따른 경미한 변경사항은 다음 각 호와 같다.

1. 수출만을 목적으로 하는 의료기기의 변경(사용 목적, 제조소 소재지 변경 · 추가 및 양도 · 양수 변경은 제외한다)
2. 별표 3의 경미한 변경사항

⑤ 제조업자 · 수입업자는 제4항에 따른 경미한 변경사항에 대하여는 별지 제1호서식의 경미한 변경사항 보고서(전자문서를 포함한다)를 변경이 있는 날부터 30일 이내 또는 매년 최초 허가 · 인증 또는 신고일의 전월 말일부터 역산하여 1년 동안의 변경 내용에 대하여 허가 · 인증 또는 신고일이 속하는 월의 말일까지 식품의약품안전처장 또는 한국의료기기안전정보원장에게 제출하여야 한다.

⑥ 제5항에도 불구하고 다음 각 호에 어느 하나에 해당하는 경우에는 변경이 있는 날부터 30일 이내에 별지 제1호서식의 경미한 변경사항 보고서(전자문서를 포함한다)를 식품의약품안전처장 또는 한국의료기기안전정보원장에게 제출하여야 한다.

1. 생산 및 수입 중단에 따른 일부 모델명의 삭제
2. 경미한 변경에 따른 모델명의 변경 또는 추가
3. 상호 변경에 따른 제조원 명칭변경 및 제품명 변경
4. 수입 의료기기의 수출국 제조 의뢰자(위탁자를 말함) 소재지 변경

⑦ 품목류 인증 · 신고 대상의 경우에는 동일 제품군 범위 내에서 자율적으로 변경사항을 관리하되 모델명을

추가한 경우에는 변경된 모델명의 목록을 제출하여야 한다. 이 경우 목록의 제출 방법에 대하여는 제5항을 준용한다.

⑧ 제조업자 · 수입업자는 제4항에 따른 경미한 변경사항은 변경 사항이 발생할 때마다 해당 제조(수입)허가증 · 인증서 뒷면의 변경 및 처분사항 등 란에 변경 일자와 변경 내용을 기재하여야 한다.

⑨ 이미 허가받은 3D프린터를 이용하여 제작하는 의료기기이거나 '정형용품' 또는 '인체조직 또는 기능 대체품' 중분류에 해당하는 의료기기 중 의료기기 제조업자 · 수입업자가 담당 의사로부터 모양 및 구조의 변경을 요청받아 제조 또는 수입하는 경우로서 다음 각 호의 모든 요건을 만족하는 의료기기 (이하 "환자맞춤형 의료기기"라 한다)는 변경허가 · 인증을 받지 아니하거나 신고하지 아니할 수 있다. 이 경우 허가 · 인증을 받거나 신고한 제품당 연간 5회에 한한다.

1. 환자의 생리적, 병리적 고유한 특성에 맞게 제조 · 수입 · 설계된 의료기기
2. 담당 의사로부터 다음 각 목의 자료를 서면으로 요청받아 제조 · 수입하는 의료기기
   - 담당 의사의 요청서 및 환자맞춤형 의료기기의 적용 타당성에 대한 소견서
   - 환자맞춤형 의료기기 사용에 대한 환자동의서
3. 유통 중인 의료기기로는 대체할 수 없는 의료기기 또는 치료수단이 없는 환자에게 사용되는 의료기기
4. 제조 · 수입업자와 담당 의사(요청인)의 공동 책임하에 제조 · 수입 및 사용되는 의료기기
5. 시행규칙 제27조 및 제33조에 따라 원자재 · 완제품의 입출고, 제조공정 및 품질관리에 관한 문서의 기록 · 관리 및 품질검사 등의 절차를 준수하여 제조 · 수입하는 의료기기

⑩ 제9항에 따라 허가 · 인증을 받거나 신고한 모양 및 구조를 변경한 제조업자 · 수입업자는 해당 의료기기가 사용된 날부터 15일 이내에 별지 제1호의 2서식에 따른 환자맞춤형 의료기기 사용 보고서에 다음 각 호의 서류를 첨부하여 식품의약품안전처장에게 보고하여야 한다.

1. 제9항 제2호 각 목에 따른 서류
2. 제9항 제4호에 따라 제조(수입)업자 및 담당 의사의 공동책임을 확인할 수 있는 자료(㉕ 의사 숙련도 등 임상경험 입증자료와 제조(수입)업자 협의를 통해 제조기술 및 부작용 등 발생시 환자 보호 · 배상 대책 등)

(11) 제19조의2(의료기기 소프트웨어 허가 · 인증 · 신고의 변경 처리)

① 제19조에도 불구하고 의료기기 소프트웨어는 제조(수입)허가 · 인증을 받거나 신고한 사항 중 다음 각 호의 어느 하나에 해당하는 경우에는 시행규칙 제26조 제3항 각 호의 서류를 제출하여 변경허가 · 인증을 받거나 변경 신고를 하여야 한다. 다만, 품목 신고한 제품의 변경과 제2호 및 제3호에 따른 변경의 경우에는 시행규칙 제26조 제3항 제2호 · 제3호의 서류는 제출하지 아니할 수 있다.

- 소프트웨어 업그레이드에 해당하는 변경
- 의료기기 소프트웨어 관련 제조(수입)허가 · 인증을 받거나 신고한 제품의 제조소 소재지의 변경 또는 추가
- 의료기기 소프트웨어 관련 제조(수입)허가 · 인증을 받거나 신고한 제품의 양도 · 양수에 따른 변경

② 제1항에도 불구하고 내장형 소프트웨어(내장형 소프트웨어의 기능을 가지는 모바일 의료용 앱을 포함한다)의 경우에는 소프트웨어의 변경이 전기 · 기계 장치 등 하드웨어의 변경을 동반하지 않고, 성능 및 안전성에 영향을 주지 않는 변경에 한하여 제1항을 적용한다.

③ 제1항의 적용을 받는 제조업자 · 수입업자는 제1항 각 호의 변경을 제외한 변경사항에 대하여 제19조 제5항부터 제8항까지의 규정을 준용하여 경미한 변경사항 보고서를 제출하고, 변경사항이 발생할 때마다 해당 제조(수입)허가증 · 인증서 뒷면의 변경 및 처분사항 등 란에 변경일자와 변경내용을 기재하여야 한다.

(12) 제21조(시험·검사의 신청)

① 식품의약품안전처장이 지정한 시험·검사기관에 의료기기 시험·검사를 신청하고자 하는 자는 시험·검사기관에 별지 제4호서식의 신청서와 다음 각 호의 자료를 첨부하여 시험용 의료기기와 함께 제출하여야 한다.

1. 시행규칙 제5조 제1항 제2호에 따른 해당 제품의 기술문서 등에 관한 자료
   - 수입 의료기기의 경우에는 해당 시험용 의료기기를 입증할 수 있는 자료로서 「의료기기 수입요건확인 면제 등에 관한 규정」(식품의약품안전처 고시)에 따른 의료기기 요건면제확인 추천서, 「수입통관사무처리에 관한 고시」(관세청 고시)에 따른 수입신고필증 등의 사본

② 법 제33조에 따라 전수검사를 받아야 하는 의료기기는 다음 각 호와 같다.

- 식품의약품안전처장이 국민건강보호와 안전성·유효성 확보를 위하여 특별히 관리해야 할 필요가 있다고 인정하는 의료기기

(13) 제22조(중고의료기기 검사필증의 발행 등)

① 의료기기 제조업자 또는 수입업자가 의료기관으로부터 자기 회사가 제조 또는 수입한 의료기기를 구입한 경우에는 시행규칙 제27조 제1항 제15호 또는 제33조 제1항 제19호에 따른 검사를 하고, 적합한 경우에 별지 제10호서식의 검사필증을 해당 의료기기의 외장에 부착하여 출고하여야 한다.

② 판매업자 또는 임대업자는 의료기관으로부터 의료기기를 구입한 경우에는 시행규칙 제39조제1호에 따라 해당 의료기기의 제조업자, 수입업자 또는 의료기기 시험·검사기관에 별지 제11호서식의 신청서를 첨부하여 검사를 의뢰한 후 검사필증이 부착된 의료기기에 한하여 판매 또는 임대하여야 한다.

③ 제조업자 또는 수입업자는 제2항에 따라 판매업자 또는 임대업자로부터 검사를 의뢰받은 경우에는 의뢰를 받은 날부터 30일 이내에 시행규칙 제27조 제1항 제16호 또는 제33조 제1항 제20호에 따른 검사를 실시하고 의뢰인에게 별지 제12호서식에 따라 의뢰인에게 그 결과를 통보하고, 적합한 경우에는 별지 제10호서식의 검사필증을 발행하여야 하며, 해당 의료기기의 외장에 검사필증을 부착하여야 한다.

④ 제3항에도 불구하고 제조업자 또는 수입업자가 30일 이내에 검사필증 발행이 어려운 경우에는 그 지연사유 및 처리 기한을 기재하여 해당 판매업자 또는 임대업자에게 회신하여야 한다.

⑤ 제1항 및 제2항에도 불구하고 시행규칙 제41조에 따라 다음 각 호의 어느 하나에 해당하는 의료기기는 출고 또는 판매·임대할 때 중고의료기기 검사필증을 부착하지 아니할 수 있다.

1. 「의료법」 제37조에 따른 진단용 방사선 발생장치
2. 1등급 의료기기. 다만, 다음 각 목에 해당하는 의료기기는 제외한다.
   - 전기를 사용하는 의료기기
   - 방사선, 레이저 등 방어용 기구
   - 인체에 에너지를 전달하는 기기

⑥ 수입업자가 허가·인증 또는 신고된 의료기기를 중고로 수입하는 경우에는 제1항을 준용한다.

Chapter

04

의료기기 품질 제품검사

01 제품검사 규격검토 및 계획수립

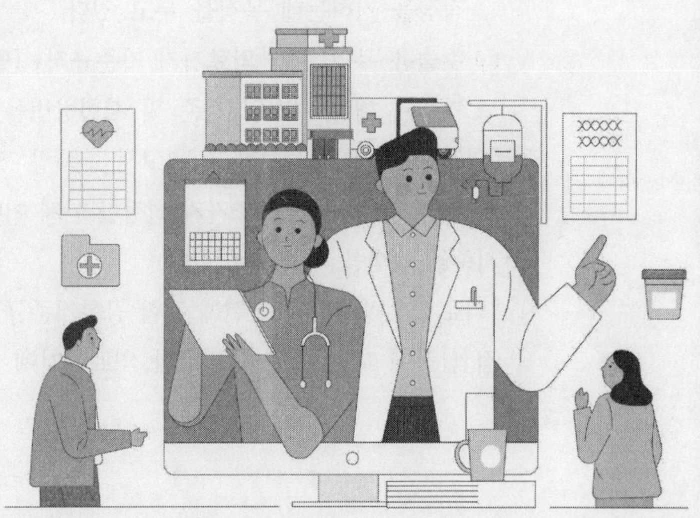

01 제품검사 규격검토 및 계획수립

1. 법규에 따른 제품 적용 여부 판단

1) 의료기기 기준 규격법

제1조(목적) 이 기준은 「의료기기법」 제19조 및 「체외진단 의료기기법」 제4조 규정에 따라 품질에 대한 기준이 필요하다고 인정하는 의료기기에 대하여 그 적용 범위, 형상 또는 구조, 시험규격, 기재사항 등을 기준규격으로 정하여 의료기기의 품질관리에 적정을 기하는데 그 목적을 두고 있다.

제2조(적용 범위) 이 기준은 「의료기기법」 제2조 및 「체외진단 의료기기법」 제2조에 의하여 정의된 의료기기에 대하여 적용한다.

제3조(의료기기 기준 및 시험방법 등) 「의료기기법」 제19조 및 「체외진단 의료기기법」 제4조 규정에 따라 품질에 대한 기준이 필요하다고 인정하는 의료기기에 대한 기준 규격 및 시험방법 등은 "별표 1", "별표 2" 및 "별표 3"과 같다.

제4조(재검토 기한) 「행정규제 기본법」 제8조 및 「훈령 · 예규 등의 발령 및 관리에 관한 규정」(대통령 훈령 제248호)에 따라 2014년 1월 1일을 기준으로 매 3년이 되는 시점(매 3년째의 12월 31일까지이다)마다 그 타당성을 검토하여 개선 등의 조치를 하여야 한다.

(1) 의료기기 전기 · 기계적, 생물학적, 전자파 안전에 관한 공통 기준규격

① 「의료기기 전기 · 기계적 안전에 관한 공통기준규격」, 「의료기기의 전자파 안전에 관한 공통 기준규격」 : 전기 · 전자회로를 사용하는 의료기기에 대하여 적용한다.

② 「의료기기 기준규격」

㉠ 「의료기기법」 제19조에 따라 품질에 대한 기준이 필요하다고 인정하는 의료기기에 대하여 그 적용 범위, 형상 · 구조 시험규격, 기재사항 등을 기준규격으로 정하여 품질관리에 적정을 기하는데 목적을 두고 있다.

㉡ 수술용 무영등은 「의료기기 기준규격」 [별표 3] 1등급 기준규격 17. 수술용 무영등에 기재된 해당 기기의 기준 및 시험방법을 따른다.

③ 「의료기기의 안정성시험 기준 고시」 : 특정 조건하 에서 사용기간(유효기간) 동안 의료기기의 특성이나 성능이 제조자가 설정한 한계 이내로 유지되는 것을 확인하기 위한 안정성시험 기준을 정함을 목적으로 한다.

④ 「의료기기 생물학적 안전에 관한 공통기준규격」 : 인체에 직 · 간접적으로 접촉하여 생물학적 안전에 대한 확인이 필요한 의료기기에 대하여 적용한다.

2) 의료기기 표시 · 기재 및 광고

(1) 의료기기 표시 · 기재

의료기기의 용기, 포장, 첨부문서에 정확한 정보를 기재하는 것은 사용자가 제품을 안전하고 유효하게 사용하도록 돕고, 발생 가능한 문제를 최소화하는 데 목적이다.

① 기본 원칙

㉠ 허가사항 기준 : 모든 표시 · 기재 내용은 반드시 품목허가 · 인증 · 신고된 사항을 기준으로 작성한다.

㉡ 금지사항

ⓐ 거짓이나 오해의 소지가 있는 사항

ⓑ 허가받지 않은 성능이나 효과 보건위생상 위해가 발생할 우려가 있는 사용방법 등을 표시해서는 안된다.

ⓒ 처분 : 위반시 위반내용과 횟수에 따라 해당 품목판매 업무정지 7일부터 허가 취소까지의 행정처분을 받는다.

② 용기 · 외장의 필수 기재사항(의료기기법 제20조)

㉠ 제조업자 또는 수입업자의 상호와 주소

㉡ 수입품의 경우 제조원(제조국 및 제조사명)

㉢ 허가(인증 · 신고)번호, 명칭(제품명, 품목명, 모델명)

㉣ 제조번호와 제조 연월(사용기한이 있는 경우 사용기한으로 대체 가능)

㉤ "의료기기"라는 표시(굵은 글씨 또는 글상자 사용)

㉥ 일회용인 경우 "일회용" 및 "재사용 금지"라는 표시를 모두 병행 기재

㉦ 의료기기 표준 코드(UDI), 용기가 좁은 경우의 예외 : 용기나 외장의 면적이 좁아 모든 사항을 기재할 수 없는 경우라도 '모델명'과 '제조 · 수입업자 상호'는 반드시 의료기기 용기나 외장에 직접 기재해야 한다.

- 실무상 주의사항 : 수입된 완제품은 국내에서 포장을 뜯어 재포장하는 행위가 금지. 다만, 허가받은 영업소 내에서 포장을 유지한 채 오기된 한글 기재사항을 스티커 등으로 수정(보완)하는 것은 가능하다.

③ 첨부문서의 필수 기재사항(의료기기법 제22조)

㉠ 사용방법과 사용시 주의사항('경고' 항목은 눈에 띄게 기재)

㉡ 보관 또는 저장방법

㉢ 첨부문서의 작성 연월

㉣ 멸균 후 재사용이 가능한 경우 : 청소, 소독, 포장, 재멸균 방법과 재사용 횟수의 제한 내용을 포함한 절차정보이다.

• 첨부문서 인터넷 제공 : 식품의약품안전처장이 지정하는 의료기기(주로 의료기관에서 사용하는 제품)에 한정한다.

④ 체외진단 의료기기의 표시 · 기재(체외진단 의료기기법)

㉠ 용기 · 외장 : 일반 의료기기 기재사항에 더해 "체외진단 의료기기" 표시, 사용 목적, 보관 · 저장방법을 추가로 기재

㉡ 용기가 좁은 경우의 예외 : 모델명, 상호 외에 주소까지 반드시 기재에서 일반 의료기기와 차이가 있다.

(2) 의료기기 표시 기재사항 및 첨부문서에서 제조허가

① 의료기기 표시 기재사항에 대한 설명

㉠ 「의료기기법 시행규칙」 제43조에 따라 용기 또는 외장이나 포장에 기재한 경우에는 제1항 제1호부터 제5호까지는 첨부문서에 그 기재를 생략할 수 있지만 제1항 제6호에 따라 멸균 후 재 사용시에는 그 방법을 첨부문서에 자세히 기재하여야 한다.

㉡ 「의료기기법 시행규칙」 제43조 제1항 제4호에 따라 제조자, 제조 의뢰자를 구분해야 하며, 제1항 제5호에 따라 최소 단위 포장일 경우에는 모델명과 제조 업소명을 기재하고, 제1항 제7호에 따라 방사선 제품일 경우 특성, 종류, 강도 및 확산 등에 관한 사항을 기재하여야 한다.

㉢ 국내 제조업자가 모든 제조 과정을 위탁하여 제조하는 경우에는 제조 의뢰자(위탁자)와 제조자(수탁자)의 상호와 주소를 기재한다.

의료기기 외장 또는 용기의 면적이 좁은 경우에는 의료기기 법령에서 요구하는 기재사항을 모두 기재하지 못하기 때문에 일부 외부의 용기나 외부 포장 또는 첨부문서에 기재해야 한다. 그러나 이 경우에도 의료기기 용기나 외장에는 반드시 '(모델명)과 제조 · 수입업자 상호'는 기재하여야 한다.

② 의료기기 표시기재 권장사항에 대한 설명

㉠ 개인용 의료기기의 경우에는 "사용시 주의사항을 반드시 읽을 것"이라는 문구 기재

㉡ 추적 관리대상 의료기기는 "추적 관리대상 의료기기"라는 표시를 굵은 글씨 또는 글상자 등을 사용하여 용기 외장에 기재

㉢ 외부의 용기나 포장을 크게 할 수 없는 경우 첨부문서에 기재하고 "첨부문서 참조"라는 표시를 기재

첨부문서만으로 의료기기의 안전한 사용과 관련 정보를 제공하는 것이 충분하지 못하다고 판단하는 경우에는 첨부문서 외에 사용설명서를 추가적으로 제공하고, 첨부문서에 "자세한 사항은 사용설명서 참조"라는 문구를 기재해야 한다.

③ 의료기기 표시 기재사항 및 첨부문서에 대한 설명

㉠ 외부 포장에서 단순히 구매자의 운반 편의를 위한 임시 포장을 한 경우는 추가적인 표시 기재를 하지 않아도 된다.

㉡ 「인터넷 홈페이지 형태 첨부문서 제공 가능 의료기기의 지정에 관한 규정」 제2조에 따라 그 대상은 의료기관에서 사용될 목적으로 제조 또는 수입된 의료기기에 한정하고 있으며, 현재 1,939개의 품목이 적용되고 있다. 첨부문서를 인터넷으로 제공해도 되는 제품인지 반드시 확인 후 인터넷으로 제공해야 한다.

㉢ 의료기기 표시 기재사항 및 첨부문서

ⓐ 의료기기 용기 등의 기재사항 및 첨부문서 기재사항

[라벨] 의료기기의 용기나 외장 또는 제품의 가치 및 상태를 보호하기 위한 외부 포장, 여러 기기를 하나로 묶어 조합 복합 구성한 제품의 포장에 쓰이거나, 프린트되거나, 그려진 정보이다.
관련 법령에 따라 관리된 라벨 및 첨부문서는 의료기기 취급자 또는 사용자에게 정확한 제품정보를 제공하여 해당 의료기기를 안전하고 유효하게 사용할 수 있도록 하고, 사용 중 발생할 수 있는 부작용, 이상사례 같은 문제들을 최소화할 수 있게 해준다.

ⓑ 의료기기 표시기재 관련 법령

ⓒ 용기 등의 기재사항

단순히 구매자가 구매장소로부터 사용장소까지의 운반 편의를 위해 임시적 포장을 한 경우와는 구별해야 하는데 의료기기 법령에서 의미하는 외부 포장으로 해석하기는 어려울 것이므로 추가적인 표시기재를 하지 않아도 된다.
- 첨부문서 인터넷 제공은 2019년 7월 모든 등급에 대하여 차등 적용 없이 일괄 시행되었으며, 「의료기기법」 제22조 제2항 제3호 및 「인터넷 홈페이지 형태 첨부문서 제공 가능 의료기기의 지정에 관한 규정」 제2조에 따라 그 대상은 의료기관에서 사용될 목적으로 제조 또는 수입된 의료기기에 한정하였다.

④ 의료기기 용기 등의 기재사항에 해당하는 내용 : 「의료기기법」 제20조(용기 등의 기재사항) 의료기기 제조업자 및 수입업자는 의료기기의 용기나 외장(外裝)에 다음 각 호의 사항을 적어야 한다. 다만, 총리령으로 정하는 용기나 외장의 경우에는 그러하지 아니하다.

㉠ 제조업자 또는 수입업자의 상호와 주소

㉡ 수입품의 경우는 제조원(제조국 및 제조사명)

㉢ 허가(인증 또는 신고)번호, 명칭(제품명, 품목명, 모델명), 이 경우 제품명은 제품명이

있는 경우만 해당한다.

㉣ 제조번호와 제조 연월(사용기한이 있는 경우에는 제조 연월 대신에 사용기한을 적을 수 있다)

㉤ 중량 또는 포장 단위

㉥ "의료기기"라는 표시

㉦ 일회용인 경우는 "일회용"이라는 표시와 "재사용 금지"라는 표시

㉧ 식품의약품안전처장이 보건복지부 장관과 협의하여 정하는 의료기기 표준코드

㉨ 첨부문서를 인터넷 홈페이지에서 전자형태로 제공한다는 사실 및 첨부문서가 제공되는 인터넷 홈페이지 주소(제22조 제2항에 따라 첨부문서를 인터넷 홈페이지에서 제공하는 경우에 한정한다).

⑤ 의료기기의 용기나 외장, 외부의 용기나 포장 및 첨부문서에 기재사항을 적을 때의 표시 방법 : 한글로 적거나, 한글에 한글과 같은 크기의 한자 또는 외국어를 함께 기재 또는 수출용 의료기기에는 한글이 아닌 수출 대상국 언어로 기재 또는 의료기기 허가 · 인증 · 신고 시 외국어로 적은 항목 관련하여 해당 언어로 기재 등의 조건없이 영어로 기재하는 것은 옳지 않다.

「의료기기 시행규칙」 제44조(기재사항의 표시 방법)

① 법 23조에 따라 의료기기의 용기나 외장, 외부의 용기나 포장 및 첨부문서에 기재사항을 적을 때에는 다음 각 호의 방법에 따라야 한다.

1. 한글로 적거나, 한글에 한글과 같은 크기의 한자 또는 외국어를 함께 적을 것
   다만, 다음 각 목의 경우에는 한글을 적지 않을 수 있다.
   • 수출용 의료기기에 수출 대상국 언어로 적는 경우
   • 의료기기 허가 · 인증 · 신고 시 외국어로 적은 항목을 해당 언어로 적는 경우
2. 그 밖에 글자 크기, 줄 간격 및 그 밖의 기재 방법에 관하여 식품의약품안전처장이 정하여 고시하는 사항을 지킬 것

⑥ 의료기기 첨부문서에서 제조허가를 위한 (확증)임상시험용 의료기기 첨부문서 기재사항

㉠ 임상시험용 외의 목적으로 사용할 수 없음

㉡ 제조업자 또는 수입업자의 상호

㉢ 보관(저장)방법

(3) 제품 특성별 및 포장형태에 따른 튜브, 박스의 표시기재 관리방법

품목예시	구분	포장형태(수량/포장단위)	표시기재 부착방법
MRI	설치형 제품	1대/부분품 분리포장	제품(외장), 부분품 박스
치과용 접착제	튜브형태 제품	1개 튜브/1박스	(튜브, 박스)

① 부분품 단위로 포장되므로 「의료기기법」 제20조에 따라 제품(외장)에 기재하되, 각 부분품의 박스에 운송상의 식별을 위한 최소사항을 기재한다.
② 「의료기기법」 제20조, 제21조에 따라 최소 사용 단위인 튜브(용기)의 외장과 유통·판매 단위인 박스(용기포장)에 모두 표기한다.

(4) 「의료기기 시행규칙」 제43조(첨부문서의 기재사항)

「의료기기 시행규칙」 제43조(첨부문서의 기재사항)에 따라 제1호부터 제3호까지 및 제5호에서 제7호까지만 첨부문서에 기재하며, 제4호인 제조번호와 제조 연월은 용기에 기재한다.

「의료기기 시행규칙」 제43조 (첨부문서의 기재사항)
법 제22조 제1항 제4호에서 "총리령으로 정하는 사항"이란 다음 각호의 사항이다.
- 법 제20조 제1호부터 제3호까지 및 제5호부터 제7호까지의 사항
- 제품의 사용 목적
- 보관 또는 저장방법
- 국내 제조업자가 모든 제조공정을 위탁하여 제조하는 경우에는 제조 의뢰자(위탁자를 말한다)와 제조자(수탁자를 말한다)의 상호와 주소
- 낱개 모음으로 한 개씩 사용할 수 있도록 포장하는 경우에는 최소 단위포장에 모델명과 제조 업소명
- 멸균 후 재사용이 가능한 의료기기인 경우에는 그 청소, 소독, 포장, 재멸균 방법과 재사용 횟수의 제한 내용을 포함하여 재사용을 위한 적절한 절차에 대한 정보
- 의학적 치료 목적으로 방사선을 방출하는 의료기기의 경우에는 방사선의 특성 · 종류 · 강도 및 확산 등에 관한 사항
- 첨부문서의 작성 연월
- 부작용 보고 관련 문의처(한국의료기기안전정보원, 연락처)
- 그 밖에 의료기기의 특성 등 기술정보에 관한 사항

의료기기법 시행규칙
[시행 2025.8.1.] [총리령 제2044호, 2025.8.1., 일부개정] 〈개정 2024.1.16.〉

① 제1항에도 불구하고 임상시험용 의료기기의 첨부문서에 적어야 할 사항은 다음 각호와 같다.

- "임상시험용"이라는 표시
- 제품명 및 모델명
- 보관(저장)방법
- 제조번호 및 제조 연월일(사용기한이 있는 경우에는 사용기한으로 적을 수 있다.)
- 제조업자 또는 수입업자의 상호(위탁제조 또는 수입의 경우에는 제조원과 국가명을 포함한다)
- "임상시험용 외의 목적으로 사용할 수 없음"이라는 표시

② 제1항 제1호부터 제5호까지의 사항을 용기 또는 외장이나 포장에 기재한 경우에는 첨부문

서에는 그 기재를 생략할 수 있다.

[참고] • 제품명은 허가(인증 또는 신고)증에 기재된 제품명만 기재할 수 있다.
• 규정에 따라 제품명은 반드시 작성할 필요는 없으며, 간혹 모델명과 제품명을 혼동하는 경우가 많다.
• 의료기기는 모델명(또는 형명 등)으로 관리된다.

(5) 의료기기 용기 등의 첨부문서의 제공방법

첨부문서의 기재사항은 「의료기기법」 제22조(첨부문서의 기재사항)에 따라 이동식 저장장치(USB), 시디(CD), 실물의 첨부문서 · 안내서(종이), 자사의 인터넷 홈페이지(의료기관에서 주로 사용하는 의료기기)로 제공이 가능하다.

제조업자 또는 수입업자가 법 제20조를 위반하여 의료기기의 용기나 외장에 기재사항을 적지 않은 경우, 법 제36조 제1항 제12호에 따라 3차 위반시 해당 품목 제조 및 수입 허가 · 인증 취소 또는 제조 수입 금지의 처분이 행해진다.

- 「의료기기법」제23조(기재시 주의사항)에 따라 문자 · 기사 · 도화 또는 도안보다 쉽게 볼 수 있는 장소에 기재하고 한글로 읽기 쉽고 이해하기 쉬운 용어로 정확히 기재해야 하므로 동영상의 형태는 제공이 불가하다.
- 네이버, 다음 등 포털 계정을 만들거나, 소셜미디어를 통해 첨부문서를 업로드 하는 것은 파일 형태의 위변조가 가능하고 자료의 유통경로에 대한 관리가 불가능하며, 사이버 보안 등의 위험의 우려도 있어 불가하다.

(6) 의료기기 표시기재 사항에 대한 설명

「의료기기 표시 · 기재 등에 관한 규정」 제9조에 따르면 장애인 · 고령자 등의 올바른 의료기기 사용을 위하여 표시 기재사항은 점자 · 음성 변환 코드 등을 병행하여 기재할 것을 기재할 것을 권장한다.

(7) 「의료기기 표시 · 기재 등에 관한 규정」

① 제4조(글자 크기 및 줄 간격)

- 용기, 외장, 외부 포장 및 첨부문서에 기재하는 사항의 글자 크기는 6 포인트 이상으로 한다.
  다만, 다음 각 호의 경우는 7포인트 이상으로 한다.
  - 「의료기기품목 및 품목별 등급에 관한 규정」에 명시된 의료기기 품목명에 "개인용"이라는 용어가 포함된 의료기기(이하"개인용 의료기기"라한다.)
  - 명칭[제품명, 품목명, 모델명], 제조 연월(사용기한 포함). "의료기기","일회용", "재사용 금지", 및 "임상시험용" 및 임상시험용 외의 목적으로 사용할 수 없음"이라는 문자
- 제1항에 따른 기재사항의 줄 간격은 0.5포인트 이상이어야 한다.

② 제8조(권장사항)

- 법 제20조부터 제23조까지의 기재사항 외에 사용자에게 정확하고 이해하기 쉬운 의료기기 정보를 제공하기 위하여 용기나 외장 또는 첨부문서에 다음 각호 사항을 품목의 특성을 고려하여 적절히 기재할 것을 권장한다.
  - 개인용 의료기기의 경우에는 "사용시 주의사항을 반드시 읽을 것"이라는 문구
  - 제조업자 또는 수입업자의 홈페이지 또는 식품의약품안전처 의료기기 전자 민원창구(http://emed.mfds.go.kr) 등 해당 의료기기에 대한 자세한 허가 · 인증 · 신고사항을 확인 할 수 있는 방법
  - 제조업자 또는 수입업자의 전화 · 팩스번호
- 법 제22조 및 시행규칙 제43조에서 정한 첨부문서의 기재사항은 용기나 외장에 기재하고 용기나 외장의 면적이 좁거나 용기 또는 외장에 모두 기재할 수 없는 경우에는 외부의 용기나 포장에 기재할 것을 권장한다. 다만, 「제품의 포장재질 · 포장방법에 관한 기준 등에 관한 규칙」(환경부령) 등에 위배되어 외부의 용기나 외부의 포장을 크게 할 수 없는 경우에는 첨부문서에 기재하고 용기나 외장에 "첨부문서 참조"라는 표시를 할 것을 권장한다.
- 추적 관리대상 의료기기는 "추적관리 대상 의료기기"라는 표시를 굵은 글씨 또는 글 상자 등을 사용하여 용기 또는 외장에 기재할 것을 권장한다.
- 의료기기 제조업자 또는 수입업자는 첨부문서만으로 의료기기의 안전한 사용과 관련한 정보를 제공하는 것이 충분하지 못하다고 판단하는 경우에는 첨부문서 외에 사용설명서를 추가적으로 제공하고, 첨부문서에 "자세한 사항은 사용설명서 참조"라는 문구를 기재할 것을 권장한다.

③ 제9조(장애인 · 고령자 등을 위한 권장사항)

- 장애인 · 고령자 등의 올바른 의료기기 사용을 위하여 표시 기재사항은 점자 또는 점자 · 음성 변환용코드 등을 병행하여 기재할 것을 권장한다.
- 홈페이지를 통하여 자세한 의료기기 허가 · 인증 · 신고 내용을 제공할 때에는 수화, 자막, 음성, 확대 문자 등을 활용하여 장애인 · 고령자 등이 별도의 보조기기를 사용하지 않고서도 장애를 가지지 않은 자와 동등한 수준으로 활용할 수 있도록 할 것을 권장한다.

(8) 기재사항의 각 항목별 기재방법에 대한 설명

「의료기기 표시 · 기재 등에 관한 규정」 제6조(용기나 외장의 기재방법)

① 「의료기기법」 /(이하 "법"이라 한다) 제20조에 따라 의료기기의 용기나 외장에 기재하는 사항은 허가(신고)사항에 따라 작성하되 항목별 기재방법은 다음 각 호와 같다.

㉠ 제조업자 또는 수입업자의 상호와 주소는 제조(수입)업 허가를 기준으로 기재한다. 다만, 「산업집적활성화 및 공장설립에 관한 법률」 제28조의2 제3항에 따라 등록된 지식산업센터에 소재한 제조업자는 상호와 주된 제조소(상시 연락 또는 방문 가능한 장소를 말한다)의 주소만을 기재할 수 있다.

㉡ 사용기한은 2호와 같은 방법으로 기재한다. 다만, 다음 각 목의 구분에 따라 기재할 수 있다.

ⓐ 사용기한을 제조일과 함께 기재하는 경우 사용기한이 1월 이내이면 "제조일로부터 00일까지", 사용기한이 1월 이상 12월 미만이면 "제조일로부터 00개월까지" 또는

사용기한이 1년 이상이면 "제조일로부터 00년까지"로 기재한다.

ⓑ 사용기한이 서로 다른 여러 가지 제품을 함께 포장하였을 경우 그중 가장 짧은 사용기한 하나만을 기재한다.

(9) 의료기기의 기재사항의 방법에 대한 설명

① 의료기기법 시행규칙 제42조(용기 등의 기재사항) : 법 제20조 각 호 외의 부분 단서에 따라 의료기기의 용기나 외장에 기재사항을 적지 아니하여도 되는 경우는 다음 각 호의 어느 하나에 해당하는 경우로 한다.

㉠ 용기나 외장의 면적이 좁거나 용기 또는 외장에 법 제20조 각 호의 사항을 모두 적을 수 없는 경우로서 기재사항을 외부의 용기나 외부의 포장 또는 첨부문서에 적은 경우. 다만, 이 경우에도 모델명과 제조업자 또는 수입업자의 상호는 의료기기의 용기나 외장에 적어야 한다.

㉡ 수출용 의료기기로서 수출 대상국의 기준에 따라 기재사항을 적은 경우이다.

② 제43조(첨부문서의 기재사항) : 법 제22조 제1항 제4조에서 "총리령으로 정하는 사항"이란 다음 각 호의 사항이다.

의료기기법 제20조(용기 등의 기재사항)
- 낱개 모음으로 한 개씩 사용할 수 있도록 포장하는 경우에는 최소 단위 포장에 모델명과 제조 업소명을 기재한다.
- 의료기기 제조업자 및 수입업자는 의료기기의 용기나 외장(外裝)에 다음 각 호의 사항을 적어야 한다.
- 식품의약품안전처장이 보건복지부장관과 협의하여 정하는 의료기기 표준코드를 기재해야 한다.

(10) 의료기기 표시 기재를 1차 위반했을 경우, 행정처분

회사는「의료기기법」제20조(용기 등의 기재사항)에 대한 기재사항 중 일부를 기재하지 않은 사항에 해당된다. 이에 따른 행정처분은 1차 위반시 해당 품목판매업무 정지 1개월에 해당된다「의료기기법 시행규칙」[별표 8] 행정처분기준(제28조 제1항 관련).

위반행위	근거법조문	행정처분 기준			
		1차 위반	2차 위반	3차 위반	4차 이상 위반
21. 제조업자 또는 수입업자가 법 제20조를 위반하여 의료기기의 용기나 외장에 기재사항을 적지 않은 경우	법 제36조 제1항 제12호				

위반행위	근거법조문	행정처분 기준			
		1차 위반	2차 위반	3차 위반	4차 이상 위반
㉠ 기재 사항의 전부를 적지 않은 경우		해당 품목 판매업무 정지 3개월	해당 품목 판매업무 정지 6개월	해당 품목제조 및 수입허가 · 인증 취소 또는 제조 · 수입 금지	
㉡ 기재 사항의 일부를 적지 않은 경우		해당 품목 판매업무 정지 1개월	해당 품목 판매업무 정지 3개월	해당 품목판매업무 정지 6개월	해당 품목제조 및 수입 허가 · 인증취소 또는 제조 · 수입금지
22. 제조업자 또는 수입업자가 법 제21조를 위반하여 의료기기 외부의 용기나 포장에 기재사항을 적지 않은 경우	법 제36조 제1항 제12호				
㉠ 기재 사항의 전부를 적지 않은 경우		해당 품목 판매업무 정지2개월	해당 품목 판매업무 정지4개월	해당 품목 판매업무 정지 6개월	해당 품목제조 및 수입허가 · 인증취소 또는 제조 · 수입금지
㉡ 기재 사항의 일부를 적지 않은 경우		해당 품목 판매업무 정지 15일	해당 품목판매 업무 정지 1개월	해당 품목판매 업무 정지 3개월	해당 품목판매 업무 정지 6개월

(11) 의료기기 표시 기재를 위반했을 경우, 회사 대표가 받는 행정처분

회사는 「의료기기법」 제22조(첨부문서의 기재사항)에 대한 일부를 기재하지 않은 사항에 해당되어 행정처분은 「의료기기법 시행규칙」 별표 8 행정처분의 기준에 따라 2차 위반시 해당 품목 판매업무 정지 15일에 해당된다.

의료기기법 시행규칙 [별표 8] 행정처분 기준(제58조 제1항 관련)

위반행위	근거 법조문	행정처분 기준			
		1차 위반	2차 위반	3차 위반	4차 이상 위반
제22조를 위반하여 의료기기 첨부문서에 기재사항을 적지 않는 경우	법 제36조 제1항 제12호				
가. 기재 사항의 전부를 적지 않은 경우		해당 품목판매 업무 정지 1개월	해당 품목판매 업무 정지 3개월	해당 품목판매 업무 정지 6개월	해당 품목 제조 수입허가 인증 취소 또는 제조 수입금지
나. 기재 사항의 일부를 적지 않은 경우		해당 품목판매 업무 정지 7일	해당 품목판매 업무 정지 15일	해당 품목판매 업무 정지 1개월	해당 품목판매 업무 정지 3개월

(12) 의료기기 표시 기재 등에 관한 규정, 제6조(용기나 외장의 기재방법)에서 규정하고 있는 사항

① 「의료기기 표시 · 기재등에 관한 규정」 제6조 3의 나항에 따라 가장 짧은 사용기한 하나만을 기재한다.

② 「의료기기 표시 · 기재등에 관한 규정」

제6조(용기나 외장의 기재방법)

① 의료기기법(이하 "법"이라 한다) 제20조에 따라 의료기기의 용기나 외장에 기재하는 사항은 허가 · 인증 · 신고사항에 따라 작성하되 항목별 기재방법은 다음 각 호와 같다.

1. 제조업자 또는 수입업자의 상호와 주소는 제조(수입)업 허가를 기준으로 기재한다. 다만, 「산업집적활성화 및 공장설립에 관한 법률」 제28조의2 제3항에 따라 등록된 지식산업센터에 소재한 제조업자는 상호와 주된 제조소(상시 연락 또는 방문가능한 장소를 말한다.)의 주소만을 기재할 수 있다.
2 제조 연월은 "00년0 0월". "00.00.", "00/0 0", 또는 "00-00". "0000년0 0월", "0000.00.", "00 00/00, 또는 "0000-00"의 방법으로 기재하되 일자를 추가로 기재하는 경우에는 "00년0 0월00일". "00.00.00.", "00/00/00", 또는 "00-00-00", "0000년00월00일", "0000.00.00.","0000/00/00", 또는 "0 000-00-00"의 방법으로 기재한다. 다만, 연, 월 또는 연, 월, 일의 기재순서가 전단의 기재 순서와 다를 경우 소비자가 알아보기 쉽도록 연, 월 또는 연, 월, 일의 기재순서를 용기나 외장에 예시한다.
3. 사용기한은 2호와 같은 방법으로 기재한다. 다만, 다음 각 목의 구분에 따라 기재할 수 있다.
   가. 사용기한을 제조일과 함께 기재하는 경우 사용기한이 1월 이내이면 "제조일로부터 00일까지", 사용기한이 1월 이상 12월 미만이면 "제조일로부터 00개월까지" 또는 사용기한이 1년 이상이면 "제조일로부터 00년까지"로 기재
   나. 사용기한이 서로 다른 여러 가지 제품을 함께 포장하였을 경우 그중 가장 짧은 사용기한 하나만을 기재
4. 중량 또는 포장단위는 허가 · 인증 · 신고사항을 토대로 판매되는 단위를 구체적으로 기재한다.
5. "의료기기"라는 표시는 굵은 글씨 또는 글상자 등을 사용하여 기재한다.

3) 의료기기 기준규격 종류

(1) 공통 기준규격

전기전자 의료기기에 공통적으로 적용되는 시험규격이지만, 의료기기마다 가지고 있는 기능이나 특징이 다르므로 특수한 의료기기의 경우에는 각자의 특성에 맞는 추가시험에 대한 규격이 필요하다.

(2) IEC60601 시리즈 규격

① 개별규격이 규정하거나(IEC 60601-2-XX), 별도의 개별규격(Particular Standard)이 필요 한 경우도 있다.

② 식품의약품안전처에서는 이러한 기준규격들을 「의료기기 기준규격」[별표 2]에서 규정하고 있다.

㉮ 내시경기기(IEC 60601-2-18), 레이저 진료기기(IEC 60825), 의료용 광선 조사기(IEC 62471)

(3) 「의료기기 기준규격」 [별표 1]

의료용품 및 치과재료의 시험규격을 규정하고 있다.

(4) 「의료기기 기준규격」 [별표 3]

1등급 의료기기의 시험규격을 규정하고 있다.

(5) 의료기기 종류에 따른 안전규격 및 개별 기준규격

① ME 의료기기의 규격 : 의료기기의 전기 · 기계적 안전에 관한 규격
② 체외진단용 분석기기 : IEC 60601(계측, 제어 및 시험소용 전기 기기의 안전 요구사항)
③ 인체 이식형 전자 의료기기 이식 부분품 : ISO 14708-1(외과용 임플란트-능동 이식형 의료기기-제1부)
④ 개별 기준규격 : 의료기기의 전기 · 기계적 안전에 관한 규격

※ 출처 : 식품의약품안전처(2023). 의료기기의 전기 · 기계적 안전에 관한 공통기준 및 시험방법. p.32.

4) 「의료기기 기준규격」 문서의 이해

(1) 「의료기기 기준규격」 [별표 1]과 [별표 3]의 문서는 다음과 같은 양식으로 작성

① 적용 범위 : 의료기기의 품목 및 품목별 등급에 관한 규정에 해당하는 의료기기의 종류로 적용된다.

㉮ 기준규격 : 「의료기기 품목 및 품목별 등급에 관한 규정」(식품의약품안전처 고시) 소분류 A06010.01 가스마취기에 적용되며, 가연성가스(부속서 DD 참조)를 사용한 마취기, 원격지 구조작업 등에 사용되는 휴대용 마취기, 치과용 마취기는 적용되지 않는다.

② 참조규격 : 시험에 참조해야 하는 규격이 작성되어있다.

㉮ 1 IEC 60601-2-13:2003 Medical electrical equipment

㉮ 2 Part 2-13 : Particular requirements for the safety and essential performance of anaesthetic systems

③ 용어 정의 : 해당 의료기기의 검사 시험 이해에 필요한 용어들이 작성되어 있다.

㉮ 경보 상태(alarm condition) : 경보 시스템에 의해 감지되고 있는 변화치가 외부에 설정된 경보 제한치와 동일 하거나 낮을 때 발생하는 상태이다.

④ 시험규격 : 해당 의료기기를 시험할 때 필요한 규격에 대하여 설명되어 있다.

㉮ 1 전기 및 기계적 안전성에 관한 시험 : 전기 · 기계적 안전성은 공통 기준규격에 적합하여야 한다. 다만, 다음 사항은 IEC 60601-2-13에 따라 대체 또는 추가시킨다(다음의 각 번호는 공통 기준규격 번호에 해당한다).

㉮ 2 경보기나 주기적 검사를 통해 검출되지 않는 산화물 유출은 정상 상태로 간주되고 오작동으로 간주 되지 않는다. 만일 동등한 수준의 적합성 결과를 얻을 수 있다면, 제조자는 이 기준규격에서 열거한 형식이외 다른 시험방법을 사용할 수 있으나 논쟁의 소지가 있다면, 이 기준규격에서 규정된 시험방법을 표준으로 한다.

⑤ 규격과 규격의 성격 : IEC 60601 규격은 국제 전기 표준회의에서 재정하는 의료 전기기기의 안정성과 효율성에 대한 기술기준의 한 종류이다.

IEC 60601 규격

- IEC60601-1(공통규격)
- IEC60601-1-X(보조규격)
- EC60601-2-X(품목별 개별 규격)
- IEC60601-3-X(품목별 성능 규격)

(2) 의료기기의 전기 · 기계적 안전에 대한 공통 기준규격 전부 개정 고시(국내)

① 개정 이유 : 전자 의료기기 국제 규격의 전면 제 · 개정 등 전자 의료기기에 대한 국제적인 안전 기준 강화 추세에 따라 국제적으로 통용 가능한 최신의 국제 규격[IEC 60601-1(3판)]을 국내에 도입함으로써 국내 유통 의료기기의 안전 및 품질 수준을 제고하고자 한다.

② 주요 내용

㉠ 전자 의료기기의 기능 상실, 성능 결함 등에 따라 기기를 사용하는 환자나 조작자가 허용할 수 없는 위험(사망 등)에 노출이 예상된다.

㉡ 의료기기에 대한 안전 항목에 필수 성능(환자, 사용자에게 허용할 수 없는 위험을 발생시키지 않는 성능)을 검증, 확인하도록 한다.

㉢ 전자 의료기기 사용위험에 대한 안전기준을 강화하여 기기를 사용하는 환자, 조작자 등에게 발생 가능한 위해를 사전에 차단한다.

(3) 한국산업표준의 3가지 분류

한국산업표준(KS : Korean Industrial Standard) : 제품표준, 방법표준, 전달표준 세가지로 분류하고, 기본부문(A)부터 정보부문(X)까지 21개 부문으로 구성된다.

① 국내표준규격[한국산업표준(KS : Korean Industrial Standard)]

㉠ 대한민국의 산업표준화법에 의거하여 산업표준 심의회의 심의를 거쳐 국가기술표준원장 및 소관 부처의 장이 고시함으로써 확정되는 국가표준으로서 KS로 약칭하여 사용한다.

㉡ 한국산업 표준은 기본부문(A)부터 정보 부문(X)까지 21개 부문으로 구성되며 제품표준, 방법표준, 전달표준 세가지로 분류한다.

ⓐ 제품표준 : 제품의 향상 · 치수 · 품질 등을 규정한 것

ⓑ 방법표준 : 시험 · 분석 · 검사 및 측정방법, 작업표준 등을 규정한 것

ⓒ 전달표준 : 용어 · 기술 · 단위 · 수열 등을 규정한 것

(4) 국제 및 단체 표준규격에 대한 설명

- "전기기술에 관한 표준의 국제적 통일과 조정"을 목적으로 설립된 국제전기표준회의이다.
- 국내에서는 이러한 규격을 기반으로 식품의약품안전처에서 '의료기기의 전기 · 기계적 안전에 관한 공통기준규격', '의료기기 전자파 안전에 관한 공통기준 규격' 등을 제정하여 이를 적용하고 있다.

① IEC는 "전기기술에 관한 표준의 국제적 통일과 조정"을 목적으로 설립된 국제전기표준회의이다.

② 현재까지 2000개 이상의 IEC국제규격을 제정하고 있는 단체이다.

③ 의료기기에는 공통 기준규격 IEC60601-1을 중심으로 60601-1-X 등의 보조규격, 60601-1-X-XX 등의 개별규격 등으로 구성되어 적용된다.

㉠ 의료기기의 전기 · 기계적 안전에 관한 공통 기준규격에 대한 내용으로, 이 기준은 의료기기법 제19조 규정에서 인정한 의료기기에 대하여 그 적용 범위, 형상 또는 구조, 시험규격, 기재사항 등을 기준규격으로 정하여 의료기기의 품질관리의 적정을 기하기 위한 목적으로 국제규격인 IEC 60601-1을 근간으로 제정되었다.

㉡ 의료기기 안전관리에 대한 설명으로, 의료기기 안전관리 전기 · 기계적 안전성 관련 국제규격은 IEC 60601-1이고, 전자파 안전성은 IEC 60601-1-2이다.

(5) IEC(국제전기표준회의)에서 기기 장애를 일으키는 9가지 항목

① 부품의 고장(특히 생명유지 장치 등)이다.

② 조작 미숙, 전기적 또는 기계적 손상에 의한 동작불량이다.

③ 여러 가지 형태의 에너지(인체에 흐르는 전류, 방사선 초음파, 고주파 에너지, 가속입자 등)이다.

④ 화학적 부식제, 독물, 고온 유체의 방출, 생물학적으로 불완전한 물질의 접촉이다.

⑤ 기기의 손상에 따른 용융금속이나 연고물체 등이 기기 외로 누출되어서 생기는 화재이다.

⑥ 고주파 간섭에 의한 진단, 데이터수집, 자동시스템, 치료 등의 방해이다.

⑦ 부적절한 부품의 교환, 조작순서의 오류, 부정출력이다.

⑧ 체표면의 과열에 의한 반사운동이나 열상이다.

⑨ 전원공급의 정지이다.

2. 검사항목, 검사기준, 검사방법(전수검사, 샘플링 검사) 계획수립

1) 전자파 안전

(1) 의료기기의 전자파 안전시험에 관한 공통 기준규격(IEC60601-1-2:2007)

기기 오작동 및 장해를 받지 않고 정상적으로 작동할 수 있는 전자파 적합성(EMC)를 충족하기 위해 해당 피시험 기기(EUT)를 전자파 장해(EMI), 전자파 내성(EMS) 시험을 수행해야 한다.

① 전자파 장해(EMI) : EMI는 의료기기로부터 방사 또는 전도되는 전자파에 의해서 주변에 위치한 다른 제품에 악영향이 있는지를 다음 시험을 통해 확인한다.

㉠ 방사시험(RE) : 의료기기로부터 공기 중에 방사되는 전자파를 측정한다.

ⓐ 시험장비 : 안테나

㉡ 전도시험(CE) : 회로나 전원선 및 통신선과 같은 매질을 통해 전달되는 전자파 노이즈를 측정한다.

ⓐ 시험장비 : 의사(모의)전원 회로망, 전압 프로브(의사 전원회로망 사용 불가할 때), 의사 손

② 전자파 내성(EMS) : EMS는 주변에서 발생하는 전자파로부터 의료기기의 정상 동작이 악영향을 받는지에 대해 다음 시험을 통해 확인한다.

㉠ 정전기 방전(ESD)(KC 61000-4-2) : 정전기에 노출되었을 때 정상 동작됨을 확인하기 위한 시험

㉡ 전자파 방사 내성 (RS)(KC 61000-4-3) : 전자파에 제품의 본체가 노출되었을 때 정상 동작 됨을 확인하기 위한 시험

㉢ 전기적 빠른 과도현상(EFT/Burst)(KC 61000-4-4) : 고압전선로, 자기장, 불규칙 전계 상황에 노출되었을 때 정상동작됨을 확인하기 위한 시험

㉣ 서지(Surge)(KC 61000-4-5) : 낙뢰 등의 불규칙 전원에 노출되었을 때 정상동작됨을 확인

㉤ 전자파 전도 내성(CS)(KC 61000-4-6) : 전자파에 제품의 데이터라인 등이 노출되었을 때 정상동작됨을 확인하기 위한 시험

㉥ 전원 주파수 자기장 : 규정한 전원 주파수에서 정상동작됨을 확인(KC61000-4-8)

㉦ 전압 강하, 순간 정전(KC 61000-4-11) : 규정 내의 전압변동과 순간적인 단전상황에 노출되었을 때 정상동작됨을 확인

(비고) 체외진단 의료기기는 IEC 60601-1-2 규격이 아닌 IEC 61326-1 규격으로 시험을 할 수도 있다.

③ 전자파 장해시험 : 전자파를 발생시키는 기기가 다른 기기의 성능에 영향을 주지 않도록 전자파가 방사 또는 전도되는 것을 제한하는 시험으로 전자파 전도시험, 전자파 방사시험이 있다.

ⓐ 전자파 장해시험 및 전자파 전도시험 주파수 대역

전자파 장해시험	전자파 전도시험
30[MHz] ~ 1000[MHz]	150[kHz] ~ 30[mHz]

④ 전자파 내성시험 : 전자파 방해가 존재하는 환경에서 기기, 장치 및 시스템이 성능의 저하 없이 동작할 수 있는 능력을 평가하는 시험으로 정전기 방전시험(ESD), 방사선 RF 전자기장 시험, 전기적 빠른 과도현상시험(EFT), 서지시험, 전도성 RF 전자기장시험, 전원주파수 자기장시험, 전원공급 입력선의 전압강하·순간정전 및 전압변동시험, 전원주파수 변동시험으로 이루어져 있다. 필수성능과 안전성에 관련된 저하는 경보가 동반되는 경우일지라도 의도하지 않은 동작의 정지 또는 중단이라면 허용되지 않는다.

㉠ 전자파 내성시험에 대한 내용

ⓐ 전자파 내성시험은 전자파 방해가 존재하는 환경에서 기기, 장치 및 시스템이 성능의 저하없이 동작할 수 있는 능력을 평가하는 시험이다.

ⓑ 정전기 방전시험(ESD), 방사성 RF 전자기장시험이 해당된다.

ⓒ 전자파 내성시험에서 필수성능과 관련된 부품의 고장은 허용되지 않는다.

㉡ 전자파 내성시험에서의 적합성 판정 기준 : 전자파 내성시험에서 필수성능과 안전성에 관련된 다음과 같은 저하는 허용되지 않는다.

ⓐ 부품 고장

ⓑ 허위 경보

ⓒ 프로그램 인자의 변경

ⓓ 동작 모드의 변경

ⓔ 공장 설정으로의 재설정(제조자 초기 설정)

ⓕ 경보가 동반되는 경우일지라도 의도하지 않은 동작의 정지 또는 중단

ⓖ 경보가 동반되는 경우일지라도 의도하지 않았거나 제어 불가능한 가동을 포함하여 의도하지 않은 동작의 개시

ⓗ 진단 또는 치료에 영향을 줄 만큼 크게 표시되는 수치값의 오차

ⓘ 신호 파형에서 생리학적으로 발생된 신호를 구분할 수 없게 하는 잡음이나 생리학적으로 발생된 신호의 해석을 방해하는 잡음

ⓙ 영상신호에서 생리학적으로 발생된 신호를 구분할 수 없게 하는 장해 음영이나 생리학적으로 발생된 신호의 해석을 방해하는 왜곡

ⓚ 경보가 동반되는 경우일지라도 진단 또는 치료하는 기기와 시스템에서 자동 진단 또는 자동 치료 기능의 고장기기 또는 시스템에서 필수성능이나 안전성에 영향을 미치지 않는 성능상의 저하(㉔ 제조자 사양과의 차이)가 나타날 수도 있음

⑤ 외관검사(Visual inspection)

㉠ 의료기기의 모형이나 색깔 등의 외관을 보고 실시하는 검사로 입고검사, 완제품검사, 출하검사 등 검사의 단계별로 필요에 따라 진행하는 검사이다.

㉡ 일반적으로 변형, 파손, 변색 등을 주로 검사한다.

⑥ 전기적 시험(Electrical Test) : 의료기기의 전기적 시험에 관한 사항은 식품의약품안전처에서 고시하는 전기 · 기계적 안전에 관한 공통기준규격, 전자파 안선에 관한 공통기준규격 내에 시험방법, 허용기준 등이 고시되어 있으며, 이 조건에 맞게 시험하여야 한다.

㉠ 누설전류시험 : 누설전류는 절연체에 전압을 가했을 때 흐르는 약한 전류이다.

ⓐ 내부를 흐르는 것과 표면을 흐르는 것이 있으나 보통 표면을 흐르는 것이 더 크며, 이를 시험하는 것을 누설전류시험이라 한다.

㉡ 접지저항시험 : 접지전극에 접지전류(I)가 유입되면 접지전극의 전위는 접지전류가 흐르기 전에 비해 E[V]만큼의 전위상승이 일어나는데 이때 E/I[Ω]을 접지저항이라 한다.

ⓐ 접지판 또는 접지봉과 대지 사이에 생기는 저항으로 이를 시험하는 것을 접지저항시험이라 한다.

㉢ 전자파 장해시험(EMC : Electromagnetic Compatibility) : 전자파를 발생시키는 기기가 다른 기기의 성능에 영향을 주지 않도록 전자파가 방사 또는 전도되는 것을 제한하는 시험으로 다음 2가지 시험이 있다.

ⓐ 전자파 방사시험 : 기기에서 발생된 외부기기에 영향을 주지 않도록 공중으로 방사되는 전자파 양을 제한하는 시험이다.

㉮ 30[MHz] ~ 1000]MHz] 주파수 대역에서 고주파 응용 의료기기로부터 방사되어 방출되는 전자파를 측정하는 시험이다.

ⓑ 전자파 전도시험 : 기기로부터 외부(유선)에 전도되는 전자파를 제한하는 시험으로서 전도된 전자파가 외부기기에 영향을 주지 않도록 하는 시험이다.

㉮ 150[kHz] ~ 30[MHz] 주파수 대역에서 시험대상 기기인 고주파 응용 의료기기의 전원선/통신선으로부터 전도되어 방출되는 전자파를 측정하는 시험이다.

㉣ 전자파 내성시험(EMS : Electromagnetic Susceptibility) : 전자파 방해가 존재하는 환경에서 기기, 장애 및 시스템이 성능의 저하없이 동작할 수 있는 능력을 평가하는 시험으로 정전기방전시험(ESD), 방사성 RF 전자기장시험, 전기적 빠른 과도 현상시험(EFT), 서지시험등 8가지 시험으로 분류한다.

ⓐ 정전기 방전(ESD)시험 : 마찰에 의해 인체에 축적된 전하가 다른 물체 등과의 접촉으로 아주 짧은 시간에 방전되는 현상을 정전기 방전이라고 한다.

㉮ 정전기 방전에 대한 제품의 내성을 평가하기 위한 시험이다.

ⓑ 방사성 RF 전자기장시험 : 외부에서 방사되어 오는 전자파로 인하여 제품의 성능 저하 및 오동작 등이 유발될 수 있는데, 이로 인한 제품의 내성을 평가하기 위한 시험이다.

ⓒ 전기적 빠른 과도현상시험(EFT : Electrical Fast Transient) : 스위칭 과도현상에 의해 발생되는 반복이 빠른 과도적 노이즈에 노출될 경우 제품의 성능 저하 및 오동작 등이 유발될 수 있는데 이로 인한 제품의 내성을 평가하기 위한 시험이다.

ⓓ 서지시험 : 전압이나 전류가 일시적으로 급격히 파동치는 것에 대한 제품의 내성을 평가하기 위한 시험이다.

ⓔ 전도성 RF 전자기장시험 : 외부(유선)에서 오는 전자파에 대하여 제품의 성능 저하 및 오작동 등이 유발될 수 있는데 이로 인한 제품의 내성을 평가하기 위한 시험이다.

ⓕ 전원 주파수 자기장시험 : 주거 및 상업지역, 산업 설비 및 발전소, 중 · 고압 송전소와 관련된 전원 주파수의 자기적 장해에 대한 제품의 내성을 평가하기 위한 시험이다.

ⓖ 전원공급 입력선의 전압 강하, 순간 정전 및 전압변동시험 : 전압 강하, 순간 정전 및 전압변동에 대한 제품의 내성을 평가하기 위한 시험이다.

ⓗ 전원 주파수변동(Variation of power frequency) : 교류전원의 주파수 변동에 대한 제품의 내성을 평가하기 위한 시험이다.

㉤ 전원입력시험

ⓐ 소비전력 : 전기기기에 사용되는 단위 시간당 에너지로 전압(V)과 전류(I)의 곱으로 표현된다.

㉮ 옴의 법칙(V=IR)을 사용하면 전력은 $P=I^2R$이다.

㉯ 각종 전기기기에서 저항은 정해져 있으므로 소비전력은 연결된 전압에 의해 결정된다.

ⓑ 의료기기의 소비전력 시험 : 정상사용 상태에서 기준 라벨의 표시치와 실측치의 차이를 비교하여 오차 허용 범위 이내의 값인지를 평가하는 시험이다.

ⓒ 허용 오차범위 : 전동구동(100[W] or 100[VA] 이하 : +25[%], 초과 : +15[%])

㉮ 기타기기(100[W] or 100[VA] 이하 : +15[%], 초과 : +10[%])

⑦ 전자파 안전시험에 대한 전체적인 분류도

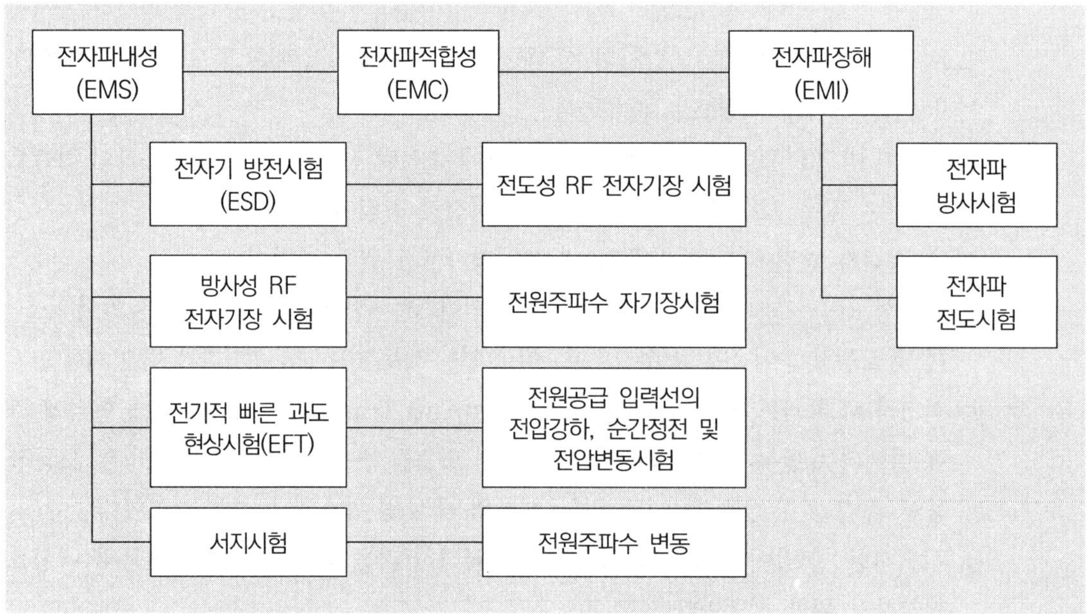

⑧ ISM 기기의 분류

㉠ A급 기기 : 주거용 건물에 공급되는 저전압 전력망에 직접 접속된 가정 및 시설 이외의 모든 시설용으로 적합한 기기이다.

㉡ 1종 기기 : 기기 자체의 내부 기능을 위해 필요한 전도성 결합 고주파(RF) 에너지를 의도적으로 발생시키거나 사용하는 모든 기기를 포함한다.

㉢ 2종 기기 : 재료 가공 또는 검사/분석의 목적을 위해 전자파 방사, 유도 및/또는 용량성 결합의 형태로 9[KHz] ~ 400[GHz] 주파수 범위 내의 무선 주파수 에너지를 의도적으로 발생시키거나 사용하는 모든 기기를 포함한다.

㉣ B급 기기 : 주거용 건물에 공급되는 저전압 전력망에 직접 접속된 가정 및 시설용으로 적합한 기기이다.

2) 전기 · 기계적 안전

(1) 의료기기의 전기 · 기계적 안전에 관한 공통기준 규격 개요

의료기기 전기 · 기계적 안전에 대한 시험규격은 「의료기기의 전기 · 기계적 안전에 관한 공통기준규격」 [별표1]부터 [별표9]까지에서 규정하고 있다.

① General Standard : 해당하는 제품군에 공통적으로 적용되는 규격이다.
  ㉠ 의료기기의 전기 · 기계적 안전에 관한 공통기준 및 시험방법(IEC 60601-1)
  ㉡ 체외진단용 분석기기에 대한 전기 · 기계적 안전에 관한 공통기준 규격(IEC 61010-1)
  ㉢ 인체 이식형 전자 의료기기의 전기 · 기계적 안전에 관한 공통기준 규격(ISO 14708-1)
② Collateral Standard : 공통기준 규격을 보조하기 위한 규격이다.
  ㉠ 의료기기의 방사선 안전에 관한 보조기준 규격(IEC 60601-1-3)
  ㉡ 의료기기의 사용 적합성에 관한 보조기준 규격(IEC 60601-1-6)
  ㉢ 의료기기 경보시스템에 관한 보조기준 규격(IEC 60601-1-8)
  ㉣ 의료기기의 생리학적 폐회로 제어장치에 관한 보조기준 규격(IEC 60601-1-10)
  ※ 체외진단 의료기기는 IEC 60601-1 규격이 아닌 IEC 61010-1 규격으로 시험을 실시한다.

(2) 전기 · 기계적 안전에 관한 공통기준 규격의 ME 기기의 부품 인정 개요 흐름도

① 의료기기의 전기 · 기계적 안전시험 항목
  ㉠ 일반 요구사항, 의료기기 및 시스템의 분류 : 부품 및 전원의 기본사항과 함께 의료기기의 전기적 보호와 장착부의 형식을 분류한다. ㉽ 1급 기기, B형 장착부
  ㉡ 표시 및 문서 : 사용자 메뉴얼, 라벨, 경고표지등 부속문서의 기재사항과 부착물의 내구성에 대한 시험이 포함된다.
  ㉢ 전기적 위해요인에 대한 보호 : 누설전류, 절연, 연면 거리 및 공간 거리, 부품 및 배선에 대한 항목이다.
  ㉣ 기계적 위해요인에 대한 보호 : 가동부, 표면 및 모서리, 진동, 환자지지 시스템(고정장치) 등 기계적인 위해요인에 대한 항목이다.
  ㉤ 원치 않는 과도한 방사선 위해요인에 대한 보호 : X-ray, 레이저, 적외선 등 방사선의 위해요인에 대한 항목이다.
  ㉥ 과온 및 기타 위해요인에 대한 보호 : 의료기기의 과온, 방화 외장, 가연성 물질이나 액체와 함께 사용되는 의료기기의 위해요인에 대한 항목이다.

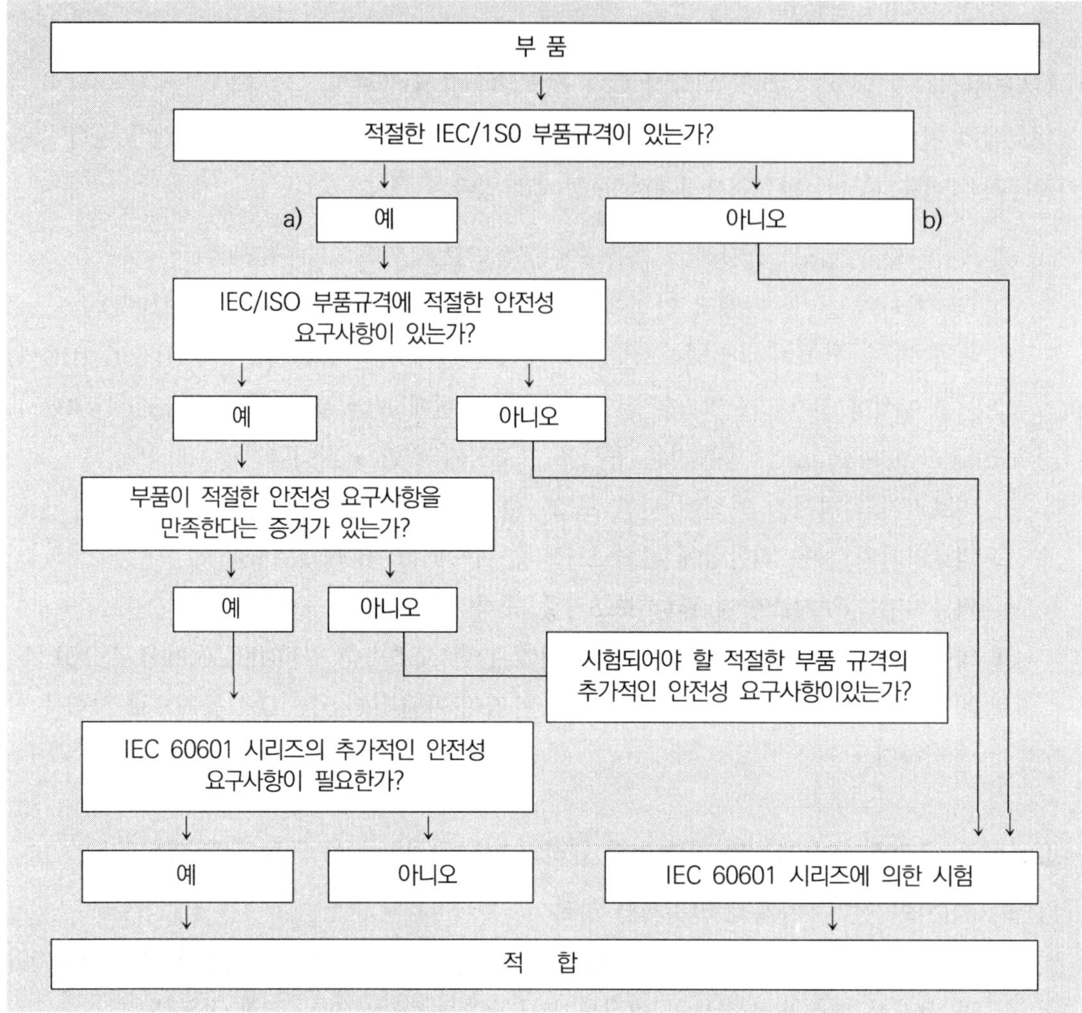

ⓢ 제어기와 계측기의 정확도 및 위해 한 출력에 대한 보호 : 의료기기의 제어기, 측정기, 경보시스템에 대한 항목이다.

ⓞ 위해상황 및 고장 상태 : 특정한 위해상황이나 단일고장 상태에서의 안전에 대한 항목이다.

ⓙ 프로그램 가능 전기의료 시스템(PEMS) : 소프트웨어의 유효성 확인 및 소프트웨어 위험관리의 요구사항에 대한 항목이다.

ⓒ 의료기기의 구조 : 부품의 조건, 배치, 조립 등 구조에 대한 검토사항이다.

ⓚ 의료기기 시스템 : 의료기기 또는 의료기기가 아닌 다른 기기와 함께 사용하는 제품에 대한 요구사항이다.

ⓔ 비고 : 의료기기 시험항목에는 부속문서, 위험관리, 소프트웨어 밸리데이션 등 제조사의 문서를 검사하는 항목들이 있기 때문에, 해당 문서들이 제출되지 않으면 시험을 완료할 수 없다.

ⓕ 예시

> 4.4 예상 사용수명
>
> 제조자는 ME 기기 또는 ME 시스템의 예상 사용수명을 위험관리 파일에 기재해야 한다. 적합성은 위험관리 파일의 검사에 의해 확인한다.
>
> 4.10 전원
>
> 4.10.1 ME 기기의 전원
>
> ME 기기는 공급 전원접속에 적합하거나 별도의 전원접속을 규정하고 있거나, 내부전원에 의해 전력을 공급받아야 한다. 또는 대체 수단으로 이들 전원을 조합하여 사용해도 된다. 적합성은 부속 문서의 검사에 의해 확인한다.

② 전기 · 기계적 안전성 시험

㉠ 자가시험 : 전기 · 기계적 안전시험과 성능시험으로 분류한다.

㉡ 전기 · 기계적 안전성 시험의 항목 : 누설전류 시험, 내전압 시험, 접지저항 시험, 전원입력 시험이 있다.

㉢ 기타 시험항목 : 최초 시험성적서로 가름한다.

㉣ 기술문서에 기재된 성능시험 중 자가시험으로 가능한 시험 : 수행하고 기술문서에 기재된 성능시험 중 자가시험으로 할 수 없는 경우는 위탁시험을 의뢰하여야 한다.

㉤ 누설전류 측정시험 : 누설전류는 기능과는 무관한 전류이다. 누설전류계로 측정하였을 때 다음의 값 이하일 것이다.

ⓐ 접지누설 전류 : 전원부에서 절연의 내부 또는 표면을 통해 보호 접지선으로 흐르는 전류이다. 영구 설치형 ME 기기가 그 ME 기기에만 공급하는 전원회로에 접속하고 있을 경우 보다 높은 값의 접지 누설전류를 허용한다(정상 상태에서 5[mA]이고, 단일 고장상태에서 10[mA]이다).

㉮ 100[μA]는 접촉전류의 정상 상태에서 접촉전류의 허용값이다.

㉯ 500[μA]는 접촉전류의 단일 고장 상태에서 접촉전류의 허용값이다.

㉰ 100[mA]는 접촉전류와 접지 누설전류의 허용값과 무관한 값이다.

ⓑ 외장누설 전류 : 정상적인 사용시에 장착부를 제외하고 조작자 또는 환자가 접촉 가능한 외장(장착부를 제외)에서, 보호 접지선 이외의 외부 도전 접속을 통해 대지 또는 그 외장 외의 다른 외장 부분으로 흐르는 전류이다(정상상태 : 0.1[mA] 이하).

ⓒ 환자누설 전류 : 장착부에서 환자를 경유 하여 대지에 흐르거나 또는 외부의 전원에 의하여 환자가 의도하지 않은 전압이 나타난 것에 기인하여 환자로부터 F형 장착부를 경유하여 대지에 흐르는 전류이다(정상상태 : 0.1[mA] 이하 / 단일고장상태 : 0.5[mA] 이하 / 단일고장상태(장착부의 전원인가) : 5[mA] 이하).

ⓓ 환자측정 전류 : 정상적인 사용시에 환자를 매개로 하여 장착부의 부분 간에 흐르는 생리적인 효과를 의도하지 않은 전류이다. ㉠ 증폭기의 바이어스 전류, 임피던스 프레티스모그라피에 사용하는 전류(정상상태 : 0.01[mA] 이하)

※ 한국전기전자시험원의 자가 품질시험 검사에서 누설전류 측정시 조건 : 전원부의 모든 스위치가 켜져 있는 상태에서 전원의 최고 정격 주파수에서 최고 정격전압의 110[%]와 같은 전원을 공급한 상태이며, 정상 조건과 단일 고장 상태에서 각각의 누설전류를 측정한다.

- 출처 : 한국기계전기전자시험연구원(2018). 자가품질 시험검사 PPT. 한국기계전기전자시험연구원 p.10.
- 식품의약품안전처 고시 제2015-115호(의료기기의 전기 · 기계적 안전에 관한 공통 기준 규격)연속누설 전류 및 환자 측정전류의 시험방법에 의한다.

(3) 공급전원

공급전원에의 접속은 기기가 접속되는 정격 전원 전압 또는 정격전압 범위, 정격전원 전압 범위는 최소와 최대 전압 사이에 하이픈(-)을 넣어야 한다. 복수의 정격 전원 전압 또는 복수의 정격 전원전압 범위가 제시된 경우 사선(/)으로 그들을 분리해야 한다.

① 정격전원 전압 범위 : 100-240[V], 100[V]와 240[V] 사이인 공급전원에 접속한다.

② 복수의 정격전원 전압 : 120[V]/220[V]/240[V], 120[V] 또는 220[V] 또는 240[V]인 공급전원에 접속한다.

③ 정격전원 주파수 범위 : 50-60[Hz], 이 ME 기기는 공칭 주파수가 50[Hz]와 60[Hz] 사이인 공급전원에 접속할 수 있도록 설계되었다.

④ 공급전원에서의 전원 입력 : 공급전원으로 부터의 정격 입력을 ME 기기에 표시하여야 한다.

⑤ 정격입력은 다음과 같이 표기하여야 한다.

㉠ 전류 또는 전압-전류

㉡ 역률이 0.9를 초과한다면 전류, 전압-전류 또는 와트

(4) 접지누설전류, 접촉전류, 환자누설전류 및 환자측정전류의 규정값이 적용되는 조건

전기충격에 대한 보호를 제공하는 전기적 분리는 그것을 통해 흐르는 전류를 허용값에서 규정한 값 이내로 제한하는 품질을 갖추어야 한다.

① 접지누설전류, 접촉전류, 환자누설전류 및 환자측정전류의 규정 값은 다음 조건의 모든 조합에 적용한다.
㉠ 별도로 규정한 가동 온도 및 습도 전처리 이후
㉡ 요구되는 멸균절차 이후
㉢ 별도로 규정한 정상 상태 및 단일고장 상태

② ME 기기의 대기 상태, 완전한 가동 상태 및 전원부 내 모든 스위치의 모든 조합 최대 정격전원 주파수, 최대 정격전원 전압의 110[%] 전원이다.

③ 일회용 재료, 부품, 부속품 혹은 ME 기기는 재사용이 불가하므로 "재사용하지 말 것(Do not reuse)", "한 번만 사용할 것(Single Use Only)" 등의 심벌을 표시해야 한다.

(5) 전기적 충격에 대한 보호 정도

① 의료기기 전기안전 기준
㉠ 의료기기를 제조할 때 안전대책상 필요한 조건 : 국제전기표준회의(IEC : International Electro technical Commission)에서 국제적으로 통일된 안을 기준으로 하고 있다.
㉡ 전기 쇼크사고를 방지하기 위하여 어느 기기에나 취해지는 전원부(충전부) 기초 절연 외에 또 하나의 추가 보호수단을 추가하여 2중으로 안전성을 확보하는 방법이 취해지고 있다.
㉢ 한쪽의 보호수단에 이상이 생기더라도 또 다른 보호수단으로 안정성이 유지된다.
㉣ 추가 보호수단의 종류에 따라 기기를 분류한다.
㉤ 보호수단의 하나가 고장난 상태를 단일 고장 상태라고 한다.

② 전기충격 보호 정도에 따른 의료기기 분류
㉠ 기초 절연에 다시 절연을 중복기기에 전지와 같은 전원을 내장하여 외부와 관계없이 하는 방법이다.
㉡ 전기충격 보호 정도에 따라 의료기기를 B(인체에 장착하는 장치의 body), BF(입력 절연형의 floating), C(심장의 cardiac)F의 3종류로 분류하고 있다.
ⓐ B형 장착부 : 인체에 전극을 장착할 수 있는 장치로 누설전류는 정상 상태일 때 0.1[mA], 단일 고장 상태에서 0.5[mA] 이하의 전류가 흘러야 한다.

ⓑ BF형 장착부 : B형 장착부보다 더 높은 전격에 대한 보호를 갖춘 F형 장착부이다.

ⓒ CF형 장착부

㉮ BF형 장착부보다 더 높은 전격에 대한 보호를 갖춘 F형 장착부이다.

㉯ 누설전류가 정상일 때 0.01[mA] 이하이며, 단일 고장 발생 때에는 0.05[mA] 이하의 전류가 흐르도록 규정되어 있다

(6) 의료기기의 전기안전

① 의료전기안전 : 감전에 의한 전기쇼크, 과전압 등에 의한 폭발, 누전에 의한 화재 또는 기준 규격의 미비나 사용상의 실수에 의한 의료기기 및 건물에 대한 손상을 방지하는 것이다.

② 전기쇼크 : 인체에 전류가 흘러 발생한다.

㉠ 전류가 인체에 흘러 심장을 통과하면 정상적인 심장기능을 못하게 되어 때에 따라서는 죽음에까지 이를 수 있다.

㉡ 인체 내에 전기가 흐를 때 전기저항을 가지고 있으므로 옴의 법칙에 따라 인체에 흐르는 전류는 인가전압에 대략 비례한다.

㉢ 높은 전압으로 접촉될수록 큰 전류가 흐른다.

③ 전류가 인체에 미치는 전기쇼크 : 전류의 크기와 인체를 통하여 흐르는 전류의 경로에 따라 크게 두 가지로 구분된다.

㉠ 첫 번째 : 몸의 표면으로 흐르는 전기감전을 매크로 쇼크(macro shock)라고 한다.

㉡ 두 번째 : 심장에 직접 10[A]의 정도의 미세한 전류일지라도 심실벽을 가로질러서 흐르면 심실세동이 발생하는 전기감전을 마이크로 쇼크(micro shock)라고 한다.

④ 전기쇼크 방지방법

㉠ 환자가 모든 접지된 물체나 모든 전류원으로부터 분리시키거나 절연시켜야 한다.

㉡ 환자가 닿을 수 있는 모든 전도체를 같은 전위(등전위) 상태로 유지하는 것이며, 반드시 접지 전위로 만들 필요는 없다.

㉢ 의료용 접지방식을 준수하여 전기쇼크를 방지한다.

㉣ 장치설계시 전기쇼크의 안전을 고려하고 사용절차 중 전기쇼크 방지에 주의한다.

(7) 의료용 접지방식

인체에 전기적 감전을 주지 않고 의료장비를 안전하게 사용할 수 있도록 하고 보호 접지, 등전위 접지, 정전기 장해방지용 접지, 잡음방지용 접지, 바닥도전 접지 등이다.

① 보호 접지

㉠ 가장 기본적인 접지방식으로 매크로 쇼크에 대한 안전대책이며 의료기기, 전기기기의 금속제 외함 등 노출의 도전성 부분에 시설하는 접지이다.

㉡ 일반적으로 보호 접지단자(기계기구의 플러그 및 핀)와 보호 접지로 연결된 모든 접촉이 가능한 금속 사이의 임피던스는 0.1[Ω] 이하로 규정하고 있다.

② 등전위 접지

㉠ 각각의 장비 또는 시스템 간의 전위차를 해소하기 위한 접지방식으로 각 장비 간에 전위차가 발생하면 전기적 감전을 당할 수 있으므로 모든 장비 또는 주변의 금속 부분을 상호 결합하여 전위를 같게 만들어 주는 접지 형태이다.

㉡ 흉부 수술실, 심혈관 엑스선 촬영실, 집중치료실, 관상동맥 환자 집중치료실 등은 보호 접지시설 이외에 실내의 모든 금속체에는 등전위 접지 시스템으로 구축되어야 한다.

③ 정전기 장해방지용 접지

㉠ 마찰 등으로 인한 정전기 축적을 방지하고 발생된 정전기를 안전하게 대지로 방류하기 위한 접지이다.

㉡ 절연 상태의 물체에 축적된 전하(에너지)는 높은 전압을 띠고 있으며, 정전기 현상이 발생할 때 폭발성 가스 등이 존재하면 화재의 원인이 되고, 전자기기에 내장된 집적회로(IC)나 의료장비에 장해를 주거나 오동작을 초래하며 인체에 불쾌감 등을 유발한다.

㉢ 환자용 승강기, 수술대 및 푸시 버튼 스위치(push button switch) 등에 필요한 접지이다.

④ 잡음방지용 접지

㉠ 외부에서 침입한 잡음원에 의하여 전자회로, 컴퓨터, 정보통신기기, 의료기기 등 전자기기가 오동작을 하거나 기능의 상실, 통신 품질의 저하를 방지하기 위한 목적 또는 이러한 전자기기 등의 동작으로 발생하는 고주파의 전자 에너지가 외부로 누출되어 다른 기기에 영향을 끼치지 않도록 하기 위한 목적으로 시설하는 접지, 즉 잡음원의 에너지를 대지로 방출시키기 위한 것을 잡음방지용 접지(noise suppression grounding)라고 한다.

㉡ 뇌파 검사실, 심전도실 등에 필요한 접지방식이다.

⑤ 바닥도전 접지 : 수술실에서 유기될 수 있는 누설전류 및 정전기 등을 신속히 대지로 방류시키기 위한 설비로 격자망(동판)을 도전성 몰탈에 매설하여 접지한다.

기타

- 각 의료실에는 의료용 접지 센터, 의료용 콘센트 및 의료용 접지 단자를 시설하여야 한다.
- 시설은 의료실의 바닥 위 80[cm] 이상의 높이에 시설하여야 하며, 플러그 등의 접속 상태의 확인이 용이

하도록 시설하고 플러그가 쉽게 빠지지 아니하도록 잠금형을 사용하여야 한다.
- 접지선의 절연체의 색은 녹/황 또는 녹색의 것을 사용한다.
- 접지 공사에 의하여 접지 저항값은 10[Ω]이하(1종 접지)로 해야 한다. 다만, 등전위 접지를 시설하는 경우에는 접지 저항값을 100[Ω] 이하로 할 수 있다.
- 의료실의 전원회로에는 인체 보호용 누전 차단기를 시설하여야 한다.

(8) 내전압 시험수행 절차순서

① 초기에 시험전압의 절반 이하의 전압을 인가한다.

② 10초 동안 시험전압까지 서서히 올린다.

③ 1분간 유지한다.

④ 그 후 10초 동안 시험전압의 절반 미만까지 서서히 내린다.

⑤ 「의료기기의 전기 · 기계적 안전에 관한 공통 기준규격」에서 내전압과 관련한 시험방법을 다음과 같이 제시하고 있다.

- 초기에 시험전압의 절반 이하의 전압을 인가하고, 10초 동안 시험전압까지 서서히 올려 1분간 유지한다.
- 그 후 10초 동안 시험전압의 절반 미만까지 서서히 내린다.

(9) 정전기 방전(ESD)을 위한 시험레벨의 권장 범위

	1a-접촉 방전	1b-기중 방전
수준	시험전압 [kV]	시험전압 [kV]
1	2	2
2	4	4
3	6	8
4	8	15
X	특별	특별

(10) 등급별 기기의 누설전류

① 1급 기기 : 주로 외장이 금속으로 되어 있어 접지단자가 있는 전원 코드가 필수로 그라운드를 통해 누설전류를 제거한다.

② 2급 기기 : 전기적으로 인체에 직접 닿는 의료장비로 감전이 일어나면 의료사고가 발생하므로 2중 절연을 통해 전기충격에 대한 보호를 하므로 따로 그라운드 처리하지 않아도 된다.

(11) 각 심벌, 유형, 장착부 기호(Symbol)에 대한 설명

① 각 심벌에 대한 설명

심 벌	참조 규격	설명
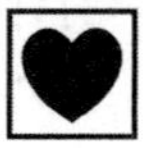	IEC60417-5335 5	CF형 장착부
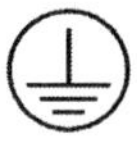	IEC60417-5019	보호 접지(대지)
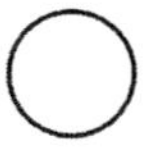	IEC60417-5008	"OFF"(전원에서의 분리)
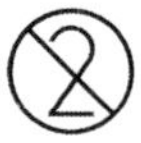	ISO 7000-1051	재사용 불가
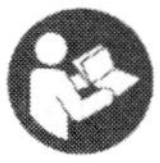	ISO 7010-M002	조작지시서에 따를 것 비고) ME기기의 경우 "사용설명서에 따를 것"

② 각 유형에 대한 장착부 기호(Symbol)설명

심벌	참조 규격	설명	설 명
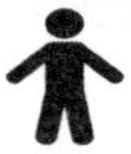	IEC 60417-5840	B형 장착부	정격 보호를 위하여 이 기준규격에서 규정한 요구조건을 따르는 장착부, 특히 허용 누설전류 기준규격에 적합하다. ※ 심장에 직접 사용하기에는 적합하지 않다.
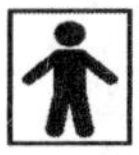	IEC 60417-5333	BF형 장착부	B형 장착부보다 더 높은 정격에 대한 보호장치를 갖춘 F형 장착부이다. ※ 심장에 직접 사용하기에는 적합하지 않다.
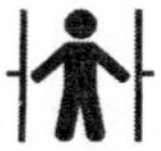	IEC 60417-5334	내제세동 B형 장착부	내제세동 B형 기기(Defibrilation-proof type B applied part)이다.
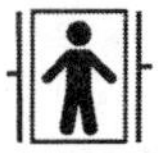	IEC 60417-5841	내제세동 BF형 장착부	내제세동 BF형 기기(Defibrilation-proof type BF applied part)이다.
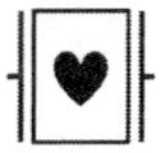	IEC 60417-5336	내제세동 CF형 장착부	BF형 장착부보다 더 높은 전격에 대한 보호장치를 갖춘 F형 장착부[내제세동 CF형 기기(Defibrilation-proof type CF applied part)]이다.

(12) 의료기기의 형태

① 영구설치형 기기 : 공구를 사용하지 않으면 떼어낼 수 없는 영구적인 접속방법으로 전원에 전기적으로 접속되는 기기이다.

② 휴대형 기기 : 1인 이상의 손에 의해 운반되고, 사용 중 또는 사용하고 있지 않은 기간 중에 한 장소에서 다른 장소로 이동시키는 것의 가변형 기기는 전원에 접속 또는 접속하지 않은 상태에서 범위에 그다지 제한되지 않고 한 장소에서 다른 장소로 쉽게 이동하는 것을 의도한 기기이다.

③ 내부전원 기기 : 내부전원에 의해 동작시킬 수 있는 기기이다.

④ 거치형 기기 : 전원에 접속 또는 접속하지 않은 상태에서 범위에 그다지 제한되지 않고 한 장소에 다른 장소로 쉽게 이동하는 기기이다.

(13) 의료기기의 기능상실이나 성능결함

의료기기의 기능상실이나 성능결함으로 인해 환자나 조작자가 허용할 수 없는 위험(㉔ 사망 등)에 노출되지 않도록 "필수성능"을 정의하고 검증하도록 요구한다.

① 전자 의료기기의 기능상실, 성능결함 등에 따라 기기를 사용하는 환자나 조작자가 허용할 수 없는 위험(㉔사망 등)에 노출이 예상된다.

② 의료기기에 대한 안전항목에 필수 성능(환자, 사용자에게 허용할 수 없는 위험을 발생시키지 않는 성능)을 검증, 확인하도록 한다.

③ 전자 의료기기 사용위험에 대한 안전기준을 강화하여 기기를 사용하는 환자, 조작자 등에게 발생 가능한 위해를 사전에 차단한다.

(14) 가동부와 관련된 기계적 위해요인에 관한 설명

트래핑 존으로의 접근을 피할 수 없는 경우라도 트래핑 존의 이동이 조작자의 시야 내에 있다면 기계적 위해요인이 없는 것으로 간주한다.

① 조작자가 트래핑 존에서 떨어져 있는 거리가 ISO 13857:2008에서 규정한 값을 초과하는 경우, 그 트래핑 존은 기계적 위해요인이 없는 것으로 간주한다.

② 비상정지장치는 붉은색의 조작기를 가지고 있어야 한다.

③ ME 기기는 설비에 모든 전원을 차단하는 것을 의도하는 긴급 차단장치를 갖출 수 있다.

(15) 육안검사

① 눈, 각종 측정장비 버니어 캘리퍼스(venire calipers 등), 보조장비(현미경, 내시경, 랜턴 등)를 이용하여 장치물의 부착물(fouling) 정도를 파악하여 청소주기를 결정하는 기초자료로 제공한다.

② 부식, 침식, 마모, 틈(crack), 부풀림, 변형 및 파손 여부 부위를 파악하고, 필요 부위에 대한 추가적인 검사를 통하여 장치물의 안전성을 확보하고 도장 또는 코팅(coating)의 박리, 내화물 및 보온, 보냉재의 탈락 또는 파손 여부 등으로 인하여 필요한 보수 부위를 파악하는데 그 목적이 있다.

③ 여러 비파괴검사 형태 중 가장 기본적이고도 중요한 검사방법의 하나로, 광의의 비파괴검사에는 포함되지만 일반적으로 비파괴 검사(RT, UT, PT, MT 등)방법과는 구분한다.

④ 비파괴검사에 비하여 원천적인 결함현상을 찾는 데 이용한다.

㉠ 외부검사 : 장치물의 외관 및 외부상태를 관찰하는 검사이며, 대상에는 기본적으로 내부검사가 불가능한 장치물 외부상태, 각종 부속품 등이 해당된다.

㉡ 내부검사 : 내부출입이 가능한 모든 장치물의 내부상태 및 내부부속품 등의 외면 상태를 점검하는 검사이다.

㉢ 외관검사 : 의료기기의 모형이나 색깔 등의 외관을 보고 실시하는 검사로 입고검사, 완제품검사, 출하검사 등 검사의 단계별로 필요에 따라 진행한다.

(16) 접지저항 시험

① 접지전극에 접지전류(I)가 유입되면 접지전극의 전위는 접지전류가 흐르기 전에 비해 E[V]만큼의 전위상승이 일어나는데 이때 E/I[Ω]을 접지저항이라 한다.

② 접지판 또는 접지봉과 대지 사이에 생기는 저항으로 시험하는 것이다.

(17) 보호수단(MOP)에 대한 설명

① 보호수단은 환자 보호수단(MOPP) 또는 조작자 보호수단(MOOP)으로 분류한다.

② 장착부 및 기타 접촉 가능 부분이 규정한 제한 값을 초과하지 않도록 하기 위해 ME 기기는 2개의 보호수단을 갖춰야 한다.

③ 조작자 보호수단을 구성하는 보호 접지에 대해서는 IEC 60950-1의 요구사항 및 시험에 적합해야 한다.

④ 조작자 보호수단을 구성하는 연면거리 및 공간거리는 규정한 제한 값에 적합해야 한다.

(18) ME 시스템

① ME 기기가 ME 시스템 내의 다른 기기에서 전력을 받도록 의도된 경우, 사용설명서는 그 다른 기기를 충분히 명시해야 한다.

② 환자 리드선이나 환자 케이블의 접속을 위한 플러그는 허용할 수 없는 위험이 발생하지 않음을 증명할 수 없는 경우 환자 환경 내에서 위치될 가능성이 있는 동일 ME 시스템의 기타 아웃렛에 접속할 수 없도록 설계되어야 한다.

③ ME 기기의 표시에 관한 내용

㉠ ME 기기 또는 ME 기기 부분의 내부 표시는 관련 기능을 수행하는 사람의 의도된 위치에서 봤을때 명확한 식별이 이루어져야 한다.

㉡ 표시는 공구나 강한 힘에 의해서만 떼어낼 수 있어야 한다

㉢ ME 기기의 표시를 하지 않는 것이 타당한 경우, 이 표시들은 개별 포장에 부착해도 좋다.

㉣ 일회용 ME 기기 또는 그 포장은 "재사용하지 말 것", "한 번만 사용할 것" 또는 ISO 7000-1051에 해당되는 심벌을 표시해야 한다.

④ 필수성능 요구사항 : 일반적으로 위해요인을 유발하지 않고 의도한 대로 가동되는 ME기기 또는 ME 시스템과 관련이 있다.

㉠ 필수성능의 고장 : 성능(생명 유지 성능과 같은)의 저하 또는 부정확한 성능(환자에게 부정확한 양의 투여와 같은) 중 하나일 수 있다.

㉡ 일반적으로 기본 안전 : 장치의 세부사항이 아니라, 제품의 특성과 관계가 있고 필수성능은 제품의 등급과 관계가 있다(즉, 제세동기는 정확한 전기충격을 전달할 수 있다).

㉢ 일반적으로 기본 안전 및 필수성능 용어 : 상호 배타적으로 간주 되지만, 다른 한편으로는 기본 안전 및 필수성능의 양쪽에 동시에 관계되는 몇 가지 위해요인이 있다.

㉣ 필수성능의 예제 : 부정확한/부적절한 투여가 허용할 수 없는 위험을 환자에게 발생시키는 경우, 생명유지 기능의 정확도 또는 실린지 펌프에 의한 의약품의 정확한 투여가 필요하다.

⑤ ME 기기의 과온에 대한 요구사항

㉠ 장착부의 표면온도가 41[℃]를 초과하는 경우 최대 온도를 사용설명서에 기재해야 한다.

㉡ 환자에게 열을 가하는 것을 의도하지 않은 장착부는 제한값을 적용한다.

㉢ 환자에게 열을 가하는 것을 의도한 장착부는 온도 또는 임상효과를 결정해야 하고, 위험관리 파일에 문서화해야 한다.

㉣ ME 기기의 접촉 가능한 고온 또는 저온 표면과의 접촉방지를 의도한 가드는 공구의 사용에 의해서만 떼어낼 수 있어야 한다.

⑥ ME 기기가 등전위화 도선의 접속단자를 가지는 경우 요구사항

㉠ 정상사용시 모든 위치의 ME 기기에서 조작자가 단자에 접근할 수 있어야 한다.

㉡ 정상사용시 우연한 분리는 방지되어야 한다.

㉢ 공구를 사용하지 않고 단자에서 도선을 떼어낼 수 있어야 한다.

㉣ 단자를 보호 접지 접속에 사용하지 않아야 한다.

㉤ 단자에 심벌 IEC 601417-5021을 표시해야 한다.

㉥ 사용설명서에는 등전위화도선의 기능 및 사용에 관한 정보를 기재해야 하고, ME 시스템을 위한 이 규격의 요구사항에 대한 참조사항도 기재해야 한다.

⑦ ME 기기 시험을 위한 일반 요구사항(습도 전처리)

㉠ 모든 ME 기기 또는 그 부품은 습도 전처리를 해야 한다.

㉡ 습도 전처리는 상대습도 93[%]±3[%]의 공기를 포함한 온 · 습도 챔버 내에서 한다.

㉢ 온·습도 챔버 내 공기의 온도는 ME 기기가 위치한 모든 장소에서 +20[℃]에서 +32[℃] 범위 내의 적당한 온도 T±2[℃] 이내로 유지되어야 한다.

㉣ ME기기 및 그 부품은 IPX0으로 분류될 경우 온 · 습도 챔버 내에 48시간 방치한다.

㉤ ME기기 및 그 부품은 IPX0보다 높게 분류될 경우 168시간 방치한다.

⑧ 휴대형 ME기기의 낙하 시험 질량에 따른 높이 분류표 : 휴대용 ME 기기의 낙하 시험시 부속품 및 ME 기기의 부분은 다음의 높이에서 딱딱한 표면 위로 자유낙하시 견뎌야 한다.

휴대형 ME 기기, 그 부분의 질량[m][Kg]	낙하 높이[cm]
m ≤ 10	5
10 〈 m ≤50	3
m 〉 50	2

⑨ ME 기기의 일반적인 고장의 확률 범주에 대한 내용

㉠ 확률이 매우 낮아서 무시할 수 있으며, 이러한 고장에서 발생하는 위험은 허용될 수 있다고 간주한다.

㉡ 확률이 고려될 필요가 있을 만큼 높다.

㉢ 한 번에 1개만 고려할 정도로(단일고장) 충분히 높지 않다.

㉣ 이 범주의 고장은 이 규격에서 정한 모든 단일 고장상태, 그리고 ISO14971의 적용시 단일 고장상태의 기준을 충족하는 다른 고장을 포함한다.

㉤ 확률의 발생 가능성이 매우 높으며, 예측 불가능하고 탐지할 수 없으므로 그 상태를 정상 상태로 간주하고 각각 또는 집단적으로 고려할 필요가 있다.

⑩ ME 기기의 단일 고장 상태에 대한 설명

㉠ ME 기기는 단일 고장 안전을 확보하거나 또는 위험관리 프로세스의 적용을 통해 위험이 허용될 수 있도록 설계 및 제조해야 한다. 이 규격의 요구사항에 대한 적합성 평가시 정상 상태와 관련 있는 경우, 정상 상태를 반드시 고려해야 한다.

㉡ 단일 고장상태가 다른 단일 고장상태를 발생시킬 경우 2개의 고장은 1개의 단일 고장상태로 간주한다. 단일 고장상태의 시험에서는 한 번에 단 하나의 고장이 적용되어야 한다.

㉢ 위험분석의 결과는 시험해야 할 고장을 결정하기 위하여 사용해야 하며, 위해상황을 발생시킬 수 있는 어느 한 부품의 고장을 한 번씩 물리적 혹은 이론적으로 모의하여 시험해야 한다.

㉣ 부품에 대한 고장 모의의 적용 여부를 평가할 때 ME 기기의 기대 서비스 기간동안 발생하는 부품 고장과 관련된 위험을 고려해야 한다.

⑪ ME 기기는 다음의 경우 단일 고장안전으로 간주한다.

- 고장의 확률을 무시할 수 있을 만큼 위험을 줄일 수 있는 단일 수단을 사용한다.
  (㉮ 강화절연, 기계적 보호장치 없이 8배의 인장 안전율을 사용한 현수질량, 무결성 부품 등)
- 단일 고장상태에서 일어난다.
  - 위험을 줄이는 제2의 수단이 고장나기 전에 최초의 고장을 ME 기기의 기대 서비스 기간에 감지할 수 있는 경우(㉮ 의료용 보호기기로 이상을 중지한 경우)
  - 위험을 줄이는 제2의 수단이 ME 기기의 기대 서비스 기간에 고장 날 확률은 무시할 수 있을 정도로 낮은 경우

⑫ ME 기기에 장착해야 하는 압력 완화 장치에 대한 요구사항 : 최대 허용 동작압력을 초과할 우려가 있는 경우, ME 기기에 압력 완화 장치를 장착해야 한다.

압력완화장치는 다음의 모든 요구사항에 적합해야 한다.

- 보호하고자 하는 시스템의 압력 용기 또는 부분에 기능한 한 가까이 접속해야 한다.
- 검사, 보수 및 수리를 위해 쉽게 접근할 수 있도록 설치해야 한다.
- 공구를 사용하지 않고 조절 또는 가동 불능 상태로 할 수 없도록 해야 한다.
- 압력완화장치의 배출구 : 배출물이 사람이 있는 방향으로 향하지 않도록 위치시키고 방향을 잡고 있어야 한다. 또한 허용할 수 없는 위험을 발생할 우려가 있는 부분에 장치의 작동에 의한 배출물을 퇴적시키지 않도록 위치시키고 방향을 잡고 있어야 한다.
- 공급압력의 제어가 고장 났을 때, 압력이 접속한 시스템의 최대 허용 동작압력의 10[%]를 초과하지 않도록 보장하기 충분한 배출용량을 가져야 한다.
- 압력 완화장치와 그것이 보호를 의도하는 부분들 사이에 차단 밸브를 설치하지 않아야 한다.
- 파열 원판과 같은 일회용 장치의 경우를 제외하고, 최소 가동 주기는 100,000회여야 한다.

⑬ 한 장소에서 다른 장소로 이동하는 것을 의도한 기기의 의료기기가 불안정(균형 상실)

㉠ 일단 설치되고 사용될 때 기기 자체의 바퀴 또는 그와 동등한 수단에 의해 저지된 상태로 한 장소에서 다른 장소로 이동하는 것을 의도한 기기는 이동형 ME 기기이다.

㉡ ME 기기 및 ME 시스템의 기계적 위해요인에 대한 보호 중 불안정 위해요인과 관련하여 ME 기기 또는 그 부분은 균형을 잃지 않도록 요구사항에 적합하여야 한다.

㉢ 이동형 ME 기기의 운반에 사용되는 수단, 즉 캐스터 또는 바퀴는 이동형 ME 기기가 정상 사용시 이동 또는 일시정지 중에 허용할 수 없는 위험을 발생시키지 않아야 한다.

ⓐ 사용설명서에 "1인 이상 필요하다"고 기술된 경우를 제외하고, 이동형 ME 기기를 단단하고 평평한 수평면 위에서 움직이는데 필요한 힘은 200[N]을 초과하지 않아야 한다.

ⓑ 질량이 45[kg]을 초과하는 기기는 10[mm]의 문턱을 지나갈 수 있어야 한다.

ⓒ 10[mm]문턱을 지나갈 때 허용할 수 없는 위험이 발생하지 않아야 한다.

(19) 기기, 부속품 또는 기기 부분을 기술하는데 사용되는 용어

<table>
<tr><td rowspan="2">• 거치형 : 일단 설치되고 사용될 때 한 장소에서 다른 장소로 이동시키는 것을 의도하지 않는 기기의 용어(3.118)
• 고정형 : 영구적으로 또는 공구로만 떼어낼 수 있도록 규정한 위치에 묶어두거나 고착 시켜둔 것의 용어(3.30)</td><td colspan="2">• 운반 가능형 : 일단 설치되고 사용될 때 전원에 접속 또는 접속하지 않은 상태에서 이동범위에 제한없이 한 장소에서 다른 장소로 이동하는 것의 기기(3.130)</td></tr>
<tr><td>• 이동형 : 일단 설치되고 사용될 때 기기 자체의 바퀴 또는 그와 동등한 수단에 의해 저지된 상태로 한 장소에서 다른 장소로 이동하는 것의 용어(3.30)</td><td>• 휴대형 : 일단 설치되고 사용될 때 1인 이상의 사람이 운반하고 한 장소에서 다른 장소로 이동시키는 것을 의도하는 운반 가능형 기기의 용어(3.85)
• 신체 착용형 : 기기의 의도한 사용이 환자에 착용한 상태 또는 환자의 옷에 장착된 상태로의 작동을 포함하는 운반 가능형 기기의 용어(3.144)</td></tr>
<tr><td></td><td colspan="2">• 수지형 : 일단 설치 및 사용될 때, 손으로 지지되는 것을 의도한 기기의 용어(3.37)</td></tr>
</table>

(20) 일반적으로 고장은 다음의 3가지 확률 범주로 분류

- 확률이 매우 낮아서 무시할 수 있으며, 고장에서 발생하는 위험은 허용될 수 있다고 간주한다.
- 확률이 고려될 필요가 있을 만큼 높지만, 한 번에 1개만 고려될 정도로(단일고장) 충분히 높지 않다.
- 이 범주의 고장은 이 규격에서 정한 모든 단일고장 상태, ISO 14971의 적용시 단일고장 상태의 기준을 충족하는 다른 고장을 포함한다.
- 확률의 발생 가능성이 매우 높으며, 예측 불가능하고, 탐지할 수 없으므로 그 상태를 정상 상태로 간주하고 각각 또는 집단적으로 고려할 필요가 있는 경우이다

3) 생물학적 안전

(1) 의료기기의 생물학적 안전에 관한 공통기준 규격

사용 목적을 달성하기 위해 신체에 접촉하여 사용하는 것을 전제로 한 의료기기의 경우 제품의 접촉 특성 및 기간에 따라 생물학적인 안전성에 대한 시험을 실시해야 한다.

- 표면 접촉 의료기기 : 피부 접촉, 점막 접촉, 파열 또는 외상 표면 접촉
- 체내 외 연결 의료기기 : 간접적 혈액경로 접촉, 조직 및 뼈 및 상아 접촉, 순환 혈액 접촉
- 이식 의료기기 : 조직 및 뼈 접촉, 혈액 접촉

① 생물학적 안전성 평가

㉠ 목적 : 사람의 생물학적 안전을 확보하는 것이며 시험동물 보호를 위하여 시험시 사용되는 시험동물의 수와 사용을 최소화하는 것이다.

㉡ 시험방법 선정시 고려되어야 할 사항

ⓐ 환자의 인체 크기에 대나 의료기기 접촉 표면적과의 관계이다.

ⓑ 문헌, 경험 및 비임상 시험에 근거한 정보이다.

ⓒ 일반적인 시험조건에서 의료기기와 인체 접촉의 특성과 접촉의 정도, 시간, 빈도와 상태이다.

(2) 의료기기의 생물학적 안전에 관한 시험종류

반복 노출 전신독성 시험은 의료기기 및 원자재 또는 이들의 용출물을 24시간 이상에서 시험동물 수명의 10[%](랫드의 경우에는 최대 13주) 이내로 1회 또는 여러 번 노출 시켰을 때 나타나는 영향을 측정하기 위해서 수행되며 아급성, 아만성, 만성전신 독성시험이 있다.

① 생물학적 안전성에 관련한 시험항목과 시험목적의 설명

㉠ 세포독성 시험 : 세포배양 기술을 이용하여 의료기기 및 원재료 또는 이들 용출물에 의한 세포의 용해(세포의 사멸), 세포 성장의 저해, 군집 형성, 기타 세포에 대한 영향을 측정하는 시험이다.

㉡ 감작성 시험 : 시험동물 모델을 이용하여 의료기기 및 원재료 또는 이들 용출물에 대한 접촉 감작성의 잠재성을 추정하기 위한 시험이며, 단기적 영향과 장기적 혹은 특정한 독성 영향에 모두 해당되는 생물학적 안전에 관한 평가항목은 감작성 시험이다.

「생물학적 안전에 관한 공통 기준규격」(평가와 시험)

4.4 생물학적 평가에 사용되는 시험방법과 시험결과의 분석에는 의료기기 또는 부분품이 인체와 접촉하는 빈도,

시간, 접촉 상태, 원자재의 화학적 성분 등이 고려되어야 한다. 이 원리에 따라 의료기기를 분류하여 적절한 시험을 선정한다.
본 기준규격은 원자재 또는 완제품에 대하여 행하는 시험에 적용된다. 또한 광범위한 생물학적 위해요소(hazard)에는 다음이 포함될 수 있다.
- 단기적 영향(급성독성 시험, 피부, 안구 및 점막에 대한 자극성 시험, 감작성 시험, 용혈성 및 혈전형성[thrombogenicity] 시험 등이 포함된다)
- 장기적 혹은 특정한 독성 영향(아만성[24시간 이상 시험 동물 수명의 10[%] 이내로 1회 노출 또는 반복 노출시켰을 때 나타나는 독성] 및 만성독성 시험, 감작성 시험, 유전독성 시험, 발암성 시험, 최기형성[배 발생시 기형 형성]을 포함한 생식독성 시험 등이 포함된다)

㉢ 자극성 시험 : 피부, 눈 및 점막과 같은 적용 부위에 대한 의료기기, 원재료 또는 이들 용출물의 잠재적 자극성을 측정하기 위한 시험이다.

㉣ 전신독성(급성) 시험 : 시험동물에 의료기기 및 원재료 또는 이들의 용출물을 24시간 이내에 1회 또는 여러 번 노출시켰을 때 시험동물에 미치는 잠재적 위해를 측정하기 위한 시험이다.

㉤ 아급성 및 만성 독성시험 : 의료기기 및 원재료 또는 이들의 용출물을 24시간 이상에서 시험 동물수명의 10[%]이내로 1회 또는 여러 번 노출시켰을 때 나타나는 영향을 측정하기 위해서 수행한다.

㉥ 이식시험 : 원재료 또는 완제품의 검체를 이식 부위 또는 적용하고자 하는 적절한 조직(특정한 치과용 용도 시험)에 외과적으로 이식하거나 배치하여 육안 및 현미경 관찰로 살아있는 조직의 국소 병리학적 영향을 평가하기 위한 시험이다.

ⓐ 이식시험의 적용범위 : 의료기기에 사용되는 생체재료(biomaterals)의 이식 후 나타나는 국소적 영향을 평가하는 시험방법에 대하여 기술한다.

ⓑ 이식시험은 다음과 같은 물질에 적용된다.

㉮ 고체이면서 비생분해성

㉯ 분해성이며/또는 흡수성

㉰ 비고체(㉾ 다공성 물질, 액체, 페이스트및 미립자)

㉦ 혈액 적합성 시험 : 적절한 시험동물 모델 또는 시스템을 사용하여 혈액 또는 혈액 구성성분에 대한 혈액 접촉성 의료기기 및 원재료의 영향을 평가하기 위한 시험이다.

㉧ 만성 독성시험 : 의료기기 및 의료용 재료 또는 용출액을 최소 시험동물 수명의 10[%] 이상 이내로 1회 이상 노출시켰을 때 나타나는 현상을 결정하는 시험으로 접촉방법과 시간에 대해서 적합하여야 한다.

ⓩ 발암성 시험 : 의료용 재료 및 의료기기 용출액을 시험동물 수명의 전기간 동안 1회 이상 노출 또는 접촉시켜 종양 형성의 가능성을 평가하는 시험이다.

ⓒ 생분해성 시험 : 재흡수 또는 성질의 변형 가능성이 있을 때 생분해성 시험은 의료기기 및 의료용 재료 혹은 용출액에 의한 재흡수, 분포, 생물학적 변이 및 용출물 및 분해산물의 제거, 변성을 평가하는 시험이다.

ⓚ 유전독성 시험 : 포유동물 및 비포유 동물의 세포배양 또는 다른 기법을 사용하여 의료기기 및 의료용 재료 또는 용출액에 의한 유전자 변이, 염색체 구조 및 수의 변화, DNA 또는 유전독성을 검사하기 위한 시험이다.

「생물학적 안전에 관한 공통규격」 (제1장 평가와 시험)

6.2.6 유전독성(genotoxicity) 시험

체외 유전독성 시험은 포유동물 혹은 비포유 동물의 세포배양 또는 다른 기법을 사용하여 의료기기 및 원자재 또는 이들의 용출물에 의한 유전자 변이, 염색체 구조 및 수의 변화, DNA 또는 유전자 독성을 평가한다.

[참고] 전신독성 시험의 평가목적을 이해하지 못한 경우 유전독성 시험을 선택할 수 있다.

② 의료기기의 접촉기간에 따른 분류 및 정의

㉠ 제한접촉 : 24시간 이내에 1회 혹은 반복 노출하는 의료기기이다.

㉡ 지속접촉 : 24시간 이상 30일 이내에 1회 혹은 반복 노출하는 의료기기이다.

㉢ 영구접촉 : 접촉기간이 30일을 초과하여 1회 노출 또는 반복 노출되는 의료기기이다.

③ 「의료기기의 생물학적 안전에 관한 공통 기준규격」(4장 혈액 적합성시험)

㉠ 혈액 적합성 시험 : 혈액이나 혈액 구성성분에 대한 혈액 접촉성 의료기기 및 원자재의 영향을 평가하기 위한 것으로 혈액과 접촉하는 의료기기에 대하여 수행된다.

㉡ 혈액과 접촉하는 의료기기 : 혈액과 접촉하는 의료기기는 제1장(ISO 10993-1) 제5항에 분류되어 있다.

ⓐ 비접촉형 의료기기 : 체외시험법(in vitro)에서 사용되는 진단용 의료기기(1회용 시험키트의 정확성을 저해 할수 있는 경우)가 이에 포함될 수 있다.

ⓑ 체내 · 외 연결형 의료기기(external communicating devices) : 순환 혈액과 접촉하며 혈관계의 도관 역할을 하는 의료기기이다.

㉮ 간접적인 혈액 경로 역할을 하는 체내 · 외 연결형 의료기기에는 다음과 같은 것이 포함되나 이것으로 한정되지 않는다.

캐뉼라(cannulae), 연장장치(연장 튜브 등), 채혈기기, 혈액 및 혈액제제 보관 및 투여를 위한 기기 (예 튜브, 바늘, 주머니), 자가 수혈기(cell saver)

㉯ 순환하고 있는 혈액과 접촉하는 체내 · 외 연결형 의료기기(체내 · 외 연결형 의료기기)에는 다음과 같은 것이 포함되나 이것으로 한정되지 않는다.

죽종 제거장치(atherectomy devices), 혈액 모니터(bloodé monitors), 카테터(catheters), 가이드와이어(guidewires), 혈관 내시경(ntravascular endoscopes), 혈관 내 초음파(intravascular ultrasound), 혈관 내 레이저 시스템(intravascular laser systems), 역행성 관상동맥 관류 카테터(retrograde coronary perusion catheters), 심폐 우회회로(cardiopulmonary bypass circuitry), 체외 막형 산소공급기(extracorporeal membrane oxygenators), 혈액 투석기와 혈액 여과기, 공혈자 혈액 분리장치와 치료적 혈액 분리장치(donor and therapeultic apheresis equipment), 혈액에서 특정 물질을 흡수하는 장치, 심혈관 중재기와 혈관기기, 경피성 순환 유지기

ⓒ 체내이식형 의료기기 : 체내이식형 의료기기의 대부분 또는 전 부분이 혈관계에 이식되는 기기이며 다음과 같은 예가 포함되나 이것으로 한정되지 않는다.

윤상 성형용 고리, 기계적 또는 조직 심장 판막, 보형물 또는 조직혈관 이식재, 순환 유지기(심실 보조장치, 인공심장, 대동맥 내 풍선 펌프), 하대정맥 필터, 색전술 기기, 혈관내막 이식재, 이식형 심장충격기, 스텐트, 동정맥 션트 혈액 모니터, 체내 약품전달 카테터, 인공심장 박동기 전극선, 혈관 내 막형 산소공급기(인공폐), 백혈구 제거필터

④ 생물학적 안전성 평가를 위한 시험항목 : 시험항목들은 크게 초기 평가시험과 추가적인 평가시험으로 분류되며, 초기 평가시험 결과 및 장기간의 관찰이 필요한 경우 추가적인 평가시험을 통해 생물학적 안전성을 평가한다. 생분해성 시험은 추가적인 평가시험이고, 이식시험은 초기 평가시험이다.

㉠ 초기 평가시험

- 세포독성 시험
- 자극성 시험(피내반응시험)
- 아급성 및 아만성 독성시험
- 이식시험
- 지연성 과민반응 시험
- 전신독성(급성) 시험
- 유전독성 시험
- 혈액적합성 시험

㉡ 추가적인 평가시험

- 만성독성 시험
- 생식과 발생독성 시험
- 독성동태 연구
- 발암성 시험
- 생분해성 시험
- 면역독성 시험

※ 관상동맥용 스텐트 : 혈액에 접촉하는 이식형 의료기기에 해당하므로 초기 평가항목으로 세포독성 시험, 감작성 시험, 자극 또는 피내반응 시험, 전신독성(급성) 시험,

아만성 독성(아급성 독성) 시험, 유전독성 시험, 이식시험, 혈액 적합성 시험과 추가적인 생물학적 평가시험 항목으로 만성독성 시험과 발암성 시험이 요구될 수 있다.

추가적 생물학적 평가시험

의료기기 분류			생물학적 영향					
신체접촉의 특성		접촉 지속기간 (5.3참조) A - 제한적(24시간 이하) B - 연장(24시간 초과 30일까지) C - 영구적(30일 초과)	만성 독성 시험	발암성 시험	생식 독성 시험	생분해성 시험	독성 동태 시험	면역 독성 시험
분류	접촉부위							
이식 의료 기기	조직, 뼈	A						
		B						
		C	O	O				
	혈액	A						
		B						
		C	O	O				

O = ISO 규격에서 지정한 시험

⑤ 생물학적 안전성 평가를 위한 시험검체 및 표준물질 준비시 고려사항 : 「생물학적 안전에 관한 공통 규격」 (11장 검체 준비와 표준물질)

> 7. 시험검체 및 표준물질 준비
> 7.1 오염방지를 위하여 시험검체와 표준물질을 신중하게 다룬다.
> - 제조 과정에서 생긴 잔류물은 의료기기, 의료기기의 일부분 또는 부품으로 간주한다
> - 멸균된 의료기기의 시험검체와 표준물질은 시험 과정에 필요한 경우 무균기법으로 다루어야 한다.
> - 일반적으로 멸균되지 않은 상태로 제공되지만, 사용하기 전에 멸균을 해야 하는 의료기기의 시험검체는 제조업자가 권고하는 방법으로 멸균을 하여야 하며, 시험과정에 필요한 경우 무균기법으로 다루어야 한다.
> - 멸균하기 전에 시험검체를 세척하여야 하는 경우에는 시험검체의 취급과 선정시 세척과정과 세제의 영향을 고려하여야 한다.

⑥ 생물학적 안전성 평가를 위한 시험검체의 용출조건 : 「생물학적 안전에 관한 공통 규격」 (제11장 검체 준비와 표준물질)

9.3 용출조건 및 용출방법	용출조건 : 일반적으로 통용되는 절차(common practice)에 따라야 하며, 여러 면에서 제품의 사용조건을 적절하게 과장할 수 있는 표준화된 방법에 준하여 정당화되어야 한다.	
	용출은 다음 중 한 가지 조건하에서 시행된다.	• 37±1[℃]에서 72±2시간 • 50±2[℃]에서 72±2시간 • 70±2[℃]에서 24±2시간 •121±2[℃]에서1±0.1시간

⑦ 생물학적 안전성 평가시험 중에서 분해 산물 시험 적용대상 의료기기 : 「의료기기 생물학적 안전에 관한 공통기준규격」 (제8장 잠재적 분해 산물의 확인과 정량을 위한 체제)

부록A (규정) 분해 시험의 필요성에 관련한 고려사항

A.1 다음과 같은 경우에 분해시험을 고려하여야 한다.	• 의료기기가 생체 흡수되도록 설계된 경우 • 의료기기가 30일 이상의 기간동안 이식되는 경우 • 원자재(들) 시스템을 정보에 입각하여 고려하였을 때 인체와 접촉하는 동안 독성 물질이 방출될 수 있는 징후가 있는 경우
A.2 다음과 같은 경우에는 분해 시험이 필요하지 않을 수 있다.	• 예상 분해 산물이 동일한 물질이고, 예상되는 양 이내로 존재하며, 안전한 임상적 사용이력을 가지는 의료기기에서 생성된 것들과 유사한 비율로 비슷한 위치에 생성되는 경우 • 예상 분해 산물이 미립자이고, 안전한 임상적 사용이력을 가지는 의료기기에서 생성된 것들과 물리적 상태(예 크기, 분포 및 형태)가 유사하고, 예상되는 양으로 존재하며, 유사한 비율로 비슷한 위치에 생성되는 경우 • 사용시 생성될 수 있는 분해 산물이나 물질들에 대해 충분한 분해자료가 이미 존재하는 경우

⑧ 생물학적 시험 중 '접촉 부위 및 시간에 따른 초기 평가시험'의 기준

접촉 부위 및 시간에 따른 초기 평가시험

분 류	접촉 부위	접촉 지속기간	시험항목
이식 의료기기	혈액	26시간	8항목(전체)
체내외 연결 의료기기	순환혈액	2시간	5항목, 1항목(해당하는 경우)
표면접촉 의료기기	점막	14일	5항목, 2항목(해당하는 경우)
체내외 연결형 의료기기	뼈	20시간	3항목, 1항목(해당하는 경우)

⑨ 생물학적 안전성 평가 중 세포독성 시험에서 혈청을 첨가한 배양액의 용출 조건 :「생물학적 안전에 관한 공통 기준규격」(제5장 세포독성시험)

3.2.3.2 아래에서 제시된 경우를 제외하고는, ㉠ ~ ㉣ 중 하나의 조건에서 용출이 이루어져야 하고 의료기기의 특성 및 사용방법을 고려하여 적용하여야 한다

㉠ (37±2)[℃]에서 (24±2)시간　　㉡ (50±2)[℃]에서 (72±2)시간

㉢ (70±2)[℃]에서 (24±2)시간　　㉣ (121±2)[℃]에서 (1±0.2)시간

㉠ 위에 기술된 용출 조건은 의료기기나 원자재의 위험평가를 위해 잠재적인 위해요소(hazard)를 측정하기 위한 것으로 관례적인 방법에 근거하였다.

㉡ 다른 조건, 예를 들면 임상적 사용동안 발생할 수 있는 용출을 재연하거나 잠재적 위해요소(hazard)를 적절하게 측정하기 위하여 37[℃]에서 보다 짧거나 길게 용출할 수 있는데, 이때는 근거를 제시하고 기록해야 한다.

㉢ 이식되지 않으며. 정상 피부나 정상 점막에 단기간 접촉하는 의료기기(예 총 접촉 시간이

4시간 이하인 경우)는 ①에서 3)항의 조건에서 4시간 이상 24시간 이하로 용출할 수 있다.

㉣ (37±1)[℃] 이상의 온도는 배양액의 혈청과 다른 요소들의 화학 조성과/또는 안정성에 영향을 끼칠 수 있기 때문에 혈청을 첨가한 배양액은 ㉠에 주어진 조건에서만 사용한다.

⑩ 의료기기 생물학적 점검방법 : 생물학적 점검항목 선정시 의료기기의 다양성으로 인하여 의료기기에 필요한 실제적인 점검은 의료기기의 특성에 맞게 선정하여 실시한다.

㉠ 의료기기 또는 부분품이 인체와 접촉하는 빈도, 시간, 접촉 상태, 재료의 화학적 성분 등이 고려된다.

㉡ 잠재적인 생물학적 위해의 범위는 광범위하며 단기적 영향(급성 독성 점검, 피부, 안구 및 점막에 대한 자극성 점검, 감작성 점검, 용혈성 및 응혈성 점검 등이 포함된다.),

㉢ 장기적 또는 특정한 독성 영향(아급성 및 만성 독성 점검, 감작성 점검, 유전독성 점검, 발암성 점검, 생식독성 점검 등이 포함)을 포함한다.

ⓐ 세포독성 점검 : 세포배양 기술을 이용하여 의료기기 및 의료용 재료 또는 용출액에 의한 세포의 용해(세포의 사망) 정도, 세포 성장의 저해율을 근거로 하여 세포에 미치는 영향을 결정한다.

ⓑ 감작성 점검 : 적절한 시험동물 모델을 이용하여 의료기기 및 의료용 재료 또는 용출액에 대한 접촉·감작성의 잠재성을 측정하기 위한 시험으로, 미량의 용출물 접촉 및 노출에 의해서도 알레르기나 감작반응을 유발할 수 있다.

ⓒ 자극성 점검 : 시험동물의 피부, 눈, 점막 등과 같은 적절한 부위 또는 이식조직을 이용하여 의료기기 및 의료용 재료 또는 용출액에 대한 자극성의 잠재성을 측정하기 위한 시험으로, 이 시험은 적절한 부위(피부, 눈, 점막)를 선택하여 의료기기 및 의료용 재료, 용출액에 대한 접촉부위 또는 접촉시간을 고려하여 적절하게 설정한다.

ⓓ 피내반응 점검 : 의료기기 용출액에 대한 조직의 국부반응을 평가하는 시험으로, 피부 또는 점막에 대한 자극성 시험의 적용이 부적절할 경우에 적용된다(혈액과 접촉하는 의료기기). 이 시험은 용출액이 소수성일 경우에도 적용될 수 있다.

ⓔ 급성독성 점검 : 시험동물에 의료기기 및 의료용 재료 또는 용출액을 24시간 이내에 1회 이상 노출시켰을 때 시험동물에 나타나는 잠재적 위해를 측정한다.

㉮ 의료기기가 접촉될 때 독성물질 및 분해산물이 흡수될 가능성이 있을 때 적절하다.

ⓕ 발열성 점검 : 발열성 시험은 의료기기 또는 의료용 재료의 용출액 내에서 발열반응을 일으키는 매개 물질을 찾아내는 시험이다.

㉮ 1회의 시험만으로는 엔도톡신(endotoxin) 감염을 발생시키는 매개물질의 발열반응을 구별해 낼 수 없다.

ⓖ 아급성 독성 점검

㉮ 의료기기 및 의료용 재료 또는 용출액을 24시간 이상, 시험동물 수명의 10[%] 이하(쥐의 경우 최고 90일) 이내로 1회 이상 노출시켰을 때 나타나는 영향을 측정한다.

㉯ 만성독성 시험자료가 있는 의료용 재료에 대하여 시행하지 않고, 시행하지 않은 이유를 최종 보고서에 첨부 시켜야 한다. 이 시험은 접촉방법과 시간에 대하여 적절하여야 한다.

ⓗ 유전독성 점검 : 포유동물 또는 비포유 동물의 세포배양 또는 다른 기법을 사용하여 의료기기 및 의료용 재료 또는 용출액에 의한 유전자 변이, 염색체 구조 및 수의 변화, DNA 또는 유전독성을 평가하기 위한 시험이다.

ⓘ 이식점검

㉮ 의료용 재료 또는 완제품의 시료를 이식 부위 또는 적용하고자 하는 적절한 조직에 외과적으로 이식하여 육안 관찰 및 현미경 관찰로 살아 있는 조직에 대한 국부적인 병변의 정도를 평가한다.

㉯ 접촉방법과 시간에 대하여 적절하여야 한다.

㉰ 의료용 재료 이식 후 시험동물 전신에 나타난 영향을 평가하였다면 아급성 독성 시험과 동일 하다.

ⓙ 혈액 적합성 점검

㉮ 적절한 시험 동물 모델 또는 시스템을 사용하였을 때 혈액과 접촉하는 의료기기 및 의료용 재료에 의한 혈액 또는 혈액 구성요소들의 영향을 평가한다.

㉯ 특정한 혈액 적합성 시험은 의료기기의 3차 구조, 접촉 조건 및 임상적 적용기간 동안의 의료기기 또는 의료용 재료의 유체역학을 고려하여 설계한다.

※ 생물학적 안전점검

- 의료기기 또는 부분품이 인체와 접촉하는 빈도, 시간, 접촉 상태, 재료의 화학적 성분 등이 고려된다.
- 인체에 침습하는 빈도, 시간이 가장 많고 긴 체내이식형 의료기기가 상태적으로 생물학적 안전점검항목이 가장 많다.

⑪ 혈액 적합성 시험의 종류와 정의

㉠ 혈전증 : 혈전 생성으로 유발된 혈액응고 시스템 및 혈소판의 활성화와 관련되어 순환 중인 전열에서 유발되는 체내(invivo) 또는 체내·외(ex vivo) 현상이다.

㉡ 혈액 응고 : 혈액응고 인자의 연쇄적 반응(cloting lactor cascade)이 활성화되어 일어나는 현상이다.

㉢ 혈소판 : 순환계에 존재하는 무핵 세포체로 출혈을 최소화하기 위해 표면에 부착되고 응집되어 지혈마개(hemostaticplug)를 생성한다.

㉣ 혈액학 : 혈액을 연구하는 것으로 혈액의 세포 구성성분 또는 혈장 구성성분의 정량을 포함한다.

㉤ 보체계 : 선천적 면역체계의 일부로 효소와 세포 수용체를 포함하여 여러 가지 혈장 단백질로 구성되어 있다.

⑫ 의료기기의 혈액과 상호작용 시험이 필요한지 여부를 결정하는 의사결정도

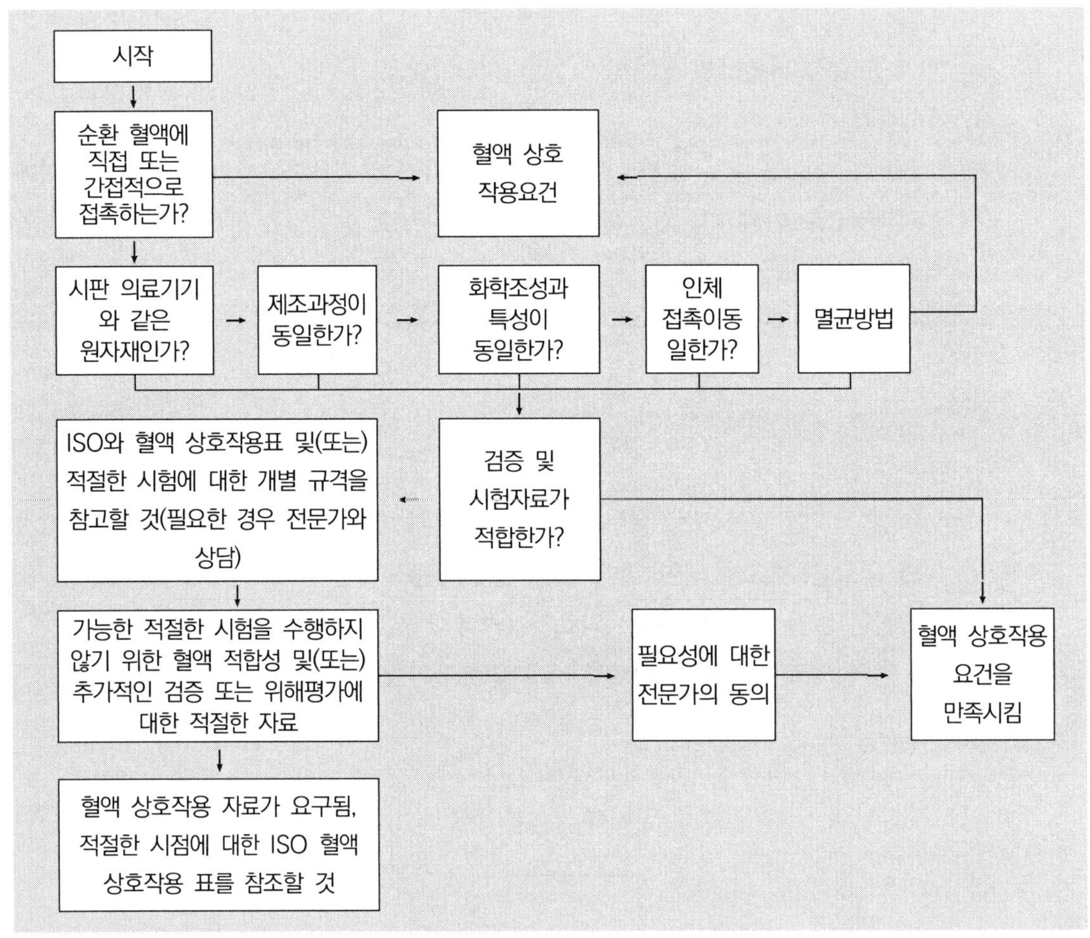

(3) 의료기기 개발과정에서 독성 동태 연구 및 생식독성/발생독성

① 의료기기 개발과정에서 독성 동태 연구를 고려하는 경우

㉠ 의료기기가 생체에 흡수되도록 설계되는 경우이다.

㉡ 의료기기가 영구적으로 인체와 접촉하는 이식형 장치이며, 생분해성 혹은 심각한 부식이

알려져 있거나 알려져 있을 가능성이 크고(크거나), 의료기기로부터 용해물의 이동이 발생하는 경우이다.

㉢ 임상적 사용기간 동안 잠재적으로 독성 또는 반응성인 분해산물 및 용해물의 상당한 양이 의료기기로부터 신체 속으로 방출될 가능성이 크거나 그렇다고 알려진 경우이다.

② 생식독성/발생독성에 대한 위해를 배제할 수 있는 증거가 없는 경우

㉠ 생식독성/발생독성에 대한 위해를 배제할 수 있는 증거가 없는 경우에는 생식독성/발생독성 시험을 고려한다.

㉡ 시험대상은 다음이 포함될 수 있다.

ⓐ 배/태아 또는 생식조직과 직접적으로 지속접촉 또는 영구접촉하는 의료기기

ⓑ 에너지 전달형 의료기기

ⓒ 흡수성의 원자재 또는 용해물

③ 에틸렌옥사이드의 일일 평균량 허용한계

접촉기간에 따른 분류

의료기기 종류	최대 에틸렌옥사이드 가스의 양
제한접촉 의료기기	4[mg/일] 미만
영구접촉 의료기기	0.1[mg/일] 미만
연장접촉 의료기기	2[mg/일] 미만

④ 실시간 분해 시험

㉠ 37[℃]에서 시험을 수행한다.

㉡ 30일 이상 사용하는 의료기기의 경우에는 1개월, 3개월, 6개월 및 12개월의 시험 기간을 설정하여야 한다.

㉢ 30일 이하로 사용하는 의료기기의 경우에는 30일을 포함한 네 가지 시험기간을 설정하여야 한다.

ⓐ 일정한 질량이 되도록 시험검체를 건조시킨다.

ⓑ 시험검체의 질량을 측정한다.

ⓒ 필터 또는 원심분리기를 이용하여 검체, 파편, 용액을 분리한다.

ⓓ 실온의 진공상태에서 일정한 질량이 되도록 필터와 필터의 내용물 또는 원심 분리용 튜브와 튜브의 내용물을 건조시킨다.

ⓔ 필터와 필터의 내용물 또는 원심 분리용 튜브와 튜브의 내용물 질량을 측정한다. 검체의 질량손실을 측정한다.

⑤ 의료기기 또는 원자재의 용출물 내에서 발열반응을 일으키는 매개 물질을 감지하는 발열성 시험의 판정방법 「발열성 시험의 대한약전」(고시2019-102호), 일반시험법 발열성 물질 시험법 판정방법은 다음과 같다.

㉠ 제1회 시험(판정)

ⓐ 시험동물 3마리를 쓴다. 최고 체온이 대조 체온보다 적을 경우의 체온 상승은 0[℃]로 한다.

ⓑ 체온 상승 0.5[℃] 이상인 시험동물이 없을 때는 발열성 물질 음성으로 판정하고 발열성 물질이 음성일 때는 적합으로 한다.

ⓒ 체온 상승 0.5[℃] 이상인 시험동물이 있을 때는 시험을 다시한다.

㉡ 제2회 시험(판정) : 시험 동물 5마리를 쓰고 제1회 및 제2회 시험에 쓴 8마리의 시험 동물 중 체온 상승 0.5[℃] 이상인 시험 동물이 3마리 이하이고, 8마리의 체온 상승의 합계가 3.3[℃] 이하일 때는 발열성 물질 음성으로 판정하고 발열성 물질이 음성일 때는 적합으로 한다.

(4) 성능시험

같은 품목이라도 기허가 제품과 허가받으려는 제품의 성능은 다를 수 있어 이 때문에 제품의 성능에 대한 시험을 실시한다.

① 성능시험의 항목 : 제품이 표방하고자 하는 특성에 따라 제조사가 제시한 시험항목을 실시하지만, 기술문서 심사기관에서 해당 시험이 제품의 성능을 제대로 평가하지 못했다고 판단한다면 기관의 요구에 따라 시험조건 및 기준을 변경한 시험 또는 새로운 추가 시험을 실시해야 할 수도 있다.

② 필수 성능

㉠ 기본적인 안전과 관련된 것을 제외한 성능 중 제조사가 규정한 제한치를 넘는 기능의 상실이나 저하가 있으면 허용할 수 없는 위험이 발생하는 임상적 기능(의료기기의 사용 목적을 달성하기 위한 기능)의 성능이다.

㉡ 의료기기 중 일부는 개별 규격에서 필수성능을 규정하고 있다.

예

필수성능	해당 개별규격
정확도	IEC 60601-2-5(초음파 자극기)
	IEC 80601-2-35(의료용 온열기)
경보신호	IEC 60601-2-49(환자감시장치)
	IEC 60601-2-27(심전도 감시기)

③ 성능평가

㉠ 제작된 의료기기의 검증을 위해서 기본 안전사항과 필수성능을 시험해야 한다.

㉡ 제조자는, ME 기기 및 ME 시스템의 어느 기능이 필수성능인지를 확정해야 한다.

㉢ 이 규격에서는 특정 시험 이후에도 유지되어야 하는 것으로 규정한 필수성능에 대해 그 기능을 사용한 검사에 의해, 그리고 필요하면 기능시험에 의해 적합성을 확인하도록 규정하고 있다.

㉣ 기본 시험조건(온도, 습도, 기압) : 사용하는 의료기기를 정상적인 사용 상태로 설정하고, 다음과 같은 환경 조건의 범위 내에서 시험을 실시한다.

④ 공통적인 자가시험

㉠ 자가시험 : 전기 · 기계적 안전시험과 성능시험으로 분류한다.

㉡ 전기 · 기계적 안전성 시험의 항목 : 누설전류 시험, 내전압 시험, 접지저항 시험, 전원입력 시험이 있다.

㉢ 기타 시험항목 : 최초 시험성적서로 가름한다.

㉣ 기술문서에 기재된 성능시험 중 자가 시험으로 가능한 시험은 수행하고 기술문서에 기재된 성능시험 중 자가시험으로 할 수 없는 경우는 위탁시험을 의뢰하여야 한다.

※ 회로 검증을 위한 성능평가는 제조사가 특정 시험 이후에도 유지되어야 하는 것으로 규정한 필수 성능에 대해 그 기능을 사용한 검사와 또는 필요시 기능시험을 통해 적합성을 확인하도록 규정하고 있다.

⑤ 의료기기 성능평가를 위한 기본 시험조건에 대한 설명 : 의료기기 성능평가를 위해서 의료기기를 정상적인 사용 상태로 설정하고, 기본 시험조건의 범위 내에서 시험을 실시하며, 온도 조건은 23[℃] ±2이다(기본 시험조건 및 주의사항).

온도[℃] : 23±2	상대습도[%] : 60±15	기압 : 860[hpa]~1060[hpa](645~795[mmHg])
1. 계측기의 정격 확인		(측정범위 등)
2. 접속부의 극성 확인		(DC 측정기기 등)
3. 사용상태 확인 (특히 아날로그 장비 등)	⊥	수직으로 놓은 상태에서 사용
	—	수평으로 놓은 상태에서 사용
	60[Hz]	교류주파수 60[Hz]에서 사용
	CLASS 0.5	0.5급 계측기를 나타냄
	∿	교류용 계측기
	—	직류용 계측기
	V	전압계
	A	전류계
	W	전력계
4. 내부전원(건전지)의 상태 확인		

(5) 의료기기의 생물학적 안전점검

의료기기의 생물학적 안전에 대한 점검은 인체에 접촉하는 의료기기에 해당하고 인체에 접촉하는 의료기기에는 표면접촉 의료기기, 체내삽입 의료기기, 체내이식형 의료기기가 있으며, 각각에 해당하는 종류는 다음과 같다.

① 표면접촉 의료기기 : 다음과 같이 인체에 접촉하는 의료기기이다.

㉠ 피부 : 피부(손상되지 않은 피부)에만 접촉하는 의료기기(전극, 외부 보철물, 진찰용 기구 등)

㉡ 점막 : 점막과 접촉하는 의료기기(콘텍트렌즈, 요도 카테터, 질 내벽 및 내부 장기 관련 의료용구, 위 튜브, 상 결장경, 결장경, 위내시경, 기관 튜브, 기관지경, 치과 보철물, 치과교정 기구 또는 자궁 내 피임장치 등)

㉢ 파열된 또는 외상 표면 : 파열되거나 손상된 표면과 접촉하는 의료기기(궤양, 화상, 육아조직의 드레싱 또는 치료기구 및 폐색성 패취 등)

② 체내삽입 의료기기

㉠ 혈액과 간접적으로 접촉 : 혈관의 한 지점에서 접촉하여 혈관계 입구의 도관역할을 하는 의료기기(수액 세트, 확장 세트, 수혈 세트 등)

㉡ 조직, 뼈 및 상아질 계와 접촉 : 조직, 뼈 및 상아질 계와 접촉하는 의료기기(복강경, 관절경, 유출관 시스템, 치과용 시멘트, 치과용 보철물 및 피부 스테플 등)

㉢ 순환혈액과 접촉 : 순환하는 혈액과 접촉하는 의료기기(혈관 내 카테터, 임시적 인공 심장박동기 전극, 산소공급기, 체외 산소공급 튜브 및 부속품, 투석기 튜브 및 부속품 등)

③ 체내이식형 의료기기

㉠ 뼈 : 주로 뼈와 접촉하는 의료기기(정형외과용 핀, 플레이트, 대체 조인트, 뼈 보철기, 시멘트 및 골내에 사용하는 의료기기 등)

㉡ 조직 : 주로 피부와 접촉하는 의료기기(인공심장 박동기, 약물공급 의료기기, 근육 신경 센서 및 자극기, 대체 힘줄, 유방 내 이식물, 인공 후두, 골막 하의 이식물, 결찰 클립 등)

㉢ 혈액 : 주로 혈액과 접촉하는 의료기기(인공 심장 박동기 전극, 인공 동정맥관, 심장 밸브, 혈관 이식, 약물 전달 카테터 및 심실 보조기구 등)

4) 검사방법(전수검사, 샘플링 검사)

(1) 전수검사

전수검사가 필요한 경우는 다음과 같다.

① 전수검사가 필요한 경우
   ㉠ 검사를 하지 않고는 불량품을 제거할 수 없는 경우
   ㉡ 전수검사를 하는 것이 용이하면서 경제적인 경우
   ㉢ 불량품이 섞이면 치명적이거나 중대한 영향을 미치는 경우
   ㉣ 모든 기기 중 하나라도 양품이 아니면 안되는 경우
   ㉤ 사람의 생명하고 관련된 경우
   ㉥ 검사항목 수가 적거나 로트의 크기가 작은 경우
② 전수검사 수행조건 : 전수검사 조건은 전수검사를 실시하지 않고서는 불량의 식별이 불가능한 경우, 전수검사가 용이 하고 경제적인 경우, 불량품이 혼입되어 생산에 투입된 경우, 치명적 혹은 중대한 결함이 발생할 수 있는 경우 등과 같은 조건이라면 전수검사를 수행할 수 있다. 다만, 다음 공정에서 검증이 가능하면 품질 비용을 고려하여 결정할 수 있다.
③ 전문가에 의한 표본 추출
   ㉠ 전수검사 : 표본을 추출하는 것이 아니다.
   ㉡ 유의 샘플링 : 전문가에 의해 표본을 추출하는 것이다.
   ㉢ 다단계 샘플링 : 모집단을 몇 개의 부분으로 나누고, 해당 부분으로부터 표본을 추출하는 방법이다.
   ㉣ 랜덤 샘플링 : 모집단을 구성하고 있는 제품에서 표본으로 추출하는 기회를 균등하게 하여 표본을 추출이다.
④ 검사의 분류와 종류
   ㉠ 목적에 따른 분류 : 수입검사, 공정검사, 완제품 검사(최종검사), 출하검사
   ㉡ 장소에 따른 분류 : 정위치검사, 순회검사, 출장검사
   ㉢ 성질에 따른 분류 : 파괴검사, 비파괴검사, 관능검사
   ㉣ 방법에 따른 분류 : 전수검사, 샘플링 검사, 체크 검사, 무검사, 자주검사
   ㉤ 검사항목에 따른 분류 : 수량검사, 외관검사, 치수검사, 중량검사, 성능검사
⑤ 검사장소에 따른 분류
   ㉠ 장소에 따른 분류
      ⓐ 정위치검사 : 검사대상 물품을 검사설비가 있는 장소로 이동하여 수행하는 검사이다.

검사대상 물품의 이동이 용이한 경우 수행하는 검사이고, 의료기기의 경우 검사물품의 오염에 주의해야 하며, 이동 중 검사 물품의 손상에 주의해야 한다.

ⓑ 순회검사 : 검사설비의 작동환경을 고려해야 한다.

㉮ 검사원이 계측설비를 검사대상 물품이 있는 생산현장으로 가지고 가서 수행하는 검사이다.

㉯ 검사대상 물품의 이동이 어렵거나, 오염 및 손상 가능성이 있는 경우 순회검사를 실시한다.

ⓒ 출장검사 : 협력업체 현장으로 직접 방문하여 수행하는 검사이다.

㉡ 성질에 따른 분류

ⓐ 파괴검사 : 검사대상 물품을 손상시켜 수행하는 검사이다. 검사의 목적을 달성하기 위하여 검사대상 물품의 파괴가 불가피한 경우에 해당 된다.

ⓑ 비파괴 검사 : 검사대상 물품의 상품, 부품, 반제품의 가치를 변화시키지 않고 수행하는 검사이다.

ⓒ 관능검사 : 측정설비를 사용하지 않고 인간의 감각을 이용하여 검사대상 물품의 품질 특성을 평가 및 판정하는 검사이다.

사양 선택 → 업체 조사, 견적서 수령 → 최종사양 적합성 검토 → 장비 발주 → 장비 입고 → 수입검사

⑥ 검사 엄격도 전환 규칙의 개략도

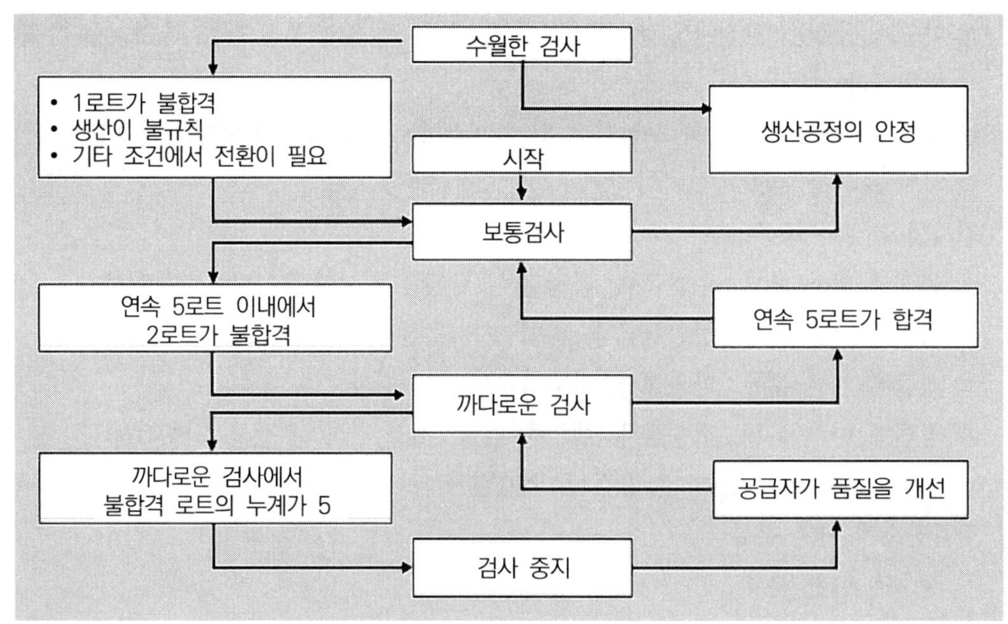

⑦ 검사 엄격도 전환 규칙

㉠ 최초검사 : 보통검사 적용

㉡ 보통검사에서 까다로운 검사로 변경 : 연속된 2~5로트 중 2로트가 불합격되었을 때

㉢ 까다로운 검사에서 보통검사로 변경 : 연속 5로트가 합격하였을 때

㉣ 보통검사에서 수월한 검사로 변경 : 수월한 검사로 넘어가기 위한 전환 점수(switching score)가 30점 이상일 때

ⓐ 생산공정의 안정

ⓑ 책임자가 수월한 검사로 넘어가도 좋다고 인정할 경우

㉤ 수월한 검사에서 보통검사로 변경 : 1개의 로트라도 불합격

ⓐ 생산공정 불안정

ⓑ 기타 보통검사로 넘어가는 것이 타당하다고 판단할 때

㉥ 검사중지 : 까다로운 검사개시 후 불합격 로트의 수가 5에 도달할 때

⑧ 도면에 대한 설명

㉠ 일반적 : 회사상호, 부품명칭, 제작일자, 개정사항 등이 담겨 있다.

㉡ 내용에 따라서 : 조립도, 부품조립도, 부품도, 상세도, 배선도, 검사도 등으로 구분할 수 있다.

㉢ 대상물의 도형과 함께 필요로 하는 크기, 모양, 자세, 위치 등의 정보를 제공한다.

ⓐ 도면의 치수는 도면에 표현된 제품 또는 부품의 형상이지만, 그 크기, 위치 등을 정량적으로 표시한 것으로 정해진 방향에서의 대상 부분의 크기를 나타낸 양이며, 다듬질 치수는 제작도에서 의도한 가공을 끝낸 상태의 대상물이 가져야 하는 치수이다.

⑨ 자재별 수입검사항목 수립에 필요한 요구사항

㉠ 식품의약품안전처 고시 : 의료기기 제조 및 품질 관리기준

7.4.3 구매품의 검증
의료기기 제조사는 구매한 제품이 규정된 요구사항에 적합함을 보장하는데 필요한 시험검사 또는 그 밖의 활동을 수립하고 시행하여야 한다.

㉡ ISO 13485 : 2003, 의료기기-품질 경영 시스템-규제 목적에서의 요구사항

7.4.3 구매한 제품의 검증
조직은 구매한 제품이 규정된 요구사항을 충족시키는 것을 보장하는데 필요한 검사 또는 기타 활동을 수립하고 실행하여야 한다.

(2) 샘플링 검사

모든 의료기기를 전수검사 하는 것은 시간적 · 비용적으로 비효율적이므로, 전수검사가 필요한 경우를 제외한 경우에는 샘플링하는 것이 시간과 비용을 효율적으로 사용할 수 있다.

① 샘플링 검사에 대한 설명

㉠ 검사를 하고자 하는 대상품 전체를 검사하지 않고 선정기준에 따라 일부 표본을 선택하여 검사하고, 그 결과 바탕으로 전체의 상태를 평균적으로 판정하는 검사방식이다.

㉡ 제품의 로트에서 일정한 크기의 시료를 시험 및 측정하고, 그 결과를 로트에 대한 판정기준과 대조한 후 그 로트를 합격 혹은 불합격 여부를 판정하는 검사방식이다.

② 샘플링 검사가 필요한 경우

㉠ 전수검사가 불가능한 경우

㉡ 개별검사가 무의미한 경우

㉢ 검사항목이 많아 전수검사에 비해 신뢰도가 높은 결과를 얻을 수 있는 경우

㉣ 파괴검사인 경우

㉤ 샘플링 검사로 인한 불량품이 나오는 것이 전수검사에 비해 경제적으로 유리한 경우

㉥ 검사에 막대한 시간이 걸리는 경우

③ 샘플링 검사의 기준을 정하기 위한 관련 규격

㉠ 샘플링 검사의 기준을 정하기 위한 관련 규격으로 ISO 2895-1 또는 이를 근간으로 만든 KS A ISO 2859-1 등이 있다.

㉡ 표준은 공급자에 대해서는 로트 불합격이라는 경제적이고 정신적인 압력을 통하여 공정/프로세스 평균을 적어도 AQL의 지정값과 같은 정도로 유지하도록 유도하고, 동시에 소비자에 대해서는 때때로 일어나는 품질이 나쁜 로트를 합격시킬 위험의 상한을 제공하는 것을 목적으로 한다.

이 표준에서 설정된 샘플링 검사방식은 다음과 같은 검사에 적용할 수 있다.

- 최종 아이템
- 부품 및 원자재
- 작업
- 재공품
- 저장품
- 보전작업
- 데이터 또는 기록
- 행정절차

※ 의료기기의 불량품이 나오는 리스크와 샘플링 검사시간과 비용 사이에서 최대한 효율적으로 하기 위해 합격품질한계(AQL)를 적절하게 조절해야 한다.

④ 합격품질수준(AQL)

㉠ 샘플링 검사에서 로트의 합격, 불합격을 판정하는 경우 합격으로 판정해도 좋은 공정 평균 상한값을 불량률 또는 100 단위당 결점 수로 나타낸 것이다.

⑤ 계수조정형 샘플링 검사

㉠ 합격품질수준(AQL)을 결정하고, 최초에는 1회 보통 검사를 적용하고 계속되는 로트의 검사 성적이 AQL보다 나빠지면 까다로운 검사로 변경하여 품질수준을 유지한다. 반대로 AQL보다 좋아지면 수월한 검사로 변경하여 검사량을 조정해 주는 검사방식이다.

㉡ AQL이 10 이하일 때는 부적합률에만 사용한다.

⑥ 샘플링 검사방법 수립절차

㉠ 품질기준 선정 : 치명적 부적합, 중부적합, 경부적합

㉡ AQL 선정

㉢ 검사수준 선정 : 특별 검사 수준(S-1 S-2, S-3, S-4), 보통검사 수준(G-I, G-II, G-III)

㉣ 샘플링 형식 선정 : 1회, 2회, 다회

㉤ 검사의 엄격도 선정 : 보통검사, 까다로운 검사, 수월한 검사

㉥ 로트 형성 : 사내에서 결정

㉦ 샘플링 방식 선정 : KS Q ISO 2859-1 부표 활용

⑦ 검사의 엄격도

㉠ 검사의 엄격도 조정 절차는 KS Q ISO 2859-1에서 설명한 검사 엄격도의 전환 규칙인 순서와 같이 실시한다.

㉡ 합격품질수준(AQL)을 결정하고, 최초에는 1회 보통검사를 적용하고 계속되는 로트의 검사 성적이 AQL보다 나빠지면 까다로운 검사로 변경하여 품질수준을 유지하고, 반대로 AQL보다 좋아지면 수월한 검사로 변경하여 검사량을 조정해 주는 검사방식이다.

㉢ AQL이 10 이하일 때는 부적합률에만 사용한다. 치명적 부적합, 중부적합, 경부적합 등이 있다.

⑧ 공정 특성에 관한 용어정리

㉠ 검사(inspection) : 제품을 어떤 형태나 방법으로 측정하고, 그 결과를 판정기준과 비교하여 개개 제품의 양호, 부적합 또는 로트의 합격, 불합격 판정을 내리는 것이다.

㉡ 수입검사(purchasing inspection) : 외부업체부터 반입되는 소재 및 부품이 적용된 규격을 만족 하는지의 여부를 판정하기 위한 검사이다.

㉢ 공정검사(intermediate inspection) : 공정 간의 부품 또는 반제품이 어떤 공정으로부

터 다음 공정으로 이동해도 좋은가를 판정하기 위한 검사이다.

㉣ 최종검사(final inspection) : 완성된 물품이 제품으로서의 요구사항을 만족하고 있는가를 판정하기 위한 검사이다.

㉤ 시험(test) : 샘플 또는 시험편의 특성을 조사하는 것이다.

㉥ 시험장비 : 제품이 기준에 만족하는가를 시험검사 및 측정하는데 사용되는 장비이다.

㉦ 합격품질수준(AQL) : 샘플링 검사에서 로트의 합격, 불합격을 판정하는 경우 합격하여도 좋은 공정 평균 상한값으로 불량을 또는 100단위당 결점수로 나타낸다.

㉮ AQL보다 좋은 품질의 검사 로트는 샘플링 검사에서 큰 확률로 합격이다.

㉧ 검 · 교정 : 시험 및 측정에 사용되는 모든 계량 계측기의 정밀도와 성능을 유지하기 위하여 규정된 주기와 절차에 따라 비교, 검사한다.

㉨ 부적합 : 공급업체 자체검사에서 합격 되었더라도 구입품 검사 및 시험 규정에 따라 검사 및 시험한 결과규격에 일치하지 않은 제품이다.

(3) 합격 품질 한계

① 치명적 결함(Critical Defects) : 결함이 존재하면 사용자에게 해를 끼칠 수 있는 결함이다.

㉠ 보편적으로 1000개를 샘플링을 하면 허용되는 불량품의 개수는 0개이므로, 1개 이상의 불량품을 발견시 재생산 후 검수해야 한다(AQL 0[%]).

② 주요 결함(Major Defects) : 사용자의 사용성 또는 의료기기의 성능을 저하시킬 수 있는 결함이다.

㉠ 보편적으로 1000개를 샘플링을 하면 허용되는 불량품의 개수는 25개이다(AQL 2.5[%]).

③ 사소한 결함(Minor Defects) : 사용성 또는 성능저하를 발생시키는 결함은 아니나, 품질기준에는 벗어난 결함이다.

㉠ 보편적으로 1000개를 샘플링을 하면 허용되는 불량품의 개수는 40개이다(AQL 4[%]).

④ 합격 품질수준(ACCEPTANCE QUALITY LEVEL, AQL) : 산출된 제품이 확률적으로 갖을 수 있는 불량품의 수준을 단계별로 나타낸 표이다.

㉠ 샘플링 검사를 하기 위해 공정 평균으로써 만족하다고 고려되는 불량의 한계이다(100단위당 결점수의 상한).

㉡ AQL보다 좋은 품질의 검사로트는 샘플링 검사에서 큰 확률로 합격한다.

(4) 샘플링 검사 종류

① 단순 무작위 추출법(Simple Random Sampling) : 모집단의 각각의 요소 또는 사례들이 표본으로 선택될 가능성이 같게 되는 표본 추출법 한 번 뽑은 샘플을 다음 선택에 포함하는 복원추출 방법과, 한 번 뽑은 샘플을 다음 선택에 제외하는 비복원추출 방법이 존재한다.

㉠ 장점

ⓐ 방법이 단순하다.

ⓑ 분류오차가 적다.

ⓒ 상대적으로 자료를 분석하기 쉽다.

ⓓ 모집단에 대한 사전지식이 필요하지 않다.

㉡ 단점

ⓐ 모든 개체가 추출 전 확인되어야 하고 식별해야 하므로, 시간과 비용이 많이 든다.

ⓑ 모집단의 속성을 반영하기 힘들다.

② 체계적 추출법(Systematic Sampling) : 첫 번째 요소는 무작위로 추출하고 목록의 매번 k번째 요소를 표본으로 정하는 추출법이다.

㉠ 장점 : 모든 개체가 추출 전에 확인 되지 않아도 무작위 추출이 가능하므로, 단순 무작위 추출법에 비해 적은 시간과 비용으로 비슷한 결과를 얻을 수 있다.

㉡ 단점 : 목록이 무작위가 아니라 규칙성이 존재하면 모집단을 속성을 반영하지 못하는 편향된 결과를 얻을 수 있으며 모집단의 목록을 알고 있어야 한다.

③ 군집 추출법(Cluster Sampling) : 다단계 표집 방법으로 모집단에서 집단을 일차적으로 표집한 다음, 선정된 집단에서 구성원을 표본으로 추출하는 방법이다.

㉠ 장점 : 모집단의 일부만 알아도 된다. 군집의 특성을 평가하고 모집단과 비교 가능하다.

㉡ 단점 : 군집에 요소들이 편향되게 존재할 수 있다. 군집이 모집단을 대표할 수 없는 가능성이 존재하고 샘플링 오차가 크게 발생한다.

④ 층화 추출법(Stratified Sampling) : 모집단을 먼저 중복되지 않도록 층으로 나눈 다음 각 층에서 표본을 추출하는 방법, 층간에는 이질적인 특성을 갖게하고 층 내에는 동질성을 가지게 해야 한다.

㉠ 장점 : 각 층을 동질적으로 묶어 층화 함으로써 신뢰성이 높은 추정치를 구할 수 있다.

ⓐ 층화추출에 의해 선택된 단위만을 조사하므로, 비용 절감 및 자료분석이 용이하다.

ⓑ 각 층에는 동질성을 갖는 집단으로 구분되기 때문에 각 층에 대한 추정치를 부수적으로 구할 수 있다.

㉡ 단점 : 모집단이 너무 큰 경우 목록 작성이 표본 추출보다 어렵다.

ⓐ 층을 적절히 나누기 위해 정확한 정보가 필요하다.

ⓑ 층내는 동질성을 갈고 층간에 이질적이게 하는 과정의 어렵다.

5) 치공구

품질, 원가, 생산성을 높일 수 있는 간단한 도구로 상대적으로 적은 비용으로 쉽고, 빠르고, 정확하게 일을 진행할 수 있도록 사용하는 보조 도구 또는 보조 장치이다. 또한 공작물(생산물)의 위치결정과 공작물(생산물)이 움직이지 않도록 클램프하여 공작물(생산물)을 허용 공차 이내에서 제조하는데 사용되는 생산용 공구로 제품의 균일성과 경제성, 생산성을 향상시키는데 사용되는 보조 도구 또는 보조장치이다.

(1) 치공구의 용어 사용시 주의사항

① 치공구의 개요

㉠ 치공구는 지그와 고정구로 분류 : 각종 공작물의 가공 및 검사, 조립 등의 작업을 가장 경제적이고도 정밀하게 하게 하기 위하여 사용되는 보조장치이다.

㉡ 자동화 지그 : 자동화 치공구 또는 자동화 기계이다.

② 치공구의 사용 목적

㉠ 제조의 정밀도를 향상 시켜 제품과 부품의 품질을 향상시키며 균일한 품질로 호환성을 확보한다.

㉡ 생산의 다량화로 인하여 제조원가 감소, 가공공정 단축, 검사작업의 일부 생략 가능, 미숙련자의 정밀 작업 가능, 작업자의 정신적 육체적 부담 등을 경감하여 작업자의 능률을 올리고 안전을 확보하는데 그 목적이 있다.

③ 용어의 정의

㉠ 지그 : 지그와 고정구를 명확하게 정의하기는 어려우며 사용상 같은 것이다.

ⓐ 기계 가공 : 공작물을 고정, 지지 하거나 또는 공작물에 부착 사용하는 특수장치로서 공작물을 위치 결정하여 클램프할 뿐만 아니라 공구를 공작물에 안내할 수 있는 부시장치를 포함하면 지그라 한다.

ⓑ 지그 : 일반적으로 고정구를 포함하여 지그라 한다.

ⓒ 자동화 치공구나 장치 등의 능력을 최대한으로 그리고 유효하게 인출, 발휘시켜 작업을 능률적으로 수행할 수 있도록 만들어진 보조구와 장치이다.

㉡ 고정구 : 공작물의 위치결정 및 클램프하여 고정하는데 대해서는 근본적으로 지그와 같으나 공구를 공작물에 안내하는 부시기능이 없다.

ⓐ 세팅 블록과 필러 게이지에 의한 공구의 정확한 위치장치를 포함한다.

ⓑ 지그와 고정구를 구하는 것은 큰 의미가 없으므로 일반적으로 지그라 한다.

ⓒ 치공구 : 제품에 있어서 필요한 제조수단으로 공작물의 위치결정과 움직이지 않도록 클램프하여 공작물을 허용 공차 내에서 제조하는데 사용되는 생산용 공구로서 제품의 균일성, 경제성, 생산성을 향상시키는 보조장치 또는 보조장비라고 정의할 수 있다.

④ 치공구의 설계시 요구조건

㉠ 제품의 설계도면에 나타난 설계정보를 정확하게 이해하고, 기능과 정도를 제품 속에 충분히 살릴 수 있는 구조

㉡ 피 공작물의 부착과 해체가 용이하고 공작작업이 쉬운 구조

㉢ 강성을 갖춘 것으로써 운전 취급을 하기 쉬운 구조

㉣ 구조는 될 수 있는 한 단순하면서 균형이 갖추어진 형상

㉤ 작업시 자업자에게 높은 안전성과 신뢰성을 줄 수 있는 구조와 형상

㉥ 경제성이 있는 구조

㉦ 지그와 고정구 구성부품의 표준화

㉧ 전 작업단계에서 검사를 설비할 수 있는 것과 같은 구조

㉨ 위치결정, 부착방법 등에 관한 고려

㉩ 절삭에 의해서 생긴 칩을 제거하기 쉬운 구조

㉪ 작업에 절삭제가 사용되고 있는가에 대한 고려

⑤ 치공구 관리기능

㉠ 계획단계

ⓐ 공구의 설계 및 표준화

ⓑ 공구의 연구시험

ⓒ 공구 소요량의 계획, 보충

㉡ 보전단계

ⓐ 공구의 제작 및 수리

ⓑ 공구의 검사

ⓒ 공구의 보관과 공급

⑥ 치공구 사용상 이점 : 치공구는 생산성의 향상을 목적으로 공정의 개선, 품질의 향상과 안정, 제품의 호환성을 확보하는 것이다.

㉠ 치공구를 사용함으로써 제품의 원가절감을 통해 기업체의 이윤을 극대화 하는 것이다.

㉡ 일반적인 치공구의 사용상 이점은 다음과 같다.

ⓐ 가공상의 이점 : 교대 가공, 연속 가공 등이 가능하여 공작기계를 최대한으로 활용할 수 있다.

㉮ 동시 가공 및 공작물의 설치, 제거 등의 작업시간을 단축할 수 있어 생산능률이 향상된다.

ⓑ 가공 정밀도의 향상 : 가공 정밀도의 향상과 품질 균일화가 가능하며, 불량률이 감소하고 불필요한 작업이 없어진다.

ⓒ 노무관리의 단순화 : 작업상의 특별한 주의사항 및 검사 등이 불필요하게 되며, 미숙련자도 제품 품질의 균일성을 유지할 수 있게 된다. 작업의 단순화로 안전사고 위험성이 감소 된다.

ⓓ 재료의 절약 : 호환성이 있게 되므로 재료의 낭비가 없다.

⑦ 치공구 사용시 주의사항

㉠ 치공구는 정해진 용도에 맞게 사용하며, 타 용도로 사용하지 않는다.

㉡ 치공구는 작업표준에 준해서 사용하고 사용수칙을 준수하여 사용한다.

㉢ 작업안전에 주의하며 불안전 발견 즉시 관계부서에 수정을 의뢰한다.

㉣ 작업 후 치공구는 정리, 정돈, 청결을 유지한다.

㉤ 치공구의 고장 및 마모는 점검기준에 의해 관리한다.

㉥ 치공구 이상 발생시 사용 담당자는 수리, 개조 담당자에게 조치를 요청한다.

⑧ 치공구 제작시 고려해야 할 사항 4가지

㉠ 적정 가격으로 제작이 가능한가?

㉡ 사용에 있어서 안전한가?

㉢ 작업자의 입장에서 제작이 되었는가?

㉣ 치공구 설계시 강성 및 부품 성능 여유도가 있는가?

(2) 치공구의 종류

공구는 다음과 같이 용도에 따라서 다양한 종류로 분류된다.

① 전기 공구

테스터	일반적으로 전압 전류 저항 도통 시험용	전위차계	기전력의 정밀 측정용
전압계	전압 측정용	내압 시험기	전기기기의 절연내력 측정용
전류계	전류 측정용	접지저항계	접지저항 측정용
전력계	전력 측정용	역률계	교류전력의 역률 측정용
절연저항계	기기의 절연저항 측정용	훅크 메터	선을 끊지 않는 전류 측정용

② 전자기기 공구

오실로스코프	전압변화를 그래프로(CRT, LCD)표시
왜율계	증폭기의 특성(AMP)측정용
스펙트럼 아날라이져	고주파 전자파 분포 측정용
스위프 제너레이터	주파수를 저역에서 고역까지 순차적으로 반복 발생
네트워크 아날라이져	4단자망 특성 측정용
신호발생기	RF대역의 주파수 발생용
오디오 신호 발생기	가청대역 주파수 발생용
마커 제너레이터	특정 주파수 알아볼 수 있도록 기준 주파수 발생용
전계 강도계	무선신호의 전계강도 측정용
함수발생기	구형파, 삼각파, 사인파 등 여러 주파수 발생용
LCR 메터	코일, 콘덴서, 저항 등의 특성 측정용

③ 기계가공 공구

마이크로미터	1/100[mm] 정밀 측정용
버니어 캘리퍼스	1/20[mm] 측정용
하이트 게이지	높이 측정용
다이얼 게이지	1/100[mm] 정밀 측정용
피치 게이지	나사산의 피치 측정용
블록 게이지	자체가 정밀한 치수로 되어 기준으로 사용
정반	치공구를 측정할 경우에 기준면으로 사용

(3) 치공구의 일상점검

치공구의 정밀도를 유지하기 위해서는 정기적인 점검만으로는 불충분하며, 평상시 간헐적으로 실시하는 일상점검이 필요하다. 치공구의 일상점검 내용으로는 치공구의 사용자가 항상 치공구의 이상 유무를 확인하는 점검과 외관 상태 세척 등을 포함한다.

① 치공구의 일상점검 내용 선정하기

㉠ 치공구가 최적화된 상태가 아닌 경우에는 생산 품질에 크게 영향을 미치게 되므로, 작업 전에는 반드시 치공구에 대한 세밀한 조정이 필요하다.

㉡ 치공구의 손상, 변형, 타흔, 각부의 느슨함 등으로 정밀도가 감소할 수 있으므로 작업 전에는 반드시 치공구의 외관 상태를 점검해야 한다.

㉢ 치공구 사용자는 작업 전에 치공구 각 부위의 작동 상태를 점검해야 한다.

㉣ 일상점검 결과 작동이 원활하지 못하거나 정도가 미달 되는 치공구는 수리를 의뢰하여 사용 가능 여부를 확인하도록 한다.

㉤ 치공구를 사용하여 보관할 경우에는 절삭유, 먼지 등 이물질을 제거하여 보관하고, 1개월 이상 사용하지 않을 때에는 치공구 면에 녹이 발생할 수 있으므로 방청유를 도포하여 보관한다.

㉥ 월 1회 정도 치공구의 보관 상태를 점검해 주는 것이 좋다.

② 치공구별 점검실시 및 점검결과를 기록

㉠ 전자제품 생산설비관리 요원 : 치공별 점검을 실시하고 점검결과를 기록한다.

㉡ 치공구 점검기록부 : 기록사항, 점검개소 등의 내용을 기록한다.

(4) 치공구 점검 및 보전목표의 설정 및 관리와 폐기

① 치공구 점검 및 보전하기 : 치공구의 마모 및 고장은 제품의 품질과 생산성에 영향을 미치기 때문에 이상을 발견하기 전에 주기적인 관리가 필요하다.

㉠ 일상점검 : 치공구 운전자 : 치공구 및 치공구 상태 등을 점검한다.

ⓐ 일상점검 결과 치공구 이상이 발생하면 보전 담당에게 신고하여 조치하도록 한다.

㉡ 정기점검 : 보전담당 : 월간 점검계획에 따라 치공구 점검을 실시한다.

ⓐ 치공구 점검결과 이상 부위에 대하여 사용팀과 일정을 협의하여 수리 또는 교체한다.

㉢ 설비보전 : 보전담당 : 치공구 사용 중 또는 점검결과 이상이 발생한 치공구에 대해 이상 내용을 확인하고, 고장 정도를 파악하여 사용팀과 일정 협의 후 수리를 실시한다.

ⓐ 치공구 가동율, 치공구 품질, 치공구 수리 이력 및 치공구의 순간 고장의 원인을 분석하여 구조 개선 또는 방법 등을 변경하여 로스를 절감한다.

② 치공구 예비품 관리

㉠ 치공구의 돌발 고장 : 생산 중단이나 계획 보전시 그 시간을 단축하기 위해 설비 매뉴얼, 보전이력, 치공구 사용정지 시간, 부품구매 시간 등을 참고로 필요 예비품을 파악한다.

㉡ 보전 담당 : 파악된 예비품의 보유 기준량을 설정하고, 주기적으로 예비품 확보 현황을 파악하여 부족분의 구매 또는 제작을 통해 보유 기준량을 확보한다.

③ 치공구 보전목표의 설정 및 관리 : 기술담당 팀장 : 생산성 향상, 치공구 품질개선을 위해 치공구 보전목표를 수립하고 개선활동을 실시한다.

④ 치공구의 폐기 : 치공구의 열화 정도가 심각하거나 폐기 사유가 발생되면 주관 팀장은 최고경영자의 승인을 득한 후 치공구를 폐기한다.

(5) 치공구 제작절차와 제작을 결정할 때 고려사항

치공구의 체계적인 제작 및 효과적인 유지관리를 통해 품질확보 및 생산성 향상을 도모하기 위한 관리체계를 유지한다.

① 필요 치공구 파악 및 사양 검토하기 : 기술담당은 개발 담당으로부터 신규 개발품의 제품규격, 고객개발 일정, 생산수량 등 관련 자료를 접수한다. 관련 팀으로부터 공정개선, 품질개선, 치공구 부족 현황 등 치공구 투자 및 개조가 예상되는 정보를 접수하고 치공구의 공정능력, 조작성, 안정성, 보전성, 내구성 등을 포함하여 사양을 검토하고 설계한다.

② 치공구 투자 품의 및 발주하기

㉠ 기술담당 : 양산 준비 또는 적용 일정에 맞추어 입고가 가능하도록 치공구 발주서를 작성하여 발주하고 일정을 관리한다.

㉡ 제작 치공구인 경우 치공구 도면을 접수하여 치공구 사양과 일치하는지를 확인한 후 기술 담당 팀장이 승인하여 치공구 제작에 착수한다.

③ 치공구 검수, 입고 및 TRY-OUT

㉠ 기술담당 : 치공구 입고 전 검수를 실시하여 문제점을 개선 조치하며, 발주 사양에 만족시 입고한다. 단, 도입 치공구 및 표준 치공구는 사내 입고 후 검수를 하고 TRY-OUT을 실시하고 사용팀 및 관련 팀의 확인을 받는다.

㉡ 사용팀 : 치공구의 조작성, 안전성, 보전성을 확인하고 필요한 개선을 실시한다.

㉢ 기술담당 : 제작(구매) 업체명, 업체 코드, 치공구 제원 등을 전산에 등록하고 중요 치공구에 대하여 치공구 대장을 작성한다.

④ 보전대상 치공구 선정 및 계획 수립하기 : 보전 담당은 4가지를 파악하고 수립한다.

㉠ 치공구의 열화 정도, 치공구 수리 이력, 관련 팀의 요청 등을 토대로 보전대상 치공구를 파악한다.

㉡ 대상 치공구에 대하여 치공구 매뉴얼, 치공구 수리 이력, 치공구 열화 정도 등을 참조하여 연간 치공구 점검계획을 수립한다.

㉢ 전년도 가동률, 치공구 이상 내역, 품질문제 등을 분석하여 연간 치공구 보전계획을 수립한다.

㉣ 전월 치공구의 가동 및 고장 내용을 분석하고 치공구 점검 결과를 반영하여 월간 치공구 보전계획을 수립한다.

(6) 설계도면과 승인원

① 승 인원 : 제조사가 제품을 고객에게 공급하기 위해 제조공정상의 모든 사항(자재사양, 공정표준, 관리기준, 시험방법, 시험내용 등)을 포함한 일련의 작업표준을 마련하여 승인을 받는 서류라고 할 수 있다.

② 제품의 설계도면 : 의료기기 개발로 도출된 승인 후 배포된 도면이며, 조립도, 부품도, 계통도, 회로도 등이 해당한다.

③ 수입검사를 실시하려면 배포된 도면 및 자재규격서 등을 통하여 작성된 검사기준서(검사표준서)를 이용해야 한다.

④ 수입검사를 수행하기 위해서는 도면에 대한 기초지식이 필요하다.

⑤ 도면보기 기초

㉠ 도면의 정의 : 기계, 구조물 등과 같은 대상물의 필요한 정보를 전달할 수 있도록 평면상에 도시한 전달 매체로 제작, 취급, 구조 설명, 재료, 공구, 공정관리 등 각종 정보가 담겨 있다.

㉡ 도면의 정보

ⓐ 도면 : 일반적으로 회사상호, 부품명칭, 제작일자, 개정사항 등이 담겨 있다. 내용에 따라 조립도, 부품조립도, 부품도, 상세도, 배선도, 검사도 등으로 구분할 수 있으며, 대상물의 도형과 함께 필요로 하는 크기, 모양, 자세, 위치 등의 정보를 제공한다.

ⓑ 검사기준서 : 도면 및 자재 규격서이다.

(7) 설비보전 방식과 설비보전 절차에서 일상점검 및 고장정비에 대한 내용

① 설비보전 방식

㉠ 일상점검 : 일상점검 체크리스트 작성

㉡ 고장정비 : 설비 이상 발생시 신속한 정비

㉢ 예방정비 : 각 부분에 윤활유 주유

㉣ 공정개선 활동 : 설비문제점 개선

② 설비보전 절차에서 일상점검 및 고장정비에 대한 내용

일상점검 체크리스트에 의한 일상점검 → 설비문제점 발생 → 장비담당자 접수 → 문제점 발견 및 원인분석 → 수리 및 대책 적용

6) 6시그마(GB)와 품질혁신활동

기업경영의 새로운 패러다임이며 프로세스의 평가개선을 위한 과학적 통계적 방법이고, 고객만족 품질문화를 조성하기 위한 기업경영 철학이자 경영전략이다.

① 6시그마는 TQM에서 중시하는 처음부터 올바르게 행한다는 예방철학에 입각한 것이며, 6시그마 수준이란 공정의 중심에서 규격한계까지의 거리가 표준편차의 6배라는 뜻이고 6시그마 경영이란 조직으로 하여금 자원의 낭비를 최소화하는 동시에 고객 만족을 최대화하는 방법이다.

㉠ 6시그마의 경영 활동의 본질적 요소

ⓐ 고객 중심의 품질경영

ⓑ 벨트 제도를 활용한 체계적 인재 육성

ⓒ 프로세스 평가 · 개선을 위한 과학적 · 통계적 방법

㉡ 6시그마 경영효과

ⓐ 품질이 향상되어 기업의 경쟁력이 강화된다.

ⓑ 고객만족을 위해서 획기적으로 부적합품률을 감소시킨다.

ⓒ 부적합품, 부적합을 근원적으로 제거하여 품질비용을 혁신적으로 감소시킨다.

② 모토롤라에서 시작된 6시그마 활동 : 6시그마 활동을 창안한 기업은 Motorola이며, 모토로라가 6 시그마 품질 전략과 관련하여 수상한 상 Malcolm Baldrige National Quality A- ward으로 미국의 품질경영혁신에 관한 국가상의 명칭은 MB상이다. 공정능력지수 $PCI(C_P) = 2.0$을 목표로 하는 활동이며, 6시그마란 목표치에서 주어진 상 · 하한 규격한계까지의 σ 여유폭이고 6시그마 활동은 품질 우연변동 요인을 고려하여 최소공정능력지수

$C_{PK} \geq 1.5$를 실현하려는 노력이다.

㉠ 6시그마 품질혁신운동에서 사용하는 시그마 수준 측정과 공정능력지수(C_P)의 관계는 공정능력지수에 3을 곱하면 계산할 수 있다. 즉 C_P값이 1이면 3 시그마 수준이 된다. 공정능력지수 $C_P = \frac{T}{\pm 3\sigma} = \frac{\pm x\sigma}{\pm 3\sigma}$ 의 형태에서 분자의 x값이 시그마 수준이다

㉡ 6시그마 품질혁신운동에서 사용하는 시그마 수준 측정과 최소공정능력지수의 관계는 공정능력지수에 3을 곱하여 계산할 수 있다. 즉, Cpk 값이 1이면 3시그마 수준이 된다. $C_{PK} = C_{PKU} = \frac{U-\mu}{3\sigma}$ 이므로 $z = \frac{U-\mu}{\sigma} = 3C_{PK}$

㉢ 6시그마의 추진에서 프로젝트의 진척도 관리는 매우 중요하다. GE의 각 사업부가 6시그마 프로젝트 진척도를 평가하는 척도는 고객만족, 공급자 품질, COPQ(Cost of poor quality)이다.

㉣ 6시그마 혁신활동에서 고객(내부, 외부)의 핵심적 요구사항을 뜻하는 용어는 CTQ(핵심품질요소(Critical to quality)이고, 6시그마 활동에서 고객의 요구로 가장 중요한 것은 CTQ(Critical to quality) Define 단계는 CTQ를 정의하고 활동계획을 수립하는 단계이다)이다.

㉤ 6σ 활동에서는 외부고객이 품질을 정의하고 내부고객이 이를 생산하게 된다고 한다. 이를 고려할 때 외부고객과 내부고객의 연결은 다음과 같다.

ⓐ 외부고객 - 정부기관, 내부고객 - 생산부

ⓑ 외부고객 - 개별 구매자, 내부고객 - 영업부

ⓒ 외부고객 - 외국 바이어, 내부고객 - 해외영업부

③ 고객 및 고객 만족경영에 관한 설명 : 고객은 결국 회사 내외에서 나의 일의 결과로 사용하는 사람이라고 정의할 수 있고 고객만족 경영은 고객의 입장에서 객관적으로 욕구를 창출시켜 나가는 경영활동이며, 고객은 외부고객만 지칭하였으나 6σ 경영에서는 내부고객도 모두 포함하여 포괄적으로 고객이다.

㉠ 고객만족도를 조사하는 방법 중 고객들이 시장에 직접 사용하는 것과 유사한 상황을 만들어 시험을 통해 제품 서비스의 문제점을 조사하는 방법이 시뮬레이션이며, 유사한 상황을 만들어 체험하는 방식을 시뮬레이션이라 한다.

㉡ 고객요구품질과 제품의 기능을 기본기능, 2차 기능, 3차 기능으로 전개하여 2원 매트릭스표로 상호연관관계를 분석 정리하여 고객에게 가장 중요한 제품기능을 추출하는 과정은 QFD이며 고객 요구에 대해 기능을 전개하여 제품기능을 정리하는 과정을 QFD라 한다.

㉢ 품질 특성은 참특성과 대응특성으로 나누어진다. 참 특성은 소비자가 요구하는 품질 특성이며 참 특성은 소비자가 요구하는 감성적 품질에 해당되고, 대응 특성은 설계를 위해 측정 가능한 품질 항목으로 변경하여 정한 품질특성이다.

㉣ 문서화된 표준에서 제품의 품질특성을 적절히 기술 할 수 없는 경우, 승인된 대표 샘플을 통해 제조기준을 설정해야 한다.

④ 6시그마에 관한 설명 : 6시그마 활동단계는 DMAIC를 주로 활용하고 프로세스 평균이 고정된 경우 3시그마 수준은 2,700ppm이며, 백만개 중 부적합품수를 한 자리수 이하로 낮추려는 혁신운동이다.

㉠ 6시그마 추진을 위한 전담요원으로 6시그마의 프로젝트 추진을 담당하는 핵심요원을 블랙벨트라고 한다.

㉡ 6시그마 추진을 위한 자격제도에 있어 블랙벨트들의 자문위원 역할을 하는 요원은 마스터 블랙벨트(MBB)이다.

㉢ 6시그마 추진을 위한 교육을 받고 현 조직에서 업무를 수행하면서 동시에 개선활동팀에 참여하여 부분적인 업무를 수행하는 초급단계 요원을 그린벨트라고 한다.

㉣ 6시그마 추진 조직에서 조직의 리더를 챔피언이라 하며, 조직의 리더이다.

㉤ 6시그마 혁신활동에서 채택한 "DMAIC" 로드맵 추진 5가지 절차는 정의(Define) → 측정(Measure) → 분석(Analyze) → 개선(Improve) → 관리(Control)이다.

ⓐ 6시그마 프로젝트 추진을 위한 DMAIC 단계 중 측정된 부적합의 잠재원인을 분석하여, 과제에 영향을 주는 치명적 소수(Vital Few) 요인을 명확히 하는 단계를 분석(Analyze)이라 한다.

ⓑ 실험계획법, IE, 등을 활용하여 프로세스를 개선하는 방법을 찾고 시험해 보는 단계를 개선(Improve)이라 한다.

ⓒ 관리도 등을 활용하여 공정의 유지관리 상태를 모니터링하는 단계를 관리(Control)이라 한다.

㉥ 6시그마 프로젝트 추진시 절차인 DMAIC 중 D(Define, 정의)단계에서 하여야 하는 활동은 고객의 정의, 고객 요구사항의 파악, 개선 프로젝트의 선정이다.

㉦ 6시그마 활동의 추진에 있어 일반적으로 DMAIC 체계를 많이 따르고 있다. 이 중 M 단계는 정의된 프로세스의 품질수준을 측정하여 품질의 문제점을 계량화하는 단계이다.

㉧ 6시그마 프로젝트 추진 활동의 각 단계별 해당 활동

ⓐ 정의(Define) : 주요고객의 정의

ⓑ 개선(Improve) : 가능한 해결방법의 실험적 실시

ⓒ 측정(Measure) : 현 수준을 계량적으로 규명

㉧ 6시그마 단계 중 측정단계에서 수행하는 대표적인 기법은 핵심인자 선정이다.

㉨ 6시그마 혁신활동시 연구개발단계에서 제품설계의 완성도를 높이기 위해 주로 활용되는 절차의 용어는 DFSS(Design For Six Sigma)이며 개발단계에 적용하는 6시그마 프로세스이다.

⑤ 고객 만족을 위해 공정품질 수준을 1[PPM]으로 정하였다. 1[PPM]의 값은 $\frac{1}{1000000}$ [ppm] : parts per million 이다.

㉠ 3시그마 수준에 해당되는 부적합품률은 2700 [PPM]이며 0.27[%]이다.

㉡ 6시그마 측정단위 중에서 기회당 부적합수(Defects Per Opportunity)는 $\frac{\text{총부적합수}}{\text{총부적합발생기회수}}$이다.

㉢ 6시그마 측정 단위 중에서 단위당 부적합수(Defect Per Unit)는 $\frac{\text{총부적합품수}}{\text{총제품수}}$ 이다.

㉣ 6시그마 측정 단위 중에서 백만 기회당 결함발생수(Defects Per Million Opportunity)는 $\frac{\text{총부적합수}}{\text{총부적합발생기회수}}\times 1{,}000{,}000$ 이다. DPMO는 DPO에 1,000,000을 곱한 것이다.

㉤ 6시그마 품질을 불량률 3.4PPM과 연결시킬 때 목표치로부터 공정 평균의 치우침 $\pm 1.5\sigma$ 이며, 1.5 시그마가 치우치면 유의수준 5[%]로 검정 시 치우침을 알 수 있다는 통계적 원리를 이용하여 1.5 시그마의 치우침을 허용한다.

$$z=\frac{(\mu+6\sigma)-(\mu+1.5\sigma)}{\sigma}=4.5,\ \ p=3.4PPM$$

㉥ 공정의 치우침이 없을 경우 6시그마 품질수준에서의 공정 부적합품률은 0.002 PPM이다. $z=6.0$으로 $2PPB$가 된다.

㉦ 6σ관리에서 현실적으로 공정의 중심을 $\pm 1.5\sigma$ 만큼 이동되는 것을 허용한다면 이때의 6σ와 같은 품질 수준은 3.4 PPM, $C_{PK}=1.5$이다.

㉧ Y 품질 특성값의 규격은 50~60으로 규정되어 있다. 평균값이 55, 표준편차가 1인 공정의 시그마 수준은 5σ수준이다.

$$C_P=\frac{T}{\pm 3\sigma}=\frac{10}{\pm 3\times 1}=\frac{\pm 5\times 1}{\pm 3\times 1}$$ 5시그마 수준이다.

㉨ 6σ의 품질이 수립될 때 예상되는 공정능력지수(C_P) 값은 2이다.

$$C_P = \frac{T}{\pm 3\sigma} = \frac{\pm 6\sigma}{\pm 3\sigma} = 2.0$$

ⓩ 4개의 PCB 제품에서 각 제품마다 10개를 측정했을 때 부적합 수가 각각 2개, 1개, 3개, 2개가 나왔다. 이 때 6시그마 척도인 DPMO는 200,000이다.

$$\frac{2+1+3+2}{10 \times 4} \times 1,000,000 = 200,000$$

㉪ 6시그마 품질 수준

ⓐ 어떤 지역은 매주 평균 8.5시간 정도 휴대전화를 사용하는데, 약 0.1초의 통신장애가 발생한다.

ⓑ 어떤 대학은 연 평균 2942통의 우편물이 배달되며, 100년간 1통을 분실하였다.

ⓒ 어떤 종합병원은 연 평균 7355건의 수술을 실시하며, 40년간 1건의 의료사고가 발생하였다.

⑥ 파레토도를 사용하여 고객 클레임의 주요 항목이 무엇인가를 찾아내었다. 고객 만족을 위해 전체적인 클레임수를 줄이려고 하는데 어떤 기법을 사용하는 원인을 찾는것이 특성요인도이며 파레토도는 중점관리의 사고이다.

㉠ 파레토에서 정한 특성의 요인을 찾기 위함이며, 어떤 문제로 삼는 결과와 원인이 어떻게 관계하고 있으며 어떤 영향을 주고 있는가를 한눈에 파악하기 위해 작성하는 그림은 특성요인도이며 결과(특성), 영향을 미치는 원인(요인)이다.

㉡ 부적합품수, 부적합수, 손실금액 등을 요일별, 제품별 등으로 구분하여 그 크기를 차례로 나열하여 중점항목을 선정하기 위한 기법은 파레토도이다.

㉢ 길이, 무게, 강도 등과 같이 계량치의 데이터가 어떠한 분포를 하고 있는지를 보기 위하여 작성하는 그림은 히스토그램이다.

㉣ 현장의 문제점을 발견하기 위해 공정 데이터를 이용하여 히스토그램을 작성하였더니 쌍봉형의 분포 모습이었다. 이에 대한 설명은 이질적 집단이 섞여 있다.

㉤ 평균이 서로 다른 분포 2개가 혼합되어 있을 때 나타날 수 있는 도수분포 형태는 쌍봉우리형이다.

㉥ 온도와 수량과의 관계, 비중과 농도의 관계 등 두 개의 데이터의 관계를 그림으로 나타내어 개선하여야 할 특성과 그 요인과의 관계를 파악하고 조사할 목적으로 사용되는 수법은 산점도이며, 두 개의 정량적 데이터의 관계를 그림으로 표현한 것을 산점도 또는 산포도라 한다.

㉦ 일반적으로 시간에 따라 변하는 수량의 상황을 나타낼 때 사용되는 통계도표로 가장

적당한 것은 관리도이다.

◎ 산점도에 대해 설명

ⓐ 요인 X가 증가함에 따라 또 다른 요인 Y도 증가하는 패턴을 정상관이라 한다.

ⓑ 요인 X가 증가함에 따라 또 다른 요인 Y가 감소하는 패턴을 부상관이라 한다.

ⓒ 요인 X의 변화에 상관없이 또 다른 요인 Y가 변하는 패턴을 무상관이라 한다.

⑦ 자연공차와 공차의 관계를 표현한 그림에 대한 설명

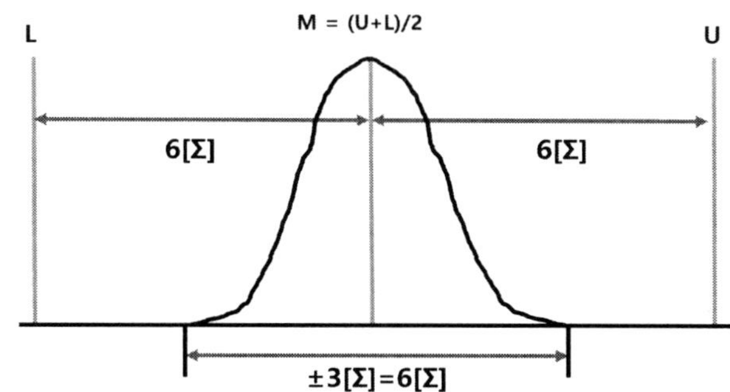

공정능력지수는 2.0이며, 최소공정능력은 중심이동을 $\pm 1.5\sigma$ 허용한 품질수준이고, 위 그래프는 6시그마수준이며, 공차가 모표준 편차의 12배임을 보여주고 있다.

㉠ 공정의 변동상태를 나타낸 그림은 공정변동은 우연변동을 나타내고 있다.

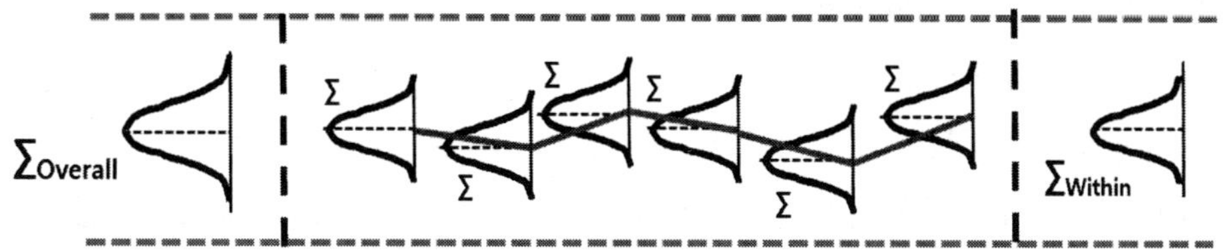

㉡ 중심위치를 나타내는 통계량은 산술평균, 최빈수, 중위수이다.

㉢ 상자 그림에서 2/4분위를 표현하는 값에 해당하는 중심위치의 통계량은 median이며 상자 그림은 4분위수이며 2/4분위수는 median이 된다.

㉣ 퍼짐의 척도인 표본 표준편차는 엑셀 함수마법사는 STDEV.S이다.

㉤ 정규분포의 특징은 좌우대칭형태이며 표준정규분포의 평균은 0이고 평균과 중위수가 동일하다.

㉥ 정규분포의 확률을 계산할 수 있는 엑셀 함수마법사가 NORM.DIST이다.

⑧ '1 기회당 부적합 수'의 용어는 DPO이고, '단위당 부적합 수'의 용어는 DPU이며, '100만 기회당 부적합 수'의 용어는 DPMO이다.

㉠ 0.0018를 [PPM]단위로 환산하면 0.0018×1,000,000[ppm]=1800[ppm]

㉡ A기업의 목표 품질은 100[ppm]이다. 현재의 부적합품률이 0.1[%]이므로 목표 품질에 도달하기 위해 불량 0 실현을 강조하고 있다.

ⓐ A기업의 현재의 부적합품률은 0.001×1,000,000[ppm]=1000[ppm]

㉢ A사는 품질개선을 위한 6시그마 기법에서 경쟁력 차별화를 목표로 process mapping을 위한 SIPOC 다이어그램을 사용하는 원명은 다음과 같다.

ⓐ S : supplier

ⓑ I : input

ⓒ P : process

ⓓ O : output

ⓔ C : consumer

3. 검사기준 및 방법에 따른 측정장비 및 계측기 선정

1) 계측기 선정방법

(1) 제품 공차에 따른 측정기의 선택 및 측정기의 계급

① 제품 공차에 따른 측정기의 선택

㉠ 측정기의 정확도와 정밀도 : 산포의 정도로 확인 가능하다.

㉡ 측정기

ⓐ 제품의 공차 또는 공정 변동의 1/10보다 높은 정밀도의 측정기를 선정해야 한다.

ⓑ ±0.02[mm]의 허용 오차범위를 가진 제품의 경우 측정기는 그 1/10 인 0.002[mm]의 최소 눈금을 가진 측정기를 선정해야 한다.

㉢ 측정오차의 영향 : 일반적으로 2[%] 이내로 관리해야 한다.

② 측정물 크기에 따른 선택

㉠ 작은 제품의 측정시 : 측정력이 작은 측정장비를 선택한다.

㉡ 큰 제품의 측정시 : 측정점, 지지점의 동일함을 유지할 수 있는 비교 측정장비를 선택한다.

③ 측정물의 형상에 따른 선택

㉠ 실제 치수 : 내측 길이, 외측 길이, 높이 등의 정량적 측정이 가능한 측정장비를 선택한다.

㉡ 형상 치수 : 진원도, 평면도, 표면 거칠기 등 형상의 합부 판정이 용이한 투영기, 공구 현미경, 3차원 측정기 등을 선택한다.

④ 측정물의 물성에 따른 선택

㉠ 측정시 대상 제품의 물성이 연질인 경우 : 측정에 따른 변형을 고려하여 측정장비를 선택한다.

㉡ 경질재료의 경우 : 마이크로미터, 캘리퍼스 등을 이용하여 측정이 가능하나 연질재료의 경우 형상 변형이 발생할 수 있으므로 3차원 측정기, 투영기, 현미경 등이 용이하다.

㉢ 연질재료의 물리적 특성을 측정 : 해당 물성에 적합한 측정장비를 선택해야 한다.

⑤ 측정능률에 따른 선택

㉠ 디지털 방식 : 측정능률을 높이고 개인 오차와 측정시간을 줄이기 위해 자동화 측정 장치를 이용한다.

㉡ 한계 게이지 : 두 개의 게이지를 짝지어 한쪽은 허용되는 최대치수, 다른 쪽은 최소 치수로 하여 제품이 이 한도 내에서 제작되는가를 검사하는 게이지이다.

㉢ 체커 : 전기 및 전자계측기 중 하나로 주로 전압, 전류, 저항 등을 측정하는데 사용한다.

⑥ 측정환경에 따른 선택 : 측정장소의 온도, 습도, 진동, 소음 등을 고려해야 한다.

⑦ 경제성에 따른 선택

㉠ 측정의 경제성과 직접 관련이 있는 것 : 측정기의 가격, 유지관리 비용, 측정에 소요되는 부대비용 등이다.

㉡ 고가의 측정장비 : 유지관리 비용, 수리비용 및 측정에 소요되는 비용 등을 측정 목적에 따라 깊이 고려해야 한다.

⑧ 측정 시스템

㉠ 측정

ⓐ 제품의 형상이나 치수를 어떤 방법에 의해 잰 후 이것을 수치로 나타낸 것이다.

ⓑ 어떤 측정대상 물질의 특정한 성질을 나타내기 위해 수치를 부여하는 것이다.

㉡ 검사 : 제품을 측정한 결과와 규격을 비교하여 각각의 제품에 대하여 적합, 부적합을 판정하거나 적합품과 부적합품의 비율을 근거로 로트의 합격, 불합격을 결정하는 행위이다.

㉢ 측정시스템 : 측정대상 물질의 특성에 수치를 부여하기 위하여 사용하는 작업, 절차, 측정기 및 장비, 측정 소프트웨어, 측정환경, 측정인원의 집합이며, 측정값을 얻기 위해 사용하는 전체 공정이라고 할 수 있다.

⑨ 측정기 교정관리의 목적 : 업체에서 사용되는 모든 측정기는 등록 · 관리되어야 하고, 국가 측정표준으로부터 소급성이 입증된 상태(교정실시 후 교정 성적서 및 필증 확보)에서 측정이 이루어져야 한다. 측정기의 체계적인 관리로 생산성 향상 및 원가절감에 기여하고, 측정기의 정밀 정확도 유지 및 측정데이터의 제공으로 생산품의 품질향상에 기여하는데 목적을 두고 있다.

⑩ 측정기의 계급

계기의 계급	정격 값에 대한 허용오차	용 도
0.2급	±0.2급[%] 이하	특별 정밀측정용, 계기시험의 표준용
0.5급	±0.5급[%] 이하	정밀측정용(휴대용 계기)
1.0급	±1.0급[%] 이하	0.5급에 붙이는 정밀측정용(휴대용 계기)
1.5급	±1.5급[%] 이하	공업용 측정기(배전판용 계기)
2.0급	±2.0급[%] 이하	정확도를 중요시하지 않는 측정용(배전판용소형계기)

(2) 계측기 구매시의 고려사항 및 계측기 선정방법

① 계측기 구매시의 고려사항

㉠ 검사기준 및 시험방법에 따른 계측장비 구매시 : '계측기 선정방법' 항에서 고려한 계측장비의 선정기준을 검토하여 계측장비를 선택한다.

㉡ 계측장비 : 허용 오차범위, 측정범위, 사용전압, 측정환경 등에 따라 다양한 종류가 있으므로, 반드시 해당 검사항목에 적합한 계측장비를 선택하여 구매해야 한다.

② 계측기 구매 : 사내 구매 프로세스에 따라 차이가 있을 수 있으나, 계측장비의 구매와 관련한 구매 프로세스가 수립되어 있는 경우, 계측장비의 사양에 대한 선택을 완료했으면 해당 계측장비 사양을 구매부서를 통하여 구매요청을 실시하거나, 사용부서에서 직접 구매를 실시한다.

③ 계측장비의 일반적인 구매 프로세스(단, 본 구매 프로세스에 대한 주관 업무부서는 회사의 특성에 따라 차이가 있을 수 있으므로 언급하지 않는다).

㉠ 계측장비 사양 선택

㉡ 구매업체 조사 및 견적서 수령

㉢ 각 견적서에 대한 최종 사양 적합성 검토

㉣ 계측장비 발주 : 발주시 교정 여부에 대한 확인 후 입고 전후 교정업무 절차에 대한 결정을 한다.

㉤ 계측장비 입고

ⓗ 수입검사 : 입고된 계측장비의 구매사양에 발주서와 일치하는지 확인을 실시하기 위하여 실물과 서류 등에 대한 검사를 실시하고 계측장비의 수입검사시에는 다음과 사항을 고려한다.

ⓐ 교정이 필요한 계측장비 : 국가 교정기관을 통하여 계측장비의 교정을 진행하고, 교정 성적서 및 교정결과에 대한 평가를 실시하고 교정 후 입고된 경우 교정성적서, 교정 결과에 대한 평가를 실시한다.

ⓑ 교정이 불필요한 계측장비 : 사용설명서 등을 참조하여 실제 조작을 실시하고, 기능과 성능이 발주 사양과 일치하는지 확인한다.

ⓒ 수입검사 후속 조치 : 수입검사 결과 적합한 것으로 판정된 경우 사내 계측장비 관리 절차에 따라 계측기 등록을 실시하고, 해당 부서 내 보관소에서 보관하도록 불출한다. 만일 수입검사 결과 부적합한 것으로 판정되는 경우 해당 계측장비는 반품 또는 교환 처리한다.

ⓢ 계측장비 등록 및 불출 : 적합한 계측장비는 장비 식별표를 부착하고, 교정을 완료한 경우 교정 식별표를 부착하고 계측장비의 등록은 계측장비 이력카드, 계측장비 관리대장 등을 작성하여 해당 계측장비 이용 부서에서 관리할 수 있도록 장비와 함께 불출한다.

④ 계측기 선정방법

㉠ 제품 공차에 따른 측정기의 선택

ⓐ 측정기의 정확도와 정밀도 : 산포의 정도로 확인 가능하다.

ⓑ 측정기

㉮ 제품의 공차 또는 공정 변동의 1/10 보다 높은 정밀도의 측정기를 선정해야 한다.

㉯ ±0.02[mm]의 허용 오차범위를 가진 제품의 경우 측정기는 그 1/10 인 0.002[mm]의 최소 눈금을 가진 측정기를 선정해야 한다.

ⓒ 측정오차의 영향 : 일반적으로 2[%] 이내로 관리해야 한다.

㉡ 측정물 크기에 따른 선택

ⓐ 작은 제품의 측정시 : 측정력이 작은 측정장비를 선택한다.

ⓑ 큰 제품의 측정시 : 측정점, 지지점의 동일함을 유지할 수 있는 비교 측정장비를 선택한다.

㉢ 측정물의 형상에 따른 선택

ⓐ 실제치수 : 내측 길이, 외측 길이, 높이 등의 정량적 측정이 가능한 측정장비를 선택한다.

ⓑ 형상치수 : 진원도, 평면도, 표면거칠기 등 형상의 합부 판정이 용이한 투영기, 공구 현미경, 3차원 측정기 등을 선택한다.

㉣ 측정물의 물성에 따른 선택

ⓐ 측정시 대상 제품의 물성이 연질인 경우 : 측정에 따른 변형을 고려하여 측정장비를 선택한다.

ⓑ 경질재료의 경우 : 마이크로미터, 캘리퍼스 등을 이용하여 측정이 가능하나 연질재료의 경형상 변형이 발생할 수 있으므로 3차원 측정기, 투영기, 현미경 등이 용이하다.

ⓒ 연질재료의 물리적 특성을 측정 : 해당 물성에 적합한 측정장비를 선택해야 한다.

㉤ 측정능률에 따른 선택

ⓐ 디지털 방식 : 측정능률을 높이고 개인오차와 측정 시간을 줄이기 위해 자동화 측정장치를 이용한다.

ⓑ 한계 게이지 : 두 개의 게이지를 짝지어 한쪽은 허용되는 최대치수, 다른 쪽은 최소치수로 하여 제품이 이 한도 내에서 제작되는가를 검사하는 게이지이다.

ⓒ 체커 : 전기 및 전자계측기 중 하나로, 주로 전압, 전류, 저항 등을 측정하는데 사용한다.

㉥ 측정환경에 따른 선택 : 측정장소의 온도, 습도, 진동, 소음 등을 고려해야 한다.

㉦ 경제성에 따른 선택

ⓐ 측정의 경제성과 직접 관련이 있는 것 : 측정기의 가격, 유지관리 비용, 측정에 소요되는 부대비용 등이다.

ⓑ 고가의 측정장비 : 유지 관리비용, 수리비용 및 측정에 소요되는 비용 등을 측정 목적에 따라 깊이 고려해야 한다.

(3) 계측환경 구축 및 계측장비 견적서의 발주 및 입고하기

① 계측환경 구축 및 운용 : 전기를 사용하는 의료기기의 경우에 전기 · 기계적 안전에 관한 자료를 제출해야 한다.

㉠ 의료기기 전기 · 기계적 안전 : 식품의약품안전처장이 지정한 시험검사기관에서 발급한 시험성적서

㉡ 국제전기기술위원회(IEC)가 운영 : 전기기기인증제도(IECEE CB-Scheme)에 따라 국제공인시험기관(NCB : National Certification Body)에서 발급한 시험성적서

국제기구인 국제전기기술위원회(IEC)에서 수행하는 업무
- 전기 · 전자, 통신, 원자력 등의 분야에서 각국의 국제표준을 조정
- 전기 · 전자 관련 제품의 절차 및 기술에 대한 국제표준을 제정

- 전기 · 전자 분야의 국제규격을 제정
- 전기 · 전자 의료기기 인증 관련 제품에 대한 국제표준제정

㉢ 한국인정기구(KOLAS : Korea Laboratory Accreditation Scheme) : 의료기기 분야의 시험검사기관에서 인정된 규격 코드로 적합하게 발급한 시험성적서이다.

㉣ 해당 의료기기에 대하여 경제협력개발기구(OECD) 회원국에 허가 당시 제출되어 평가된 시험성적서 : 해당 정부 또는 정부가 허가업무를 위임한 등록기관이 제출받아 승인하였음을 확인한 자료 또는 이를 공증한 자료이다.

㉤ 「의료기기의 전기 · 기계적 안전에 관한 공통 규격」(식품의약품안전처 고시) 또는 이와 동등이상의 국제 규격(IEC 등)에 따르되, 「전기사업법」에 의한 표준 전압, 표준 주파수, 표준 전원 플러그 등의 기준을 따라야 한다.

㉥ 2013년 식품의약품안전처에서 발표한 「의료기기의 전기 · 기계적 안전에 관한 공통 기준규격」 가이드 라인에서 의료기기의 기술문서 작성 및 심사시 활용되는 규격으로, 의료기기의 전기 · 기계적 안전에 관한 명확한 기준을 설정하여 기술문서 심사의 공정성과 투명성을 제공하며, 의료기기의 특성에 따라 개별 기준규격을 기준규격에 우선하여 적용할 수 있도록 하였다.

ⓐ 1급 기기(CLASS Ⅰ) : 전기충격에 대한 보호를 기초 절연에만 의존하지 않고, 접촉 가능 부분 중 금속 부분 또는 금속 내측 부분을 보호 접지하여 추가적인 안전수단이 갖추어진 전기기기로 정의하였다.

ⓑ 2급 기기(CLASS Ⅱ) : 전기충격에 대한 보호를 기초 절연에만 의존하지 않고, 이중 절연 또는 강화 절연과 같은 추가적인 안전 수단이 갖추어진 보호 접지나 설치조건에 의존하지 않는 전기기기로 정의하였다.

출처 : 식품의약품안전처(2013). 「 의료기기 허가 · 신고 · 심사 등에 관한 규정 」

② 계측장비 견적 요청 및 견적서 수령하기

㉠ 계측장비의 조사를 완료하면 해당 구매처로 견적을 유선 또는 전자 우편으로 의뢰하고, 견적서를 수령한다.

㉡ 견적서 수령 후 해당 계측장비의 사양을 확인하고, 사양을 만족하면 경우 구매절차를 진행한다.

③ 계측장비 발주 및 입고하기

㉠ 견적서에 명기된 계측장비의 규격이 사내에서 구매하고자 하는 사양을 포함하고 있는지

검토 후 사용가능한 계측장비로 확인되면 사내 계측장비의 구매절차에 따라 구매발주를 진행하고, 해당 계측장비가 입고되는 것을 확인한다.

㉡ 최초 견적서의 사양과 동일한 사양의 계측장비가 입고되었는지 거래명세서 등을 통하여 실물과 비교 확인한다.

㉢ 검·교정을 수행한 후 입고되는 경우 외부기관을 통하여 검·교정이 완료된 후 발행되는 성적서도 함께 확인한다.

(4) 계측기 이력카드

계측기 이력카드					
계측기명		관리 번호		모델명	
보유부서		규격/허용오차		제조사	
(교정주기)		제조번호		고유번호	

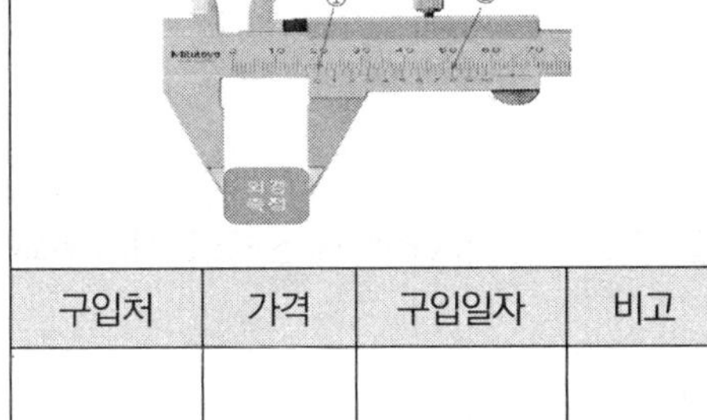

구입처	가격	구입일자	비고

교정 이력				
No.	교정일자	유효기간	교정의뢰기관	판정
1	00. 00. 00	1년	표준교정기술원	적합
2				
3				
4				
5				
6				

(5) 필증에 대한 설명

① 소급성(traceability)이 입증 : 현장에서 사용하는 측정기가 그보다 높은 단계의 정밀도를 가진 측정기로 검증을 받으며, 국가적·국제적 측정 표준과 연결이 되는 상태이다.

② 소급성 : 교정 성적서와 필증으로 증명할 수 있고, 이를 통해 측정값에 대한 신뢰도가 보장된다.

2) 계측기 사용

검사기준 수립시 각 검사항목에 대하여 어떠한 계측기(측정장비)를 이용할 것인지의 선택이 중요하고 계측기를 이용하여 검사를 하는 경우 반드시 제품의 공차를 반영한 계측기를 선택해야 하며, 또한 검사품의 크기를 고려하여 계측장비를 선택해야 하고 필요한 경우 별도로 제작할 수도 있다.

(1) 계측기 선택 및 교육

검사기준에 따른 검사를 수행하기 위한 계측기를 선택하면, 반드시 해당 검사자는 계측기의 사용방법에 대한 교육을 이수해야 한다.

(2) 계측기 교정 및 일상관리

① 계측기는 측정오차를 포함한 측정값이 시험기준을 만족할 수 있다는 것을 검증하기 위하여 교정을 해야 한다.

② 교정을 통하여 계측기의 정밀 정확도를 지속적으로 유지해야 하고, 일상점검 및 관리를 통해 계측장비를 항상 사용이 가능하도록 유지해야 한다.

③ 계측기의 일상관리를 위해서는 사용장소, 사용빈도, 과거의 정도 이력 등을 고려하여 관리주기를 수립해야 한다.

(3) 멀티미터를 이용한 측정방법

① 전류측정시 측정하고자 하는 전류가 흐르는 지점을 끊은 후, 양단에 테스터의 빨간선과 검은선을 각각 연결한다.

② DC전류의 경우, 반드시 전압이 높은 곳에 빨간 선을 연결한다.

③ 저항측정시 빨간선은 멀티미터의 내장 전원(-)가 검은선에서는 내장 전원 (+)가 나온다.

3) 계측기 유효성 평가

계측장비의 유효성 평가를 위해서는 해당 검·교정 성적서의 항목을 검토해야 하고, 주요 검토항목은 측정 표준의 소급성, 도량형식 및 측정 불확도에 따른 측정장비의 보정값 등이다.

(1) 측정표준의 소급성 확인

① 계측장비의 교정에 사용된 측정 표준장비는 국가 측정 표준기관으로부터 측정의 소급성이 확보되거나 교정된 장비를 사용해야 한다.

② 우선 계측장비의 교정이 완료된 후 수령된 교정 성적서의 측정 표준의 소급성을 확인해야 한다.

(2) 도량형식 확인

① 교정기관에서 발행한 계측장비의 교정 성적서 측정 불확도 및 확인된 도량형식에 대하여 확인을 한다.
② 국제 규격에 따라 KOLAS 인정된 교정기관의 성적서인 경우 해당 성적서의 KOLAS 로고를 확인하고, 측정 불확도 및 도량형식을 확인한다.

(3) 보정값 확인

① 교정 성적서의 눈금 정확도 교정현황을 확인하고, 각 눈금 범위에서의 보정값을 검토한 후 실제 측정 대상물의 측정범위 및 오차범위를 확인하여 보정값의 적용 여부를 판단한다.
② 측정 대상물의 측정범위에서 보정값을 적용하는 경우 오차범위를 벗어날 수 있으므로, 해당 측정범위를 면밀하게 검토한다.
③ 추가적으로 오차범위가 민감한 경우 측정 불확도값을 고려하여 보정값을 결정한다.
④ 보정계수를 적용하는 경우 해당 이력 카드에 보정계수를 명기하고, 해당 계측장비 사용자에게 통보하여 실측값 적용시 보정계수를 반영할 수 있도록 한다.

(4) 유효성 평가

계측기 검·교정 후 입고된 계측장비와 검·교정 성적서의 측정결과를 비교하여 계측장비의 유효성 확인을 하려면 필요지식에서 설명한 바와 같이 다음의 사항에 대한 검토가 필요하다.

① 측정표준의 소급성 확인하기
② 측정 불확도 및 도량형식 확인하기
③ 측정결과 및 보정값 확인 후 적용 여부 검토하기

(5) 부적합 계측장비 처리하기

계측장비의 사용 중 고장이나 이상을 발견하는 경우, 교정주기에 맞게 교정을 실시하지 않은 경우 검·교정 후 계측장비 측정 불확도 또는 보정값에 이상이 있는 경우에는 각각의 사항에 따라 다음과 같이 조치를 취한다.

① 사용 중 고장 또는 이상을 발견한 경우
㉠ 해당 계측장비의 이력 카드에 고장 또는 이상을 발견한 일자를 기록하고, 해당 계측장비를 수리하기 이전까지 사용하지 못하도록 사용금지 식별 표식을 부착한다.

㉡ 식별표가 부착된 계측장비는 조속히 수리를 실시하고, 수리완료 후 검·교정을 실시한다.

㉢ 수리기록 및 검·교정 이력을 계측장비 이력카드에 기록한다.

㉣ 고장 또는 이상의 발견 당시 계측장비를 사용하여 측정한 시험검사는 즉시 재검사를 실시하여 측정값의 오류가 발생했는지 확인한다.

② 교정주기를 벗어난 경우

㉠ 해당 계측장비가 교정주기를 벗어난 것이 확인된 경우 즉시 사용 중지 식별표를 부착한 후 검·교정을 의뢰한다.

㉡ 해당 계측장비를 이용하여 시험검사를 수행한 경우 해당 검사물품에 대한 재검사를 실시한다.

㉢ 교정주기를 벗어난 계측장비가 사용 중지 이력 및 검·교정이력은 해당 계측장비 이력카드에 기록한다.

③ 검·교정 후 계측장비의 부적합이 확인된 경우

㉠ 검·교정 수행 후 계측장비의 부적합 사항이 확인 된 경우 해당 계측장비를 사용하여 측정한 시험검사에 대하여 전체 추적검사를 수행한다.

㉡ 검·교정 수행 후 확인된 부적합 계측장비는 즉시 사용 중지 라벨을 부착한다.

㉢ 사내에서 보관중인 완제품 및 반제품의 경우 전량 재검사를 수행하고, 출고된 경우 그 이력을 파악하여 고객과 협의 후 회수 가능한 일부 제품에 대하여 검사를 실시한다.

㉣ 해당 부적합 사항 : 이력카드에 기록하고, 수리가 가능한 경우 수리 후 다시 검·교정을 수행한다.

㉤ 재수행한 검·교정에 대한 기록도 이력카드에 기록한다.

④ 계측장비의 폐기처리

㉠ 계측장비의 고장 또는 이상이 발견되어 수리를 의뢰하였으나, 수리가 불가능 하거나 또는 수리 후 검·교정결과 사용에 적절하지 않은 장비로 확인되면 해당 계측장비는 더 이상 검사 또는 측정시 사용하지 않도록 폐기한다.

4) 계측기 검·교정

(1) 계측장비의 검·교정의 목적

계측장비의 주기적인 검·교정은 일반적으로 다음과 같은 목적을 두고 있다.

① 계측장비의 체계적인 관리를 통한 사내 제품의 생산성 향상 및 원가절감의 효과를 얻기 위한 것이다.

② 계측장비의 정밀도 및 정확도를 유지하여 검사시 정확한 측정값을 제공하고, 제품의 품질을 향상시키기 위한 것이다.

(2) 계측기 유효성 평가

① 계측장비의 유효성 평가를 위해서는 해당 검·교정 성적서의 항목을 검토해야 한다.
② 주요 검토항목 : 측정표준의 소급성, 도량형식 및 측정 불확도에 따른 측정장비의 보정값 등이다.

(3) 측정표준의 소급성 확인

① 계측장비의 교정에 사용된 측정 표준장비는 국가 측정 표준기관으로부터 측정의 소급성이 확보되거나 교정된 장비를 사용해야 한다.
② 우선 계측장비의 교정이 완료된 후 수령된 교정성적서의 측정표준의 소급성을 확인해야 한다.

(4) 계측기 교정에 대한 설명

① 계측기의 일상 관리 : 사용장소, 사용빈도, 과거의 정도 이력 등을 고려하여 관리주기를 수립해서 사용해야 한다.
② 계측기 교정을 지속적으로 유지하는 이유 : 측정오차를 포함한 측정값이 시험기준을 만족할 수 있는 것을 검증하기 위하여 교정을 해야 한다.
③ 교정 : 계측기의 정밀 정확도를 지속적으로 유지해야 하기 때문이다.

(5) 계측장비의 교정주기 확인

한국인정기구(KOLAS) : KOLAS 공인 교정기관은 법률 또는 국제기준에 적합한 인정기구가 해당 기준(KS Q ISO/IEC 17025)에 따라 자격 있는 평가사에 의해 교정기관의 경영시스템과 기술능력을 평가하여 특정 분야에 대한 교정능력이 있다는 것을 공식적으로 승인하는 것이다.
KOLAS/공인기관검색/교정주기/교정주기검색(대분류-중분류)

5) 의료기기 안전점검 및 관리

(1) 의료기기 안전관리

① 의료기기 계획·예방 점검하기
㉠ 의료기기 점검의 계획·예방 점검표에 준하여 설정된 기술점검 항목을 점검한다.

ⓛ 주기별 예방점검 계획서를 작성하고 계획·예방 점검 지침서를 작성한다.

ⓒ 계획표에 의거한 정기적인 기술점검을 실시한 후 기술점검 결과를 기록한다.

② 수리이력 관리하기 : 기록방법 또는 전산 기록방법을 이용하여 의료기기 수리, 점검내용, 조치내용을 기록·관리하는데 목적이 있다.

③ 교육 훈련하기 : 의료기기 운용기술을 습득하여 운용자에게 교육함으로써 의료기기를 원활이 사용할 수 있도록 교육하는 데 목적이 있다.

④ 의료기기 안전관리하기

㉠ 환자와 사용자의 안전을 위하여 적절한 계측기기를 사용하여 기기의 안정성을 파악하는데 목적이 있다.

ⓛ 의료기기별 안전관리지침을 작성하고 안전관리 범위와 주기를 설정한다.

ⓒ 안전 점검에 소요되는 계측기를 준비하고 점검을 실시한다.

㉣ 안전점검 결과서를 작성한다.

⑤ 수리부품 관리하기 : 의료기기의 수리에 소요되는 부품을 수기 또는 컴퓨터를 이용하여 원활한 공급이 될 수 있도록 관리하는데 목적이 있다.

⑥ 계측기기 관리하기 : 계측기기의 목록과 설명서를 비치하여 수리, 기술, 점검 등에 효과적으로 즉시 대응하는 데 목적이 있다.

⑦ 의료기기 상태 판정하기

㉠ 안전관리에 문제가 있는 의료기기의 수리, 폐기, 재활용 상태 등 기술적인 상태를 판정할 수 있다.

ⓛ 의료기기 표준값을 확보하고 현 상태, 기능, 특성을 파악, 분석하여야 한다.

ⓒ 노후 의료기기의 경우 성능을 평가하여 수리, 폐기, 재활용 가능성을 평가한다.

㉣ 의료기기의 수리, 폐기, 재활용에 대한 판단이 어려울 경우 전문기관에 기기 상태의 판정을 의뢰한다.

㉤ 수리의 경우 고장발생 의료기기를 서비스 설명서와 적절한 계측 측정기기를 사용하여 수리함으로써 본래의 기능으로 정상화시키는데 목적이 있다

(2) 의료기기 감독관리사

① 의료기기 감독관리사 : 의료기기 생산 품질관리 규범 기초 및 감독 실시, 의료기기 영업, 사용 품질관리 규범 기초 및 지도 및 실시 담당, 생산현장 심사지도, 중요 위법행위 조사처리, 품질수거검사, 정기적 품질공고 발표, 부작용 사고감시 및 법적처리 등의 업무를 한다.

② 의료기기 등록관리사의 업무 : 의료기기 표준, 분류 규칙, 명명 규칙 및 UDI 규정 입안, 감독 실시, 의료기기 등록관리 제도 입안 및 실시, 의료기기 등록, 임상시험 심사 승인, 의료기기 임상시험 실질 관리규범, 기술지도 원칙 입안 및 실시, 생산연구 현장심사, 위법행위 조사처리 등이 있다.

(3) 부서간 역할과 기능

① 연구기획 : 특허 출원 및 개발문서관리
② 연구개발 : 테스트 시제품 샘플 생산을 통한 자체검증과 품목허가 준비를 위한 안전성, 성능, 신뢰성 시험 진행, 생산 이관 협의를 위한 부품 리스트 및 자재 명세서(BOM) 확정
③ QA : 설계품의 규격기준 및 시험기준에 따른 자체 인정 시험진행 및 QC 공정도 제작
④ RA : 관련 법규 검토를 통한 기술문서 보완
⑤ QS : 개발절차서(개발, 위험관리, 인증, 생산이관, 금형관리, 변경점 관리 등) 수립
⑥ 구매/자재 : 부품 리스트 및 자재 명세서 공동 검토
⑦ 제조 : 테스트 시제품, 샘플 생산품의 조립성 검토 및 작업표준서, 제조공정도 제작

(4) 업무분장(책임과 권한) 수립하기

일상적으로 계측장비의 검·교정 수행업무 주관부서 및 관리부서의 책임과 권한을 수립하여 업무에 혼돈이 없도록 각 부서별 업무범위를 다음의 예시를 참고하여 작성한다.

① 품질 부서장 : 사내 계측장비의 검·교정계획을 수립하고 정기적으로 해당 계측장비에 대한 검·교정을 수행한다.
② 사용 부서장 : 사내 계측장비의 일상점검을 수행하고, 사용 전후 상태를 점검한다.
③ 구매 부서장 : 사내 유관부서에서 요청한 계측장비의 구매업무 담당 등이다.
④ 기타 관련 부서의 업무 범위를 구체적으로 작성한다. 일상적으로 계측장비의 검·교정 수행업무 주관부서 및 관리부서의 책임과 권한을 수립하여 업무에 혼돈이 없도록 각 부서별 업무범위를 작성한다.

(5) 안전교육의 개념

① 교육은 일상생활에서 개인 및 집단의 안전에 필요한 지식, 기능, 태도 등을 이해시키고 자신과 타인의 생명을 존중하며 안전하고 건강한 생활을 영위할 수 있는 습관을 형성시키는 활동이다.

② 개인과 집단의 안전성과 건강을 최고도로 발달시키는 교육이며, 근본적으로는 인간 생명의 존엄성을 인식시킨다. 이를 세분화하면 다음 세 가지로 나누어 정리할 수 있다.

㉠ 일상생활 전 영역에서 안전을 위하여 필요한 사항 등을 이해하고 안전의 규칙을 지키며 안전하게 행동할 수 있는 능력을 기른다.

㉡ 일상생활 속에 잠재해 있는 위험을 예측하여 항상 안전상의 위험을 확인하고 정확한 판단으로 안전하게 행동할 수 있는 태도와 능력을 기른다.

㉢ 자신이나 타인의 안전생활을 존중하고 가정, 직장, 지역 사회 등에서 안전하게 역할을 수행할 수 있는 태도와 능력을 기른다.

③ 안전교육은 사고를 예방하기 위한 것이며, 다음과 같은 위험에 대한 교육을 실시한다.

㉠ 의료기기에 의한 위험

㉡ 폭발·발화성 및 인화성 물질 등에 의한 위험

㉢ 전기, 열 기타 에너지에 의한 위험

㉣ 운반, 취급, 기타 작업의 불편한 작업방법 등으로 발생하는 위험을 방지하기 위한 조치

㉤ 작업 수행상 위험 발생이 예상되는 장소에 위험방지를 위한 필요한 조치

㉥ 원재료, 가스, 증기, 공기, 병원체 등에 의한 오염

㉦ 방사선, 유해 광선, 고온, 저온, 초음파, 경음, 진동 등에 의한 피해

㉧ 기체, 액체 또는 잔재물, 계측감시, 컴퓨터 단말기 조작 등의 작업에 의한 피해

Chapter

05

해외 인허가

01 해외 인허가 제도

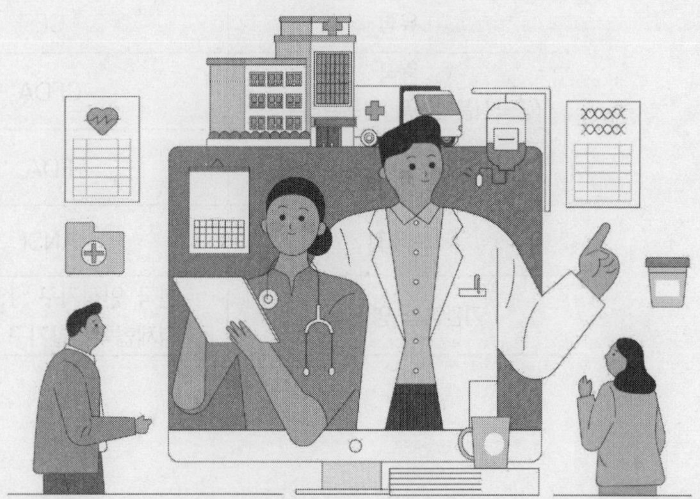

01 해외 인허가 제도

■ 국제기구의 명칭

DA, CE, MFDA, CFDA, MHLW 등 주요 국가별 의료기기 법규에 관련된 웹 사이트			
세계보건기구	WHO, www.who.int/en	미국 식품의약품청	www.fda.gov
의료기기국제 조화위원회	IMDRF, www.imdrf.org	캐나다 연방 보건부	Health Canada, www.hc-sc.gc.ca
국제전기위원회	IEC, www.iec.ch	호주연방 의료제품청	TGA, www.tga.gov.au
국제표준화기구	ISO www.iso.org	덴마크 의약품청	DKMA, www.dkma.dk
뉴질랜드 의약품의료기기안전청	Med Safe, www.medsafe.govt.nz	아일랜드 의약품국	IMB, www.imb.ie
영국 의약품건강관리 제품 규제청	MHRA, www.mhra.gov.uk	영국 보건부	www.dh.gov.uk/Home/fs/en
프랑스 국립의약품 건강제품안전청	ANSM, ansm.sante.fr	독일연방 의약품 의료기기연구원	BFARM, www.bfarm.de
스위스 의료제품청	Swiss Medic, www.swissmedic.ch	오스트리아 연방 건강안전청	BASG, www.basg.at
일본 의약품 의료기기종합기구	PMDA, www.pmda.go.jp	일본 경제산업성	www.meti.go.jp
중국 식품약품감독관리국	CFDA, www.cfda.gov.cn	대만 식품의약품청	www.fda.gov.tw
태국 식품의약품청	www.fda.moph.go.th		

■ 국가별 인증마크

한국	MFDS	KOREA MFDS
유럽	CE	CE
중국 (중국식품의약품 감독관리총국)	CFDA	CFDA
미국 (미국식품의약품청)	FDA	FDA
브라질	ANSI	ANVISA
기관명과 영어약자	㉠ 한국 인정기구 : KOLAS ㉡ 국제 공인시험기관 : NCB ㉢ 경제협력개발기구 : OECD ㉣ 국제 전기기술위원회 : IEC	

■ 유럽 CE 마크를 설명

① 마크가 없는 제품을 유럽시장에 반입하거나 판매할 경우 벌금, 제품 회수 및 징역형을 받을 수 있다.

② 유럽 경제지역에서 자유로운 시판 가능성을 상징한다.

③ 제품이 CE 지침의 요구사항을 충족한다는 제조업체의 선언이다.

㉠ MDD CE 또는 MDR CE는 제품의 안전성 시험과 신뢰성 시험을 통하여 제품에 대한 유럽연합(EU) 요구사항을 만족해야 하며, 생산시스템 검증(ISO 13485:2016 또는 EN ISO 13485:2016 인증)을 통해 품질경영시스템에 대한 인증심사를 필요충분조건으로 정하고 있다.

㉡ MDD CE 또는 MDR CE 마크를 취득하기 위해서는 1S0 13485 규격에서 정하는 품질시스템을 수립·운영해야 한다.

■ 임상시험심사위원회(IRB)

일본의 규제기관	PMDA(Pharmaceuticals and Medical Devices Agency)
미국의 규제기관	FDA(Food and Drug Administration)
유럽연합	EU(European Union)
유럽의 인증기관	NB(Notified Body)

1. 미국 의료기기 허가 및 관리제도

1) 정 의

① 의료기기[FD&C Section 201(h)] : 기계, 기구, 도구, 장치, 삽입물, 체외 시약 또는 기타 유사하거나 관련된 물품으로 다음과 같은 모든 부속품 또는 액세서리를 포함한다.

㉠ 공식 국가 처방서, 또는 미국약전, 또는 그 모두에 관한 변경 문서에 기록된 것

㉡ 사용 목적이 인간 또는 기타 동물의 질병 또는 기타 상태의 진단, 치료, 경감 또는 예방인 것

㉢ 인체 또는 동물의 체내 구조 또는 기능에 영향을 미치는 것으로서, 체내 화학작용을 통해 주요 목적을 이루지 않고 그 목적 달성을 위해 신진대사에 영향을 받지 않는 것

② 체외진단 의료기기[FD&C Section 210(h)] : 질병의 치료, 경감, 처방 및 질병 또는 후유증에 예방을 목적으로 질병의 진단 또는 상태(건강 상태의 판단 포함)를 진단하는데 사용되는 모든 진단시약, 기기와 시스템으로 인체로부터 검체의 수집, 준비, 시험에 사용을 목적으로

하는 제품이다.

③ 각 체외진단기기별 적용되는 규제 관리방법

㉠ 아스코브르산 시험 시스템(Ascorbic acid Test System) : 일반규제

㉡ 헬리코박터 파일로리 검출제품 : 510(k) 특별규제

㉢ 혈당 측정 제품 : 510(k) 특별규제

ⓐ 알돌라아제 시험 시스템(Aldolase Test System) : 일반규제(1등급)

ⓑ CFTR(Cystic Transmembrane Conductance Regulator) 유전자(낭포성 섬유증 유전자) 유전자 변이 검출 시스템(보통 진단, 모니터링, 치료법 결정, 처방을 위한 제품) : 510(K) 특별규제(2등급)

④ 체외진단(IVD)의료기기에 대한 예외조항 : IVD 시험결과가 그 시험에서의 환자관리에 영향을 미치지 않는 경우, 상관관계 연구는 IDE에 대한 필요성으로부터 일반적으로 면제된다.

㉠ 허가된 또는 승인된 용도 외의 임상시험에 사용되는 장비, 일회용품, 소프트웨어, 절차 또는 알고리즘의 결합을 포함한 체외진단검사는 FDA에 의해 임상시험용 의료기기로 간주 된다.

㉡ 체외진단 의료기기의 시험을 위해 환자를 선택하거나 배정하는 경우에는 일반적으로 치료적 특성에 따라 선택하거나 배정해야 한다.

US FDA Class 11 제품은 Class 1 의료기기에 적용되는 일반규제만으로는 안전성과 유효성을 보증하기 어려워 특별관리가 함께 필요하다.

㉢ 특별관리에는 다음의 사항이 포함된다.

ⓐ 성능기준(Performance Standards)

ⓑ 사후감시(Postmarket Surveillance)

ⓒ 특별라벨 요구사항(Special Labeling Requirements)

ⓓ 환자등록(Patient Registries)

ⓔ 사전자료 요구사항(Premarket Data Requirements)

ⓕ 가이드라인(Guidelines)

2) 의료기기 법령체계

미국 의료기기 법령은 의료기기법(FD&C Act)를 최상위로, 연방규정(CFP), 제품별 표준(ASTM, UL, AAMI 등), 가이던스(CPG, RPM 등)의 하위체계로 구성한다.

(1) 미국 의료기기 법령 및 관련 법규목록

「의료기기 허가 · 신고 · 심사 등에 관한 규정」 [별지 13] 의료기기 소프트웨어 적합성 확인 보고서에 따르면 소프트웨어 개발은 '소프트웨어 개발 계획' → 소프트웨어 요구사항 분석 → 소프트웨어 구현 → 소프트웨어 검증 및 유효성 확인 → 소프트웨어 배포' 순으로 이루어진다.

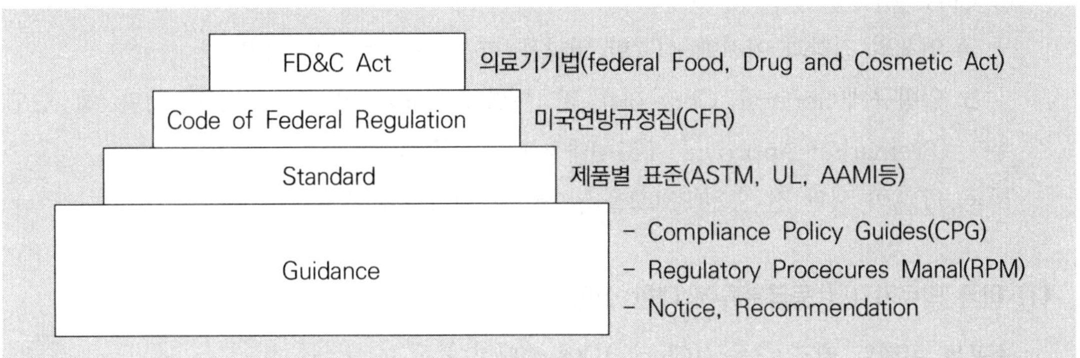

(2) 미국 FDA 법령은 다음을 포함한다.

① FD&C Act : Food, Drug and Cosmetic Act

② CFR : Code of Federal Regulation

③ Standards : ASTM, AAM, UL, etc

④ RPM : Regulatory Procedures Manual

⑤ CPG : Compliance Policy Guides

[참고] IVDR과 MDR은 유럽 규정이고, CFG는 미국 FDA에 의해 허가받은 의료기기에 대해 외국 정부에 발행하는 Certication이다.

3) 등급 및 품목분류

① 등급분류 : 사람에게 미치는 위해도를 기준을 총 3등급을 분류

② 품목분류

㉠ Class I

ⓐ 인체의 건강과 안전에 심각한 위험을 주지 않는 비교적 단순한 기능의 용구

ⓑ 일반규제(General Controls) 및 특별 규제(Special Controls) 대상

ⓒ 특정 제품에 한하여 시판 전 신고[Premarket Notification 또는 510(k)] 적용

㉡ Class II

ⓐ 인체의 건강과 안전에 직접적인 영향을 끼칠 수 있는 의료기기

ⓑ 일반규제(General Controls) 및 특별규제(Special Controls) 대상

ⓒ 일부 예외 품목에 경우, 시판 전 신고[Premarket Notification 또는 510(k)] 적용 제외

㉢ Class III

ⓐ 인체의 건강과 아전에 심각한 영향을 끼칠 수 있는 의료기기

ⓑ 일반규제(General Controls) 및 특별규제(Special Controls), 시판 전 승인(Premarket Approval : PMA)대상

ⓒ FDA의 시판 전 승인(PMA)을 받아야만 시장진입 가능

(1) 미국 의료기기의 등급분류에 대한 설명

① 소프트 콘텍트 렌즈 : 2등급(Class II)에 해당한다.

② 2등급 의료기기 : 일반규제(General Controls) 및 특별규제(Special Controls)에 따른다.

③ 1등급 의료기기 : 일반규제에 따른다.

④ 3등급 제품 : 통지만으로도 미국 시장에 진출할 수 있는 1등급, 2등급 제품과 달리 FDA의 승인을 받은 후에만 시장 진입이 가능하다.

(2) 미국 의료기기의 등급분류하기(KOTRA, 2014)

① FDA : 1,700여 종류로 의료기기 타입에 따라 일반적으로 분류를 하고, 이들을 의학적 특수성에 따라 16종류의 그룹(또는 패널)으로 분류한다.

② 대부분 의료기기들은 이 그룹 중 한 그룹에 속하게 되며, 해당 그룹 내에서 매치되는 의료기기 품목을 찾을 수 있다.

㉠ 1등급(Class I)

ⓐ 가장 낮은 위험도의 의료기기 군으로 FDA로 부터 일반적인 규제만을 받는다.

ⓑ 일반적인 규제는 모든 의료기기들이 받으며 의료기기의 생산에 있어서 안정성과 효용성을 담보하는 기본적인 요구사항이다.

ⓒ 의료기기가 1등급으로 분류되기 위해서는 조건은 다음과 같다.

㉡ 2등급(Class II)

ⓐ 경미한 위험을 갖고 있는 의료기기로 일반적 규제(general controls)와 특별한 규제(special controls)가 요청된다.

- 생명 유지나 생명을 구하는 용도로 쓰이지 않거나 인간의 건강이 나빠지는 것을 예방하는 데 쓰인다.
- 의료기기가 과도하게 질병이나 상해의 위험을 갖지 않아야 한다.

㉠ 의료용 고무장갑, 밴드, 수술용 칼, 수술용 카메라, 수술용브러시, 가제(gaze), 의료용솜 등이 있다.

ⓑ 특별한 규제 : 의료기기의 안정성과 효용성을 담보하는 데 필요한 규제인데, 특별 기준, 시판 후 감시, 환자등록, 가이드라인의 개발과 배포, 추천, 그 밖에 장관이 필요하다고 생각하는 것 등이다.

㉠ 소프트 콘택트렌즈 관리용, 골 시멘트, 구강 시멘트, 이식용 클립, 콘돔, 이식용 척추교정 용구, 정형외과용 스테이플, 자동 휠체어, 혈액이나 액체의 주입 펌프, 수술용 멸균된 천 등이 있다.

ⓒ 3등급(Class Ⅲ)

㉮ 고위험군의 의료기기로 일반적 규제와 시판 전 허가를 받아야 하는데, 시판 전 승인(PMA : Pre-market Approval)은 안전성과 효용성을 증명하는 복잡한 시스템에 속한다.

㉯ 등급에 속하는 의료기기는 인간생명의 유지나 생명을 구하는 용도로 쓰이고 질병이나 상해의 과도한 위험이 있는 것이다.

㉰ 시판 전 허가에 관련한 사항은 연방법 '21 USC section 360e'에서 확인할 수 있다.

㉠ 이식용 심장밸브, 페이스메이커 건전지, 혈관팽창용 풍선, 혈관수술용 레이저, 동맥 혈관 접착제, 유방확대용 실리콘, 이식용 뇌 촉진기(implanted cerebella stimulators) 등이 있다.

(3) 미국의 의료기기 등급별 규제사항을 조사

① 시판 전 신고[510(k)]

㉠ 의료기기 510(k) 신고가 필요한 경우

ⓐ 처음으로 상업적인 유통을 목적으로 의료기기를 도입했을 때

ⓑ 이미 상업적으로 유통되고 있는 기기가 다른 사용 목적을 가질 때

ⓒ 합법적으로 시판된 기기의 변화나 변경이 있고, 그 변화가 안전성과 유효성에 상당한 영향을 미칠 때

㉡ 의료기기 510(k) 신고가 필요하지 않은 경우

ⓐ 이후 과정을 위해 다른 회사에 미완성 의료기기나 기기조립에 사용되기 위한 구성품으로 판매할 때

ⓑ 시판되거나 상업적으로 유통되지 않는 기기나 다른 회사의 국내 제조된 기기를 유통할 때

ⓒ 의료기기의 표시사항이나 상태에 그다지 변화를 주지 않는 재포장자나 재표기자인 경우

ⓓ 1976년 5월 28일 이전에 합법적으로, 상업적으로 유통되고 이것을 증명할 수 있는 문서를 가지고 있는 기기

ⓔ 외국 제조자가 510(k)를 제출하여 통관된 외국 제조 의료기기의 수입자일 때

ⓕ 규정에 의해 510(k)가 면제된 의료기기

(4) 품목분류

① 등급분류에 더하여 의료전문 분야에 따라 19개 패널

② 미국연방규정집(CFR) Part 862~892에 따라 1,700개의 품목으로 분류

※ 체외진단 의료기기 : 21 CFR Part 862~866, 일반의료기기 : 21 CFR Part 868~892

[참고] 미국에서 정의하는 의료기기에 속한다.

U.S. FDA에서 다루는 '의료기기'는 연방식품의약품화장품법(Federal Food,Drug and Cosmetic Act. 이하 FD&C법)의 Section 10(h)에서 정의하고 있다.

(h) '의료기기'(제301조 (i)항. 제403조 (f)항. 제502조 (c)항. 제602조 (c)항 및 이 조항의 (n)황에서 사용될 때는 제외)란 기계, 기구, 도구, 장치, 삽입물, 체외 시약 또는 기타 유사하거나 관련된 물품으로 다음과 같은 모든 부속품 또는 액세서리를 포함한다.

- 공식 국가 처방서, 또는 미국 약전, 또는 그 모두에 관한 변경 문서에 기록된 것
- 사용 목적이 인간 또는 기타 동물의 질병 또는 기타 상태의 진단, 치료, 경감 또는 예방인 것
- 인체 또는 동물의 체내 구조 또는 기능에 영향을 미치는 것으로서, 체내 화학작용을 통해 주요 목적을 이루지 않고 그 목적 달성을 위해 신진대사에 영향을 받지 않는 것

4) 규제제도

(1) 규제기관

미국 FDA '의료제품 및 담배제품 사무국' 내 '의료기기 및 방사선 보건센터(Center for Devices and Radiological Health : CDRH)' 1997년 FDA 현대화법(FDAMA) 522조항에서 시판 후 조사범위에 대한 부분이 개정 되었는데, 2등급과 3등급 의료기기 중 1년 이상 몸 안에 이식되거나 사용자 시설 이외에 의료기관이 아닌 시설에서 환자의 생명을 유지하는 데 사용되는 의료기기에 중대한 문제가 생겼다고 판단되는 경우, FDA는 해당 의료기기에 대한 책임을 지고 있는 제조업체에 시판 후 조사를 요구할 수 있다.

① 미국 FDA 의료기기 적용규제

㉠ 의료기기 제조업자는 미국 내 유통되는 모든 의료기기에 대해 등록(Device Listing)을 해야 하며, 등록되지 않은 제품은 미국 통관시 FDA 소속 수입국에 의해 통관이 거부되거나 압류될 수 있다.

㉡ 기기에 대한 기록 및 보고에 대한 요구사항은 부작용 보고서, 기기의 추적, UDI(고유기기식별 시스템), 기기의 제거 및 시정에 대한 보고서를 요구한다.

㉢ 시판 전 신고(Premarket Notification, 510(k)) 대상이 되는 의료기기는 제품이 안전하고 효과적이라는 증거를 제시하기 위하여 법적으로 이미 판매되고 있는 기 허가 제품과의 동등성을 증명할 수 있는 판매 전 서류를 U.S. FDA에 제출해야 한다.

㉣ 미국 내 및 해외 제조업자들은 공장이나 시설을 등록하도록 의무화되어 있고, 해외 제조자들은 미국 내 거주하는 대리인(U.S Agent)을 필수로 지정해야 한다.

미국 대리인의 책임은 제한적이며 다음을 포함한다	• U.S FDA와 미국 외 업체와의 의사소통 보조 • 미국으로 수입되거나 수입될 해외 기기에 관한 질문 응답 • U.S FDA의 미국 외 업체의 현장심사(Inspection) 일정 조율 • U.S FDA의 제공정보나 서류접수(U.S FDA가 미국 외 업체에 직접 또는 신속하게 연락할 수 없는 경우)
미국 대리인은 다음에 대한 책임은 없다	• Medical Devie Reporting MDR(21 CFR 803) 보고 • 510(k) Submission(21 CFR 807, Subpart E) 제출
미국 대리인 고려사항	• U.S FDA 근무시간 연락 가능 • U.S FDA와의 의사소통 가능 • U.S FDA와 연락할 방법 소지(미국 내 주소, 전화번호, 팩스번호, 이메일)

② 미국 내 판매를 위해 모든 의료기기가 해야 하는 규제항목

• 의료기기 표시사항 • 의료기기 제품등록 • 의료기기 시설등록

㉠ 미국 인허가 프로세스 중 시판 후 관리 의료기기 대상은 2, 3등급 의료기기 중 FDA에서 지정한 의료기기이다.

일반 사항

• 미국 내에 시판되는 의약품, 화장품을 제조한 외국 회사들과 미국 수입업자들은 미국 영토 내로 해당 제품의 수입과 관련하여 미국의 「연방식품의약품화장품법(FD&C)」을 준수해야 한다.
• FDA 인허가를 득하지 않은 의료기기는 미국 내 유통 및 판매가 불가하다.
• 판매 중인 제품이라도 의료기기 규정에 만족하지 않는 제품은 FDA 사후관리에 의해 시정조치, 리콜, 제품 압류나 폐기처분, 형사처분 소송 등이 이루어질 수 있다.

- 미국의 의료기기 등급분류는 연방정부 규정 '21 CFR Part 860'에 따라 분류절차를 규정하고 있다.
- 기기의 안전성과 유효성을 합리적으로 보증할 수 있는 수준에 따라 Class 1, Class 2, Class 3의 3개 등급으로 의료기기를 구분하며, Class에 따라 시설등록, 시판 전 신고, 허가 및 등록 등의 요구사항이 다르게 적용된다.

③ adulteration 조항에 대한 설명

㉠ 기기에 더럽거나 부패하거나 분해된 물질이 포함되어 있거나 비위생적인 조건에서 준비, 포장 또는 보관된 기기는 오염된 상태로 보관된다.

㉡ Food, Drug & Cosmetic Act는 다음과 같은 경우 기기가 불량품으로 보관된다고 명시하고 있다.

ⓐ 용기의 전체 또는 일부가 유독하거나 유해한 물질로 구성되어 있다.

ⓑ 착색 목적의 경우에 한해 안전하지 않은 착색제를 함유하고 있다.

ⓒ 강도가 다르거나 순도 또는 품질이 라벨 표시에서 나타내는 것과 다르다.

④ Combination Products Guidance Documents에 대한 설명

㉠ 약물, 의료기기, 생물학적 제품을 결합 또는 조합한 치료 및 진단 제품이다.

㉡ FDA는 기술발전이 지속 되면서 제품 유형이 융합되고, CBER 센터 등 FDA 의료제품을 심사하는 여러 센터 간의 역사적 구분선을 모호하게 함에 따라 효율적인 검토를 위해 앞으로 많은 수의 조합, 결합된 제품을 받게 될 것으로 예상한다.

㉢ CDRH, CDER 및 CBER 등 간에 유기적으로 심사를 하여 각 분야별 발생 할 수 안전성 및 유효성을 모두 평가 및 심사한 후 허가를 받을 수 있다.

㉣ 최근 약물, 의료기기, 생물학적 제품을 결합 또는 조합한 다양한 형태의 제품이 개발되면서 융복합 의료제품(Combination Products)에 대한 심사를 위해 미국에서는 'Combination Producis Guidance Documents'를 통해 규제하고 있다.

⑤ 시정 및 예방조치에 대한 설명

㉠ 제품, 프로세스 및 품질시스템에 관련된 부적합의 원인을 조사

㉡ 부적합품 및 기타 품질문제를 시정하고, 재발을 방지 하기위해 필요한 조치를 파악

㉢ 조치가 효과적이며, 최종 의료기기에 악 영향을 미치지 않는다는 것을 보장하기 위하여 시정 및 예방조치를 검증하고 유효성을 평가

㉣ 식별된 품질문제를 시정하고 예방하기 위하여 필요한 방법 및 절차상 변경을 실행하고 기록

㉤ 품질문제 또는 부적합품에 관련된 정보가 제품의 품질보증과 문제의 예방에 직접적으로 책임이 있는 인원들에게 전파됨을 보장

㉥ 시정 및 예방조치와 아울러 식별된 품질문제에 관련된 정보를 경영검토를 위하여 제출

[참고] FDA 품질시스템 요구사항 중 Subpart J(시정 및 예방조치)는 설계관리와 더불어 FDA 규정 중 까다롭기로 유명한데, FDA에서는 지속적인 품질개선의 개념을 포함하도록 하고 있으며, 가장 중요한 개념으로 판단하고 있다.

⑥ FDA 품질시스템 요구사항
- ㉠ 제조자가 취급과정에서 제품의 혼입, 손상, 열화, 오염 또는 기타 부정적 영향이 발생하지 않도록 보장하기 위한 절차를 수립하고 유지해야 한다.
- ㉡ 의료기기의 포장과 운송용기가 모든 '취급단계' 중에 각 의료기기의 '열화 또는 손상'을 방지하도록 설계하기를 요구하고 있다.
- ㉢ 설치가 요구되는 의료기기의 각 제조자는 적절한 설치 및 검사지침을 그리고 해당하는 경우 시험절차를 수립하고 유지해야 한다.
- ㉣ 지침 및 절차는 그 의료기기가 설치 후에 의도된 기능을 수행할 수 있도록 적절한 설치를 보증하는 지시사항을 포함하여야 한다.

⑦ 미국 FDA 심사
- ㉠ 제품에 따라 시설 및 제품등록만으로(대부분 1등급) 또는 FDA 510(K) 획득만으로(대부분 2등급) 의료기기 판매가 기능하다.
- ㉡ 제조자는 스스로 미국 품질시스템(QSR, 21 CFR 820)에 맞는 품질시스템을 구축하고 운영 및 유지해야 할 의무가 있다.
- ㉢ 품질심사시 중대한 부적합 사항이 발생할 경우 경고장을 발행할 수 있다.
- ㉣ 미국은 QSR을 운영하며, ISO 13485 품질시스템 인증획득은 의무사항이 아니다.
- ㉤ 부적합 사항 등급에 따라 통관, 판매금지, 리콜 등의 조치가 발생될 수 있다.

⑧ 미국 부작용 보고
- ㉠ 미국 FDA 부작용 보고제도는 MDR이라고 알려져 있다.
- ㉡ 의료기기로 인한 상해, 추가적인 중상, 가장 심각하게 사망을 일으키거나 그 원인이 될 수 있는 때 이거나, 오작동이 재발생한 경우에는 반드시 FDA에 보고해야 하며, 이 경우 30일 이내에 FDA에서 규정하고 있는 서식(Form FDA 3500A)을 통해 제출해야 한다.

⑨ 미국 외 시설의 등록 및 기기 등재대상에 대한 설명
- ㉠ 미국 외 시설의 등록 및 기기 등재대상
  - ⓐ 위탁 포장자를 포함한 위탁 제조자
  - ⓑ 위탁 멸균자
  - ⓒ 환자 맞춤 기기 제조자
  - ⓓ 미국 외에 있는 기기의 해외수출 업자

ⓔ 키트 조립자를 포함한 해외 제조자

ⓕ 21 CFR 820.198에 기술된 고객불만 처리자

ⓖ 최종 사용자에게 건강 관련 목적으로 상업적 배포를 위해 포장 또는 라벨이 부착된 액세서리 또는 구성요소 제조자

ⓗ 재표기자 또는 재포장자

ⓘ 재제조자

ⓙ 일회용 의료기기의 재처리자

ⓚ 사양 개발자

㉡ 미국 외 시설의 등록 및 기기 등재 미대상

ⓐ IDE에서 조사중인 기기

ⓑ 완성된 기기 제조업체에만 배포되는 구성품 제조업체

⑩ US FDA는 취급하는 품목의 등급

㉠ US FDA는 취급하는 품목의 등급에 따라 업종을 세분화하여 시설등록을 받고 있지는 않으나, 각 의료기기가 어떠한 역활을 하는지에 따라 그 기능을 매우 세분화하여 관리하고 있다.

ⓐ 등록대상은 다음과 같이 구분된다.

㉮ 제조자(Manulacturer), 재제조자(Re-Manutacturer), 키트 조립자(kit Assembler)

㉯ 개발자(Specitication Developer)

㉰ 위탁 제조자(Contract Manulacturer. Sterilizer)

㉱ 재포장자(Re-Packager)

㉲ 일회용 의료기기의 재처리자(Re-Processor)

㉳ 고객불만 처리자(Complaint Handler)

㉴ 최초 수입자(lnitial Importer)

㉵ 재표기자(Re-Labeler)

㉡ 미국의 패스트 트랙에 관한 설명으로, FDA는 새로운 의료기기를 국민들이 되도록 빨리 사용할 수 있도록 하기 위해 패스트트랙(Fast Track)으로 불리는 방법 즉, 시판 전 심사를 앞당기기 위한 계획을 발표, 안전성과 유효성을 결정하기 위하여 면밀하게 정밀검사를 실시 하면서 승인시간을 단축한다.

⑪ 국제의료기기 당국자포럼(IMDRF)에서 정의한 의료기기의 사용 목적

㉠ 질병의 진단, 예방, 감시, 치료 또는 완화

㉡ 생명지원 또는 유지

㉢ 상해에 대한 진단, 감시, 치료, 경감 또는 보정

㉣ 의료기기의 멸균, 소독

㉤ 해부 또는 생리적 과정의 조사, 대체 또는 변경

㉥ 임신 조절

㉦ 인체로부터 추출한 표본의 시험, 그리고 시험을 통한 의료목적의 정보제공

(2) 510(k) 에 대한 설명

대한민국의 2등급 의료기기 인증절차와 유사하게 미국 내 시판을 위해 기 허가받은 의료기기와 본질적 동등성 비교로 안전성 유효성 평가를 면제받는 절차

① 시판 전 신고[510(K), (Premarket Notification)]

㉠ 시판을 목적으로 하는 기기(Subject Device)가 다른 합법적으로 시판된 기기(Predicate Device)와 본질적으로 동등(Substantial Equalization)하다는 것을 입증한다.

㉡ 미국 Traditional 510(k) 신청시 반드시 제출해야 하는 필수 서류이다.

ⓐ Substantial Equivalence Discussion

ⓑ Performance Testing - Bench

ⓒ 510(k) Cover Leter

② Traditional 510(k) 신청시 다음 문서는 필수 제출서류는 아니며, 적용시 제출하면 된다.

Sterilization and Shelf Life	Performance Testing-Animal
Biocompatibility	Electromagnetic Compatibility and Electrical Safety
Software Document	Performance Testing - Clinical

㉠ 510(k) 본질적 동등성 결정 과정에서 문서를 제출한 경우 증빙자료 : 해당 의료기기가 510(k) 절차를 거친 기존의 기 허가 제품과 비교하여 사용 목적, 구조, 원리, 사용방법 등 기술적 특성이 같고, 기타 차이점이 안전성 및 성능의 유효성에 위험성이 없음을 자료로 입증할 수 있다면, 이 의료기기는 본질적 동등성을 가지는 제품으로 결정되어 시장에 유통될 수 있다.

㉡ 동일한 사용 목적과 동일한 기술적 특징을 갖는 경우 : 동일한 사용 목적을 가지고 있고, 다른 기술적 특징을 가졌으나 다음의 정보를 가지고 있는 문서를 제출한 경우

ⓐ 안전성유효성에서 새로운 이슈사항 없음을 나타내는 증빙자료

ⓑ 해당 기기가 시판된 기기만큼 안전하고 효과적이라는 증빙자료

㉢ 등급에 관계없이 모든 의료기기 : 등급에 관계없이 모든 의료기기에 적용되어야 하는 일반

규제 사항이 있으며, 이 중 '501(Adulterated devices)'에서는 다음의 경우를 포함한다.

ⓐ 용기의 전체 또는 일부가 유독하거나 유해한 물질로 구성되어 있는 경우

ⓑ 착색 목적으로 한정하였을 때, 안전하지 않은 착색제를 함유한 경우

ⓒ 강도가 다르거나 순도 또는 품질이 표기한 것과 다른 경우

③ 적용 대상 : 일부 Class I 의료기기 및 대부분의 Class II 의료기기

㉠ 시판 전 신고서 제출대상

ⓐ 시판 전 신고(510(k))가 필요한 경우

㉮ 의료기기를 미국 내 시장에 처음 도입하려고 계획한 경우

㉯ 현재 시판된 기기의 설계변경이 발생했고, 그 변경이 안전성과 성능의 유효성에 유의한 영향을 미치는 경우

ⓑ 시판 전 신고서 제출대상은 다음과 같다.

㉮ 미국 시장에 의료기기를 도입하려는 국내 제조자

㉯ 미국 시장에서 의료기기를 판매하려는 개발자

㉰ 표시사항의 변경이나 의료기기에 영향을 주는 작업을 하는 재포장/표기자

㉱ 미국 시장에서 의료기기를 판매하고자 계획하는 국외 제조자나 그 대리인

㉡ FDA 510(k) New 패러다임 자료

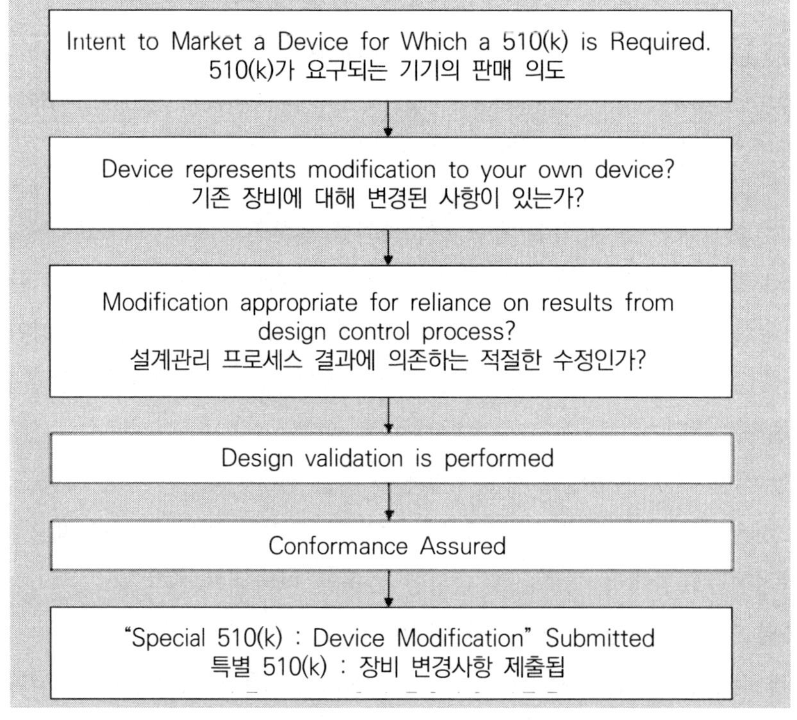

㉢ FDA 510(k) New 패러다임 자료

ⓐ 임상시험 면제조건 및 목록 : 특별(Special) 510(K) 제출이 필요할 경우, 신청인은 FDA 품질시스템의 일부인 설계 변경 프로세스에 따라 적합성 관리(Conformance to Design Controles) 문서를 제출하고, 특별 510(K)에 대한 적격성을 평가받을 수 있다.

㉣ FDA 품질시스템 요구사항 중 Subpart C 요구 조건에 해당하는 제품 : FDA 품질시스템 요구사항 중 Subpart C(설계관리) : 모든 2, 3등급 의료기기에 적용되며, 일부 1등급 의료기기에도 적용된다. 설계관리가 적용되는 1등급 의료기기는 기관지 흡인 카테터, 외과용 장갑, 압박보호대. 수동식 근접 치료용 방사선 조사 장치, 방사선 원격치료 선원 등을 포함한다.

④ 프로세스 종류

㉠ 새로 출시하는 의료기기 표준 프로세스 : 전통(Traditional) 510(k)

㉡ 허가받은 제품의 설계변경에 해당 : 특별(Special) 510(k)

㉢ 새로 출시하는 의료기기에 U.S. FDA 지정 규격, 특별 통제, U.S. FDA 가이던스를 충실히 적용한 경우에 해당 : 약식(Abbreviated) 510(k)

⑤ 미국 FDA 510(k) 제출 프로세스에 대한 내용

㉠ eSTAR 제출이 완료되지 않은 경우 FDA는 제출자에게 통지하고 완전한 대체 eSTAR가 FDA에 제출될 때까지 510(k)를 보류상태로 유지한다.

㉡ eCopy는 선임 검토자가 Acceptance Chekis를 사용하여 승인검토를 수행한다.

㉢ 제출자는 제출 후 15일 이내에 승인검토 결과에 대한 전자통지를 받게 된다.

㉣ 승인 검토결과는 다음과 같이 3가지로 분류될 수 있다.

ⓐ 510(k) 승인

ⓑ 510(k) 승인거부

ⓒ FDA가 15일 이내 승인 리뷰(acceplance review)를 마치지 못했으므로 실질심사(Substantive Review) 진행 중

⑥ 510(k) 리뷰 프로세스 순서

DOC 형식 검토 및 접수(7일) → RTA 검토(15일) → 실질 검토(60일) → 결정문 발행(90일)

⑦ 미국 FDA 510(k) 제출 프로세스 중 접수절차에 대한 내용이다.

㉠ 2023년 10월 1일부터 면제 대상이 아닌 모든 510(k) 제출은 전자 제출 템플릿&리소스

인(eSTAR)을 사용하여 전자 제출로 제출해야 한다.

㉡ 적절한 사용자 요금이 지불되지 않았거나 유효한 eSTAR 또는 eCopy가 제공되지 않은 경우 FDA는 일반적으로 510(k) 접수 후 7일 이내에 제출자에게 보류 편지를 이메일로 보낸다.

㉢ 제출자는 보류 편지 날짜로부터 180일 이내에 사용자 수수료 또는 제출과 관련된 문제를 해결해야 한다.

⑧ 미국 인허가 프로세서

㉠ 의료기기 시설 등록 : 모든 제조업자, 수입업자는 시설 등록을 해야 함

ⓐ 수입업자는 미국 내 에이전트를 지정해야 함

※ 시설 등록사항은 매년 갱신(해당 연도 10월 1일~12월 31일) (관련 규정 : 21CFR Part 807)

㉡ 의료기기목록 제출 : 제조·수입하는 의료기기 제품리스트 제출 및 등록비 납부(관련 규정 : 21CFR Part 807)

㉢ 시판전 관리

ⓐ 시판 전 신고(Premarket Notification 510k) (일반관리)

㉮ 1등급 : 대부분 면제

㉯ 2등급 : 대부분 적용

㉰ 3등급 : 일부 품목 적용(관련 규정 : 21CFR Part 807 ubpart E)

ⓑ 시판 전 승인(PMA : Premarket Approval) (특별관리)

주로 3등급 의료기기에 적용(관련 규정 : 21CFR Part 807)

ⓒ 기타

㉮ 임상시험용 의료기기(Investigational Device Exemption)

㉯ 주문자 의료기기(Custom Device)

㉰ 수출용 의료기기(Export of unapproved device) (관련 규정 : 21CFR Part 807)

㉣ 시판후 관리

ⓐ 시판 후 조사(Postmarketing Surveillance) (특별관리)

2, 3등급 의료기기 중 FDA에서 지정한 의료기기(관련 규정 : 21CFR Part 807)

ⓑ 의료기기 추적(Device Tracking) (특별 관리)

2, 3등급 의료기기 중 FDA에서 지정한 의료기기 (관련 규정 : 21CFR Part 807)

ⓒ 부작용 보고(Medical Device Reporting) (일반 관리)

모든 의료기기(관련 규정 : 21CFR Part 807)

㉤ 품질관리 : QSR(Quality System Regulation) 심사
ⓐ 1등급 의료기기 면제
ⓑ 2, 3등급 모든 의료기기 해당 (관련 규정 : 21CFR Part 807)
㉥ Letter 게시 : FDA에서 발급한 510(k) 혹은 PMA Letter 게시

⑨ 미국의 인증제도 절차와 내용
㉠ 미국의 인증제도 절차와 내용
ⓐ 시판 전 신고(pre-market notification) : 신규 의료기기 또는 중요한 변경을 한 의료기기에 대해 안전성 및 유효성의 관점에서 시판되고 있는 의료기기와 본질적 동등성을 가지고 있는가를 명확히 하기 위하여 시판 전 신고서를 FDA에 제출할 것을 의무화하고 있다.
ⓑ 시판 전 승인(pre-market approval) : FDA가 ClassⅢ로 보류한 의료기기에 대해서 적용하고 제조업자가 제출한 '시판 전 승인 신청서'에 의해 실시되며, 심사는 접수 심사, 완전 심사, 패널 심사의 3단계로 나뉜다.
ⓒ 시판 후 감시(post-marketing surveillance) : 감시대상은 생명유지용 의료기기, 기타 건강에 중대한 위험을 줄 가능성이 있는 의료기기로 FDA는 국민의 건강보호에 필요하다고 생각되면 그 대상이 되는 의료기기를 확대할 수 있다.
㉡ PMS(Post-market Surveillance) : 시장출시 후 시장감시이다.
㉢ Medical Devices Vigilance System : 유럽에 통관된 제품인 경우라도 필요한 경우 소비자, 경쟁업체 및 자국 내 검사기관 등의 이의 신청에 따라 기술문서의 제출요구와 더불어 샘플검사 등의 사후관리를 받게 되며, 유럽집행위원회에서 공표된 가이드라인(MEDDEV 2.12/1 rev.8 Medical Devices Vigilance System)을 준수하여야 한다.
㉣ MDR(Medical Device Reportin, 의료기기 보고) : 일반관리에서는 의료기기에 부작용이 있을 경우 모든 제조사, 사용기관 및 수입업자가 보고해야 한다고 요구하고 있다. 이는 U.S FDA의 의료기기 보고 프로그램 또는 MDR이라고 알려져 있다.
㉤ PSUR : 문서화 요구사항의 예로, 일부 고위험등급의 의료기기에서 요구될 수 있다.
㉥ PMCF(Post-Market Clinical Follow-up studies) : 판매 후 임상적 사후관리이며, PMCF 연구로부터 도출한 데이터와 결론은 임상 평가 프로세스에서 임상적 증거를 제공하는데 사용되고, PMCF 연구는 판매 후 사후관리에서 활용하고 위험관리 프로세스에 기여하는 몇 가지 선택사항 중 하나이다.

ⓐ PMCF(Post-Market Clinical Follow up, 시판 후 임상 추적)

- PMS의 한 종류로 임상평가에 대한 자료를 수집하고 업데이트하는 프로세스로 MDR의 필수 요구사항, 의료기기의 성능과 안전, 잔류위험에 대한 장기적인 데이터를 수집하고 입증하기 위해 고안되었으며 제조업체는 PMCF를 통해 얻은 임상 데이터와 PMS 보고서, 임상평가 보고서, 리스크 평가 보고서 등의 데이터를 제출하여야 한다.
- PMCF는 새로운 임상연구, 의료기기 레지스트리에서 파생된 데이터 검토, 시판 전 임상시험을 진행한 고객의 후속 조치 또는 이전에 의료기기를 사용했던 환자의 후속조치 등을 통해 이루어질 수 있다.
- 필요할 경우 주기적으로 갱신검토를 실시한다.

ⓑ PMCF 연구가 필요한 경우

- MEDDEV 2.12/2 rev.2에 명시되어 있으며, 체계적인 PMCF 연구를 통해 시판 후 단계에서 잔여 위험을 조사하고 평가할 것을 요구한다.
- MEDDEV는 대부분 MDR에 흡수되었다.
- PMCF 연구는 초기 적합성 평가절차에 대한 임상평가가 비교 제품에만 기초한 의료기기에 대해 수행해야 하며 다음과 같은 경우 PMCF 연구가 필요할 수 있다.
- 혁신을 위해 다음이 포함된 제품의 경우
  - 고위험(㉠ 대상 인구 또는 적용 부위-신체 관련) → 중대한 제품 변경
  - 장기 안전성 및/또는 성능/유효성에 대해 확인되지 않은 경우
  - 시판 전 추적기간과 작동수명 간의 큰 차이
  - 위험이 문헌이나 다른 제품의 시장관찰을 통해 알려진 경우
  - 더 많은 사용자 집단에서 제품의 안전성과 성능을 검증하기 위해
  - 이전에 선택된 환자 그룹에 대해서만 안전성과 성능이 입증된 제품의 경우
  - 안전 및 성능에 대한 새로운 정보가 제공될 때
  - 동등성을 기반으로 한 CE마킹기기
  - PMCF는 충분한 중장기 안전성 정보가 존재하는 경우 제외 가능하며, 그 정당성은 문서화로 증명한다.

ⓒ PMCF 연구 : 중·장기간의 안전 및 임상 성능이 이전의 기기 사용으로 인해 알려져 있거나, 적절한 판매 후 감시활동으로 위험에 관한 데이터가 충분히 제시되는 경우에는 필요하지 않다.

ⓓ PMCF 연구 내용 : 장기간의 성능과 안전, 임상사고 발생과 같은 내용, 환자 집단에서 일어난 특정사고, 더 많은 사용자나 환자 집단에서 나타난 기기의 성능이나 안전에 대한 검토 등이다.

(3) 시판 전 승인(Premarket Notification)

① 목적 : 신청제품의 합당한 안전성의 보장과 장비의 사용 목적에 대한 유효성을 증명

㉠ PMN에 대한 설명 : 신규 의료기기 또는 중요한 변경을 한 의료기기에 대해 안전성 및 유효성의 관점에서 시판되고 있는 의료기기와 본질적으로 동등성을 가지고 있는가를 명확히 하기 위하여 시행하는 미국 인증제도 절차의 유형이다.

㉡ 미국의 인증제도에는 PMN, PMA, PMS. Fast Track이 있다.

ⓐ 조직

㉮ FDA(Food and Drug Administration)

㉯ CDRH(Center for Devices and Radiological Health)

ⓑ 관련법 및 규정

- FD&C Act(Federal Food, Drug & Cosmetic Act)
- 21 CFR(The Code of Federal Regulations) 및 지침서
- The Medical Device Amendments of 1976
- FDAMA(The Food and Drug Administration Modernization Act of 1997)
- MDUFMA(Medical Device User Fee and Modernization Act of 2002)

ⓒ 제도내용

㉮ 미국 내 시판되는 의료기기를 제조한 외국 회사들과 미국 배급업자들은 미국 영토 내로 해당 제품을 수입하기 전 「연방 식품 의약품 화장품법」을 준수해야 한다.

㉯ FDA 인허가를 득하지 않은 의료기기는 미국 내 유통 및 판매가 불가하며 판매 중 제품이라도 의료기기 규정에 만족하지 않는 제품은 FDA 사후관리에 의해 시정 조치, 리콜, 제품 압류나 폐기처분, 형사처분 소송 등이 이루어질 수 있다

② 적용 대상 : 대부분의 Class III 의료기기, 새로운 제품, 신기술 의료기기

㉠ 미국 내로 수출되는 모든 의료기기들은 1, 2, 3 등급으로 분류하고, 이에 따라 규제 수준 및 요구자료를 차별해 받고 있으며 1, 2 등급 의료기기에 대해서는 510(k)가 사람의 생명과 관련된 장비가 해당되는 3등급 의료기기에 대해서는 (PMA)가 적용된다.

㉡ 미국의 인증제도의 특징을 조사한다.

ⓐ 미국에 수출을 원하는 모든 의료기기 사업체는 반드시 미국에서 합법적으로 사업을 하는 에이전트를 정하여 FDA 승인절차를 진행한다.

ⓑ 미국 내로 수출되는 모든 의료기기들은 1, 2, 3등급으로 분류하고, 이에 따라 규제수준 및 요구 자료를 차별해 받고 있다.

ⓒ 1, 2등급 의료기기에 대해서는 510(k)(pre-market notification)가 사람의 생명과 관련된 장비가 해당 되는 3등급 의료기기에 대해서는 PMA(pre-market approval)가 적용된다.

ⓓ 신제품을 판매하는 경우 및 안전성 또는 유효성에 영향을 미치는 중대한 변경 또는 수정을 행하는 경우, 최소 90일 전에 FDA에 변경 신청서를 제출해야 한다.

ⓔ 변경 또는 수정 대상에는 설계, 재료, 화학적 조성, 에너지원, 제조공정, 사용 목적과 관계된 사항을 포함한다.

③ 프로세스 종류

㉠ 일반적인 PMA : 전통 시판 전 승인(Traditional PMA)

㉡ 별도 조합으로 구분된 모듈자료 심사 : 중간 또는 모듈형 시판 전 승인(Modular PMA)

㉢ 미국 의료기기 허가 및 관리제도 : Modular PMA는 별도의 조합으로 구분된 Module 자료를 심사하는 것이며, Module 자료는 전임상, 임상, 제조에 관련된 자료일 수도 있고, 임상시험의 초기단계 제품에 권장되는 방법이다.

㉣ FDA 가이던스 문서가 있는 경우나 FDA에 의해 발간된 평가방법이나 검토방법이 있는 경우 : 간소화된 시판 전 승인(Streamlined PMA)이다.

㉤ 미국에서 시판 후 사후관리로 요구하는 사항이다.

- 회수, 시정 및 수거
- 의료기기 추적
- 시판 후 연구
- 시판 후 승인
- 제3자 심사

㉥ PMA 심사절차에 따라 승인된 의료기기가 시판된 후 FDA에서 일반적으로 요구하는 사항이다.

ⓐ 기기의 판매, 유통, 사용의 제한 및 기기의 배치(Batch)별 시험이다.

ⓑ 사용 목적에 맞는 기기의 안전성, 유효성 및 신뢰성에 대한 지속적인 평가와 보고이다.

ⓒ 제한적 기기의 광고 또는 표시사항의 내용에 치료의 대안적인 방식과 기기의 사용과 관련한 위험 및 이익에 있어 환자에게 제공되는 정보를 포함하는 기기의 안전하고 유효한 사용을 위한 중요한 경고/손상/주의에 대한 명백한 표시이다.

ⓓ 공중보건 보호를 위해 필요한 경우, 제조자가 환자를 추적하기 위해 필요한 정보를 FDA에 제출할 수 있도록 하는 기록의 유지이다.

ⓔ 공중보건 보호를 위해 필요한 경우, 기기의 확인 코드나 표시 기재사항, 임플란트 제품의 경우 환자에게 부여된 카드를 포함한다.

ⓕ 요건에 따른 보고서의 주기적인 제출 및 해당 되는 경우, 기기의 추적관리 요구이다.

ⓖ PMA 신청 형태(TYPE)

㉮ 기존 시판 전 승인(Tradftional PMA), 중간형 또는 모듈형 시판 전 승인(Moduilar

PMA), 간소화된 시판 전 승인(Sreamined PMA)의 3가지 형태로 구분한다.

㉯ Modular PMA는 별도의 조합으로 구분된 Module 자료를 심사하는 것이다.

ⓗ PMA 승인 후 승인변경을 하려고 할 때, 보완자료 제출을 요구하는 변경사항에 포함되는 유형

㉮ 기기의 제조소가 변경된 경우

㉯ 멸균절차 변경

㉰ 포장절차 변경

ⓘ 변경이 기기의 안전성이나 효과성에 영향을 미치지 않는 경우, PMA 보완자료의 제출 없이 FDA로부터 PMA의 승인을 얻은 후에 기기를 변경할 수 있으며, 변경 승인은 기기 승인을 위한 조건으로 요구되는 사후승인 정기보고서를 통해 FDA에 보고된다.

(4) De Novo(Evaluation of Automatic Class III Designation)

실질적 동등성을 가진 동등의 의료기기를 지정할 수 없는 의료기기지만, 위험성에 있어 3등급 지정은 타당하지 않은 새로운 의료기기의 등급 재분류이다.

(5) 예외 조항 적용 의료기기

① 인도주의 의료기기 면제(Humanitarian Device Exemption : HDE) : 드문 질병 또는 질환을 가진 환자에게 유익하도록 만들어진 3등급 기기의 규제 통로를 제공한다.

② 임상시험용 의료기기 면제(Investigational device exemption : IDE) : 안전성 및 유효성 자료확보를 위한 임상시험에 해당 의료기기를 사용하도록 허가한다.

구 분	규제 항목	관련 규정	규제 사항	적용 등급
시판 전 허가	510(K) 예외	-	일반규제	Class I : 대부분 적용 Class II : 일부 적용 Class III : 일부 적용
	510(K)	21 CFR Part 807 Subpart E	일반규제 특별규제	Class I : 대부분 적용 Class II : 대부분 적용 Class III : 일부 적용
	PMA	21 CFR Part 814	일반규제	Class III : 대부분 적용

구 분	규제 항목	관련 규정	규제 사항	적용 등급
시판 후 허가	시판후 조사	21 CFR Part 822	특별규제	Class 2, 3중 FDA에서 지정한 의료기기
	의료기기 추적	21 CFR Part 821	특별규제	Class 2, 3중 FDA에서 지정한 의료기기
	부작용 보고	21 CFR Part 820	일반규제	모든 의료기기
품질관리	GMP/QSR	21 CFR Part 820	일반규제	Class I : 대부분 적용 Class II : 대부분 적용 Class III : 모두 적용
기본사항	의료기기 시설등록	21 CFR Part 807	일반규제	모든 의료기기
	의료기기 제품등록	21 CFR Part 807	일반규제	모든 의료기기
	의료기기 표시사항	21 CFR Part 801	일반규제	모든 의료기기

※ 출처 : 의료기기 규제과학(RA) 전문가 제5권 해외인허가제도, 한국의료기기안전정보원, 2023.

③ 예외 조항 적용 의료기기 중 임상시험용 의료기기의 면제(IDE)

㉠ 임상시험에서 연구될 수 있도록 의료기기를 합법적으로 수송하도록 허가하기 위함이다.

㉡ 모든 임상시험 대상 의료기기에 대하여 IDE 규정을 따라야 하는지, 아니면 면제되는지를 판단하여야 한다

㉢ 해당되는 경우 해당 위험의 심각성 정도에 따라 중대한 위험과 중대하지 않은 위험으로 구분된다.

㉣ 중대한 위험을 갖고 있지 않는 의료기기라고 간주되는 경우 신청인이나 연구 의뢰자는 그 연구를 시작하기 전에 FDA로부터 IDE 승인을 받을 필요는 없으나 약식 요구사항을 적용받아야 한다.

㉤ 해당 연구가 IRB의 감독을 필요로 하고 기본적으로 IRB는 FDA를 대리하여 해당 연구를 감독하는 역할을 하며, 피험자의 동의도 반드시 받아야 하기 때문이다.

④ QSR에 대한 면제가 가능한 상황

㉠ FDA가 해당 기기에 면제를 결정하여 연방관보(Federal Register)에 게재한 경우

㉡ 면제를 위한 시민청원(Citizen‘s Petition)에 따라 면제 명령이 내려진 경우

㉢ 해당 기기가 임상시험용 인공수정체이고, 임상시험용기기의 요건에 적합한 경우

㉣ 정책준칙에 따라 FDA는 기기 자체는 GMP 면제 대상이 아니지만 기기의 몇몇 세부 형태에 대해서는 요건을 면제할 수 있다.

5) 인허가

① 최신 미국의 의료기기 인허가 제도 주요사항

㉠ '연방 식품 의약품 화장품법'을 준수해야 한다.

㉡ FDA 인허가를 득하지 않은 의료기기는 미국 내 유통 및 판매가 불가하다.

㉢ 미국 내 판매 중인 제품이라도 의료기기 규정에 만족 되지 않을 경우 시정, 리콜 될 수 있다.

② 위험수준에 따라 Class Ⅰ, Ⅱ, Ⅲ로 분류되며, Class에 따라 시설등록, 시판 전 신고, 허가 및 등록 등의 요구사항이 다르게 적용된다.

③ 최신 인허가 제도 변경사항에 대한 정보 수집하기 : 최근 CE 의료기기 인증 지침에는 여러 변경사항을 포함하고 있으며, 개정된 지침에 대한 주요 변경사항에 대한 간략한 내용이다.

㉠ 모든 등급제품에 대해서 임상자료를 요구

ⓐ 새로운 지침 : 임상자료의 정의 변경 및 임상자료 구성에 대해 더 엄격한 요건을 제시하였다.

ⓑ "임상자료"의 정의의 수정 : "임상평가를 위한 필수 요구사항"인 부속서가 수정되어 모든 등급 제품에 대해서 임상자료를 요구하게 되었고, 기존에 임상자료를 요구하지 않았던 등급인 Class Ⅰ및 Class IIa에 해당하는 의료기기 제조업체들의 경우에도 현재의 기술문서에 임상에 관한 자료를 추가할 것을 요구하고 있다.

㉡ 5년 이상의 기록 유지 : 제품의 기록 : 인증기관으로부터 심사 받은 날 또는 제품이 제조된 생산 일자 중 큰 날짜로부터 5년간 유지하여야 하고, 이식형 의료기기에 대한 기록은 제품의 생산기록 날짜로부터 15년간 보관하여야 한다.

㉢ Class I(멸균 및 측정) 제품에 대해 부속서 II 선택 가능

ⓐ Class I(멸균 및 측정)제품 : 전체 품질보증 적합성 평가모듈(Annex II) 선택이 가능해진다.

ⓑ Class I(무균 및 측정) 제품에 대한 평가선택에 유연성을 가지게 된다.

㉣ 외주설계 및 제조에 따른 모니터링 강화 : 제3자에 의해 제품의 설계 또는 제품의 제조가 이루어질 경우 공급자의 품질시스템이 지속적이고 효율적으로 운영됨을 보증해야 한다.

ⓜ 제품의 설계에 대한 면밀한 검사

ⓐ 해당 회원국의 관할 관청에서 정보수집 차원의 요구에 따라 검사대상으로 요청된 제품의 경우 인증기관(Notified Body)은 이에 해당하는 제품에 대해 적합한 기준을 통해 검사하며, 이를 해당 관할기관에 통보해야 하는 의무를 가지고 있다.

ⓑ 인증기관 : 제품의 설계부분에 대해 더욱 정밀한 검사 및 심사를 하므로 제조업체에서는 사전에 이러한 부분에 대해서 준비를 해야 한다.

ⓑ 위임 대리인의 명확한 선임

ⓐ 위임 대리인 : 제품의 문제발생시 제조업체를 대신해 행정업무 진행 및 연락 그리고 대응을 지시하는 의무를 가지고 있다.

ⓑ 모든 등급의 제품 지침에 따라 위임 대리인 : 명확히 선임되어야 한다.

ⓢ 소프트웨어의 의료기기 인정

ⓐ 소프트웨어의 정의 변경 : 소프트웨어 자체도 의료기기로 더욱 더 명확하게 인정이 되었다.

ⓑ 소프트웨어를 포함하여 일체로 작동 제품 또는 독립 실행 제품일 경우 모두 소프트웨어 검증이 필수사항으로 요구된다.

ⓞ 주문 제작 의료기기에 대한 사후관리 실시

ⓐ 주문 의료기기 : 관할 당국에 보고하는 사후관리가 요구된다.

ⓑ 주문 제작 의료기기도 시장판매 후 감시시스템이 필요하며, 관리가 요구된다.

ⓙ 사용자 매뉴얼(IFU)에 대한 개정관리

ⓐ 새로운 지침 : 사용자 매뉴얼 표기 사항은 변경된 날짜 및 최종 개정사항에 대한 기록의 표시 등 최신 개정을 명확하게 표시해야 한다.

ⓒ 경계성 제품(의약품을 포함 또는 같이 사용되는 의료기기)

ⓐ 제품의 등급이나 지침이 애매한 경계선에 위치한 의료기기 제품 또는 의약품의 경우 제품의 등급 및 지침 대상의 여부는 사용 목적보다는 제품이 작용하는 1차 모드에 의해 결정된다.

ⓑ 의약품 : EU 영내 행정 당국 또는 유럽의약품청(European Medicines Agency)의 평가에 따른 안정성 입증이 요청된다.

ⓚ 중앙순환기 계통 제품의 확장 : 중앙순환기는 대동맥 혈관과 하강 대동맥 그리고 대동맥 분기점의 세 가지로 구분되며, 이러한 중앙순환기에 연결되는 모든 제품에 대해서는 Class III 등급이 적용된다.

ⓐ 지속적인 사용의 정의 확장 : 사용 지속시간(일시적, 단기, 장기)은 동종 의료기기 또는 동일 의료기기의 누적 사용시간으로 계산한다.

ⓑ 유럽 데이터 뱅크(Data Bank)

㉮ 임상조사와 관련된 데이터 : 유럽 데이터뱅크에 수집되며, 관할 당국 사이에 공유 예정이다.

㉯ 데이터 : 등록, 공인 대리인, 인증서 및 사후관리 정보도 포함된다.

ⓒ 인체의 조직을 사용하는 제품에 대한 정의 : 인체의 조직, 혈액 또는 플라즈마를 사용하는 의료기기는 '2001/83/EC' 지침의 범위에 포함되며 Class III 등급이다.

※ 기존의 지침 : '93/42/EEC'의 유효기간이 만료된 시점(2010년 3월 21일) 이전에 새롭게 개정된 지침인 '2007/47/EC'에 따른 변경내용을 적용하지 않을 경우에는 인증기관으로부터 부여 받은 CE 마크 인증을 상실할 수 있다.

④ 의료기기의 임상시험 평가를 수행하기 위해 필요한 다음 각 절차

㉠ 모든 환자의 사전동의를 받아야 한다.

㉡ 연구에 중대한 위험이 있는 의료기기가 포함된 경우 ID는 FDA의 승인을 받아야 한다.

㉢ 임상연구 계획은 IRB를 받아야 한다.

㉣ 임상연구에 대한 모니터링은 임상연구과정 전체에 걸쳐 필수적으로 필요한 사항이다.

6) 국제표준화기구

(1) 국제표준화기구

① ISO는 "물자 및 서비스의 국제간 교류를 용이하게 하고, 아울러 지적 · 과학적 · 기술적 및 경제적 분야에서 국제간의 협력을 도모하기 위한 세계적인 표준화 및 그 관련 활동의 발전개발을 도모하는 것"을 목적으로 설립된 국제표준화기구(International Standardization Organization)이다.

② 전기 관계를 제외한 모든 분야의 규격이 발행되어 있으며, 전세계적으로 가장 널리 통용하고 있는 국제 표준규격이다. 의료기기와 관련되어 적용되는 규격은 ISO13485, ISO14971, ISO11135 등이 있다.

③ ISO 14971에 따르면, 위험관리 파일에는 모든 위험관리 활동의 결과를 포함해야 한다.

(2) 국제표준화기구의 목적

ISO는 물자 및 서비스의 국제간 교류를 용이하게 하고, 아울러 지적 · 과학적 · 기술적 및 경제

적 분야에서 국제간의 협력을 도모하기 위한 세계적인 표준화 및 그 관련 활동의 발전개발을 도모하는 것이다.

(3) 국제표준규격의 설명

① 전 세계적으로 가장 널리 통용하고 전기관계를 제외한 모든 분야의 규격이 발행되어 있으며, 의료기기와 관련되어 적용되는 규격으로는 ISO13485, ISO14971, ISO11135 등이 있다.
② 국제의료기기 규제당국자 포럼(IMDRF) : 국가별 규제 공통점을 부각시키고, 불필요한 규제의 철폐를 위해 노력하는 기구이다.

(4) 국제표준화기구(ISO)의 업무

① 국제규격을 개발 · 발간하며, 이 규격들이 세계적으로 사용되도록 조치를 취한다.
② 표준 및 관련 활동의 세계적인 조화를 촉진하기 위한 조치를 취한다.
③ 회원기관 및 기술위원회의 작업에 관한 정보의 교환을 주선한다.
④ 국제표준화기구(ISO)가 설립 목적을 달성하기 위해 수행하는 업무이며, 관련 문제에 관심을 갖는 다른 국제기구와 협력하고, 특히 이들이 요청하는 경우 표준화 사업에 관한 연구를 통해 다른 국제기구와 협력한다.

2. 유럽 의료기기 허가 및 관리제도

제조자가 다음의 목적으로 인간에게 사용하도록 의도하여 단독 혹은 조합으로 사용되는 기기, 장치, 설비, 소프트웨어, 재료 또는 물질들이다. 특히 제조자가 진단이나 치료의 목적으로 사용하도록 의도한 소프트웨어와 이들의 적절한 활용에 필요한 소프트웨어를 포함한다.

① 질병의 진단, 예방, 감시, 치료 또는 경감
② 상해 또는 장애의 진단, 감시, 치료, 경감 또는 보정
③ 해부 또는 생리적 과정의 조사, 대체 또는 개조
④ 임신관리

1) 유럽의 의료기기 정의와 지침

(1) 유럽의 의료기기 정의

① 임신관리를 위한 재료이다.

② 질병 진단을 목적으로 인간에게 사용하도록 의도하여 단독 혹은 조합으로 사용되는 기기, 장치, 설비, 소프트웨어, 재료 또는 물질들이다.

③ 유럽의 의료기기와 관련된 용어 중 액세서리는 하나의 의료기기는 아니지만 의료기기의 제조자가 의도한 사용에 따라 함께 사용되도록 그 제조자가 특별히 의도한 물체이다.

- MDR : 의료기기에 대한 정의와 범위가 확대되었다.
- 의료기기에 대한 정의 : 제2조 제1항에서 정의하고 있으며, 기존 MDD에서는 적용되지 않았던 체외진단용 의료기기에 대한 정의가 MDR에 포함되었으며, 또한 정의에 '의료기기의 세척 소독, 멸균을 위해 의도된 제품' 또한 의료기기로 간주되는 것으로 그 범위가 확대되었다.
  - 제조자 : 진단이나 치료의 목적으로 사용하도록 의도한 소프트웨어와 이들의 적절한 활용에 필요한 소프트웨어를 포함한다.
  - 액세서리 : 하나의 기기는 아니지만 기기의 제조자가 의도한 사용에 따라 함께 사용하도록 그 제조자가 특별히 의도한 물체이다.
  - 임신관리의 목적 : 인간에게 사용하도록 의도된 기기, 장치, 설비, 소프트웨어, 재료 또는 물질을 포함한다.

④ 유럽 의료기기 허가 및 관리제도인 MDR의 주요 개정 내용은 국가별 규제기관에 의한 인증기관의 감독이 강화되었으며, 미통보 공장심사를 포함하여 제조자를 평가하는 인증기관에 보다 많은 권한이 부여되고, 유럽 회원 가입국의 보건당국들의 직접 감시 활동이 강화된다.

⑤ 유럽 의료기기 허가 및 관리제도에서 말하는 규정(Regulation)은 유럽연합 내에서 일반적으로 적용되며, 모든 회원국 내에서 직접 적용되고 전부 구속력이 있다. 따라서 제정됨과 동시에 회원국 국내법 질서의 일부를 형성하며, 회원국 각 국가의 국내법에 우선하는 효력을 가진다.

(2) U.S FDA의 FD&C법 Section 201(h)에서 정의하는 의료기기

① 의료기기 : 기계, 도구, 장치, 삽입물, 체외 시약 또는 기타 유사하거나 관련된 물품으로 다음과 같은 모든 부속품 또는 액세서리를 포함한다.

㉠ 공식 국가 처방서, 또는 미국 약전, 또는 그 모두에 관한 변경문서에 기록된 것

㉡ 사용 목적이 인간 또는 기타 동물의 질병 또는 기타 상태의 진단, 치료, 경감 또는 예방인 것

㉢ 인체 또는 동물의 체내 구조 또는 기능에 영향을 미치는 것으로서, 채내 화학작용을 통해 주요 목적을 이루지 않고 그 목적달성을 위해 신진대사에 영향을 받지 않는 것

② 의료기기(제301조(i)항, 제403조(f)항, 제502조(c)항, 제602조(c)항 및 이 조항 의(n)항에서 사용될 때에는 제외) : 기계, 기구, 도구, 장치, 삽입물, 체외 시약 또는 기타 유사하거나 관련된 물품으로 다음과 같은 모든 부속품 또는 액세서리를 포함한다.

㉠ 공식 국가 처방서 또는 미국 약전, 또는 그 모두에 관한 변경 문서에 기록된 것

㉡ 사용 목적이 인간 또는 기타 동물의 질병 또는 기타 상태의 진단, 치료, 경감 또는 예방인 것

㉢ 인체 또는 동물의 체내 구조 또는 기능에 영향을 미치는 것으로서 체내 화학작용을 통해 주요 목적을 이루지 않고 그 목적달성을 위해 신진대사 작용에 영향을 받지 않는 것
㉣ 상해 또는 장애를 진단 · 치료 · 경감 또는 보정할 목적으로 사용되는 제품이 의료기기에 해당된다.

(3) 유럽 의료기기 지침의 개정에 대한 설명

① 인증기관(NBs)의 지정에 대한 조건이 강화되었으며, 유럽 내 회원국들로 구성되는 심사팀을 통해 합동심사를 받아야 한다.
② 기존 의료기기 지침(93/42/EEC) 및 능동 이식형 의료기기 지침(90/385/EEC)을 대체하기 위하여 2012년 9월 26일 의료기기 지침 개정안이 간행되었다.
③ 미용 목적의 보형물 및 유전자 시험 등을 포함하는 등 해당 지침의 적용범위가 광범위 해지고 명확해졌다.
㉠ 주문제작(Custom-made) 제품, 연구용 의료기기 이외에 시장에 출시되는 의료기기에는 의료기기 고유식별코드(UDI)를 반드시 적용해야 한다.
㉡ 1등급 의료기기 중 Ir등급이 인증기관의 심사대상 의료기기 범주에 추가되었다.

2) 등급 및 품목분류

의료기기의 위험도에 따라 총 3등급으로 대분류하며 사용기간, 삽입여부, 삽입방법, 재사용 여부, 사용부위 등 총 22개의 규칙을 기준으로 7개의 등급으로 소분류(I, IS, Im, Ir, IIa, IIb, III)를 한다.

품목분류

1. 의료품목	Consumble	의료용 드레싱, 봉합사, 수술 및 치과기구, 주사기, 주사침, 카테터 등
2. 진단영상기기	Diagnostic Imaging	심전계, 초음파영상 진단기기, MRI, CT, 환자감시장치, X-ray, 영상진단 관련 액세서리 등
3. 치과기기/용품	Dental Products	치과용 자본 장치(치과용 드릴, 의자, X-ray), 치과용 시멘트 기구 등
4. 정형외과/보철기기	Orthopaedic & Prosthetic	정형외과용 고정기기, 인공관절, 기타 인공장기 등
5. 환자보조기기	Patient Aids	보청기, 심장박동기, 호흡치료 장비, 자외선 · 적외선 장비, 기타 보조기구 등
6. 기타 의료기기	(Other Medical Devices)	휠체어, 의료용 가구, 안과용 장비, 기타 장비 등

(1) 유럽 의료기기 등급분류

- MDR 의료기기의 등급분류는 대상 의료기기의 위험도에 따라 총 4개 등급(Class, Ⅰ, Ⅱ, Ⅲ)으로 대분류된다.
- MEDDEV 2.4/1에서 능동 의료기기(Active devices)는 규칙 9-12에 따라 분류된다.
- MDR 적용일 이후 MDR Annex Ⅷ등급분류 규칙을 강제 적용해야 하며, MEDDEV 가이드라인은 따르지 않는다.

① MDR Annex Ⅶ에서는 총 22개 규칙으로 등급이 분류된다.

㉠ MDD 관리체계 아래에서 발간된, MEDDEV 2.4/1 Rev,9를 통한 등급분류가 보기로 나올 수 있다. 이는 기본사항(사용기간, 삽입 여부, 재사용 여부 및 사용 부위)의 고려와 함께 18개의 원칙에 따라 분류됨에 유의한다(published June 2010).

② Class Ⅲ및 Ⅱb 임플란트의 경우, 제조자와 유럽 대리인은 최종 제품을 제조한 후 기술문서 보관을 적어도 15년 이상 필수적으로 유지해야 한다.

1 MDR Article 18에 따라	이식 가능한 의료기기 제조사들은 해당 기기에 관한 모든 정보를 담은 카드(임플란트 카드)를 의료기관에 제공해야 한다.
2 MDR Chapter의 Article 27에 따라	의료기기 추적 의무 도입으로, 주문 제작(Custom-made) 제품에는 의료기기 고유식별코드(UD)를 반드시 적용해야 한다.
4 MDR 적합성 평가 절차에 따라 Class Ⅰ (멸균, 측정 또는 재 사용가 외과기구)	Class Ⅲ 등급 의료기기는 임상평가, PMS, PMCF 활동이 인증 유지를 위해 수행되어야 한다.
6 MDR 적합성 평가 절차에 따라 Class Ⅰ (멸균, 측정 또는 재 사용가 외과기구)	Class Ⅲ 등급 의료기기는 MDR을 지속적으로 준수하는지 확인하기 위해 매년 인증기관의 심사를 받아야 한다.

③ 능동 이식형 의료기기에 대한 지침(90/385/EEC, Active Implantable Medical Devices Directive) : 전체적 혹은 부분적으로 외과적이나 의료적으로 인체 혹은 자연 개구부로 삽입되며, 시술 후에 남아 있게 되는 능동 의료기기에 적용되는 지침이다.

정형용 임플란트	인체 또는 중력의 의해 생성되는 에너지 이외의 에너지로 작동하거나, 에너지의 밀도를 변경 또는 변환하여 작동하는 능동 의료기기가 아니므로 능동 이식형 의료기기에 해당하지 않는다.
자동심장충격기(AED)	인체에 삽입되는 의료기기가 아니므로 능동이식형 의료기기에 해당하지 않는다.

(2) 기본정보의 제품은 체외진단용 의료기기에 해당

① 등급분류에 관해서는 의료기기(MDCG 2021-24), 체외진단 의료기기(MDCG 2020-16 Rev.2)를 참고한다.

② 위험등급은 위험도가 낮은 A등급부터 가장 큰 위험을 초래하는 D등급으로 구분된다.

③ 2017/745 MDR은 체외진단 의료기기에는 적용되지 않으며, 체외진단 의료기기는 2017/746 IVDR을 따라야 한다.

(3) 분류규칙에 따라 Short term corrective contact lenses 제품에 대해 설명

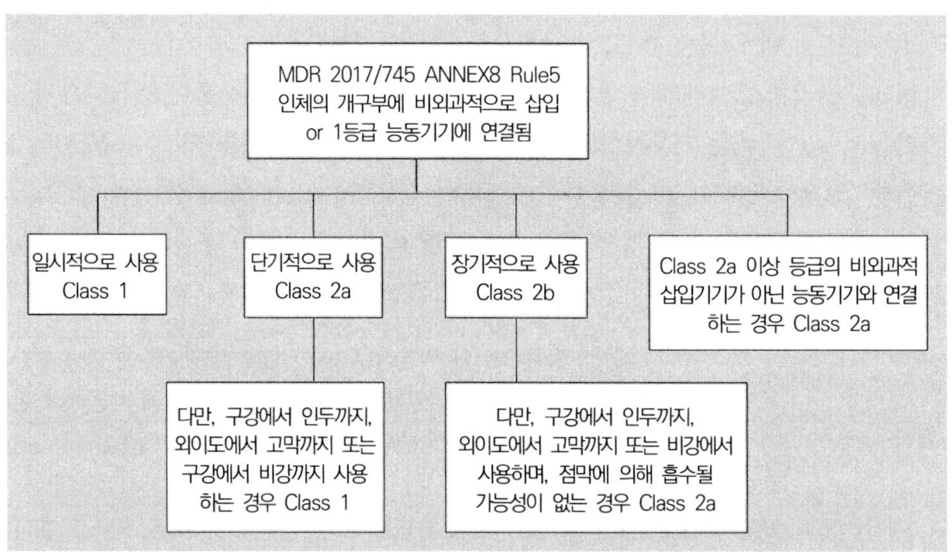

유럽 의료기기 등급분류 규칙 중 Rule 5에 해당하는 내용을 정리한 도식표

(4) 2등급 이상의 의료기기는 1등급에 해당하는 절차에 품질시스템 인증절차가 추가

① 유럽시장 반입 및 판매를 위해 CE 마크를 부착해야 하고, CE 마크 사용을 위한 적합성 평가절차를 선택해야 한다.

② CE 마크 사용을 위한 적합성 평가절차를 선택하며, 유럽내에서 사용하는 모든 등급의 의료기기에 해당한다.

③ 품질보증시스템 규격인 ISO 9001에 더하여 의료기기 제조업자의 특별 요구사항인 ISO 13485의 구축이 필수적이다.

④ Short term corrective contact lenses는 Class lla로 분류하고, Rule 5에 따라 인체의 개구부에 비외과적으로 삽입하여 단기적으로 사용하는 의료기기이다.

3) 규제제도

유럽의 의회에서 통과된 법률을 토대로 유럽 내 자국의 법규와 의료기기 지침(MDD), 규정

(MDR, IVDR), MDCG 가이던514를 통해 규제되며, 유럽 내 판매를 위해서는 제3자 인증기관 (NB)을 통한 CE Marking가 필수이다.

의료기기에 결함을 개선하기 위한 설계변경이 있었으며, 이미 시장으로 인도된 의료기기를 사용하는 사용자에게 이와 관련한 보충정보를 제공해야 한다.

① ISO 13485:2016 3.1항에 의해 권고문은 의료기기의 인도 후에 보충정보를 제공하고/하거나 다음과 같은 경우에 어떤 조치를 취해야 하는지를 조언해 주기 위해 조직이 발행하는 통지서이다.

㉠ 의료기기를 사용하는 경우

㉡ 공급조직에 의료기기를 반송하는 경우

㉢ 의료기기를 변형한 경우

㉣ 의료기기를 폐기하는 경우

② 유럽연합에서 규정하고 있는 주요 규범

㉠ 조약(Treaty)

ⓐ 국가 간의 권리와 의무를 국가 간의 합의에 따라 법적 구속을 규정하는 것이다.

ⓑ Roma 조약, paris 조약, EU 창설 조약 등이 해당하며, EU의 2차적 법원을 형성하고 있다.

㉡ 규정(Regulation)

ⓐ 유럽연합 내에서 일반적으로 적용되며, 모든 회원국 내에서 직접 적용(EU 전체에 적용)되고 전부 구속력이 있다.

ⓑ 제정됨과 동시에 회원국 국내법 질서의 일부를 형성하며, 회원국 각 국가의 국내법에 우선하는 효력을 가진다.

㉢ 지침(Directive)

ⓐ 지침 역시 구속력을 가지지만 규정과 같이 전부 구속력이 있는 것이 아니라 단지 달성된 결과에 대해서만 구속력이 있으며, 형식과 방법의 선택은 회원국 당국에 일임하고 있다는 점이 규정과 다르다.

ⓑ CE 마킹과 관련된 대부분의 법이 이에 해당한다.

㉣ 결정(Decision)

ⓐ 회원국, 개인, 법인 등 특정 사안에 관계된 협의의 대상에 대하여 작위, 부작위를 요구하거나 특정한 권리와 의무를 부여하는 공동체의 규범이다.

ⓑ 결정이 전달된 특정 회원국이나 특정 당사자에게 적용된다는 점에서 '규정'과 다르고, 실현 방안이 회원국에 위임되지 않고 직접 적용된다는 점에서 '지침'과 상이하다.

㉔ 경쟁 정책을 집행하거나, 특정 집단에 대해 EU 기금을 교부 또는 전달하거나, 역외국에 대해 반덤핑 조치 등을 시행할 때 적용된다.

③ 유럽 의료기기 규정 개정 관련 내용

㉠ 모든 유럽 국가에서 통용될 수 있다.

㉡ EU MDR 2017/745에서 체외진단용 의료기기는 본 규정으로 규제되지 않음을 명시하고 있다.

㉢ MDR 규정은 MDD 93/42/EEC와 AIMDD 90/385/EEC를 통합하여 하나로 만든 것이다.

ⓐ MDR : 123개의 법 조항과 16개의 부속서로 되어 있다.

ⓑ MDD 93/42/EEC는 유럽 의료기기 의회 지침이다.

ⓒ AIMDD 90/385/EEC : 능동 의료기기 의회 지침이며, 규정의 주요 개정사항에는 이전 의료기기 지침으로 규정되지 않았던 다수의 내용이 추가 되었다.

〈유럽 MDD vs MDR 비교〉

구분	MDD	MDR
법 조항	23	123
페이지 수	60	175
부속서	12	16(부속서 16은 correlation table)
규정 형태	Directive(지침)	Regulation(규정)

④ 유럽 의료기기 지침

조직	유럽 연합(EU), 유럽표준화기구(CEN/CENELEC) 등
지침	• MDD(Medical Devices Directive : 의료용구 지침) 　- AIMD(Active Implantable Medical Devices Directive : 능동이식 의료용구 지침) 　- IVD(In Vitro Medical Devices Directive : 체외진단용 의료용구 지침) • EMC(전자파 적합성) 지침 • RoHS 지침
규격	IEC/EN 60601-1 3rd Edition 등의 의료기기 관련 규격
제도 내용	• 의료기기는 환자와 사용자의 생명과 안전에 직결되는 품목으로 환자와 사용자의 안전, 위생, 건강 보호를 최우선으로 해야 하고, 이를 위해서는 최고 수준의 지침이 마련되어야 한다. • 유럽연합에 수출하기 위해서는 CE 인증 취득은 필수이며, 취득시 유럽연합 28개 회원국 내에서 유효하다.

⑤ 제3자 인증기관(NB) 현황('23.3월 기준)

㉠ NB는 Notified Body의 약자이다.

㉡ 유럽 내 MDR에 대한 적합성 평가를 수행할 수 있는 NB의 수는 38개이다(2023.3 기준).

㉢ 유럽 내 MDD에 대한 적합성 평가를 수행할 수 있는 NB의 수는 50개이다(2023.3 기준).

⑥ 유럽의 규제 당국에 대한 내용 : 유럽연합의 각종 정책을 입안하고 유럽연합의 이익을 수호하는 유럽통합의 중심기구는 유럽연합 집행위원회(EC)이다.

㉠ 2020년 1월 31일부로 영국(United Kingdom)이 유럽연합(EU)에서 탈퇴하였다.

㉡ 기술적 적합과 규격에 대한 새로운 접근 지침과 검사 및 인증에 관한 총괄적 접근 지침에 따라 탄생한 CE Marking 추진을 위하여 유럽규격을 제정하고 관리하는 기관은 '유럽표준화기구'이다.

㉢ 유럽표준화위원회는 전자기술 분야(CENELEC)와 전기통신 분야(ETSI)를 제외한 유럽의 모든 표준 분야를 취급하고 있다.

㉣ 전기 관련 규정 제정에 관한 조정, 통일을 목적으로 하는 기관은 '유럽전기기술표준위원회'(CENELEC)이다.

㉤ 영국 UKCA 마크

ⓐ 영국의 브렉시트 이후, MHRA는 독립적인 규제기관이 되었다.

ⓑ UKCA 인증은 2023년 7월 1일부터 모든 의료기기에 의무적으로 표시되어야 했지만, 2024년 12월 31일까지로 연장되었다.

ⓒ UKCA 인증은 2021년 1월 1일부터 사용할 수 있었다.

- 영국이기 때문에 MDR과 엮어서 생각할 수 있지만, MDR과는 별개이다.

⑦ 최근 CE 의료기기 인증 개정 지침에 대한 주요 변경사항

㉠ 위임 대리인의 명확한 선임 및 소프트웨어의 의료기기 인정

㉡ 모든 등급제품에 대해서 임상자료를 요구

㉢ 외주 설계 및 제조에 따른 모니터링 강화

㉣ 제품의 기록 : 인증기관으로부터 심사받은 날 또는 제품이 제조된 생산 일자 중 큰 날짜로부터 5년간 유지하여야 하고, 이식형 의료기기에 대한 기록은 제품의 생산기록 날짜로부터 15년간 보관하여야 한다.

⑧ 유럽 인허가 프로세스

㉠ 유럽 의료기기 CE 마크 인증 대상 : 인증받고자 하는 제품의 의도된 목적이 의료기기

정의에 포함되어야 한다. 여기에서 의료기기는 진단 또는 치료목적으로 사용되는 소프트웨어를 포함하여 단독 혹은 조합으로 사용되는 기기, 장치, 설비, 소프트웨어, 재료 또는 다른 물질들이다.

ⓐ 질병의 진단, 예방, 감시, 처치 혹은 경감

ⓑ 상해나 장애의 진단, 감시, 치료, 완화 또는 보정

ⓒ 해부 혹은 생리적 과정의 조사, 대체 또는 변경

ⓓ 임신의 관리

㉡ CE 마크 인증 MDD 절차

ⓐ 제1단계

㉮ 제조자는 CE 마크 인증을 진행하기 위해서 마킹하고자 하는 제품이 MDD 지침에서 정의하는 의료기기(medical device)에 해당하는지 확인한다.

※ 의료기기 지침 : 'Directive 93/42/EEC' concerning medical devices

㉯ 제품이 의료기기 정의에 해당하면 제조자는 의료기기 지침에서 정의한 의료기기 등급 분류조항에 따라 제품이 어떤 등급(예 : Class I, IIa, IIb, III)에 해당하는지 확인한다.

㉰ 제조자는 CE 마킹 관련 제품 해당 지침의 요구사항을 만족하는 사실을 증명, 선언하기 위한 적합성 평가방식을 결정하고, 그에 따라 적합성 평가를 실시한다.

ⓑ 제2단계

㉮ 제품에 관련된 유럽 규격(EN Standard)이 결정되었다면 규격에 따라 공인된 기관에서의 시험을 실시한다.

㉯ 제품 시험은 지침에서 요구하는 제품의 안전성 및 위험에 대한 대응기술을 증명하기 위한 자료로 사용된다.

ⓒ 제3단계

㉮ 적합성 선언을 위하여 제품에 대한 안전성 및 위험방지를 위한 기술적인 내용을 다루는 기술문서(TCF : Technical Construction Files)를 작성한다.

㉯ 기술문서에서 다루어야 할 기술적인 내용들은 해당 지침에 따라 요구되는 자료가 다르므로 해당 지침을 참조하여 준비한다.

ⓓ 제4단계 : 이 단계에서는 기술문서와 현장심사를 받게 된다.

ⓔ 제5단계 : 적합성 선언서를 작성하고 승인한 후 제조자는 제품출하시 제품의 표시사항을 부착하게 되며, 라벨에는 생산자 성명 및 제품 관련 사항과 CE 마킹을 포함해야 한다.

⑨ 유럽의 인증제도의 특징 조사

㉠ CE 인증은 의무사항으로 미취득시 시장에 제품의 유통이 불가하다. EU MDD 지침부속서에 따라 각각의 의료기기는 의도된 목적과 그 위험성에 따른 분류원칙에 의거하여 등급 I(저위험군), IIa, IIb와 III(고위험군)로 분류한다.

ⓐ Class I : 일반 의료기기류
(예 휠체어, 교정용 안경, 병원용 침대 등)

ⓑ Class IIa : 위험성이 없는 치료, 자기 진단기기 및 외과 수술용 의료기기
(예 MRI, 초음파 진단기)

ⓒ Class IIb : 위험성을 내포한 치료, 자기 진단기기 및 외과 수술용 의료기기
(예 혈액백, 전기 수술기 등)

ⓓ Class III : 심장, 순환기 혹은 신경계통과 접촉하는 모든 의료기기 및 이식기기
(예 교대용 혈관, 인공 심폐기)

㉡ 품질보증시스템 규격인 ISO 9001에 더하여 의료기기 제조업자의 특별 요구사항인 ISO 13485의 구축이 필요하다.

ⓐ MDD에서는 이 규격들에 대한 규정은 없으나 대부분의 인증기관에서 이 규격의 인증을 요구하고 있으므로, 이에 대한 준비를 갖추고 심사를 신청한다.

㉢ IIb 등급 이상의 경우에는 품질시스템 심사에 설계를 포함하는 것이 기간과 비용면에 유리하다.

ⓐ 심사는 품질시스템 구축 후 문서심사, 현장심사 순으로 진행된다.

ⓑ 제조자는 CE 마크인증을 진행하기 위해서 마킹하고자 하는 제품이 MDD 지침에서 정의하는 의료기기(medical device)에 해당하는지 확인한다.

㉣ MDR 및 IVDR 적용시기

MDR 2021.5.26., IVDR 2022.5.26.

※ 의료기기 세부등급에 따라 강제 적용 유예기간이 연장되었음

eMDR 적용에 따라 MDR 보고서를 제출하는 Process가 온라인으로 변경되었고, 모든 유해사고와 제품의 문제점 보고 시스템은 Medwatch(으)로 명명되어 1993년 6월 6일 시작 되었으며, 자발적인 요소와 강제적 요소들 모두를 포함한다.

㉤ MDR 보고 프로그램 : 유해사고 및 제품의 문제점을 보고하는 시스템이며, 이는 'Medwalch'로 명명되어 1993년 6월 6일에 시작되었다. 이 프로그램은 보고해야 하는 사항이 코드화되어 보고 사항에 따른 모호함을 없애고 컴퓨터로 처리를 가능하게 한다.

ⓑ MDR(Medical Device Reporting)에 대한 설명

미국 FDA는 일반 관리에서 의료기기에 부작용이 있을 경우 모든 제조자, 사용기관 및 수입업자가 보고하도록 요구하고 있다. 이는 US FDA의 의료기기 보고 프로그램 또는 MDR(Medical Device Reporting)(이)라고 알려져있다

ⓢ MDR 진행순서는 다음과 같다.

2012년 09월	유럽위원회(EC)의 의료기기 규정 개정계획 발표
2013년 10월	유럽위원회 개정안 제안 및 유럽의회의 개정안 찬성 투표
2014년 04월	유럽의회 개정법안 첫 번째 리딩 진행
2015년 09월	새로운 의료기기 규정(안) 발간
2015년 10월	유럽 자문위원회 동의
2015년 10월	유럽 자문위원회, 의회, 위원회 3자 협의(Trilogue) 시작
2016년 05월	10차 회의로 종료 및 합의 도달
2016년 06월	유럽의회 환경 보건식품 안전 위원회 통과
2017년 05월	법안개정 완료(발효시 개정법 유예기간은 일반 의료기기 3년, 체외진단 의료기기 5년)
2021년 05월	유럽 의료기기 규정(MDR) 강제 적용
2023년 01월	유럽위원회에서 MDR 및 IVDR 전환 기간 연장 제안
2023년 02월	유럽의회 승인
2023년 03월	유럽의회 및 이사회 승인 후 EU Official Journal 게재

현재 MDR은 적용되어 있는 상태이다. 또한 MDR 인증기간이 유예되었다고 MDR 적용이 유예된 것은 아니다.

ⓞ MDR 등급분류시 참조할 문서

ⓐ 유럽 대리인(AR)과 관련된 가이던스 : MDCG 2022-16 Guidance on Authorised Representatives Regulation(EU) 2017/745 and Regulation(EU) 2017/746

ⓑ PSUR에 대한 가이던스 : MDCG 2022-21 Guidance on Periodic Safety Update Report(PSUR) according to Regulation (EU) 2017/745

ⓒ UDI에 대한 가이던스 : MDCG 2018-1 Guidance on basic UDI-DI and changes to UDI-DI

ⓩ 유럽 MDR에서의 의료기기 조정 그룹(MDCG, Medical Device Coordination Group)의 주요 역할

ⓐ 의료기기 분류검토 및 결정

ⓑ NB의 지정 및 감사

ⓒ 특정 적합성 평가절차의 검토에 기여

ⓓ 고위험 의료기기 관련 임상자료를 사례별로 평가하는 전문가 위원회는 의료기기평가 위원회(ACMD. Assessment Committee for Medical Devices)이다.

㉢ MDR의 의료기기 등급분류

ⓐ MDR의 등급분류 규칙에 따라 품목에 대한 의료기기 명칭 및 등급을 제조사가 결정하도록 하고 있다.

ⓑ 삽입기기는 MDR Annex VIII의 등급분류 규칙 Rule 5~8에 따라서 등급 분류된다.

ⓒ 의료기기의 삽입 여부는 비삽입, 체공삽입, 외과적인 삽입, 이식 등으로 분류된다.

ⓓ 척추(척수) 등과 직접적으로 접촉하여 삽입되는 정형용 임플란트나 나노물질을 포함하는 의료기기, 능동이식형 의료기기 및 그 액세서리 등은 Class III로 관리되어야 한다.

㉣ MDR Annex Ⅷ의 특별규칙(규칙 15)에 따라 피임에 사용되거나 성적으로 전염되는 질병의 전달을 예방하기 위해 사용되는 모든 기기는 l1b 등급으로 분류한다.

ⓐ 회사가 생산하는 콘돔은 l1b 등급으로 분류된다. MDR(EU)2017/745의 32조에 따라 모든 이식 가능한 의료기기 및 다음에 해당하는 기기들에 대해 안전성 및 임상 성능 요약서(SSCP)가 요구된다.

㉮ 부속서 Ⅷ의 규칙 8의 Class IIa에서 치아에 이식가능한 기기를 배치하는 경우

㉯ Class Ⅲ으로 간주 되는 심장 · 중추 순환계 또는 중추 신경계와 직접 접촉하는데 사용하는 기기

㉰ 생물학적 효과가 있거나 전체적으로 또는 주로 흡수되는 기기 : 신체의 화학적 변화를 겪는 기기, 의약품을 투여하기 위한 것, 또는 이식가능한 능동장치이거나 해당 액세서리는 Class III인 경우

㉱ 유방 임플란트 또는 수술용 메시, 전체 또는 부분 관절 교체(보조 구성요소 제외), 척추 디스크 대체 임플란트 또는 척추와 접촉하는 임플란트 가능한 장치(면제된 구성요소 제외)

- ㉮, ㉯ 의료기기 제조자는 제품검증 및 유효성 확인자료, 이익-위험분석 및 위험관리에 대한 자료 등을 포함한 기술문서를 작성하여 허가 당국에 제품의 위험관리가 실제적으로 이루어지고 있음을 증명해야 한다.
- ㉰ Class IIb, Claas Ⅲ등급의 의료기기를 제조하는 업체는 매년 PSUR을 제출해야 하며, Class IIa 등급의 의료기기를 제조하는 업체는 최소 2년에 한 번 PSUR을 제출해야 한다.

㉤ 유럽 MDR 개정안에서는 ANNEX Ⅷ를 통해 기존의 의료기기 의회 지침에 언급되지 않았던 의료기기의 등급분류 원칙을 규정하고 있으며, 다음의 개념이 의료기기로 정의된

등급분류 원칙에 포함된다.

ⓐ 기존 MDD 지침에서도 정의된 분류 원칙

㉮ 비침습 의료기기(Non-rvasive Device)

㉯ 침습적 의료기기(Invashe Device)

㉰ 능동 의료기기(Actve Device)

ⓑ 개정된 MDR에 새로 추가된 분류 원칙

㉮ 인체조직 포함 의료기기

㉯ 능동이식형 의료기기(Active Implantable Device)

㉰ 소프트웨어 의료기기

㉱ 나노물질을 포함하는 의료기기(Nano Malerial)

ⓗ MDR의 주요 개정내용

ⓐ MDR의 필수 준수 대상이 법적 제조자, 유럽 대리인 이외의 경제 운영자를 포함한다.

ⓑ 공급체계관리 요구사항이 강화되었다.

ⓒ 미용 목적의 보형물 및 유전자 시험 등을 포함하는 등 해당 지침의 적용범위가 광범위 해지고 명확해졌다.

ⓓ MDR의 주요 개정사항은 아래의 내용을 포함한다.

㉮ 국가별 규제기관에 의한 인증기관의 감독이 강화되었으며, 미통보 공장심사를 포함하여 제조자를 평가하는 인증기관에 보다 많은 권한이 부여된다.

㉯ 유럽 회원 가입국의 보건 당국들의 직접 감시활동이 강화된다.

ⓔ PSUR(Periodic Safery Update Report)의 작성은 PMS 활동에 해당한다.

- Chapter Ⅶ
  - Section 1 Post-market surveillance
  - Article 83 Post-market surveillance system of the manufacturer
  - Article 84 Post-market surveillance plan
  - Article 85 Post-market surveillance report
  - Article 86 Periodic safety update report
- Section 2 Vigilance
  - Article 87 Reposting of serious incidents and field safety corrective actions
  - Article 88 Trend reporting
  - Article 89 Analysis of serious incidents and field safety corrective actions
  - Article 90 Analysis of vigilance data
  - Article 91 Implementing acts
  - Article 92 Electronic system on vigilance and on post-market surveillance

ⓕ 유럽 의료기기 적합성 평가(Conformity Assessment)의 주요 수행절차

설계개발 수행

MDR 부속서를 통해 의료기기 해당 여부 및 분류 확정에 따른 적합절차 구분

Test 수행을 위한 준비(시료, 문서 등 : Risk Management, S/W Validation, usabilily, User manual, Label) → 성능시험 및 임상평가 수행(Salety, EMC, Pertormanve, Biocompatibilty, 임상 조사 등) → CE TCF(TD) 작성 → CE 심사 및 인증서 발행 → DoC/CoC → 규제 당국 신고 및 등록번호 부여 → CE 마크 부착 및 판매 → 사후관리/갱신심사 등

⑩ 허가절차

㉠ Class I 의료기기 인증절차 : 저위험군(low risk)에 속하는 ClassI 의료기기는 자체 인증 절차에 따르도록 규정하며, 기술문서(TCF) 작성 후 자가적합 선언서(DoC) 작성을 통해 CE마크를 부착한다.

※ 유럽 영내에 주소를 둔 유럽 대리인 지정 필수

㉡ Class II 이상 의료기기 인증절차 : Class I 의료기기에 해당하는 절차에 품질시스템 인증(IS013485) 절차를 추가한다.

⑪ 기술문서(TCF)의 내용

㉠ 장치의 상세사항(Specify the Device)

ⓐ 도면

ⓑ 회로도(drawings, circuit diagrams)

ⓒ 자재 사양서(Material Specifications)

㉡ 제조 및 검사방법의 기술(Describe manufacture and test)

ⓐ 공정도(Process Route)

ⓑ 멸균을 수행하는 경우

ⓒ 멸균 유효성 데이터(Stcrilization Validation Data)

ⓓ 검사절차(lnspection Procedures)

ⓔ 합격기준(Acceptance Criteria)

㉢ 라벨 및 사용지침서 포함(Include Labels and Instructions for Use) 장치의 안전성 입증(Show the Device is Safe)

ⓐ 검사보고서(Test Reports)

ⓑ 임상평가서(Cinical Evaluation)

ⓒ 고객 불만족 분석(Analysis of Customer Complaints)

ⓓ 필수 요구사항 점검표(Essential Requirement Checklist)

※ 사용된 참고 표준(Reference Standards Used)

⑫ CIIas IIb 삽입형 의료기기의 적합성 평가절차

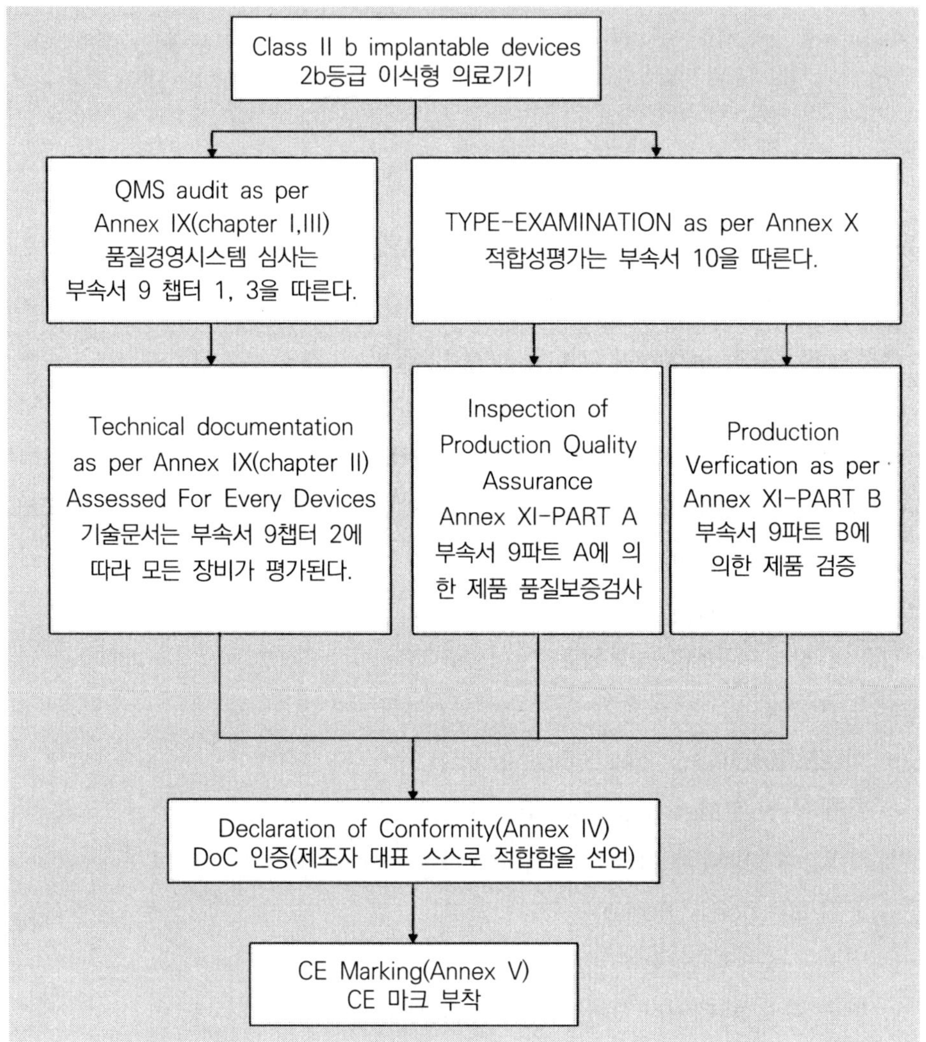

⑬ CE마크 인증 II등급 이상의 인증절차

㉠ II등급 이상의 의료기기는 I등급에 해당하는 절차에 품질시스템 인증절차가 추가된다.

㉡ 품질보증시스템 규격인 'ISO 9001'에 더하여 의료기기 제조업자의 특별 요구사항인 'ISO13485'의 구축이 필요하다.

㉢ MDD에는 이 규격들에 대한 규정이 없으나 대부분의 인증기관에서 이 규격의 인증을 요구하고 있으므로 이에 대한 준비를 갖추고 심사를 신청해야 한다.

㉣ Ⅱb 등급 이상의 경우에는 품질시스템 심사에 설계를 포함하는 것이 기간과 비용측면에서 유리하다.

㉤ 심사는 품질시스템 구축 후 문서심사, 현장심사 순으로 진행된다.

㉥ 품질시스템을 구축할 시에 무엇보다 유의해야 할 점은 「제조물책임법」(PL)에 대비하여 검사기록을 철저하게 남기고 로트에 대한 추적이 구매에서 판매까지 이루어지게 한다.

㉦ 특별 공정은 공정에 대한 유효성 확인(process validation)을 시행해야 하며, 가장 겉으로 드러날 수 있는 라벨링과 사용자 설명서를 구성할 때에도 해당 규정과 규격에 적합하도록 세심한 주의를 기울여야 한다.

⑭ 브라질의 인증제도 절차

㉠ ANVISA 등록은 브라질 회사만 가능하므로 외국 기업의 경우 수입유통을 위해서 BRH를 결정한다.

㉡ ANVISA 등록 유효기간은 일반은 3년이고 특수는 5년이다.

㉢ 제품이 정보가 포함된 기술문서, 라벨링, 사용설명서를 준비해야 한다.

ⓐ ANVISA가 등록심사를 하며, 심사를 통해 승인이 될 경우 ANVISA는 제품 등록번호를 공개한다.

ⓑ ANVISA 등록 유효기간은 5년이다.

㉣ 브라질의 인증제도절차를 조사한다.

ⓐ 1단계 : ANVISA 법령 RDC185/2001에 의거 하여 인증받고자 하는 품목을 위험도에 따라 Class Ⅰ/ Class Ⅱ / Class Ⅲ / Class Ⅳ로 분류한다.

ⓑ 2단계 : ANVISA 등록은 브라질 회사만이 가능하므로 브라질 내 외국 기업의 경우 수입유통을 위해서 BRH(Brazil Registration Holder)를 결정한다.

ⓒ 3단계 : 외국 기업은 ANVISA에서 결정한 BRH 승인신청을 해야 하고, BRH는 담당 외국 기업제품의 ANVISA 등록신청과 기술문서를 ANVISA에 제출한다.

ⓓ 4단계

㉮ 특정 제품들은 INMETRO 인증이 필수사항이며, 브라질 이외 국가에서 시행하는 인증 테스트 기관이 ILAC-Certified Lab에 등록되어 있을 경우, 브라질 내에서도 유효하다.

㉯ INMETRO 인증 유효기간은 5년이다.

ⓔ 5단계

㉮ ANVISA 법령 RDC185/001에 의거하여 IN2/2011에 해당하는 Class Ⅰ/Class Ⅱ제품 혹은 Class Ⅲ/Class Ⅳ제품은 반드시 BGMP(Brazilian Good

Manufacturing Practices) 심사를 거쳐야 한다.

㉯ 미화 28,000달러가량의 심사 수수료를 매 2년마다 납부해야 하며, 컨설팅 비용, ANVISA 서류제출 비용, BRH 비용 등이 추가적으로 적용된다.

㉰ 직접 제조업체를 방문하여 BGMP 심사를 하게 되며, 2년에서 3년의 시간이 소요된다.

⑮ 임상평가(Clinical Evaluation) : 의료기기의 사용과 관련된 이익(Benefit)과 위험(Risk)의 평가에 기초하며, 문헌검토와 임상조사로 구분한다.

⑯ 의료기기 지침에 따른 임상조사의 목적은 기기가 정상 상태에서 사용될 때 바람직하지 않은 부작용의 위험을 밝히고 평가한다.

⑰ 회사가 수행해야 하는 행위 : 중국 제조사에서 생산하고 CE 마크를 부착하여 프랑스에 판매된 기기의 부적절한 치료로 인한 사건이 발생하였다.

㉠ 가이드라인 : 유럽경제지역(EEA)의 회원국에서 발생하는 다음과 같은 기기 관련 사고에 관한 것이다.

ⓐ CE 마크를 부착한 기기

ⓑ CE 마크를 부착하지 않았지만, 지침의 적용범위에 해당하는 기기(㉔ 주문 제작 기기)

ⓒ 의료기기 지침의 적용 전에 시장에 출시되어 CE 마크를 부착하지 않은 기기

ⓓ CE 마크를 부착하지 않았지만, 그러한 사고들 발생시 위 세 항목에서 언급한 제품과 관련된 시정조치를 취하는 기기

㉡ 제조자 또는 그들의 유럽 대리인 : 국가별 보건행정기관에 기록과 평가를 위하여 최초 사고보고서를 반드시 제출해야 한다.

㉢ 부적절한 치료 : 사건이 발생한 경우 이 사건은 사고로 간주되며, 제조자는 국가별 보건행정기관에 반드시 보고해야 한다. 이때 각각의 최초 보고서와 최종 보고서가 하나의 보고서로 결합 되지 않으면, 각 최초 보고서는 반드시 최종 보고서를 동반해야 한다. 그러나 모든 사고 보고서가 시정조치로 이어지는 것은 아니다.

㉣ MEDDEV 2.12/1 rev.8 Medical Devices Vigilance System을 준수한다.

3. 중국 의료기기 허가 및 관리제도

1) 중국 의료기기 정의

직접 혹은 간접적으로 인체에 사용하는 계측기, 설비, 기구, 체외진단제 및 교정물질 원자재 및 기타 유사 혹은 관련된 물품으로, 필요로 하는 컴퓨터 소프트웨어를 포함한다. 그 효용성은

주로 물리적 방식으로 획득되며 약리학, 면역학 혹은 대사 방식을 통해 획득되는 것이 아니거나 혹은 비록 이러한 방식이 적용된다 해도 보조적 작용에 의해 다음과 같은 목적을 달성한다.

① 질병 진단, 예방, 간호, 치료 및 완화
② 손상의 진단, 간호, 치료, 완화 혹은 기능보완
③ 생리구조 혹은 생리과정의 검사, 대체, 조절 혹은 지지
④ 생명 지지 혹은 유지
⑤ 임신 조절
⑥ 인체에서 유래한 표본검사를 통해, 의료 혹은 진단을 목적으로 하는 정보 제공

(1) 중국의 의료기기 통용 명칭

두 가지 이상의 조합 의료기기의 경우, 원칙상 조합방식 및 주요 임상 사용용도를 구분하는 통용 명칭을 작성하여야 한다.

① 통용 명칭은 핵심 단어와 3개 이하의 특징어로 구성되어 있다.
② 「의료기기 통용 명칭 명명 지도원칙」은 다음의 내용을 포함하고 있다.
  ㉠ 적용 범위
  ㉡ 통용명칭의 구성 및 요구
  ㉢ 명명 지도원칙 작성방법
  ㉣ 명명 용어표 사용
  ㉤ 일반적 명명 용어에 대한 설명
  ㉥ 명명 용어표 및 통용 명명 예시
  ㉦ 참고문헌 및 작성기관명
③ 「의료기기 통용 명칭 명명 지도원칙」은 체외 진단제에는 적용하지 않는다.

2) 등급 및 품목분류

(1) 분류체계

등급분류	• 의료기기의 위험정도에 따라 총 3등급으로 분류 • 의료기기의 예기 목적에 근거하여 구조 특징, 사용형식, 사용상태, 인체접촉 여부 등의 요인을 통해 종합적으로 판정
품목분류	구조형식 및 인체접촉 여부에 따라 분류

① MEDDEV 2.4/1 의료기기 분류기준 1은 다음과 같다.

㉠ 사용기간 : 일시적(60분 이내), 단기적(30일 이내), 장기적(30일 이상)

㉡ 삽입용구 여부 : 체공삽입, 외과적 삽입, 이식의 목적으로 사용되는 기기 여부

㉢ 재사용 여부 : 재사용 가능한 외과용 기기인지 여부

㉣ 사용부위

ⓐ 중앙 순환기 계통(Central circulatory system),

ⓑ 중앙 신경계통(Central nervous system)

② 중국의 「의료기기 분류목록」(Ⅶ) 사용시한(使用時限)

㉠ 연속 사용시간(連屬使用時限) : 의료기기가 예기목적(豫期目的)에 따라 중단없이 실제 작동하는 시간

㉡ 일시(日時) : 의료기기의 예기(豫期) 연속 사용시간이 24시간 이내일 경우

㉢ 단기 : 의료기기의 예기(豫期) 연속 사용시간이 24시간 이상 30일 이내일 때

㉣ 장기 : 의료기기의 예기(豫期) 연속 사용시간이 30일(포함) 이상일 때

③ 중국의 의료기기 분류 규칙에 따라 분류되는 의료기기의 종류 : 의료기기 분류규칙에 따라 구조적인 특징 및 접촉 여부에 근거하여 다음과 같이 분류된다.

㉠ 침습 기기 : 전체 혹은 일부 수술로 체표를 통해 인체에 침습, 체내 조직, 혈액 순환계통, 중추 신경계통 등과 접촉하는 의료기기로, 개입 수술 중 사용하는 기구재료, 1회용 무균 수술기기 및 일시적 혹은 단기간 체류하는 의료기기이다.

㉡ 유원 의료기기 : 직접 인체 혹은 동력에 의해 발생하는 에너지가 아닌 전기에너지 혹은 기타 에너지에 의존하여 그 기능을 발휘하는 의료기기이다.

㉢ 삽입 의료기기 : 전체 혹은 일부 수술로 인체 내 혹은 체강에 삽입하거나 혹은 인체 상피 표면 혹은 안구표면을 대체하는데 사용하며, 수술 후 인체 내 30일 이상 남아 있거나 인체로 흡수되는 의료기기이다.

㉣ 무원 의료기기 : 전기에너지 혹은 기타 에너지에 의존하지 않으나, 인체 혹은 동력에 의해 생성된 에너지를 통해 그 기능을 발휘할 수 있는 의료기기이다.

2017년 제104호 공고, 2018년 8월 1일 실시된 의료기기 분류목록에 따라 '삽입(插入)의료기기'란 전체 혹은 일부 수술로 인해 인체 내 혹은 체강에 삽입하거나 혹은 인체 상피표면 혹은 안구 표면을 대체하는데 사용되며, 수술 후 인체 내 30일(포함) 이상 남아 있거나 인체로 흡수되는 의료기기이다.

④ 환자에게 기기의 일부를 접촉시켜 충격파를 전달하는 체외 충격파기기는 중국 의료기기 분류 규칙에 따라 유원 의료기기 중 인체 접촉기기로 분류된다.

유원 의료기기 중 인체 접촉기기는 제어 불가시 발생할 수 있는 손상 정도에 따라 경미한 손상, 중도 손상, 심각한 손상으로 구분하여 의료기기 관리등급이 결정된다.

⑤ 중국 의료기기 분류규칙에 따라 2등급으로 분류되는 의료기기의 등록을 위해 요구되는 것이다.

㉠ 제품제조 정보

㉡ 의료기기 안전성 유효성 기본 요구 리스트

㉢ 임상평가 자료

ⓐ 성능 자가 검사보고서 : 1등급 의료기기 신고시 제출해야 한다.

㉮ 2, 3등급 의료기기 등록시에는 자질이 있는 검사소에서 등록 검사를 진행하여야 하며, 검사소에서 발행한 검사보고서와 사전평가 의견서가 요구된다.

ⓑ 의료기기 신고표 : 1등급 의료기기 신고시 제출해야 한다.

㉮ 2, 3등급 의료기기 등록시에는 의료기기 등록신청서 제출이 요구된다.

⑥ 의약품및 의약품 대사 물질 측정 시약 중 독성 의약품의 경우 3등급으로 관리한다. 또한 체외진단제 임상시험 지도원칙(CFDA 제16호 통지, 2014년 9월 11일 발표)의 임상시험 기본 원칙에서 등급별 임상기관 수에 대한 요구는 다음과 같다.

- 3등급 체외진단제 : 3개소(포함) 이상
- 2등급 체외진단제 : 2개소(포함) 이상

㉠ 중국 내에서 진행하는 임상시험(체외진단제 제외) : 중국 임상시험 품질관리 규범에 따라 신고한 의료기기 임상시험기관에서 진행해야 한다.

㉡ 임상시험 설계원칙에서 체외진단제 임상시험 표본량 : 제품 임상 사용 목적 및 관련 질병의 임상 발생률에 근거하여 확정된다. 이는 일반요구와 특수요구로 구분되며, 일반요구에 대한 표본량은 다음과 같다.

- 3등급 제품 : 총 표본량 1,000케이스 이상
- 2등급 제품 : 총 표본량 200케이스 이상

㉢ 체외진단제 등록제출자료 리스트(신규)에서 3등급 제품 : 모든 자료가 신청인에 의해 반드시 제공되어야 한다. 단, 2등급 제품일 경우에는 주요 원자재 연구자료와 '주요 생산공정 및 반응 시스템 연구자료'는 등록신청시 제공하지 않아도 되지만 신청기업이 보관하여 기술심사 요구시 제공해야 한다.

체외진단제 등록제출자료 리스트(신규)

자료목차	3등급 제품	2등급 제품
1. 신청서	V	V
2. 증명성 문건	V	V
3. 종합설명자료	V	V
4. 주요 원자재 연구자료	V	△
5. 주요 생산공정 및 반응시스템 연구자료	V	△
6. 분석성능 평가자료	V	V
7. 양성 판정수치 혹은 참고 수치확정 자료	V	V
8. 안정성 연구자료	V	V
9. 생산 및 자가검사 기록	V	V
10. 임상평가 자료	V	V
11. 제품위험 분석자료	V	V
12. 제품기술 요구	V	V
13. 제품등록검사 보고서	V	V
14. 제품설명서	V	V
15. 라벨 견본	V	V
16. 적합성명서	V	V

신청인은 제품등급에 따라 상기 표의 요구에 따른 신청자료를 제출해야 함

V : 반드시 제출해야 하는 서류
△ : 등록신청시 제공하지 않아도 되지만 신청기업이 보관하여 기술심사 요구시 제공해야 함

⑦ 2, 3등급의 최초 의료기기 기술심사 평가(기타 요구)
- ㉠ 기술평가 심사과정 중 필요시 원시 연구자료를 열람할 수 있다.
- ㉡ 전문가 심사가 필요한 제품의 경우, 전문가 심사평가 시간은 규정 심사평가 소요시간에 포함되지 않는다.
- ㉢ 자료를 보완해야 하는 경우, 국가 의약품 감독관리국(NMPA) 의료기기 기술심사평가센터는 한 번에 신청인에게 보완해야 하는 전체 내용을 고지해야 한다.
- ㉣ 신청인은 1년 이내에 보완자료 통지요구에 따라 한 번에 보완자료를 제공해야 한다.
- ㉤ 국가 의약품 감독관리국(NMIPA) 의료기기 기술심사평가센터는 보완자료 접수일로부터 60일(근무일) 이내에 기술심사평가를 완료해야 한다.

ⓑ 신청인 자료보완 시간은 심사평가 소요시간 내에 포함되지 않는다.

(2) 신의료기기 분류목록

번호	제품군	번호	제품군
1	유원 수술기기	12	유원 삽입기기
2	무원 수술기기	13	무원 삽입기기
3	신경 및 혈관용 수술기기	14	주입, 처리 및 보호기기
4	정형외과(골과) 수술기기	15	환자 지지기기
5	방사선 치료기기	16	안과기기
6	의료용 영상기기	17	구강과 기기
7	의료용 진찰 및 간호기기	18	산부인과, 생식 및 피임기구
8	호흡 마취 및 응급 기기	19	의료용 재활기기
9	물리치료기기	20	중의(中意)기기
10	투석, 체외순환기기	21	의료용 소프트웨어
11	의료기기용 소독멸균기기	22	임상 검사기기

※ 단, 체외진단제는 신 분류목록 및 분류번호를 적용하지 않고 기존의 분류번호인 '6840'을 적용

3) 체외진단제 정의 및 제품분류

질병의 예측 · 예방 · 진단 · 치료 · 감시 · 예후 관찰 및 건강 상태 평가를 목적으로 하는 단독의 시약 · 키트 · 교정물질 · 정도관리물질 혹은 측정기 · 기구 · 설비 및 시스템과 조합을 사용하는 것이다.

① 제품분류 : 위험 정도에 따라 1, 2, 3등급 제품으로 분류

체외진단제 등급분류표

연번	3등급	2등급	1등급
1	질환성 병원체 항원, 항체 및 핵산등 측정 관련 시약	단백질 측정 시약	미생물 배지(미생물 감별 및 약물 감수성 시험에 사용하지 않음)
2	혈액형, 조직 적합성 측정 시약	당류 측정 시약	시료 처리용 제품, 용혈제, 희석액, 염색약 등
3	유전자 측정 관련 시약	호르몬 측정 시약	
4	유전성 질병 측정 관련 시약	효소 측정 시약	
5	항정신성 의약품, 의료용 독성 약물 측정 관련 시약	지질류 측정 시약	

연번	3등급	2등급	1등급
6	치료 의약품 타겟 수치 측정 관련 시약	비타민 측정 시약	
7	알레르기 반응(알레르기 유발 항원) 관련 시약	무기이온 측정 시약	
8		의약품 및 약물 대사물질 측정 시약	
9		자가 항체 측정 시약	
10		미생물 감별 혹은 약물 감수성 측정 시약	
11		기타 생리, 생화학 혹은 면역 기능 지수 측정 시약	

② 수출하여 중국 내에 시판하기 위해 의료기기 분류, 등급 및 명명시 결정 근거

㉠ 의료기기 및 체외진단제를 수출하여 중국 내에 시판하기 위하여 등록 혹은 신고하기 위해서는 먼저 품목분류번호와 등급을 확인해야 한다.

㉡ 수정된 「의료기기 감독관리 조례」 실시 전, 의료기기 등급 분류는 의료기기의 구조적 특징과 작동형태, 사용조건 이 세 가지 조건에 따라 종합적으로 판정했으나 수정 조례실시 후에는 구체적으로 의료기기 등급분류 판정표와 의료기기 분류 목록에 근거하여 결정해야 한다.

③ 중국 의료기기 및 체외진단제 등록증 관리

㉠ 등록증을 유실했을 경우, 원 등록기관에서 지정한 매체 등에 분실신고 성명을 고시 한 후, 1개월 이후 신청이 가능하다.

㉡ 중국 의료기기 등록증의 유효기간은 5년이다.

㉢ 연장등록 : 의료기기 등록증 유효기간 만료시 지속적으로 중국시장에 의료기기를 판매하고자 할 경우 해외 등록인은 의료기기 등록증 유효기간 만료 6개월 전까지 NMPA에 연장등록 신청서류를 제출하여야 한다. 기술심사를 진행하며, 이때 소요시간은 최초 등록시한과 같다.

④ 중국 체외진단제

㉠ 체외진단제 : 위험 정도에 따라 1, 2, 3등급 제품으로 분류한다.

㉡ 2, 3등급 체외진단제는 중국의 자질이 있는 검사기관에서 검사를 진행하며, 1등급 체외진단제의 경우 자가시험성적서를 제출할 수 있다.

체외진단제 제품분류 및 명명
- 2등급 제품 중 종양, 유전성 질병의 진단보조진단, 치료과정의 감시에 사용되는 경우 3등급으로 관리
- 의약품및 의약품 대사 물질 측정 시약 중 해당 의약품이 향정신성 의약품 혹은 독성 의약품인 경우 3등급 관리
- 체외진단제 하부 분류목록에 따라 분류 및 품목명 확정
- 교정물질, 정도 관리물질
  - 단독 혹은 체외진단제와 같이 등록 가능함
  - 1등급 체외진단제와 같이 사용하는 경우 : 2등급으로 등록
  - 2, 3등급 체외진단제와 같이 사용하는 경우 : 해당 진단제와 같은 등급으로 등록

⑤ 중국 의료기기 임상시험 승인절차 : 중국 의료기기 임상시험의 접수기간은 3일 이내이며, 심사평가는 40일, 승인은 20일 이내에 진행된다.

⑥ 중국 체외진단제의 제품분류는 체외진단제 등록 관리방법에 근거하여 위험정도에 따라 1, 2, 3등급으로 분류한다.

㉠ 1등급 : 미생물 배지, 시료 처리용 제품, 용혈제, 희석제, 염색액 등

㉡ 2등급 : 1등급 체외진단제와 같이 사용되는 교정물질 및 단백질 측정 시약

㉢ 3등급 : 혈액형, 조직 적합성 측정 시약, 질환성 병원체 항원, 항체 및 핵성등 측정 관련 시약, 유전자 측정 관련 시약, 향정신성 의약품, 의료용 독성약물 측정 관련 시약, 종양표지 측정 관련 시약, 알레르기 반응 관련 시약, 의약품 및 의약품 대사 물질 측정 시약 중 해당 의약품이 향정신성 의약품 또는 독성 의약품 등

4) 규제제도

(1) 규제기관

국가시장감독관리총국(SAMR) 산하 국가의약품감독관리총국(NMPA) 의료기기의 등록 관련 행정심사 및 현장심사 등을 담당내 의료기기 관리부서이다.

중국 의료기기 기술심사 평가기간 2등급은 60일, 3등급은 90일이다.

① 조직 : 국가의약품감독관리국(NMPA), 의료기기기술 심사평가 센터, 의료기기표준관리 센터, 약품평가 센터(국가약품 유해사상모니터링센터)

② 관련 법령

㉠ 국무원령 법규 : 의료기기 감독관리 조례(739호)

㉡ 부문 규정 : 의료기기 등록관리방법, 체외진단 시약 등록 관리방법, 의료기기 생산 감독 관리방법 등 16항의 부문 규정

㉢ 규범성 문서 : 의료기기 표준, 분류 및 명명, 등록 및 임상시험, 시험검사, 생산경영, 혁신과 우선 심사, 승인절차 등 규범성 문서

㉣ 지도원칙 : 300여 가지 의료기기 기술심사 지도원칙, 의료기기 임상평가방법, 임상시험 설계, 등록 단원 구분 및 구체적인 제품의 기술심사 지도원칙에 관한 사항

③ 제도내용

㉠ 의료기기 등록제도 : 중국에서 판매 및 사용되는 모든 의료기기 제품은 NMPA 인증을 취득해야 한다.

㉡ NMPA 인증취득 : 중국 의료기기 시장진출에 있어 강제적이고 필수적인 기본 요구 조건이며, NMPA에서 제정한 의료기기 제품 등록관리 방법의 규정 및 절차에 따라 판매되고 있는 의료기기에 대해서 지속적인 사후 감독을 시행함으로써 소비자들의 의료기기 사용의 안정성과 유효성을 보장하고 있다.

㉢ 의료기기 등급 : 1등급, 2등급, 3등급으로 분류, NMPA 의료기기 인증취득시 해외 의료기기의 경우 해외 제조업체는 중국 내의 지정기구를 그 대리인으로 하며, 중국 내의 상응하는 자격요건을 갖춘 법인 기구나 중국 업체에 의료기기 판매 및 사후관리 서비스를 위탁해야 한다.

④ CFDA(NMPA)내 의료기기 관리부서

㉠ 의료기기 감독관리국 : 의료기기의 생산 유통, 판매 후 모니터링을 담당하는 기관으로 총무부, 생산 감독부, 유통 감독부, 감시 평가부가 있다.

㉡ 의료기기 등록관리국 : 의료기기의 등록 관련 행정심사 및 현장심사 등을 담당하는 기관으로 총무부, 등록 1부, 등록 2부, 연구 감독부가 있다.

㉢ 검사국 : 의료기기 안전 위법 상황에 대한 감독 조사업무 및 안전 블랙리스트(black list) 제도를 구축하는 기관으로 의료기기 부서로는 조사감독 3부가 있다.

⑤ CFDA(NMPA) 기술지원 기관

㉠ 의료기기표준관리센터 : 의료기기의 표준 제정 및 개정을 담당하고, 의료기기의 품목분류 시스템 개발을 담당한다.

㉡ 의료기기 기술심사 평가센터 : 중국 생산 3등급 의료기기 및 수입 의료기기에 대한 기술평가와 임상시험 방안 검토 등을 담당한다.

㉢ 의약품 인증관리센터 : CFDA로부터 위탁받아 의료기기 제조업체에 대한 심사 감독업무를 담당한다.

⑥ NMPA(국가의약품감독 관리국, National Medical Products Administration) : 중국 국

무원 산하의 의약품, 의료기기, 화장품에 대한 행정 허가 및 사후 감독을 관장하는 규제기관이다.

(2) 규제지원 주요 기관

- 의료기기 표준관리센터(CMDSA) : 의료기기 명명 및 분류, 표준 제 · 개정 등
- 의료기기 기술심사평가센터(CMDE) : 의료기기 등록 기술심사, 각 품목별 제품 기술 지도원칙 작성 및 수정업무
- 의약품 감독 심사센터(CFDI) : 의료기기 품질관리 적합성 심사, 시장감독 심사 등

① 중국시장 감독관리총국(SAMR)에서 발표한 「의료기기 부작용 사고 감시 및 재평가 관리방법」에 따라 중국 경내의 의료기기 부작용 사고 감시, 재평가 및 감독 관리가 적용되고 있다.

㉠ 집단적 의료기기 부작용 사고 : 동일 의료기기가 사용과정 중 상대적으로 집중되는 시기에, 지역적으로 발생하고, 일정 수의 인체의 건강 및 생명 안전에 손해 혹은 위협을 일으키는 사고이다.

㉡ 집단 의료기기 부작용 사고 발생시 : 소유인, 영업기업, 사용기관은 집단성 의료기기 부작용 사고 발견 혹은 인지시 12시간 이내에 전화 혹은 팩스 방식을 통해 부작용 사고가 발생할 시 자치구 · 직할시 의약품 감독 관리 부처 및 위생 행정 부처에 보고해야 한다.

㉢ 국가 의료기기 부작용 사고 : 감시시스템을 통해 집단성 의료기기 부작용 사고 기본정보를 보고하며, 각 사건별로 24시간 이내에 개별사례에 대한 보고를 해야 한다.

㉣ 부작용 사고가 발생할 시 자치구 · 직할시 의약품 감독 관리 부처는 소유인의 소재지, 자치구 · 직할시 의약품 감독관리 부처에 관련 정보를 즉시 보고해야 한다.

ⓐ 개별 의료기기 부작용 사고가 발생하였을 때 해당되는 내용이다.

ⓑ 의료기기 판매 소유인의 의무에 해당되는 내용이다.

② 중국의 의료기기 감독관리 지원기관과 그 업무(중국 의료기기 허가 및 관리제도)

㉠ 의료기기 기술심사평가센터(CMDAE) : 각 품목별 제품 기술 지도원칙 작성 및 수정업무

㉡ 의료기기 표준관리센터(OMDSA) : 의료기기 명명 분류 및 품목번호의 기술연구업무

㉢ 의약품 감독 심사센터(CFDI) : 의료기기 품질관리 규범 및 지도원칙 등 기술문건 작성에 참여

③ 수정 조례안의 주요 내용 : 중국 의료기기 감독관리에 대한 최고 법령으로 수정 조례안이 발표되면서(국무원령 제650호, 2014.3.31. 실시 2014.6.1.) 다음과 같이 변경되었다.

㉠ 기존 등급에 상관없이 등록관리를 했던 것과 다르게 1등급 의료기기의 경우 신고관리, 2 · 3등급 의료기기에 대해서는 계속하여 등록관리를 실시하기로 했다.

㉡ 1등급 의료기기에 대해 의료기기 판매 및 신고관리를 시행하지 않으며, 기존에 허가를

진행하던 2등급 의료기기 판매 허가를 신고로 전환하고 3등급 의료기기에 대해서만 허가제를 유지한다.

㉢ 의료기기는 직접 혹은 간접적으로 인체에 사용하는 계측기, 설비, 기구, 체외진단제 및 교정물질, 원자재 및 기타 유사 혹은 관련된 물품으로, 필요로 하는 컴퓨터 소프트웨어를 포함한다.

㉣ 2014년 새롭게 수정된 조례의 실시 후, 6월 1일 이후 등록한 제품의 등록증 유효기간은 5년으로 한다.

[참고] 구 조례(국무원령 276호령)에서는 4년으로 제품의 등록증 유효기간을 규정하였다.

④ 중국 의료기기 등록증 번호 구조

[참고] 중국 의료기기 신고 승인서 번호구조가 선택지로 제시될 확률이 있다.

계비(械備)(XXXX_2 XXXX^3호)
※ X : 심사부처 지역명 ※ XXXX2 : 신고연도 ※ XXXX3 : 신고일련번호

X_1 계주(械注) (등록형식) XXXX_3 X_4 XX_5 XXXX_6

(3) 허가절차(수입 의료기기)

구분	내용
1등급 의료기기	기술요구 및 기타 관련 서류가 요구사항에 부합할경우 신고승인서를 발급
2, 3등급 의료기기	기술 요구 및 기타 관련 서류가 요구사항에 부합 → 기술심사(2등급 : 60일, 3등급 : 90일) → 등록증 발급(혹은 행정 허가 불허) → 등록증 발급(혹은 행정허가 불허)

① 중국의 기술요구에 포함되어야 하는 내용

㉠ 제품기술 일련번호 : 상응하는 등록증 번호(신고 번호)이며, 작성시 공란으로 두어야 한다.

㉡ 검사방법 : 상응하는 성능 지표와 부합해야 하며, 공인된 혹은 발표된 표준 검사방법의 채택을 우선 고려해야 한다.

㉢ 제품명칭 : 중문을 사용하여 등록하며, 신고한 중문 제품 명칭과 일치될 것이다.

ⓐ 성능지표 : 구체적인 요구를 명확히 해야 하며, "동봉된 자료를 참조할 것" 혹은 기타 "별첨 내용을 확인할 것" 등의 방식으로 대체하여 기재 할수 없다.

ⓑ 3등급 이상의 체외진단제의 경우 : 기술요구에 주요 원자재, 생산공정 및 반제품 요구사항에 대한 내용을 부록형식으로 기재해야 한다.

② 수입 의료기기에 대한 신청 및 심사절차

㉠ 1등급 의료기기

ⓐ 1등급 의료기기 및 체외진단제는 기술 요구 및 기타 관련 서류를 준비하여 NMPA 행정 접수센터에 접수한 후, 요구사항에 부합할 경우 신고승인서를 발급한다.

ⓑ 요구에 부합하지 못할 경우 자료보완 후 신고승인서를 발급받으면 제품판매가 가능하다.

㉡ 2, 3등급 의료기기

ⓐ 2, 3등급 의료기기 및 체외진단제는 기술요구 및 기타 관련 서류를 준비한 후 행정접수 센터에서 서류에 대한 형식심사를 진행하고, 요구에 부합할 경우 접수증을 발급하며, 기술심사 단계에 들어간다.

ⓑ 요구에 부합하지 않을 경우 필요한 자료를 보완하여 접수한다.

ⓒ 접수 후 5일(근무일) 이내에 행정 접수센터로부터 특별한 통지가 없을 경우, 서류 제출일을 접수한 날로 간주한다.

③ 중국 의료기기 임상시험

㉠ 비 임상 평가로 의료기기의 안전성 및 유효성을 충분히 입증할 수 있는 경우 임상시험이 면제될 수 있다.

ⓐ 3등급 의료기기 : 임상시험이 인체에 비교적 높은 위험을 줄 수 있는 경우 NMPA 관련 부서에 임상시험 승인을 거쳐야 된다.

ⓑ 중국 내에서 진행하는 임상시험(체외진단제 제외) : 중국 임상시험 품질관리규범에 따라 신고한 의료기기 임상시험기관에서 진행해야 한다.

ⓒ 의료기기 임상시험을 진행하는 신청인 : 윤리위원회 심의를 거친 뒤 임상시험 기관과 계약 후 의료기기 임상시험 신고표를 작성하여 중국산 의료기기는 신청인 소재지의 성급 의료기기 감독관리 부서에, 수입 의료기기는 대리인 소재지의 성급 의약품 감독관리 부서에 신고해야 한다.

㉡ 제품이 중국에서 임상시험 면제대상

ⓐ 임상시험 면제조건

㉮ 1등급 의료기기

㉯ 작동 원리가 명확하고, 설계가 정형화되어 있으며, 생산공정이 성숙하여 기 판매되고 있는 동(품)종 의료기기의 임상응용에 있어 오랫동안 부작용 사고가 없었고, 일반적 사용용도가 변경되지 않은 경우

㉰ 비임상평가로 해당 의료기기의 안전성·유효성을 충분히 입증할 수 있는 경우

㉱ 동(품)종 의료기기 임상시험 혹은 임상사용을 통해 얻은 데이터에 대한 분석평가가

해당 의료기기의 안전성 · 유효성을 입증할 수 있는 경우

ⓑ 임상시험 면제목록 : NMPA에서 제정 및 조정 · 발표한다.

㉮ 임상시험 면제목록에 포함되지 않은 제품이 동종 의료기기 임상시험 혹은 임상사용을 통해 얻은 데이터에 대한 분석평가가 안정성 · 유효성을 충분히 입증 가능할 경우, 신청인은 등록 신청시 관련 내용을 설명하고 증명서류 등을 제출하여 임상시험 면제신청을 할 수 있다.

㉯ 신청제품이 2018년 9월 최종 발표한 〈의료기기 임상시험 면제목록〉에 포함되어 있는 경우 중국 내 임상시험을 면제할 수 있으며, 임상평가 자료는 제출해야 한다.

④ 중국 인증(인허가) 제도의 특징

㉠ 중국 : 외국과 상호 인가 협의가 되어 있지 않아 자국의 법률에 의거하여 심사와 감독 관리를 진행한다.

㉡ 심사의 내용 : 기술성 심사가 핵심 내용이며, 제조국에서의 심사 및 신청자료도 중시한다.

㉢ 심사 신청시의 자료 : 제조국의 자료에 근거하여 판단하고, 추가로 동일하지 않은 것에 대해서 필요 자료를 요구한다. 다만, 제조국 자료가 없을 시에는 중국의 기준에 따라 준비, 제출해야 한다.

㉣ 수입제품의 임상 : 2, 3등급 의료기기에 대하여 임상시험 성적자료를 요구한다.

ⓐ 제조국에서 허가받지 않은 제품 : 중국에서 임상시험 또는 임상검증을 받아야 한다.

ⓑ 제조국 허가 제품 : 중국의 심사기준에 의거하여 기존 임상자료를 확인한다.

(4) 등록검사를 위한 준비절차

- 의료기기 등급 및 분류판정 : 의료기기 등급분류 판정표 및 의료기기 분류목록에 근거하여 결정
  * 등급을 모르거나 분류 목록에 없는 경우 3등급으로 신청 또는 의료기기 표준 관리센터에 분류판정 요청
- 의료기기 기술요구 작성
- 등록검사 : NMPA 지정검사기관에서 제품기술 요구에 근거하여 검사 진행(2, 3등급)

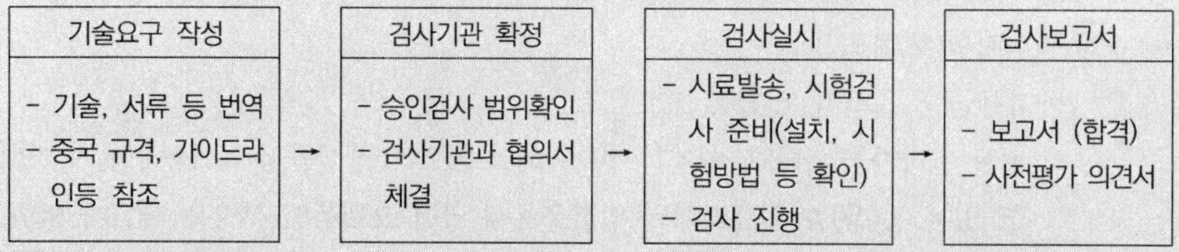

기술요구 작성		검사기관 확정		검사실시		검사보고서
- 기술, 서류 등 번역 - 중국 규격, 가이드라인등 참조	→	- 승인검사 범위확인 - 검사기관과 협의서 체결	→	- 시료발송, 시험검사 준비(설치, 시험방법 등 확인) - 검사 진행	→	- 보고서 (합격) - 사전평가 의견서

- 등록검사신청

※ 출처 : 의료기기규제과학(RA) 전문가 제5권 해외인허가제도, 한국의료기기안전정보원 2021.4

① 등록 검사보고서는 '제품 등록검사보고서'에 해당하는 자료이다.

중국의 신규등록기기 제출자료 중 '종합설명자료'에 해당하는 것은 다음과 같다.
4.1 개요
4.2 제품설명
4.3 형명규격
4.4 포장설명
4.5 적용범위 및 금기증상
4.6 참고할 동종 제품 혹은 전세대 제품 현황(해당 시)
4.7 기타 설명이 필요한 내용

② 중국의 ePRS 시스템에 대한 설명 : eRPS 시스템을 통해 온라인 신청을 할 경우, 기존의 방식에 따른 인쇄출력물은 제출하지 않아도 된다.
  ㉠ 1등급 의료기기의 신고 승인 업무, 등록증 변경문건 재발급, 오기 수정, 자진 철회, 취소, 의료기기 등록 지정검사 등의 업무에 대해서는 아직 ePRS 시스템을 이용할 수 없다.
  ㉡ ePRS 시스템 : 현재 중국산 3등급 의료기기, 수입산 2, 3등급 의료기기 등록, 등록변경, 연장등록, 고위험 의료기기 임상시험 승인 및 의료기기 사용설명서 고지, 의료기기 등록 및 허가사항 변경 재심의, 혁신 의료기기 특별심사 등에 적용되고 있다.
  ㉢ ePRS 시스템 접속을 위해 신청해야 하는 전자인증서(CA)의 유효기간은 1년이며, 만료 전에 갱신해야 지속적으로 사용을 할 수 있다.
  ㉣ eRPS 시스템을 사용하는 중국 내 신청인, 등록인은 각 기업 대표 코드마다 1개의 전자인증서(CA) 신청을 할 수 있으며, 이것을 통해 전자인감의 기능뿐만 아니라 안전등록, 서류 제출 이후 진행 상황 조회 등에 활용할 수 있다.

③ 중국 의료기기 등록기술 심사평가 보완과 의료기기 등록기술 심사평가 보완자료 요구 : 의료기기(체외진단제) 등록인/신청인은 의료기기 등록신청을 위해 기술 심사평가를 진행하는 과정 중, 자료보완이 필요할 경우 1년 이내에 심사평가인이 요구하는 통지내용에 따라 한번에 보완자료를 제출해야 한다. 이때 자료 보완 기간은 기술심사 소요 시간에 포함하지 않는다.

④ 제품을 중국에 신규 등록할 경우 제출서류 : 한국 제조업체에서 생산하는 3등급 에너지 치료기기이며 제품 유효기간은 5년이다.
  ㉠ 사업자 등록증 '부본' 사본 혹은 등기증명 사본
  ㉡ 해당 제품과 같이 판매하는 부분품 포장현황
  ㉢ 의료기기 등록 신청서

⑤ 에너지 치료기기 : 유원 의료기기이며, 3등급 의료기기는 등록대상이다.

㉠ 제품 전 성능 자가검사 보고서 : 1등급 의료기기 및 체외진단제의 제품 검사보고서로 제출할 수 있다.

㉡ 3등급 의료기기 등록시 : 제품등록 검사보고서를 제품등록 검사보고서는 의료기기 검사 자질을 갖춘 의료기기 검사기관에서 발행한 등록 검사보고서를 제출할 수 있다.

⑥ 중국의 의료기기 등록관리 방법

㉠ 수입 의료기기 등록인 혹은 신청인의 대리인을 지정하여야 한다.

㉡ 모든 등록 및 신청자료는 중국어로 제출해야 한다.

⑦ 의료기기 등록인 및 신고인은 제품연구 제작, 생산 관련 품질관리시스템을 마련하고 효과적 · 지속적으로 운영한다.

㉠ 모든 등록 및 신청자료는 중국어로 제출해야 한다.

㉡ 수입 의료기기 등록 혹은 신고시 원산지 판매 증명서를 제출해야 한다.

ⓐ 원산지 의료기기 관리 : 의료기기 감독관리 기관에서 발행한 판매허가 서류

ⓑ 원산지 의료기기로 관리되지 않는 경우 : 합법적 판매입증 서류 제출

⑧ 중복 사용가능한 1등급 기초 의과용 칼의 제품을 생산하는 회사가 중국제품 인증을 위한 제출서류는 다음과 같다.

㉠ 1등급 무원 의료기기이므로 등록이 아닌 신고절차를 따른다.

㉡ 「의료기기 등록관리방법」에 부합한다는 적합성 성명서는 의료기기 신고가 아닌 등록시에 요구되는 자료이다.

㉢ 신고시에는 의료기기 신고 관련 요구에 부합한다는 적합성 성명서가 요구된다.

㉣ 핵심 공정 및 특수 공정이 기재된 생산제조 정보가 요구된다.

㉤ 기 판매된 동종 제품과의 임상 사용상황 비교 설명하는 임상평가 자료가 요구된다.

㉥ YY/T 0316 관련 요구에 따라 작성된 안전 위험분석 보고가 요구된다.

4. 일본 의료기기 허가 및 관리제도

1) 정 의

(1) 의료기기

사람 혹은 동물의 질병의 진단, 치료 후 예방에 사용되는 것 또는 사람 혹은 동물의 신체 구조 혹은 기능에 영향을 미치는 것을 목적으로 하는 기계기구(재생의료등 제품은 제외)로서 시행령에서 정한 것이다.

- 기계기구, 의료용품, 치과재료, 위생용품, 소프트웨어, 소프트웨어를 기록한 매체(CD-ROM 등), 동물전용 의료기기등 7종으로 분류

(2) 체외진단 의약품

단지 질병의 진단에 사용되기 위한 의도로 제조된 의약품 중 사람 또는 동물의 신체에 직접 사용되지 않는 것

(3) 일본의 체외진단 의약품의 등급분류에 대한 예시로, 각 등급에 해당하는 내용

① Class III : HIV와 같은 심각한 감염성 질환

② Class ll : ketone body kit[일본 체외진단용 의약품 Class(등급) 분류]

Class(등급)	위험도	예시
Class I	위험성이 낮은 제품	-
Class II	중간 정도의 위험성을 가진 제품	• white blood cell kit • pH kit • Total protein kit • Glucose kit • Ketone body kit
Class III	고위험군 제품	• HIV와 같은 심각한 감염성 질환 • 인플루엔자와 같이 전염성이 높은 질병 • 자가 혈당 측정시스템 • 신기술을 적용한 모든 제품

(4) 일본의 의료기기 제조판매 승인대상

① 개량 의료기기(lmproved MD) : 신 의료기기 또는 후발 의료기기에 해당 되지 않는 제품으로, 재심사를 받을 정도의 신기성은 없지만 기허가된 의료기기와 구조, 사용방법, 효능, 효과, 성능 등이 실질적으로 동등하지 않은 기기이다.

② 신 의료기기(Brand-new MD) : 기 승인된 의료기기(기 승인된 의료기기 중 「의약품 의료기기법」 제23조의2 제1항에 따른 사용성적평가 대상으로 지정된 의료기기로서 조사기간이 경과 되지 않은 의료기기는 제외)와 구조, 사용방법, 효능, 효과, 성능 등이 명확히 다른 기기이다.

③ 후발 의료기기(Generic MD) : 기허가된 의료기기와 구조, 사용방법, 효능, 효과, 성능 등이

동일성을 갖는다고 인정되는 의료기기, 즉 기허가된 의료기기와 구조, 사용방법, 효능, 효과, 성능 등이 실질적으로 동등한 기기로서, 이때 임상 데이터는 요구되지 않는다.

2) 등급 및 품목분류

(1) 분류체계

① 등급분류 : JMDN(Japan Medical Device Nomenclature) 코드를 부여하여 관리하고 있으며, 일본은 현재 4개 등급(Class I ~ IV) 체계와 과거 3개 등급체계를 조합하여 의료기기 안전관리 규제를 집행한다.

※ 일반 의료기기, 관리 의료기기, 고도관리 의료기기

② 일본 의료기기 등급분류 및 등급별 규제 관계

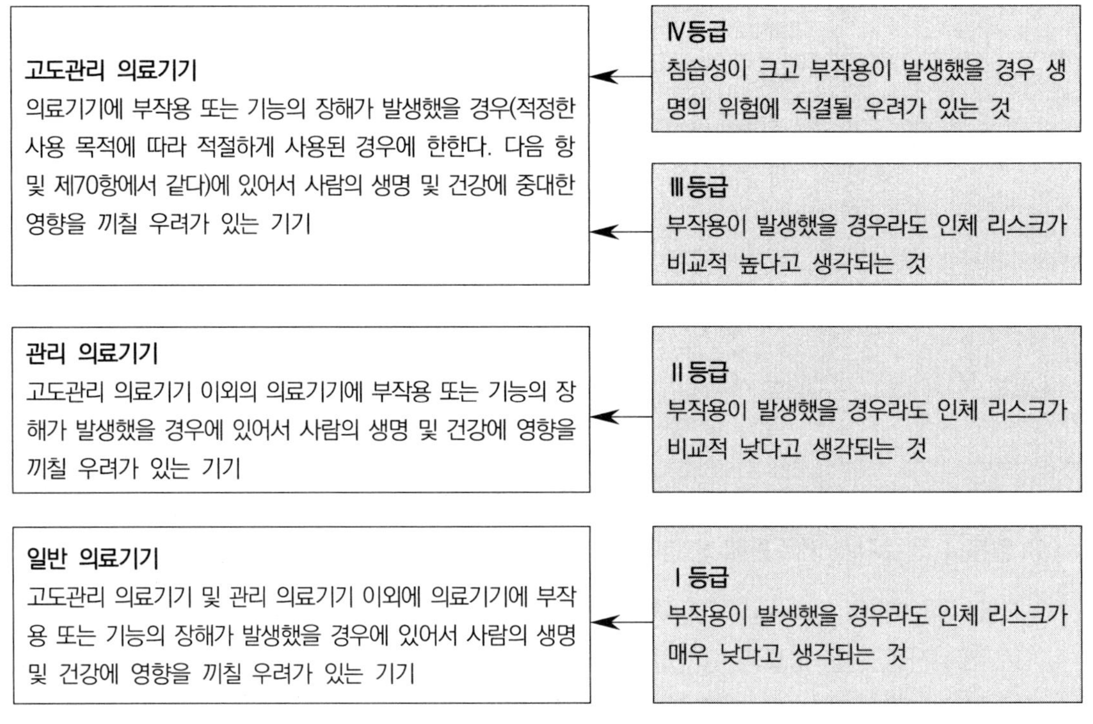

③ 일본의 의료기기 등급(Class)과 법 규정 의약품, 의료기기 등 법률 제2조의 내용

㉠ Class I 등급 : 부작용이 발생했을 경우 인체 리스크가 매우 낮다고 생각되는 것이다.

㉡ Cass III : 주로 고도관리 의료기기에 해당한다.

④ 해외 의료기기 국가별 등급분류

㉠ 미국에서 ClassⅡ는 경미한 위험을 갖고 있는 의료기기로 일반적 규제와 특별한 규제가

요청된다.

㉡ 중국의 의료기기 등급은 미국 FDA의 의료기기 등급관리체계와 같은 3등급으로 분류하여 관리하고 있다.

㉢ 유럽의 의료기기 등급분류는 적합한 심사경로를 결정

ⓐ 일본의 의료기기 등급분류 : 우리나라와 같은 1~4등급이다.

ⓑ 일본 의료기기 : 위험정도에 따라 Class I~IV로 분류되며, PMDA에서 지정한 의료기기 품목에 포함된 경우 그에 해당하는 심사과정을 거쳐 승인 또는 인증을 취득해야 한다.

ⓒ 주요국 최신 인허가 제도별 특이사항을 파악한다.

⑤ 유럽의 인허가 특이사항

㉠ 외국 제조원의 경우 반드시 유럽 대리인(EUR)이 있어야 한다.

㉡ 유럽 대리인은 사람이 아니라 법인이어야 한다.

㉢ 유럽 대리인이 해당 국가의 보건기관에 의료기기를 등록해야 한다.

⑥ 일본의 인허가 특이사항

㉠ 의료기기 등급분류 : 일본의 일반적 명칭(JMDN : Japanese Medical Device Nomenclature)과 GHTF(The Global Harmonization Task Force)의 등급분류 규정이 조합되어 위험도 정도에 따라 4단계로 나뉘어 있다.

ⓐ Class 4(고도 관리 의료기기) : 환자에게 위해성이 높고, 부작용이 발생 할 경우 생명의 위험에 직결될 우려가 높은 것이다.

ⓑ Class 3(고도 관리 의료기기) : 부작용이 생길 경우 인체에 위험도가 비교적 높다고 판단되는 것이다.

ⓒ Class 2(관리 의료기기) : 부작용이 생길 경우 인체에 위험도가 비교적 낮다고 판단되는 것이다.

ⓓ Class 1(일반 의료기기) : 부작용이 생긴 경우에도 인체에 위험도가 극도로 낮다고 판단되는 것이다.

㉮ 일반적 명칭별 등급분류가 코드번호 및 정의와 함께 통지에 의해 정해져 있다.

㉡ 특정 유지·보수 관리 의료기기 : 의료기기 가운데, 보수 점검, 수리, 그 외의 관리에 전문적인 지식 및 기능을 필요로 하는 것에서 그 적정한 관리를 하지 않으면 질병의 진단, 치료 또는 예방에 중대한 영향을 미칠 수가 있는 것으로 후생노동성 장관이 약사·식품위생 심의회의 의견을 듣고 지정하는 의료기기이다.

⇒ 초음파 화상 진단장치, MR 장치, CT 장치, X-선 촬영장치

㉢ 설치관리 의료기기 : 설치에 관해서 조립이 필요한 특정 유지 · 보수 관리 의료기기이며, 보건상 위해의 발생을 방지하기 위해 해당 조립에 관한 관리가 필요한 것으로서 후생노동성 장관이 지정하는 의료기기이다.

⇒ 전신용 X-선 CT 진단장치, 고압산소 환자치료 장치

㉣ 특정 의료기기 : 사람의 체내에 이식 방법으로 사용되는 의료기기이며, 보건상 위해의 발생 또는 확대를 방지하기 위해 그 소재가 파악되어 있어야 하는 것으로서 후생노동성 장관이 지정하는 의료기기이다.

⇒ 이식형 심장박동기(Pacemaker), 인공심장 밸브, 안구 혈관 등

㉤ 의료기기의 등급분류와 심사기관

ⓐ Class 1(일반 의료기기) : 신청서를 제출해야 한다(자기 담보).

ⓑ Class 2(관리 의료기기) : PMDA로부터 승인, 등록 인증기관으로부터 인증을 받아야 한다.

ⓒ Class 3(고도관리 의료기기) : PMDA로부터 승인을 받아야 한다.

ⓓ Class 4(고도관리 의료기기) : PMDA로부터 승인을 받아야 한다.

(2) 특정 보수관리가 요구되는 의료기기에 대해서는 15년 동안 보관해야 하므로 주의

① 특정 보수관리 의료기기는 의료기기의 등급에 관계없이 후생노동대신이 지정하는 것으로, 등급분류표에 명시되어 있다.

② 문서 및 기록의 형태, 보관기관

문서 및 기록의 형태	보관기관
특정 보수관리가 요구되는 의료기기	15년(단, 제품의 유효기간이 15년 이상이라면 그 유효기한에 1년 더한 기간)
상기 이외 의료기기 및 체외진단용 의약품(MD&IVDs)	5년(단, 제품의 유효기간이 5년 이상이라면 그 유효기간에 1년 더한 기간)
교육훈련기록(제품과 무관)	5년

(3) 일본에서 정의하는 특정 보수관리 의료기기에 대한 사항

수리 책임기술자 자격요건 등이 엄격하다(3년 이상).

① 일본의 의약품 의료기기 등 법률 제2조 정의에 따라 특정보수관리 의료기기는 보수점검, 수리 기타 관리에 전문적인지식과 기술을 필요로 하기 때문에 그 적정한 관리가 이루어져야 한다.

② 특정보수관리 의료기기는 적정한 관리가 이루어지지 않는 경우 질병진단, 치료 또는 예방에 심각한 영향을 줄 우려가 있는 것으로서 후생노동대신이 약사 · 식품위생심의회의 의견을 듣고 지정하는 것이다.

(4) 일본의 추적 대상 의료기기

사람의 체내에 이식하는 방법으로 이용되는 의료기기를 특정 의료기기라고 지정한다.

① 특정 의료기기 중 인체에 삽입되어 생명 유지에 직접 관여하는 의료기기는 추적 관리대상으로 관리되고 있다.

② 특정의료기기 : 이식형 인공심장박동기, 이식형 인공심장박동기와 연결되는 영구 설치용 전극, 이식보조 인공심장, 제세동기(사람의 체내에 이식입하는 방법으로 사용되는 것에 한함), 제세동기(사람의 체내에 이식입하는 방법으로 사용되는 것에 한함)의 전극, 인공심장판막, 인공판막륜, 인공혈장(관상동맥, 흉부대동맥 및 복부 대동맥에 사용되는 것에 한함) 등이 있다.

③ 의료기기 7개 품목류로 분류하고 품목류를 다시 유별로 분류한 후 중분류, 소분류로 분류

※ 체외진단용 의약품 14개 대분류

일본 의료기기 등급별 규제 종류

분 류		제조판매업			판매업, 대여업	품목 관련 규제
class (등급)	법 규정	허가 형태	허가 요건			
			GVP	CVS		
Ⅳ	고도관리	제1종	적용	적용	허가	승인
Ⅲ						승인/인증
Ⅱ	관리	제2종	일부 제외	적용	신고	승인/인증
Ⅰ	일반	제3종	일부 제외	일부 제외	절차 없음	신고

3) 규제제도

(1) 규제기관

① MHLW(후생노동성, Ministry of Health Labor and Welfare)

㉠ 2001년 1월 6일 후생성과 노동성이 통합되어 후생노동성을 설치하여 의료, 건강, 복지, 연금과 노동, 고용 등의 분야를 담당한다.

㉡ 후생노동성의 조직 중 주로 「약사법」에 의한 행정업무를 하는 곳은 의정국, 의약식품국 및 약사식품위생위원회이다.

ⓐ 의정국 : 연구개발 진흥 및 생산유통 대책과 약가관계 등에 대한 업무를 담당한다.

ⓑ 의약식품국 : 임상시험, 승인심사, 시판 후 안전대책 등 인허가 및 관리의 기능을 가지고 있다.

② PMDA(의약품의료기기종합기구, Pharmaceuticals and Medical Device Agency)

㉠ 2001년 12월 의결된 "특례법인등 정리합리화계획"에 따라 독립 행정법인 「의약품 의료기기종합기구법」에 근거하여, 의약품 부작용 피해 규제, 연구진흥 조사기구, 국립의약품식품위생연구소 의약품의료기기심사센터 및 재단법인 의료기기센터의 일부 업무를 종합한 조직으로 2004년 4월에 설립되었다.

ⓐ PMDA의 목적 : 의약품의 부작용 또는 감염 등에 의한 건강 피해를 신속하게 구제하는 것을 도모하고, 의약품 의료기기의 품질, 유효성 및 안전성 향상에 관한 심사 등의 업무를 실시하며, 더불어 국민보건 향상에 공헌하는 것이다. 일본 내 의약품 · 의료기기의 품질, 안전성 · 유효성에 관한 심사 및 의약품 약물 유해반응 또는 감염 등으로 인한 피해의 신속한 구제 등을 담당하는 기구이다.

ⓑ 주된 업무 : 건강피해구제업무, 심사관련업무, 안전대책업무, 국제관련업무, 규제과학추진업무로 구분한 국민의 건강을 위하는 안전 트라이앵글(safety triangle) 시스템이다.

ⓒ 최근 의료기기 분야에서 중요한 조직개편이 2021년 4월 시행되었다.

㉮ 2019년도의 개편은 의료기기만의 특성을 감안하여 의료기기 심사부문에 의료기기 조사 · 기준부의 신설 및 안전대책부문에 의료기기품질관리 · 안전대책부를 신설하는 등의 개편이 있었다.

㉯ 일본의 규제기관 조직개편 방향은 시판 전 · 후의 규제 일관성과 합리성 등의 연계 강화에 힘을 실은 조직개편으로 풀이된다.

㉰ 2021년도 4월의 조직개편은 최근 의료기기의 동향을 반영하여 프로그램 의료기기 심사를 전문 담당하는 프로그램 의료기기 심사일을 증설한 것이다.

③ 일본의 후생노동성 내 의료기기 심사관리과의 업무 : 의료기기 및 재생의료 등 제품에 관련된 업무는 후생노동성조직령에 따라 심사관리과 담당이지만, 의약품 등의 안전성확보 관련 기획 및 입안에 관한 업무(의약품, 의료기기)는 안전대책과의 업무이다.

의료기기 심사관리과, 의약품 심사관리과

- 의약품, 의약부외품, 화장품, 의료기기 및 재생의료 등 제품의 생산에 관한 기술상의 지도 및 감독에 관한 업무
- 의약품, 의약부외품, 화장품, 의료기기 및 재생의료 등 제품 제조업의 허가와 의료기기 및 체외진단시약의 제조업 등록, 의약품 등의 제조판매 등에 관한 업무
- 의약품 및 재생의료 등 제품의 재심사 및 재평가에 관한 업무

- 의료기기 및 체외진단 시약의 사용성적에 관한 평가 관련 업무
- 의료기기의 판매업, 대여업 및 수리업에 관한 업무(의정국 소관업무는 제외)
- 일본약전에 관한 업무및 의약품 등의 기준에 관한 업무
- 희소 질병용 의약품, 희소 질병용 의료기기 및 희소 질병용 재생의료 등 제품의 지정에 관한 업무
- 독극물의 지정에 관한 업무(감시 지도, 마약 대책과의 분장에 관한 업무는 제외)
- PMDA 수행 관련 업무(의료기기에 관한 업무에 한함)
- 의료기기, 기타 위생용품에 관한 공업표준(JIS)의 정비 및 보급과 기타 공업 표준화에 관한 업무

④ 일본 후생노동성(MHLW)의료 제품 관련 조직도에 따라 의정국의 경제과 업무 : 의약품, 의약부외품, 화장품, 의료기기, 기타 위생용품의 연구 및 개발에 관한 업무는 연구개발 진흥과의 업무이다.

- 경제과
  - 의약품, 의약부외품 · 의료기기, 기타 위생용품의 생산, 유통 및 소비의 증진, 개선 및 조정에 관한 업무(건강국, 의약 · 생활 위생국 및 연구 개발진흥과의 분장 업무에 속한 것은 제외)
  - 의약품, 의약부외품. 의료기기 기타 위생용품의 제조업, 제조판매업, 판매업, 대여업 및 수리업의 발전, 개선 및 조정에 관한 업무(연구개발진흥과의 분장 업무는 제외)
  - 의약품, 의약부외품, 의료기기 기타 위생용품의 수출입에 관한 업무
  - 의료기기(의료용품, 치과재료 및 위생용품은 제외)의 배치 및 사용에 관한 업무(지도과 업무에 속한 것은 제외)
    - · 의료기기 정책실및 수석 유통 지도관이 구성 · 운영되고 있으며, 의료기기 정책실은 위의 4가지의 의료기기에 대한 업무를 담당한다.
    - · 수석 유통 지도관은 명을 받아 의약품, 의료기기 등의 유통에 관한 조사(가격 관련 업무포함) 및 지도에 관한 업무(의약 · 생활위생국의 관련 업무는 제외)를 수행한다.
- 연구개발진흥과
  - 의약품, 의약부외품, 화장품, 의료기기, 기타 위생용품의 연구 및 개발에 관한 업무(의약 · 생활위생국에 속한 업무는 제외
  - 약용식물의 재배 및 생산에 관한 업무
  - 의약품 의약부외품, 화장품, 의료기기, 기타 위생용품의 제조업, 제조판매업, 판매업 및 대여업 및 수리업(연구 및 개발 관련 업무는 제외)의 발전, 개선 및 조정에 관한 업무

(2) 허가 절차

① 공통 : 제조업/제조판매업 허가(현지 법인설립 또는 외 국제조판매인정 획득)

② 일반의료기기(Class I) : PMDA에 신고서 제출

③ 인증대상 관리 의료기기(Class II) : 제3자 인증기관을 동해 인증

④ 인증기준이 없는 관리 의료기기(Class II) 및 고도관리 의료기기(Class III , IV)

⑤ 의약품의료기기종합기구(PMDA)를 통해 품목 승인심사, GLP, GCP자료 신뢰성 조사,

QMS 적합성 조사 등이 완료된 후 후생노동성(MHLW)에서 최종 승인

(3) 제조허가를 위한 프로세스

① 일본 의료기기 허가 및 관리제도「의료기기 관련 기준」에 따라 정형용품 흡수성 지혈제는 4등급이다.

② 의료기기의 등급에 따른 인증 및 승인절차는 다음과 같다.

③「의약품, 의료기기 등의 품질, 효능 및 안전성 확보 등에 관한 법률」 제2조(정의)

등급	분류	허가절차	위험도
I	일반 의료기기 (General MDs)	PMDA 자가 신고	문제가 발생하더라도 인체에 위험이 매우 낮은 경우
II	관리 의료기기 (Controlled MDs)	인증기준(Cetification Standards)이 있는 Class II 의료기기에 대해 등록인증기관을 통해 인증	문제가 발생하더라도 인체에 위험이 상대적으로 낮은 경우
		나머지 Class II 의료기기는 PMDA 심사 및 MHLW 승인	문제가 발생하면 인체에 위험이 상대적으로 높은 경우
III	고도관리 의료기기 (Specially Controlled MDs)	인증기준(Cetification Standards)이 있는 일부 Class III 의료기기에 대해서는 등록인증기관을 통해 인증	환자에 대한 침습성이 높고 응급상황이 발생하면 생명에 위험이 직결될 수 있는 경우
IV		나머지 Class III 및 Class IV 의료기기는 PMDA 심사 및 MHLW 승인	

(4) 일본「의료기기법」에 따른 제조업 등록에 대한 설명

① 일본 의료기기 제조업 등록대상 규정에 따르면 소프트웨어(프로그램) 매체는 설계, 일본 내 최종 제품 보관등록을 하여야 하며, 그밖의 사항은 등록이 불필요하다.

② 일본 의료기기 제조업 등록대상

제조공정	의료기기 기타	1등급 의료기기	소프트웨어 (프로그램)	소프트웨어 (프로그램) 매체
설계	O	X	O	O
주요 제조공정	O	O	X	X
멸균	O	O	X	X
일본 내 최종제품 보관	O	O	X	O

(5) 일본의 의료기기 제조판매 승인신청서 제출시 첨부자료

① 안전성 및 내구성에 관한 자료설명으로 방사선 멸균제품일 경우 최대 방사선량에서 멸균한 것 또는 2배의 효과를 갖는 멸균조건에 대한 시험자료 제출이 필요하다(일본의 의료기기 제조판매 승인신청서 제출시 첨부자료).

② 개발의 경위 및 외국에서의 사용상황 등에 관한 자료

㉠ 기원 또는 개발 경위에 관한 자료 : 해당 의료기기의 개발 발상부터 임상 이용에 이르기까지의 경위를 그 기술의 역사와 발전을 이해할 수 있도록 시계열적으로 간결하게 나타내고, 해당 의료기기 개발의 경위를 이와 관련하여 언급하면서 나타낸다.

㉡ 외국에서의 사용상황 : 외국(외국에서 제조된 의료기기의 경우는 제조 국가를 포함)에서의 사용상황 등을 기재함과 동시에 사용실적이 있는 경우에는 지금까지 보고된 좋지 않은 발현 상황(좋지 않은 상황의 종류, 발생 빈도 등)을 기재한다.

㉢ 유사 의료기기와의 비교 : 원리, 특성 등에 관하여 다른 유사 의료기기와의 비교 검토 등에 관한 자료로서 해당 의료기기의 새로운 점, 개량점, 개존 유사 의료기기와의 상이 또는 동등성 비교를 실시한 결과를 기재한다.

③ 다음 기본정보와 같은 사항이 적용될 때, A사가 제조 판매 승인신청서에 제출해야 할 서류는 다음과 같다.

[기본정보] • A사는 체외진단의약품에 대해 일본에 판매승인 신청을 하고자 한다.
• 일본 판매사로부터 승인 시 첨부해야 할 자료를 받고 준비하고자 한다.

㉠ 개발의 경위 및 외국에서의 사용 현황 등에 관한 자료
㉡ 사양의 설정에 관한 자료
㉢ 안정성에 관한 자료
㉣ 법 제41조 제3항에 규정하는 기준에 대한 적합성에 관한 자료
㉤ 성능에 관한 자료
㉥ 위험관리에 관한 자료
㉦ 제조방법에 관한 자료
㉧ 임상 성능시험의 시험성적에 관한 자료

③ 사양의 설정에 관한 자료

㉠ 품목 사양에 대하여 개개의 품목 사양의 설정 이유, 시험방법의 선택 이유, 시험조건 · 규격치의 선정 이유에 관한 자료를 작성한다.

㉡ 그 경우에는 설정한 품목 사양에서 해당 신청 품목의 유효성, 안정성 및 품질을 확보하는

데 충분하다는 것을 설명한다.

㉢ 국내외의 규격을 채용할 경우에는, 그것을 채용하는 점의 타당성에 대해 기술한다.

㉣ 해당 제품이 치과재료, 고분자 재료 또는 흡수성 재료 등을 응용한 의료기기이면서 그 원재료 또는 배합 성분이 의료기기의 성능과 안전성에 관련된 경우는 원재료 또는 배합 성분의 화학 구조 등의 물리적·화학적 성질에 관련한 사양을 설정한다.

④ 안전성 및 내구성에 관한 자료

㉠ 안전성(내구성)이 이미 충분히 확인된 것 이외의 것에 대해서는 실제로 저장된 상태 및 가혹 조건에서의 보존에서 시간 경과에 따른 변화 등 안전성에 관한 시험을 실시하고, 그 결과를 토대로 적절한 저장방법 및 유효기간을 설정한다.

㉡ 더욱이 방사선 멸균을 실시할 의료기기의 경우는 제조방법란에 기재된 최대 방사선량(최악의 경우(Worst case)에 상당하는 방사선량)으로 멸균한 것 또는 2배의 효과를 갖는 멸균 조건(㉰ 방사선양, 시간)으로 멸균한 것에 대해 멸균 직후 및 6개월 이상 경과 후(유효기간이 6개월 미만인 것은 제외)의 성장(性狀) 강도시험 등 재질열화에 관한 자료를 첨부한다.

㉢ 이미 재질의 열화에 관한 지견이 알려진 경우에는 이에 한하지는 않는다.

(6) 일본 의료기기 규제환경을 조사(의료기기 등급별 허가절차)

① 일본에 진출하고자 하는 의료기기 기업들은 일본 「약사법」 및 JMDN 코드(4,074개, 2012년 기준)를 바탕으로 등급분류를 한 후 제조업 면허증 대신 외국 제조업체 승인을 받아야 한다.

② 신청을 위해서는 의료기기 외국 제조업체 승인신청서, 근거서류(의료인증서, 제품목록, 건물 및 시설요약 등), 제조 코드를 받기 위한 등록서 등의 자료를 준비해야 한다.

③ 과정은 제조·판매업자(MAH : Marketing Authorization Holder) 또는 D-MAH(MAH 대리인)를 통하여 진행해야 제품을 판매할 수 있다(「약사법」 제13조제3항).

④ 일본에 있는 MAH와의 계약을 체결하는 방법과 해외 기업이 주체적으로 제조·판매업자가 되어 승인(인증)의 주체가 될 수도 있다.

㉠ 해외 기업이 제조·판매업자(MAH)가 되기 위한 방법

ⓐ 일본 현지에 법인을 설립하여 스스로 제조·판매업자가 되어 승인(인증)을 취득하는 것이지만 막대한 비용과 시간, 일본 규제 시스템에 능통한 인력 확보가 어렵다.

ⓑ 해외 기업들이 일본 기업에 있는 제조·판매업자에게 품질보증과 시판 후의 안전관리의 업무만을 위임하는 방법은 제조·판매업자에게 서류심사(GQP, GVP) 업무를 선임 제조·판매업자(DMAH)를 지정하여 해외기업이 승인(인증)의 주체가 되어 허가절

차를 진행하게 되는데, 이를 "외국 특례 승인"이라고 한다.

ⓛ 외국 제조업자 인정 및 외국 제조판매 인정 취득

ⓐ 인정 유효기간은 5년(5년마다 갱신)이 필요하다.

ⓑ 일본 시장에 의료기기를 판매하기 위해서 후생노동성에 제조소를 등록하는 절차로서 후생노동성 산하 의약품의료기기종합기구(PMDA : Pharmaceuticals and Medical Devices Agency)에 서류를 제출하고, 서면 및 현장심사를 받아야 한다.

ⓒ 주로 서면으로 심사를 진행하지만, 의료기기 위험도에 따라 현장심사가 진행될 수도 있다.

ⓓ 제출해야 할 신청서는 다음과 같다.

㉮ 외국 제조업자 인정 신청서

㉯ 외국 제조업자 인정 심사신청서

㉰ 첨부서류 : 대표자 건강 진단서, 제조서 책임자 이력서, 제조설비 개요, 제조품목 및 공정에 대한 자료

ⓒ MAH의 업무 : 규제당국이 자국민의 안전을 보호하기 위한 법은 의료기기법이다. 해외 소재 의료기기 제조사가 일본 내에 의료기기 판매를 할 시 일본의 규제로 대응하기 위한 역할이기 때문에 일본 외의 국가에서 요구하는 규제사항에 대응할 책임과 권한은 없다.

ⓐ RCB에 마케팅 인증 신청서 제출

ⓑ PMDA에 마케팅 승인 신청서 제출

ⓒ 일본 내 의료기기 제조공정 시설등록

(7) 일본 의료기기 인허가 제도

① 일본 「약사법」 제2조 제5항에서 제7항에 따라 JMDN 코드는 일반 의료기기, 지정관리 의료기기, 관리 의료기기, 고도관리 의료기기로 구분한다.

② 각 분류에서 일반 의료기기는 위험도가 낮으므로 '의약품의료기기종합기구'(PMDA)에 신고하고, 지정관리 의료기기는 JIS 코드에 따라 제3자 인증기관에서 인증을 받는다.

③ 관리 의료기기와 고도관리 의료기기는 의약품의료기기종합기구(PMDA)로부터 심사를 받은 결과에 따라 후생노동성(MLHW)의 승인을 받는다.

④ 승인신청을 필요로 하는 의료기기는 다음과 같이 세 가지로 분류할 수 있으며, 이외에도 위험도와 직접적인 관계가 없는 기기분류도 있다.

㉠ 신 의료기기 : 기존에 제조 및 판매의 승인을 받고있는 의료기기와 구조, 사용방법, 효능, 효과 또는 성능이 분명하게 다른 의료기기이다.

㉡ 개량 의료기기 : 재심사의 지시를 받는 대상이 될 정도의 신규성은 없지만 기존의 의료기기와 구조, 사용방법, 효능, 효과 또는 성능이 실질적으로 동등하지 않은 의료기기이다.

㉢ 후발 의료기기 : 기존에 제조 및 판매의 승인을 받은 의료기기와 구조, 사용방법, 효능, 효과 및 성능이 실질적으로 동등한 의료기기이다.

㉣ 특정 보수관리 의료기기 : 의료기기 중 보수점검, 수리, 기타 관리에 전문적인 지식과 기능을 필요로 하기 때문에 적절한 관리가 이루어지지 않으면 질병의 진단, 치료 또는 예방에 중대한 영향을 미칠 우려가 있는 것으로 후생노동성 장관이 '약사 · 식품위생심의회의' 의견을 수렴하여 지정한다.

㉤ 설치관리 의료기기 : 설치시에 조립이 필요한 특정 보수관리 의료기기로 보건 위생상의 위해 발생을 방지하기 위해 설치에 대하여 관리가 필요한 것으로 후생노동성 장관이 지정한다.

(8) 일본의 인증제도의 특징

① 의료기기 위험정도에 따라 Class Ⅰ~Ⅳ로 분류되며, PMDA(독립법인 의약품 의료기기 종합기구)에서 지정한 의료기기 품목에 포함된 경우, 그에 해당하는 심사과정을 거쳐 승인 또는 인증을 취득해야 한다.

② Class Ⅰ : 방사선 방지 보호용 앞치마, 수은 모세관 체온계, 기계식 청진기, 압파계, 뇌파용 전극 캡, 안경 렌즈, 회전식 폐활량계 등

③ Class Ⅱ : X-선 진단장치, 디지털식 치과용 파노라마 X-선 진단장치, 저주파 자극기, 혈액, 의약품용 가온기 등

④ Class Ⅲ : 의약품 투여 혈관 조경 키트, 혈관 내 초음파 진단용 프로브, 시력 보정용 콘택트 렌즈, 정형외과용 척추 고정 시스템 등

⑤ Class Ⅳ : 척추 접촉 압력 모니터링용 키트, 중심 순환계 동맥용 카테터, 심실 삽관, 척추 수술용 주입기 등

㉠ Class Ⅰ의 경우 PMDA 신고만으로 가능하나 Class Ⅱ~Ⅳ까지는 시험 또는 임상시험을 거쳐 제3자 인증기관 또는 PMDA 심사가 이루어진다.

㉡ 일본의 경우 의료기기 제조 판매업 허가를 취득한 사업자만이 의료기기의 승인 및 인증을 받을 수 있는데, 외국 제조업자의 경우 외국 제조업자 인정 후에 일본 내 수입원을 통하여 의료기기 승인 및 인증을 취득할 수 있다.

㉢ 일본 의료기기는 한국과 마찬가지로 QMS(GMP) 현장심사를 받고 최종 승인을 받아야 판매가 가능하며, 일본은 승인(인증) 및 QMS 적합 인증서가 하나로 이루어져 어느 것

하나 통과되지 않으면 최종 승인을 받을 수 없다.

(9) 제조판매 승인신청서에 제출해야 할 서류

① 체외진단용 의약품의 제조 판매 승인신청은 시행규칙 제114조의17에서 법 제23조의2의5 제1항에 따라 양식 제63의8(2)에 의한 신청서로 PMDA를 통해 후생노동대신에게 제출하는 것으로 되어 있다.

② 승인 신청시에 첨부해야 하는 자료는 다음과 같다

㉠ 개발의 경위 및 외국에서의 사용현황 등에 관한 자료

㉡ 사양의 설정에 관한 자료

㉢ 안정성에 관한 자료

㉣ 법 제41조 제3항에 규정하는 기준에 대한 적합성에 관한 자료

㉤ 성능에 관한 자료

㉥ 위험관리에 관한 자료

㉦ 제조방법에 관한 자료

㉧ 임상 성능시험의 시험성적에 관한 자료

(10) 일본의 임상시험(확증임상) GCP 기준(부령)에서 임상 수행기준

① 연구자 임상윤리지침 : 연구자 등 연구 책임자의 책무, 임상시험심사위원회의 기록 보존

② 허가용 임상규정(GCP 기준 부령)과 연구용 임상지침(고시)비교

	허가용 임상 GCP 기준(부령)	연구용 임상 윤리 지침(고시)
임상 준비	업무절차서	절차서 작성
	임상 실기계획서	임상연구계획서
	임상기기 개요	없음
	피험자 보상조치	피험자 보상조치
임상 관리	임상기기관리	없음
	부작용 보고 등	유해사상 대응
	모니터링 실시	없음
	감시, 검사	없음
	-	자기점검
	총괄보고서	결과개요 보고
	기록보관 등	없음(개인정보보호 등을 목적으로 한 시료 등의 보관 등 규정은 있음)

	허가용 임상 GCP 기준(부령)		연구용 임상 윤리 지침(고시)
임상 수행 기준	임상시험 심사 위원회	• 임상위원회 설치 심사 및 공표 • 기록 보존	• 윤리위원회 설치 · 심사 및 공표 • 없음(작성, 공표 규정은 있음)
	수행기관	• 수행기관장의 책무 • 임상사무국 설치 • 기록보관	• 임상 기관장, 조직 대표자 등의 책무 • 없음 • 없음
	임상시험 책임 의사	• 임상 책임의사 등의 책무 • 증례보고서 등의 작성	• 연구자 등 및 연구 책임자의 책무 • 없음
	피험자의동의	• 문서에 의한 설명과 동의 취득	• informed conset

(11) 일본의 부작용 보고에 대한 보고

「의약품, 의료기기 등의 품질, 효능 및 안전성 확보 등에 관한 법률에 관한 시행규칙」에 따르면 의료기기의 결함으로 인해 사망 또는 장애가 발생될 우려가 있다고 판단할 경우 30일 이내에 후생노동 대신에게 보고하여야 한다.

「의약품, 의료기기 등의 품질, 효능 및 안전성 확보 등에 관한 법률에 관한 시행 규칙」 제228조의 20의 2(부작용 보고)

② 의료기기 제조판매업자 또는 외국 제조 의료기기 등 특례 승인 취득자는 그 제조 판매하거나 승인을 받은 의료기기에 대하여 다음 각 호의 사항을 인지한 때는 각각 해당 각 호에 정하는 기간 내에 그 취지를 후생노동대신에게 보고하여야 한다.

- 다음의 사항 30일
  - 사망 또는 제1항 제1호 하 (1)에서 (5)까지 내거는 사례 등의 발생 중 당해 의료기기 또는 외국 의료기기의 결함에 의한 영향인 것으로 판단되는 것(전항 '가'항에서 '마'항에 해당되는 경우와 제1항에서 규정하는 외국 의료기기의 고장 발생률을 미리 파악할 수 있는 경우를 제외한다.)
  - 당해 의료기기 또는 외국 의료기기의 결함의 발생에 있어서는 이러한 결함으로 인해 사망 또는 제1항 제1호 하(1)에서 (5)까지 내거는 사례 등이 발생할 우려가 있는 것(전 1항 '가'항에서 '마'항에 해당하는 사항 및 전호에 규정하는 외국 의료기기의 고장 발생률을 미리 파악할 수 있는 경우를 제외한다.)
  - 당해 의료기기 또는 외국 의료기기의 결함 또는 그 사용에 의한 감염에 의해 암 기타 심각한 질병, 장애 또는 사망이 발생할 수 있다는 것을 당해 의료기기 또는 외국 의료기기의 결함에 의한 증례 등 또는 그 사용에 의한 감염의 발생 경향이 현저하게 변화한 것 또는 해당 의료기기 승인을 받은 효능이나 효과도 없는 것을 나타내는 연구 보고

(12) 연구자 임상시험에 필요한 사항

특정 임상연구 실행시에는 법령에서 정한 임상연구 실시기준을 준수해야만 하며 실시기준은 다음과 같다.

- 실시계획을 후생노동성장관에 제출
- 실시계획 준수
- 연구대상자로부터의 동의서
- 인정임상심사위원회에 질병 등 보고이다.

(13) 일본의 품질관리 시스템에서 품목마다 QMS 조사가 필요한 의료기기

품목마다 QMS 조사가 필요한 의료기기(후생노동성 고시 제317호)의 품목명은 다음과 같다.

- 말심막 PATCH
- Human bone graft
- Human dural graft
- 이종이식 GRAFT
- 소심막 PATCH
- Bovine- derived vascular prosthesis
- Pig heart valve
- 세포조직 의료기기
- Transcatheter bovine pericardial flap
- Horse heart sac membrane valve
- 인체자가 이식조직
- 장선봉합사
- PIG TOOTH GERM 조직 사용 치주조직재생용재료
- 인체외자가 이식조직
- Bovine pericardial membrane valve
- Porcine heart valve with artificial blood vessel

(14) 일본의 품질관리시스템에서 Class Ⅱ/Ⅲ 중 품목명마다 QMS조사가 필요한 의료기기

① Class Ⅳ : 혈관내막형 인공폐, 척추수술용 주입기

고시 및 제품군 구분에 해당 되지 않는 의료기기(품목명마다 QMS 조사)

- Class 1Ⅰ/Ⅲ 의료기기
- Esophageal cathether with pH sensor
- 일회용 Class 1Ⅰ 처치키트
- 일회용 Class Ⅲ 처치키트
- 기계식 수입식 Implant incontinence device
- 혈당모니터시스템
- 신장 WATER JET 카테터 시스템

5. 의료기기 단일심사 프로그램(MDSAP)

제조업체의 품질관리시스템이 의료기기의 요구사항을 충족시키는지 여부를 단일심사를 통해 적합성 평가하도록 고안된 프로그램으로 품질관리시스템 요구사항 및 MDSAP 프로그램 참여국의 특정 요구사항을 준수한다.

1) MDSAP 심사목표

① 신뢰할 만한 심사결과를 제공하는 단일심사 프로그램을 운영한다.
② 의료기기 제조업체의 품질관리시스템에 대한 적절한 규제 감독을 가능하게 하면서 산업계가 갖는 규제 부담을 최소화한다.
③ 각 규제 당국의 독립성을 존중하면서 규제 당국 간의 업무공유 및 상호수용을 통해 규제자원을 보다 효율적이고 유연하게 활용한다.

2) MDSAP에 대한 규제

(1) MDSAP

기본적으로 ISO 13485 공통 규격과 규제 당국별 특별 요구사항으로 구성되어 있다.

(2) MDSAP를 신청할 때 제조사

① 5개국 중 SCOPE를 선택할 수 있으며, 해당 국가의 SCOPE에 의하여 심사 TASK의 양이 달라진다.
② MDSAP를 신청한다고 무조건 5개국의 특별 요구사항을 다 충족시켜야 하는 것은 아니다.

(3) MDSAP TASK

① 기본적으로 ISO 13485:2016에 기반하여 각 규제 당국의 특별 요구사항을 추가하는 형태이다.
② 규제 당국의 특별 요구사항이란 ISO 13485:2016에서 요구하는 사항 외의 사항이다.

3) 참여국

캐나다, 호주, 브라질, 일본, 미국 등이 있다.

(1) MDSAP 규제 당국

① 호주 : 환자, 사용자 또는 다른 사람의 건강 상태가 사망 또는 심각하게 악화된 사건을 알게 된 제조자 또는 사람은 가능한 한 빨리 정보를 제공하는지 확인한다.

㉠ 스폰서는 10일 이내에 해당 사건을 보고해야 한다.[Therapeultc Goods(Medical Devices) Regulation 5.7]

② 캐나다 : 환자, 사용자 또는 다른 사람의 건강 상태가 사망 또는 심각하게 악화된 사건을 알게 된 제조자 또는 다른 사람이 알게 된 후 10일 이내에 예비보고서로서 정보를 제공하는지 확인한다[CMDR 60 (1) (a) (I)].

㉠ HC의 제품마케팅 허가 및 시설등록에 대한 설명

ⓐ 제조업자가 하나 이상의 변경을 제안하는 경우, 제조업자는 규제 당국이 정한 형식으로 제32항에 명시된 정보 및 서류를 포함한 의료기기 면허 개정신청서를 규제 당국에 제출하여야 한다.

ⓑ 의료기 허가신청은 규제 당국이 정한 형식으로 의료기기제조업자에 의해 규제 당국으로 제출되어야 한다.

ⓒ 의료기기 면허 신청서에는 의료기기가 제조되는 품질시스템 캐나다 규정을 충족한다는 것을 증명하는 품질경영시스템 인증서 사본이 함께 제출되어야 한다.

ⓓ 제조업자가 해당 기기와 관련된 면허를 보유하고 있지 않거나, 3항에 기술된 변경사항이 적용된 경우, 개정된 면허가 없다면 어떤 사람도 CLASS II, CLASS III. CLASS IV 의료기기를 수입하거나 판매할 수 없다(CMDR 26).

③ 일본 : 의료기기 판매업자 또는 외국 제조 의료기기 등 특례 승인 보유자는 제조·판매하거나 승인을 받은 의료기기에 대하여 다음 각 호의 사항을 각각 해당 호에 정하는 기간 내에 그 취지를 후생노동 대신에 보고해야 한다.

㉠ 사망 발생 중 해당 의료기기의 결함에 의한 영향으로 판단되는 경우 15일

④ 미국 : 의료기기로 인한 상해, 추가적인 증상, 가장 심각하게 사망을 일으키거나 그 원인이 될 수 있는 때 이거나, 오작동이 발생한 경우에는 반드시 FDA에 보고하여야 한다. 이 경우에는 30일 이내에 FDA에서 규정하고 있는 서식을 통해 제출하여야 한다.

(2) MDSAP 참여 규제기관

① 캐나다 CMDCAS : 심사의 대안으로 MDSAP의 결과를 인정한다. 브라질과는 다르게 규제 당국과의 소통을 직접적으로 하고, 캐나다 특별 요구사항에 대한 책임과 권한의 주체가 제

조업자이며 수입업자와 캐나다 대리인에 대한 요구사항은 존재하지 않는다.

② 미국 FDA

㉠ MDSAP 심사보고서를 FDA 정기심사 대안으로 인정한다.

㉡ FDA의 'For Cause' 심사 또는 'Compliance Follow-up' 심사는 이 프로그램의 영향을 받지 않는다.

㉢ MDSAP 프로그램은 시판 전 승인(PMA) 신청에 필요한 사전 승인 또는 사후 승인심사에는 적용되지 않는다.

③ 브라질 ANVISA : 제품의 사전시장 평가 및 시장출시 후 평가절차에 활용하기 위하여 MDSAP 보고서를 포함한 프로그램의 결과를 평가절차에 반영한다.

㉠ training에 대한 브라질 규제 당국의 특별 요구사항은 제조업체가 의료기기 설계, 구매, 제조, 포장, 라벨링, 보관, 설치 또는 서비스와 관련하여 자문을 제공하는 컨설턴트를 고용한 경우, 고용된 컨설트가 이러한 작업을 수행할 수 있는 적절한 자격을 갖추고 있는지 확인해야 한다.

㉡ 해당 컨설턴트는 제조업체가 정의한 구매 관리규정에 따라 공식 서비스업체로 계약해야 한다. [RDC ANVISA 16/2013:2.33]

㉢ 특별 규정에서는 다음의 내용을 포함하고 있다.

[TASKL 8] Risk management
- 제조업체가 제품의 전체 수명주기를 다루는 지속적인 위험관리 프로세스를 수립하고 유지하는지 확인한다.
- 가능한 위험요인은 인적요인 문제로 인해 발생하는 위험을 포함하여 정상 및 비정상 조건 모두에서 식별되어야 한다.
- 위험요인과 관련된 위험성을 분석해야 한다.
- 필요에 따라 위험을 분석, 평가 및 통제해야 한다.
- 이행된 위험통제의 유효성이 평가되어야 한다.[RDC ANVSA 56/2001, RDC ANVISA 16/2013 : 2.4]

(3) MDSAP 참여 규제기관에 대한 내용

① ANVISA는 제품의 사전 시장평가 및 시장출시 후 평가절차에 활용하기 위하여 MDSAP 보고서를 포함한 프로그램의 결과를 평가절차에 반영한다.

② MHLW와 PMDA는 일본 법규에 따른 사전심사와 주기적인 사후심사에 MDSAP 심사 보고서를 활용한다.

③ TGA는 특정 의료기기가 MDSAP의 적합성평가에서 제외되거나, 호주의 현 정책이 MDSAP 심사보고서 사용을 제한하는 경우에는 MDSAP 보고서를 채택하지 않는다.

④ MDSAP에서 요구하는 경영책임에 대한 호주의 특별 요구사항

㉠ 호주 스폰서 : 서비스 제공자와 마찬가지로 적격성 평가 및 관리가 되어야 하며, 호주 국외의 제조사 의료기를 ARTG에 포함하여 등록해야 한다.

㉡ 제조자 : 품질경영 시스템의 중대한 변경, 시스템 내에서 생산되는 의료기기에 대한 변경, 제품의 디자인이나 사용 목적 등의 변경사항이 발생하였을시 심사기관에 이를 통보해야 한다.

㉢ 호주 스폰서가 제조사의 행위 일부를 수행하거나 제조사의 관리감독하에 있을 때, 그 책임과 권한이 제조사의 QMS 문서 내에 정의되어야 한다.

호주는 호주에 거주하는 스폰서를 통하여 제조사의 업무 중 일부를 수행하게 하고 있으나, 제품이나 품질 절차의 변경과 관련된 책임과 권한에 대하여서는 제조사가 행하도록 하고 있다.

4) MDSAP 심사

① MDSAP 심사기관 : 심사날짜와 기간이 정해지면 3영업일 이내에 MDSAP Audit Schedule Point of Contac에 심사일이 지정되었음을 통보한다.

② MDSAP 심사기간

㉠ 제조사의 규모와 무관하며, 제조사에 적용되는 심사 Task의 개수에 따라 산정된다.

㉡ MDSAP FDA 웹페이지에서 심사기간을 계산할 수 있으며, 모든 Task가 심사된다고 가정하였을 때, 6일 2시간이 계산된다.

③ 심사주기

㉠ 품질관리시스템(QMS) 전반에 걸친 최초 심사 : 3년 주기

㉡ 품질관리시스템(QMS) 특정 항목에 대한 사후심사(Surveillance Audit) : 최초심사 이후 2년간(매년)

㉢ 사후심사 이후 재인증심사(Recertification Audit) : 3년 주기

④ 심사종류 : 최초 인증심사(최초 심사), 1 · 2차 사후심사, 재인증심사, 특별심사, 비통보심사, 규제 당국에 의해 수행되는 심사

㉠ 특별심사가 진행되는 경우

ⓐ 주기적으로 계획된 심사 사이에 제조업체의 신규 또는 수정된 제품이 포함되는 등 인증범위를 확장 · 변경해야 하는 경우

ⓑ MDSAP 심사기관의 감독 부족(㉮ 심사시간 부족, 부적절한 심사 팀 구성 등)

ⓒ 시판 후 특정 이슈(Specific Post-Market Issues)에 대한 후속 조치(㉮ 심각한 잠재 불만)

ⓓ 이전의 MDSAP 심사에서 발견된 주요한 결과에 대한 후속 조치

ⓔ MDSAP 참여 규제 당국의 요청

ⓕ 규제당국 또는 심사기관 정책에 따른 공급업체 심사 수행(Supplier Audits)

㉡ 특별심사의 한 유형 : 비통보 심사가 수행될 수 있으며, MDSAP 참여 규제 당국은 높은 등급의 부적합 사항이 발견된 경우 심사기관이 비통보 심사를 수행하도록 요구한다(2건 이상의 4등급 또는 1건 이상의 5등급 부적합이 발견된 경우가 이에 해당한다).

⑤ MDSAP 심사의 5가지 기본 프로세스 : MDSAP 심사 절차는 프로세스 접근방식을 따르며 전체 7가지 프로세스로 구성(기본 5 + 보조 2)

기본	경영책임 / 측정, 분석및 개선 / 설계 및 개발 / 생산 및 서비스 제공관리 / 구매
보조	제품 마케팅 허가 및 시설등록 / 의료기기 유해사례 및 권고문 통지 보고

⑥ MDSAP 심사수행에 대한 설명

㉠ 보조 프로세스의 활동이 다른 프로세스와 관련이 있을 수도 있다.

㉡ 프로세스의 연관성을 근거로 하여 심사의 진행이 결정될 수도 있다.

㉢ MDSAP 심사는 7개의 프로세스가 서로 연관되어 심사하도록 설계되어 있다. 이 프로세스는 5개의 주요 프로세스와 2개의 보조 프로세스로 구성된다.

㉣ 품질경영 시스템 심사시 위험관리활동은 심사의 대상이 되며, 위험관리는 조직의 품질경영시스템의 필수요소이다.

㉤ 한 프로세스의 결과물은 다른 프로세스의 입력물이 될 수 있다.

⑦ MDSAP 심사주기

㉠ 최초심사(최초인증심사) : STAGE 1과 STAGE 2로 구성된 의료기기 제조업체의 QMS 전반에 대한 심사이다.

㉡ 사후심사 : 최초심사 이후 2년 동안 매해 QMS의 일부 항목을 대상으로 수행된다.

㉢ 재인증심사 : 사후심사 이후 수행되며, 이로써 다시 3년의 심사주기가 시작된다.

⑧ MDSAP 심사기간을 결정하는 요소 : 제조사의 규모(인원 수 등)와는 무관하며, 제조사에 적용되는 심사 TASK의 개수에 따라 산정된다. 또한 적용되는 심사의 TASK를 결정짓는 요소 중에는 적용 규제당국 범위 등이 있다.

[참고] ISO 13485는 사업장의 규모가 30인 미만 인지 여부에 따라 심사기간이 결정된다.

⑨ MDSAP에 대한 인증서가 취소되었다면 이후 상황에 대한 설명

㉠ 제조소의 인증취소 사안은 DUNS 넘버와 함께 알려준다.

㉡ 인증이 취소되고 7영업일 이내에 피심사 업체에 사안을 통보한다.

㉢ MDSAP ASPOC는 각 규제 당국에 이를 알린다.

ⓐ 모든 심사는 심사종료 후 종료 미팅에서 발견된 부적합 사항에 대한 확인이 이뤄진다.

- 부적합 GRADE와 관계없이 제조사는 부적합에 대한 원인조사와 시정계획 및 시정조치계획을 심사종료 후 15일 이내에 심사기관에 제출하여야 한다.
- GRADE4나 5부 적합의 경우는 30일 이내 개선의 증빙을 심사기관에 제출하여야 한다.
- 심사시 발생한 지적사항은 심사종료 후 종료 회의에서 심사팀이 피심사업체에 공유한다.
- 이의 제기를 할 수 있으며, 피심사업체와 심사기관의 최종 합의가 완료된 후 지적사항이 최종 발행된다.
- MDSAP 인증이 취소되었다는 것은 상호 인정한(심사시 발생한) 지적사항에 대해 30일 이내에 대응을 하지 못했다는 것이다.

ⓑ 제조업자가 하나 이상의 변경을 제안하는 경우 : MDSAP 보조 챔터 중 제품 마케팅 허가 및 시설등록에 대한 캐나다 특별 규정에서 제조업자가 규제당국이 정한 형식으로 제32항에 명시된 정보 및 서류를 포함한 의료기기 면허 개정 신청서를 규제 당국에 제출해야 한다.

⑩ MDSAP 심사통보 : 심사날짜와 기간이 정해지면 MDSAP 심사기관은 (3)영업일 이내에 MDSAP Audit Schedule Point ot Contac(ASPOC)에 심사일이 지정되었음을 통보하고, 최초 심사일자가 조정되는 경우 심사기관은 7영업일 이내에 MDSAP ASPOC에 통보한다.

⑪ MDSAP 제품 마케팅 허가 및 시설등록에 대한 브라질 특별 요구사항에 대한 설명

㉠ 브라질 법령에 따르면 GMP 인증은 의료기기 등록을 위한 전제조건이다.

㉡ 시설현장심사는 기기등록 요청보다 선행되어야 한다.

㉢ 인증을 받지 않은 경우에도 제조자는 GMP 요구사항을 준수해야 한다.

⑫ 유예기간을 연장받기 위해 준수해야 하는 조건

㉠ 2024년 5월 26일까지 MDR QMS 요구사항을 반영해야 함

㉡ MDD 사후심사를 통한 MDD 적합성 유지

㉢ 환자, 사용자 등에게 허용할 수 없는 위험을 나타내지 않아야 함

- 기기설계 및 사용 목적에 중대한 변경이 없어야 함
- 2024년 5월 26일까지 MDR 신청 완료, 2024년 9월 26일까지 MDR 계약서 서명을 완료해야 함
  - 심사 신청분만 아니라 2024년 9월 26일까지 계약서 서명도 완료해야 함

참고문헌

NCS 학습모듈 (한국직업능력개발원 교육부)
공업경영(품질관리, 생산관리, 작업관리), 나승권, 도서출판 상학당, 2025년
의료기기 기초의학(기사, 산업기사 문제집), 나승권, 도서출판 상학당, 2025년
의료기기공학(기사, 산업기사 문제집), 나승권, 도서출판 상학당, 2025년
의료기기 구조원리(기사 문제집), 나승권, 도서출판 상학당, 2025년
의료기기 유지보수(산업기사 문제집), 나승권, 도서출판 상학당, 2025년
의료기기관리(기사 문제집), 나승권, 도서출판 상학당, 2025년
의료기기실무(기사, 산업기사 문제집), 나승권, 도서출판 상학당, 2025년
의료전자기능사 (문제집), 나승권, 도서출판 상학당, 2025년
의료기기생산수입검사(1903090303_15v1), 한국직업능력개발원 교육부
의료기기 안전관리(1601010109_16v2), 한국직업능력개발원 교육부
의료기기 품질 제품검사(1903090109_15v1), 한국직업능력개발원 교육부
의료기기 제작(1903090305_15v1), 한국직업능력개발원 교육부
의료기기 생산 공정관리(1903090306_15v1), 한국직업능력개발원 교육부
의료기기 하드웨어 설계 제작(1903090404_15v1), 한국직업능력개발원 교육부
인허가 정보수집(1903090201_15v1), 한국직업능력개발원 교육부
의공산업기사 외부평가 대비, 2024년도, 원주의료고등학교
2024 의료기기 RA 전문가 2급 실전모의고사, 예문에듀, 동국대학교 의료기기산업학과
2024 의료기기 RA 전문가 2급 핵심문제집, 예문에듀, 동국대학교 의료기기산업학과
전자제품생산 설비관리(LM1902010206_16v3), 2019년도, 한국직업능력개발원 교육부
전자제품 생산기술(LM1902010202_16v3), 2019년도, 한국직업능력개발원 교육부

찾아보기

∥∥∥ **저자약력** ∥∥∥

■ 나 승 권

- 한국폴리텍대학교 원주캠퍼스 의료공학과 교수(현)
- 서울청량초교, 경희중, 한양공업고등학교 졸업
- 한국폴리텍대학 동부산캠퍼스 전기, 전자과 2년 수료, 인천캠퍼스 전기과기능장 과정 졸업
- 세명대학교 대학원 전기전자학과 졸업(의공학 및 전력전자응용전공, 공학박사)
- 삼육부산병원 의공기사, 한국수자원공사 전기기사근무
- 의공기사, 의공산업기사, 병원코디네이터(Hospital Coordinator)사, 의료정보관리사
- ISO13485:2016심사원, ISO9001:2015국제심사원, 의료기기상품기획사
- 전기·전자기술지도사, 전기기기기능장, 전기공사기능장, 산업안전기사
- 한국전력기술인특급기술자, 한국전력기술인특급감리사, 전기공사특급기술자
- 한국전력기술인설계사면허, 전자산업기사 외 20개의 자격증과 면허취득
- 한국산업인력공단 의공(산업)기사, 의료전자기능사 이론, 실기(출제, 검토, 채점)위원(현)
- 강원특별자치도 교육청 인정도서심의회 심의위원장(현)
- 강원특별자치도 인적자원개발위원회 자문위원 및 평가위원(현)
- 식품의약품안전처 의료기기자문위원 및 평가위원(현)
- (재)원주의료기기산업진흥원, (사)강원의료기기산업협회 의료기기 자문위원 및 평가위원(현)
- 한국산업단지공단 원주단지혁신클러스터추진단 기술과제 평가위원(현)
- 국가직무능력표준(NCS)훈련과정편성 주강사, 직업능력심사평가원 개발훈련사업심사, 평가의원(현)
- 강원특별자치도 경제진흥원 강원지식재산 전문위원 및 평가위원(현)
- 강원테크노파크 기술개발사업선정(의료기기) 및 입주위원회 평가위원(현)
- 한국방송통신전파진흥원 강원본부 ICT산학동반성장협의회 자문위원(현)
- 강원일보, 원주투데이, 메디저널, 매월 의료기기기술 및 포럼 기고(현)
- ㈜메디아나, ㈜씨유메디칼시스템, ㈜리스템, ㈜태연메디칼, ㈜미라클헬스케어, ㈜네오닥터 ㈜조양디엠, ㈜메디코넷, 엔트리인증원, 의료기술 자문위원(현)
- 대한의용생체공학회, 한국모바일학회 총무부회장, 한국통신학회 학술이사, 대한의공협회, 한국항행학회 회원

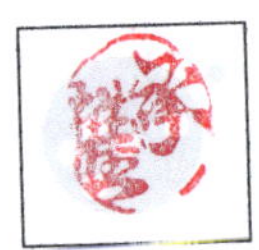

의료기기 인허가

2026년 3월 10일 1판 1쇄 발행

저 자 나 승 권
발행인 남 승 우

발행처 도서출판 상尙 학學 당堂

서울특별시 동작구 사당로9가길 6
TEL : 02) 595-1692~4
FAX : 02) 595-1394
E-mail : shdbooks@naver.com
신고 : 2-155호 (1968. 11. 29)

정가 38,000원

ISBN 978-89-6587-279-5 93510

〈디자인〉 편집 엄해숙 / 표지 토틀컴